U0840893

EDITORIAL COMMITTEE

编委会

主编

张崭崭　黄　鹏　满忠慧　于　洋

闫春玲　陈思宇　马凡民

副主编

温晨龙　褚万峰　李懿轩　邱　媛

蔡　霞　马　妍　毛　瑜

编委（按姓氏笔画排序）

于　洋（山东省潍坊内分泌与代谢病医院）

马　妍（日照市岚山区虎山卫生院）

马凡民（巨野县麒麟镇卫生院）

毛　瑜（江山市人民医院）

闫春玲（山东省单县中医医院）

李懿轩（天津国耀医院）

邱　媛（江西省抚州市广昌县中医院）

张崭崭（滕州市中医医院）

陈思宇（新疆医科大学第七附属医院）

金灵燕（山东省滨州市中医医院）

黄　鹏（滕州市中医医院）

温晨龙（东明县中医医院）

满忠慧（滕州市第一人民医院）

褚万峰（山东省淄博市沂源县中医医院）

蔡　霞（北京市石景山区八角社区卫生服务中心）

前言

在现代医学日新月异的今天，中医作为中华文明的瑰宝，正以前所未有的姿态屹立于世界医学之林。它不仅仅承载着千年的智慧与经验，更是在与现代科技的交融中焕发出新的生命力，引领着医学领域的一场深刻变革。借助先进的医学影像技术，中医师能够更直观地观察人体内部的变化，为辨证施治提供更加可靠的依据。在诊疗理念上，现代中医更加注重“以人为本”，强调整体观念与个体化治疗。它不仅关注疾病本身，更关注患者的心理状态与生活习惯，通过综合调理达到身心和谐、预防疾病的目的。这种“治未病”的思想，不仅体现了中医的深邃智慧，也为现代的预防医学提供了有益的借鉴。在治疗方法上，中医更是展现出了其多样性和灵活性，中药、针灸、推拿、拔罐等传统疗法，在现代科技的辅助下不断得到优化和创新。

本书分为基础篇与诊疗篇两部分，总结了近年来中医在内科疾病诊疗领域的经验。基础篇介绍了中医学说、中医病理观、中医诊断方法，以及针法、灸法和推拿手法，使读者从宏观角度把握中医的脉络；诊疗篇作为本书重点，着重阐述了中医对内科病证的诊治。本书在编写过程中，充分结合了基础理论、基本技能与临床实践，集科学性、系统性、实用性于一体，注重对传统中医诊疗技术的传承与现代临床诊疗手段的有机统一，可供中医各科临床医师、针灸推拿技师，以及从事中医教学、科研工作者参考，也可作为中医院校学生的参考书。

由于编者编写时间仓促和写作经验不足，书中存在的疏漏之处恳请各位读者予以指正，以便进一步修订完善。

《现代中医内科诊疗进展》编委会

2024 年 7 月

前言

XIANDAI ZHONGYI NEIKE ZHENLIAO JINZHAN

现代中医内科诊疗进展

张崭崭　等主编

上海科学普及出版社

图书在版编目（CIP）数据

现代中医内科诊疗进展 / 张崭崭等主编. —上海：上海科学普及出版社，2024. 11. —ISBN 978-7-5427-8930-3

Ⅰ. R25

中国国家版本馆CIP数据核字第2024FF5469号

统　　筹　张善涛
责任编辑　黄　鑫
整体设计　宗　宁

现代中医内科诊疗进展
张崭崭　等主编
上海科学普及出版社出版发行
（上海中山北路832号　邮政编码200070）
http://www.pspsh.com

各地新华书店经销　山东麦德森文化传媒有限公司印刷
开本 787×1092 1/16　印张 28　插页 2　字数 717 000
2024年11月第1版　2024年11月第1次印刷

ISBN 978-7-5427-8930-3　定价：198.00元
本书如有缺页、错装或坏损等严重质量问题
请向工厂联系调换
联系电话：0531-82601513

目录

·基础篇·

·诊疗篇·

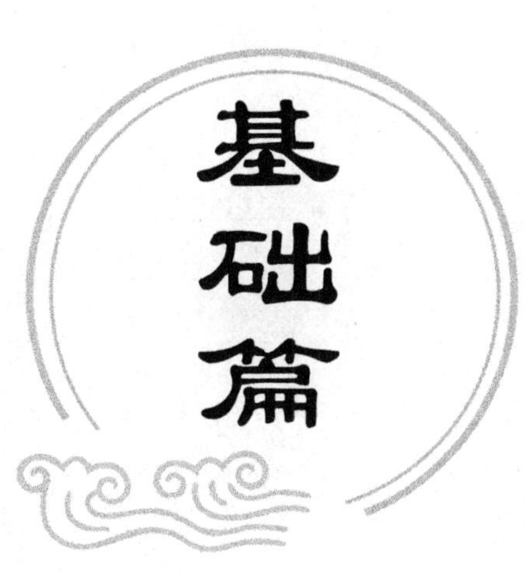
基础篇

第一章

中医学说

第一节 阴阳学说

阴阳学说是中国古代朴素的对立统一理论，它认为阴和阳两个对立统一的方面，贯穿于一切事物之中，是一切事物运动和发展变化的根源及其规律。

阴阳是宇宙中相互关联的事物或现象对立双方属性的概括。凡是运动的、外向的、上升的、温热的、无形的、明亮的、兴奋的都属于阳，相对静止的、内守的、下降的、寒冷的、有形的、晦暗的、抑制的都属于阴。

一方面阴阳双方是通过比较而分阴阳，如 60 ℃的水同 10 ℃的水相比，当属阳，但同 100 ℃的水相比则属阴，因此单一事物就无法定阴阳；另一方面，阴阳之中复有阴阳，如昼为阳，夜属阴，而白天的上午属阳中之阳，下午则属阳中之阴，黑夜的前半夜为阴中之阴，后半夜为阴中之阳。但是必须注意任何事物都不能随意分阴阳，不能说寒属阳，热属阴，也不能说女属阳，男属阴，必须按照阴和阳所特有的属性来一分为二才是阴阳。

阴阳学说的基本内容概括为以下五个方面。

一、阴阳交感

阴阳交感是指阴阳二气在运动中互相感应而交合的过程，阴阳交感是万物化生的根本条件。在自然界，天之阳气下降，地之阴气上升，阴阳二气交感，形成云、雾、雷、电、雨、露，生命得以诞生，从而化生出万物。在人类，男女媾精，新的生命个体诞生，人类得以繁衍。如果阴阳二气在运动中不能交合感应，新事物和新个体就不会产生。

二、阴阳对立制约

对立即相反，如上与下，动与静，水与火，寒与热等。阴阳相反导致阴阳相互制约。如温热可以驱散寒气，冰冷可以降低高温，水可以灭火，火可以使水沸腾化气等，温热与火属阳，寒冷与水属阴，这就是阴阳对立相互制约。阴阳双方制约的结果，使事物取得了动态平衡。

三、阴阳互根互用

阴阳互根是指一切事物或现象中相互对立着的阴阳两个方面，具有相互依存，互为根本的关系，即阴和阳任何一方都不能脱离另一方而单独存在。每一方都以相对的另一方的存在为自己存在的前提和条件；如热为阳，寒为阴，没有热也就无所谓寒，没有寒也就无所谓热。阴阳互用是指阴阳双方不断地资生，促进和助长对方；如藏于体内的阴精，不断地化生为阳气，保卫于体表的阳气，使阴精得以固守于内，即阴气在内，是阳气的根本，阳气在外是阴精所化生的。

四、阴阳消长平衡

阴阳消长平衡是指对立互根的双方始终处于一定限度内的，彼此互为盛衰的运动变化之中，致阴消阳长或阳消阴长等，包括以下四种类型。

（一）此长彼消

这是制约较强造成的，如热盛伤阴，寒盛伤阳皆属此类。

（二）此消彼长

这是制约不及所造成的，如阴虚火旺，阳虚阴盛皆属此类。

（三）此长彼亦长

这是阴阳互根互用得当的结果，如补气以生血，补血以养气。

（四）此消彼亦消

这是阴阳互根互用不及所造成的，如气虚引起血虚，血虚必然气虚，阳损及阴，阴损及阳等。

阴阳平衡，指对立互根的阴阳双方，总是在一定限度内、在一定条件下维持着相对的动态平衡。

五、阴阳相互转化

阴阳相互转化指对立互根，阴阳双方在一定条件下可以各自向其相反的方面发生转化，即阳可转为阴，阴可转为阳，气血转化，气精转化，寒热转化等，一般都产生于事物发展变化的“物极”阶段，即所谓“物极必反”。阴阳消长是一个量变的过程，而阴阳转化是在量变基础上的质变。

（张崭崭）

第二节　五 行 学 说

五行学说也属古代哲学范畴，是以木、火、土、金、水五种物质的特性及其“相生”和“相克”规律来认识世界，解释世界和探求宇宙规律的一种世界观和方法论。所谓五行是指木、火、土、金、水五种物质及其运动变化。

一、五行特性

（一）木的特性

“木曰曲直”，“曲”屈也，“直”伸也。曲直即是指树木的枝条具有生长柔和，能曲又能直的特性。因而引申为凡具有生长、升发、条达、舒畅等性质或作用的事物均归属于木。

（二）火的特性

“火曰炎上”，“炎”是焚烧、热烈之义，“上”是上升。“炎上”是指火具有温热上升的特性。因而引申为凡具有温热、向上等特性或作用的事物，均归属于火。

(三)土的特性

“土爰稼穑”，“爰”通“曰”，“稼”即种植谷物，“穑”即收割谷物。“稼穑”泛指人类种植和收获谷物的农事活动。因而引申为凡具有生化、承载、受纳等性质或作用的事物，均归属于土。

(四)金的特性

“金曰从革”，“从”，由也，说明金的来源，“革”即变革，说明金是通过变革而产生的。自然界现成的金属极少，绝大多数金属都是由矿石经过冶炼而产生的。冶炼即变革的过程，故曰“金曰从革”。因而凡具有沉降、肃杀、收敛等性质或作用的事物，都归属于金。

(五)水的特性

“水曰润下”，“润”即潮湿、滋润、濡润，“下”即向下，下行，“润下”是指水滋润下行的特点。故引申为凡具有滋润、下行、寒凉、闭藏等性质或作用的事物皆归属于水。

二、自然界五行结构系统

见表 1-1。

表 1-1　自然界五行结构系统

五行	五音	五味	五色	五化	五方	五季	五气
木	角	酸	青	生	东	春	风
火	徵	苦	赤	长	南	夏	暑
土	宫	甘	黄	化	中	长夏 *	湿
金	商	辛	白	收	西	秋	燥
水	羽	咸	黑	藏	北	冬	寒

* 长夏指农历六月份。

三、人体五行结构系统

见表 1-2。

表 1-2　人体五行结构系统

五行	五脏	五腑	五官	形体	情志	五声	变动	五神	五液	五华
木	肝	胆	目	筋	怒	呼	握	魂	泪	爪
火	心	小肠	舌	脉	喜	笑	忧	神	汗	面
土	脾	胃	口	肉	思	歌	哕	意	涎	唇
金	肺	大肠	鼻	皮	悲	哭	咳	魄	涕	毛
水	肾	膀胱	耳	骨	恐	呻	栗	志	唾	发

人体五行结构系统构成了中医藏象学说的理论构架。

四、五行的生克制化规律

(一)五行相生

五行相生是五行之间递相资生、促进的关系，是事物运动变化的正常规律。其次序为木生火、火生土、土生金、金生水、水生木、木生火。

(二)五行相克

五行相克是五行之间递相克制、制约关系,是事物运动变化的正常规律。其次序为木克土、土克水、水克火、火克金、金克木、木克土。

五行相生关系又称为“母子关系”,任何一行都存在“生我”和“我生”两方面的关系。“生我者为母”,“我生者为子”。五行相克关系又称为“所胜”“所不胜”关系,“克我”者为“所不胜”,“我克者”为“所胜”。

(三)五行制化

五行制化是指五行之间生中有制,制中有生,递相资生制约以维持其整体的相对协调平衡的关系。如木克土,土生金,金克木,说明木克土,而土生金,金反过来再克木,维持相对平衡关系。水克火,水生木,木生火。说明水既克火,又间接生火,以维持相对协调平衡的关系。

五、五行乘侮和母子相及

(一)五行相乘

五行相乘是五行中的某一行对被克者的另一行过度克制,从而致事物与事物之间失去了正常的协调关系,其原因是克我者一行之气过于强盛或我克者一行之气本气虚弱。如生理状态下,木克土;在病理状态下,即出现木乘土,原因有木旺乘土或土虚木乘。

五行相乘规律与五行相克的次序完全一致,但意义不同,前者是病理状态,后者是生理状态。

(二)五行相侮

五行相侮是五行中某一行对原来克我者的一行反向克制,从而使事物间失去了正常的协调关系。其原因是我克者一行之气过于强盛或克我者一行之气本身虚弱。如生理状态下,木克土;在病理状态下,即出现土侮木。五行相侮规律与五行相克规律相反,是一种病理状态。

(三)母子相及

1.母病及子

母行异常影响到子行,结果母子两行均异常。

2.子病犯母

子行异常影响到母行,结果母子两行均异常。

(张崭崭)

第三节 藏象学说

藏象学说是通过对人体的生理、病理现象的观察,研究人体脏腑等的生理功能、病理变化及其相互关系的学说。

一、内脏的分类及其区别

见表1-3。

表 1-3 内脏的分类及其区别

类别	内容	生理功能特点	形态特点
五脏	心，肝，脾，肺，肾	藏精化气生神 藏精气而不泻 满而不能实	主要为实体性器官
六腑	胆，胃，大肠，小肠，膀胱，三焦，心包络	传化物而不藏 实而不能满 以通降为用	多为管腔性器官
奇恒之腑	脑，髓，骨，脉，胆，女子胞(精室)	藏精气而不泻 不传化物 除胆外，无表里关系 除胆外，无阴阳五行配属关系	形态中空有腔 相对密闭

二、五脏

(一)心的主要生理功能及病理表现

1.心主血脉

心主血脉是指心气推动血液在脉中运行，流注全身，发挥营养和滋润作用。心主血脉的前提条件是心行血，指心气维持心脏的正常搏动，推动血液在脉中运行；心生血，是指心火将水谷精微“化赤”生血；心主脉，是指脉道的通畅，血液在脉中的正常运行，形成脉象。心主血脉的生理表现，主要从以下四个方面观察。面色红黄隐隐，红润光泽；舌质淡红；脉象和缓有力，节律均匀，一息四至；虚里搏动(指心尖)和缓有力，节律均匀，其动应手。其病理表现：心气虚，心血虚，血脉空虚可导致心悸不安，面色苍白或萎黄，舌质淡白，脉细弱微，虚里心悸不安；心血瘀，心血阻滞，可出现心绞痛症状，面色灰暗，唇青舌紫，脉结、代、促、涩，虚里闷痛。

2.心藏神

心藏神主要是指心具有主宰人体五脏六腑，形体官窍的一切生理活动和人体精神意识思维活动的功能。而精神意识思维活动主要体现在五神，即神、魂、魄、意、志。五志，即喜、怒、忧、思、悲。五神五志又分属五脏，但主宰是心。中医学中有心(属五脏)和脑(属奇恒之腑)等概念，但以心概脑。心主神志的生理表现，主要是精神饱满，反应灵敏。其病理表现如下。①心不藏神：反应迟钝，健忘，神志亢奋，烦躁不安，失眠，谵语多梦。②神志衰弱：神志不合，萎靡不振；神志错乱和癫狂等，后者属现代医学重型精神病范畴。

(二)肺的主要生理功能和病理表现

1.肺主宣发

肺主宣发指肺气向上升宣，向外布散。其生理作用如下：①通过呼吸运动，排除人体内浊气；②通过人体经脉气血运行，布散由脾转输而来的水谷精微，津液于全身，内至五脏六腑，外达肌腠皮毛；③宣发卫气，调节腠理开合，排泄汗液，并发挥抗邪作用。

病理表现为肺失宣发：恶寒发热、自汗或无汗、胸闷、咳喘、鼻塞、流清涕，属现代医学上感范畴。

2.肺主肃降

肺主肃降指肺气向下通降或使呼吸道保持洁净,其生理作用:①通过呼吸运动,吸入自然界清气。②通过经脉气血运行,将肺吸入清气和由脾而来的水谷精微,津液下行布散。③通过咳嗽等反射性保护作用,肃清呼吸道内过多的分泌物,以保持其清洁。

病理表现:肺气上逆,肺失肃降,胸闷,咳喘。

3.肺主气,司呼吸

肺主气指肺具有主持呼吸之气,一身之气的功能概括。肺司呼吸,指肺具有呼浊吸清,实现机体内外气体交换的功能。其生理作用如下:①吸入自然界的清气,促进人体气的生成,营养全身。②呼出体内浊气,排泄体内废物,调节阴阳平衡。③调节人体气机的升降出入运动。

病理表现:胸闷,咳喘,呼吸不利,呼吸微弱。

4.肺主通调水道

肺主通调水道指肺主宣发肃降功能对体内水液的输布排泄起着疏通和调节作用。水道指人体内水液运行的通道。肺主通调水道其生理作用主要是调节体内水液代谢的平衡。机制主要是肺主宣发使津液向外,向上散布,濡养脏腑、器官、腠理、皮毛,呼浊和排汗,将部分水分和废物排除人体外。肺主肃降,使津液下行布散,濡养人体,使代谢后水液下行布散至膀胱,通过膀胱的气化作用生成尿液。

病理表现:肺通调失职可出现痰饮水肿。

5.肺朝百脉,助心行血

肺朝百脉指全身血液通过经脉聚会于肺并进行气体交换,再输布于全身。肺气宣发肃降具有协助心脏、助心行血、促进血液运动的作用。

病理表现:肺气虚,血脉瘀滞,肺气宣降失调,胸闷,心悸,咳喘,唇青舌紫。

6.肺主治节

肺主治节指肺具有协助心脏对机体各个脏腑组织器官生理活动的治理调节作用,是肺的生理功能的概括。

(三)脾的主要生理功能和病理表现

1.脾主运化水谷

脾主运化水谷指脾对饮食物的消化,化为水谷精气,以及对其的吸收、转输和散精作用。其生理机制:①脾协助胃消磨水谷。②脾协助胃和小肠把饮食物化为水谷精微。③吸收水谷精微转输到心肺,经肺气宣发肃降而布散全身经脉、气血运行布散全身。

病理表现:主要表现为纳少,腹胀,便溏,四肢倦怠无力,少气懒言,面色萎黄,舌质淡白。

2.脾主运化水液

脾主运化水液指脾对水液的吸收、转输、布散作用。其生理机制:①脾吸收津液。②将津液转输到肺,通过肺的宣降而布散全身,起濡养作用,转输到肾、膀胱,经膀胱的气化作用而形成尿液。病理表现主要是脾虚失运而致水液停滞,表现内湿:痰饮,水肿,带下,泻泄等。

3.脾主升清

脾主升清指脾具有将水谷精微等营养物质吸收并上输入心肺头目,通过心肺的作用化生气血以营养全身的功能。

病理表现:①升清不及可出现眩晕,腹胀,便溏,气虚的表现。②中气下陷,腹部胀坠,内脏下垂,如胃下垂,脱肛,子宫下垂等。

4.脾主统血

脾主统血指脾有统摄血液在脉内运行，不使其逸出脉外的作用。脾不统血表现有脾气虚，出血，崩漏，尿血，便血，皮下出血等。

(四)肝的主要生理功能及病理表现

1.肝主藏血

肝主藏血指肝具有贮藏血液、调节血量、防止出血的生理功能。

病理表现。①机体失养：如头目失养，视力模糊，夜盲，目干涩，眩晕；筋脉失养：肢体拘急，麻木，屈伸不利；胞宫失养：月经后期，量少，闭经，色淡，清稀。②血证：肝血虚，肝火旺盛，热迫血行。③肝肾阴虚：肝阳上亢，阳亢生风，眩晕，上重下轻，头胀痛，四肢麻木。④月经过多，崩漏。

2.肝主疏泄

肝主疏泄指肝具有疏通、宣泄、升发、调畅气机等综合生理功能。

病理表现。①疏泄不及：气郁，气滞，胸胁、乳房、少腹胀痛。②疏泄太过：气逆，面红目赤，心烦易怒，头目胀痛。③气滞则血瘀，胸胁刺痛，痛经，闭经。④气滞则水停，鼓胀水肿。⑤肝失疏泄还可引起肝脾不调、肝胃不和致腹胀，恶心，呕吐，嗳气，返酸。⑥肝胆气郁则口苦，恶心，呕吐，黄疸等。⑦肝气郁结：闷闷不乐，多疑善虑，喜太息。⑧肝气上逆，情志亢奋，急躁易怒，失眠多梦。肝失疏泄可引起气血不和，冲任失调，经带胎产异常，不孕不育。

(五)肾的主要生理功能及病理表现

1.肾藏精

肾藏精是指肾具有封藏精气、促进人体生长发育和生殖功能，以及调节机体的代谢和生殖活动的作用。

肾精包括先天之精和后天之精。先天之精指禀受于父母的生殖之精，后天之精即水谷精微和脏腑之精，二者之间的关系是后天之精依赖于先天之精活力资助，才能不断化生，先天之精依赖于后天之精的培育充养。肾精可化生肾气，肾气有助于封藏肾精。肾中精气按其功能类别可划分为肾阴、肾阳。肾阴是指肾中精气对各脏腑组织器官起滋养濡润作用的生理效应。肾阳指肾中精气对各脏腑组织器官起推动温煦作用的生理效应。

病理表现：①肾中精气不足，可导致生长发育障碍，生殖繁衍能力减弱，发生某些遗传性或先天性疾病。②肾阴阳失调，肾阳虚可致虚寒证，肾阴虚可致虚热证。

2.肾主水液

肾主水液指肾主持和调节人体的水液代谢平衡。人体代谢水液经三焦下行归肾，肾将含废物成分多的水液下注膀胱。通过肾及膀胱气化作用而排出体外，以维持体内水液代谢的平衡。

病理表现：肾气(阳)虚(肾气不化)可致气化失常，导致水液代谢障碍，津液停滞，尿少，痰饮水肿，癃闭；津液流失(肾气不固)，尿频，尿多。

3.肾主纳气

肾主纳气指肾具有摄纳肺所吸入的清气，以防止呼吸表浅的作用。

病理表现：呼吸表浅微弱，呼多吸少，动辄气喘。

三、六腑

(一)胆的生理功能

(1)藏泻精汁助消化。

(2)主决断，指胆在精神意识活动中具有准确判断做出决定的作用。

(二)胃的生理功能

1.主受纳，腐熟水谷

主受纳，腐熟水谷指胃具有接受容纳饮食物，消化饮食物成为食糜，吸收水谷精微和津液的功能。

2.胃主通降，以通降为和

胃主通降，以通降为和指胃气下行降浊特点而言，主要是指胃受纳水谷并将食糜下传入小肠的作用，同时也概括了胃气协助小肠将食物残渣下传入大肠协助大肠传化糟粕的功能。

(三)小肠的生理功能

1.主受盛化物

主受盛化物指小肠具有接受由胃下降的食糜并将其进一步消化，化为水谷精微的功能。

2.主分清别浊

主分清别浊指小肠将食糜进一步分别为水谷精微，津液和食物残渣，剩余水分的功能。

(四)大肠的生理功能

主传化糟粕，具有接受食物残渣，吸收水分，将食物残渣化为粪便，排除大便的功能。

(五)膀胱的主要生理功能

膀胱的主要生理功能是贮藏津液排泄小便。

(六)三焦的概念及生理功能

三焦的概念其一是指脏腑的外围组织，是分布于胸腹腔的大腑，又称孤腑，其主要功能如下。①通行元气：元气通过三焦而至五脏六腑，推动和激发各脏腑生理功能活动。②决渎行水：具有疏通水道，通行水液的功能，是水液、津液运行输布的道路。

三焦的概念其二是指人体上中下三个部位及其相应脏腑功能的概括。上焦指横膈以上，即心、肺、心包络、头面部、上肢。中焦指横膈以下脐以上，包括脾、胃、肝脏等。下焦指脐以下，包括肝、肾、大小肠、膀胱、精室、子女胞、下肢。其中肝按功能特点可划归下焦，按部位分类划归中焦。三焦的主要生理功能："上焦如雾"，指上焦心肺布散全身津液，营养周身的作用，如同雾露弥散一样。"中焦如沤"，是指中焦脾胃消化饮食物，吸收水谷精微，津液的作用，如同酿酒一样。"下焦如渎"，是指胃、大肠、小肠，膀胱传导糟粕，排泄废物作用，如同沟渠必需疏通流畅。

四、脏与脏之间的关系

(一)心和肺

心和肺主要表现在气血互根互用。肺主气司呼吸，生成宗气，主宣降，肺朝百脉，助心行血，促进心主血脉的生理功能。心行血，肺脏得养，血为清气载体而布散全身，促进肺主宣降的生理功能。

(二)心和脾

心和脾主要表现在血液的化生、运行上的相辅相成。脾运化水谷精微，则心血充盈。心脏化赤生血，则脾得血养。脾主统血，防止血逸脉外，心气维持心脏的正常搏动，推动血行脉中。

(三)心和肝

心和肝主要反映在血液运行，精神活动的相辅相成。心气维持心脏的正常活动；肝主疏泄则气机条畅，促进血液运行，肝主藏血，调节人体部分血量，有助于血液的正常运行。在精神活动方面，心藏神，产生和主宰人的精神活动，调节人体脏腑生理功能，肝主疏泄，调畅人的精神情志活动，肝藏魂，主谋虑。

（四）心和肾

心和肾主要表现在心肾相交。肾阴上济于心，以滋心阴，则心火不亢，心火下降于肾，以温肾阳，则肾水不寒。

（五）肺与脾

肺与脾主要表现在气的生成，津液输布代谢的协同作用。脾为生气之源，脾主运化水谷精微功能旺盛，则水谷精气来源充足。肺为主气之枢，肺在自然界中吸入清气和脾主运化水谷精气，合称宗气。肺的宣降作用推动全身气血正常运行。在代谢方面，脾主运化水液，上输布于肺，经肺的宣降而输布全身，肺主宣降，通调水道，防止内湿痰饮。

（六）肺与肝

肺与肝主要表现在气机升降协调，气血运行的协同作用。肺主肃降，肝主升发，升降相因，则气机协调，肺朝百脉助心行血，促进气血运行，肝主疏泄，气机条畅，促进血液运行，肝主藏血，调节血量，有助于血液的正常运行。

（七）肺与肾

肺与肾主要表现在水液代谢，呼吸运动。脏阴互资的协同作用。肾主水液，升清降浊，肺主宣发肃降，通调水道，维持水液代谢平衡。肺司呼吸，肺主气，肾主纳气，摄纳肺从自然界吸入之清气，防止呼吸表浅，肾阴是一身阴液之根本，肾阴充养肺阴，肺主肃降下输清气，水谷精气，滋养肾阴。

（八）肝与脾

肝与脾主要表现在对饮食物消化。血液的生成运行方面的协同作用："土得木而达"，脾属土，肝属木，肝主疏泄，气机条畅，促进脾纳腐运化，促进脾升胃降，疏泄胆汁，进入小肠，有助消化。"木赖土以培之"，脾胃功能健旺，气血生化有源，促进肝藏血，藏魂。脾主运化水谷精微，气血生成有源，肝主疏泄，气机条畅，促进血液运行，肝主藏血，调节血量。脾主统血，防止血逸脉外。

（九）肝与肾

肝与肾主要表现在肝肾同源。肝藏血，肾藏精，精血同源于水谷精微，且精血互化。

（十）脾与肾

脾与肾主要表现在水液代谢中的协同作用（见前述）和先后天的资生促进作用。肾阳温煦脾阳，脾运化水谷精微充养肾精。

由于六腑是以传化物为其生理特点，故六腑之间的相互关系主要体现于饮食物的消化吸收和排泄过程中的相互联系和密切配合。

五脏与六腑之间的关系，实际上就是阴阳表里的关系，由于脏属阴，腑属阳，脏为里，腑为表，一脏一腑，一阴一阳，一里一表，相互配合，并有经脉相互络属，从而构成脏腑之间的密切联系。

（张崭崭）

第四节 经络学说

经络是经脉和络脉的总称，是人体运行全身气血，联络脏腑形体官窍，沟通上下内外的通道。经络学说是研究人体经络系统的组织结构，生理功能，病理变化及其与脏腑形体官窍，气血津液等相互关系的学说，是中医理论体系的重要组成部分。

一、经络系统

经脉是人体气血循行的主要通道，经脉包括十二正经，奇经八脉和十二经别。经脉有固定的循行路线，且循行部位一般较深，多纵行分布于人体上下。十二正经包括手、足三阴经和手、足三阳经。奇经包括督脉、任脉、冲脉、带脉、阴跷脉、阳跷脉、阴维脉、阳维脉，十二经别是十二经脉的较大分支，起于四肢，循行于脏腑深部，上出于颈项浅部。

络脉也是经脉的分支，但多无一定的循行路径，纵横交错，网络全身，多布于人体浅表。络脉有别络，浮络和孙络之分，其中别络的主要功能是加强相为表里的两条经脉之间在体表的联系。

经脉外连经筋和皮部，经脉络脉内络属脏腑，联系全身的组织、器官，散布于体表各处，同时深入体内，连属各个脏腑。经络的基本生理功能是运行全身气血，营养脏腑组织，联络脏腑器官，沟通上下内外，感应传导信息，调节功能平衡。

二、十二经脉

(一)经脉的命名与分布

经脉的命名主要是根据阴阳、手足、脏腑三个方面而定的。人体各部位按阴阳分类，脏为阴，腑为阳，内侧为阴，外侧为阳，手经循于上肢，足经循于下肢。阴经属脏，循行于四肢内侧，阳经属腑，循行于四肢外侧。

十二经脉命名及分布规律见表1-4。

表1-4　十二经脉命名及分布规律

			(前)	(中)	(后)
十二经脉	阴经	手	肺	心包	心
		(内侧)	太阴	厥阴	少阴
		足	脾	肝	肾
	阳经	手	大肠	三焦	小肠
		(外侧)	阳明	少阳	太阳
		足	胃	胆	膀胱

(二)走向规律

手之三阴，从胸走手；手之三阳，从手走头；足之三阳，从头走足；足之三阴，从足走腹胸。阴经向上，阳经向下。

(三)交接规律

阴阳经交于四肢末端,阳经交于头面部,阴经交于内脏,即手三阴经与手三阳经交于上肢末端,手三阳经与足三阳经交于头面部,足三阳经与足三阴经交于下肢末端,足三阴经与手三阴经交于内脏。

(四)表里关系

主要与脏腑的表里关系有关,如手太阴肺经,属肺络大肠,手阳明大肠经,属大肠络肺,其特点是四肢内外侧相对的两条经互为表里。如手太阴肺经分布于上肢内侧前部,手阳明大肠经分布于上肢外侧前部。

(五)流注次序

手太阴肺经→食指端→手阳明大肠经→鼻翼旁→足阳明胃经→足大趾端→足太阴脾经→心中手少阴心经→小指端→手太阳小肠经→目内眦→足太阳膀胱经→足小指端→足少阴肾经→胸中→手厥阴心包经→无名指端→手少阳三焦经→目外眦→足少阳胆经→足大趾→足厥阴肝经→肺中→手太阴肺经。

三、奇经八脉

奇经八脉是督、任、冲、带、阴跷、阳跷、阴维、阳维脉的总称。其主要功能是可加强十二经脉之间的联系,调节十二经脉气血,参与肝、肾、女子胞、脑、髓等重要脏器生理功能。其中督脉为阳脉之海,总督一身之阳经。任脉为阴脉之海,总督一身之阴经,冲脉为血海,调节十二经脉气血。

(张崭崭)

第二章

中医病理观

第一节 病　　因

病因是指能影响和破坏人体阴阳相对平衡协调状态，导致疾病发生的各种原因，又称致病因素。病因学说是研究致病因素的致病性质和特点，以及引起疾病后的典型临床表现的学说。病因学说的特点是辨证求因和审因论治。

在中医学术发展过程中，历代医家从不同的角度，对病因提出了不同的分类方法。

"淫生六疾"。秦国名医医和提出的"六气致病"说，被称为病因理论的创始。如《左传·昭公六年》载："六气，曰阴、阳、风、雨、晦、明也……阴淫寒疾，阳淫热疾，风淫末疾，雨淫腹疾，晦淫惑疾，明淫心疾。"

阴阳分类。《黄帝内经》(简称《内经》)以阴阳为总纲，对病因进行分类。《素问·调经论》言："夫邪之生也，或生于阴，或生于阳。其生于阳者，得之风雨寒暑；其生于阴者，得之饮食居处，阴阳喜怒。"《内经》将病因明确分为阴阳两大类，将来自自然界气候异常变化，多伤人外部肌表的，归属于阳；将饮食不节，居处失宜，起居无常，房事失度，情志过极，多伤人内在脏腑精气的，归属于阴。

三种致病途径。东汉时期张仲景以外感六淫为病因，脏腑经络分内外，将病因与发病途径相结合进行研究。《金匮要略·脏腑经络先后病脉证》曰："千般疢难，不越三条：一者，经络受邪入脏腑，为内所因也；二者，四肢九窍，血脉相传，壅塞不通，为外所中也；三者，房室、金刃、虫兽所伤。以此详之，病由都尽。"张仲景的病因分类法，对后世影响极大，并沿用了相当长的时间。如晋代葛洪《肘后备急方·三因论》："一为内疾，二为外发，三为它犯。"

三因分类。宋代陈无择在《金匮要略》的基础上明确提出了"三因学说"。认为六淫邪气侵犯为外所因，七情所伤为内所因，饮食劳倦、跌仆金刃及虫兽所伤等为不内外因。由于陈氏比较全面地概括了各种致病因素，分类也比较合理，故对宋以后的病因研究起到了很大的推动作用。《三因极一病证方论》言："六淫，天之常气，冒之则先自经络流入，内合于脏腑，为外所因；七情，人之常性，动之则先自脏腑郁发，外形于肢体，为内所因；其如饮食饥饱，叫呼伤气，尽神度量，疲极筋力，阴阳违逆，乃至虎狼毒虫，金疮踒折，疰忤附着，畏压溢尿，有悖常理，为不内外因。"

致病因素多种多样，诸如气候异常、戾气传染、七情内伤、饮食失宜、劳逸失度、持重努伤、跌仆金刃、外伤及虫兽所伤等，均可成为病因而导致疾病的发生。

在疾病发展过程中，原因和结果是相互作用的，某一病理阶段中的结果，可能会成为下一个阶段的致病因素，即病理产物可成为病因。如痰饮、瘀血是脏腑气血机能失调所形成的病理产物，当其形成后，又可导致新的病理变化而成为新的病因。

一、六淫

（一）六淫的基本概念

1.六淫

六淫是指风、寒、暑、湿、燥、火六种外感性致病因素的总称。"淫"，有太过和浸淫之意。六淫可以理解为六气太过，或是令人发病的六气。六淫之名，首见于《三因极一病证方论》，可能是由医和的"淫生六疾"和《素问·至真要大论》的"风淫于内""热淫于内""湿淫于内""火淫于内""燥淫于内""寒淫于内"概括而来。

2.六气

六气是指风、寒、暑、湿、燥、火六种正常的气候变化。《素问·至真要大论》的"六气分治"，是指一岁之内，六气分治于四时。六气是万物生长变化的最基本条件，也是人体赖以生存的必要条件。六气对人体是无害的，六气一般不致病。《素问·宝命全形论》曰："人以天地之气生，四时之法成。"

3.六气转化为六淫的条件

六气异常变化：六气太过或不及，六气变化过于急骤，非其时而有其气，或"至而不至"，或"至而太过"，或"至而不及"等。正气不足：六气异常，若逢人体正气不足，抵抗力下降，就会侵犯人体，引起疾病发生而成为致病因素。

（二）六淫致病的共同特点

（1）六淫致病多与季节气候和居处环境有关。六淫为六气的太过或不及，而六气变化，有一定的季节性，所以，六淫致病与季节有关。如春季多风病，夏季多暑病，长夏多湿病，秋季多燥病，冬季多寒病。因六淫致病与时令气候变化有关，故又称"时令病"。此外，久居湿地或长期水中作业，则易患湿病；而长期高温环境下作业，则易患燥热或火邪为病。

（2）六淫邪气既可单独侵袭人体而致病，也可两种或两种以上共同侵犯人体而致病。如风寒感冒、湿热泄泻、暑湿感冒等为两种邪气共同致病，痹证则为风寒湿三邪相并侵犯人体而致病。

（3）六淫邪气侵犯人体后，病证的性质可随病情的发展和体质的不同，而发生转化。如病情发展，寒邪入里化热，湿郁化火，暑湿日久化燥伤阴等。而体质不同，病性也可从阳化热，或从阴化寒。

（4）六淫邪气侵犯人体的途径为肌表或口鼻，因邪从外来，多形成外感病，故六淫又有"外感六淫"之称。

（三）六淫邪气各自的性质和致病特点

1.风

风虽为春季主气，但四季皆可有风，故风邪引起的疾病虽以春季为多，但其他季节亦均可发生。风邪的性质和致病特点如下。

（1）风为阳邪，其性开泄，易袭阳位：风性主动，具有升发向上的特性，所以风属于阳邪。其性开泄，是指风邪侵犯人体，留滞体内，易引起腠理疏泄开张，表现出汗出恶风的症状。阳位是指头面部，因风邪具有升发向上的特性，所以风邪侵袭，常伤及人体的头面部，出现头昏头沉、鼻塞流涕、咽痒咳嗽等症状。

《素问·风论》载:“风气藏于皮肤之间,内不得通,外不得泄。腠理开则洒然寒,闭则热而闷。”《素问·太阴阳明论》言:“故犯贼风虚邪者,阳先受之”,“伤于风者,上先受之”。

(2)风性善行而数变:“善行”,是指风邪致病具有病位游移、行无定处的特性。例如,风邪偏盛所致的痹证,以游走性关节疼痛,痛无定处为特点,风邪为主引起的痹证又称为“行痹”或“风痹”。“数变”,是指风邪致病具有变幻无常和发病迅速的特性,如风疹就有皮肤红斑发无定处,此起彼伏,瘙痒难忍的特点。另外,由风邪所致的外感疾病,一般也多有发病急、传变快的特点。

《素问·风论》曰:“风者,善行而数变。”《景岳全书·卷十二》载:“风气胜者为行痹。盖风者善行而数变,故其为痹,则走注历节,无有定所,是为行痹,此阳邪也。”

(3)风为百病之长:是指风邪为六淫病邪中最主要和最常见的致病因素。寒、暑、湿、燥、火诸邪多依附于风而侵犯人体,风邪为外邪致病的先导。另外,风邪致病可以全兼其他五邪,如兼寒为风寒,兼暑为暑风,兼湿为风湿,兼燥为风燥,兼火为风火,而其他五邪则不可全兼。

《素问·风论》言:“风者,百病之长也。至其变化,乃为他病也。无常方,然致有风气也。”

《临证指南医案·卷五》曰:“盖六气之中,惟风能全兼五邪,如兼寒曰风寒,兼暑曰暑风,兼湿曰风湿,兼燥曰风燥,兼火曰风火。盖因风能鼓荡此五气而伤人,故曰百病之长也。其余五气,则不能互相全兼。”

2.寒

寒为冬季主气,寒邪致病多见于严冬。但盛夏之时人们贪凉饮冷,所以也容易受到寒邪侵袭。

寒邪为病有内寒与外寒之分。内寒是指阳气不足,温煦功能减退,寒由内生的病理变化。外寒指寒邪侵犯人体,寒从外来的病理变化。外寒又分为伤寒和中寒。伤寒是指寒邪损伤肌表,郁遏卫阳的病理变化;中寒是指寒邪直接侵犯脏腑,伤及脏腑阳气的病理变化。外寒与内寒既有区别,又有联系。阳虚内寒之体,容易感受外寒;而外来寒邪侵入机体,日久不散,又能损伤阳气,导致内寒。

寒邪的性质及致病特点如下。

(1)寒为阴邪,易伤阳气:寒为自然界阴气盛的表现,故其性属阴。阴阳之间存在着对立制约的关系,若阴阳处于正常状态,能够相互制约,则机体阴阳平衡。

若阴寒偏盛,对阳气的制约加强,就会损伤阳气,引起阳气不足。故《素问·阴阳应象大论》曰:“阴胜则阳病”。例如,外寒侵袭肌表,卫阳被遏,就会出现恶寒;寒邪直中脾胃,损伤脾胃阳气,就会出现脘腹冷痛,呕吐,腹泻等症;若心肾阳虚,寒邪直中少阴,就会出现恶寒,手足厥冷,下利清谷,小便清长,精神萎靡,脉微细等症。

(2)寒性凝滞:凝滞,凝结、阻滞之意。气血津液之所以能运行不息,通畅无阻,全赖一身阳和之气的温煦推动。阴寒之邪侵袭人体,损伤阳气,就会影响气血运行,导致气血阻滞不通,不通则痛,故寒邪伤人多见疼痛症状。例如,寒邪偏盛所致的痹证,以关节剧烈疼痛为特点,寒邪为主引起的痹证又称为“痛痹”“寒痹”。

《素问·痹论》载:“寒气胜者为痛痹。”寒邪侵犯肌表会出现全身疼痛,寒邪直中脾胃会出现脘腹冷痛。

《素问·举痛论》言:“经脉流行不止,环周不休。寒气入经而稽迟,泣(通涩)而不行,客于脉外则血少,客于脉中则气不通,故卒然而痛。”《素问·痹论》言:“痛者,寒气多也,有寒故痛也。”

(3)寒性收引:收引,收缩牵引之意。寒性收引是指寒邪侵袭人体,会引起气机收敛,腠理、经络、筋脉收缩挛急。

《素问·举痛论》载："寒则气收。"例如，寒邪侵袭肌表，腠理闭塞，卫阳被遏不得宣泄，就会出现无汗发热；寒客血脉，则气血凝滞，血脉挛缩，可见头身疼痛，脉紧；寒客经络关节，经脉拘急收引，则可使肢体屈伸不利，或冷厥不仁。

3.暑

暑为夏季的主气，为火热之气所化。《素问·五运行大论》言："在天为热，在地为火，其性为暑。"

暑邪致病有明显的季节性，《素问·热论》曰："先夏至日者为病温，后夏至日者为病暑。"

暑邪的性质及致病特点如下。

(1)暑为阳邪，其性炎热：暑为火热之气所化，具有酷热之性，火热属阳，故暑为阳邪。炎热是指温热上炎，所以暑邪伤人，多出现一系列阳热症状，如壮热、脉象洪大等。暑邪上扰于面，出现面赤；扰乱心神，出现心烦，甚则神昏。

(2)暑性升散，耗气伤津：暑为阳邪，阳性升发，暑邪侵犯人体，直入气分，可致腠理开泄，迫津外泄，所以暑邪侵犯人体可引起大汗出。汗为津液所化，汗出过多，则耗伤津液，津液亏损，可出现口渴喜饮、尿赤短少等。由于津能载气，在大量汗出的同时，气随汗泄，引起气虚，可出现气短乏力、声低懒言等。

(3)暑多夹湿：是指暑邪侵犯人体容易兼夹湿邪。盛夏之季，气候炎热，雨水较多，热蒸湿动，湿邪弥漫，故暑邪为病，常兼夹湿邪侵犯人体。其临床表现，除发热，心烦，口渴喜饮等暑邪致病的症状外，常兼见四肢困倦，胸闷呕恶，脘痞腹胀，大便溏泻不爽等湿阻症状。

4.湿

湿为长夏主气。夏秋之交，阳热下降，水气上腾，氤氲熏蒸，潮湿弥漫，故湿邪致病多见于长夏季节。另外，久居湿地、涉水淋雨或长期水下作业，也易罹患湿病。

湿邪为病，有内湿与外湿之分。内湿是指脾失健运，水湿停聚，湿由内生所形成的病理变化。外湿则多由气候潮湿，居处潮湿，湿邪侵袭人体，湿从外来所致的病理变化。

外湿和内湿虽有不同，但在发病过程中常相互影响。伤于外湿，湿邪困脾，健运失职则易形成内湿；而脾阳虚损，水湿不化，也易招致外湿的侵袭。

湿邪的性质及致病特点如下。

(1)湿为阴邪，易阻遏气机，损伤阳气：湿性类水，水为阴之征兆，故湿为阴邪。湿为有形之邪，侵及人体，留滞于脏腑经络，最易阻遏气机，使气机升降失常，经络阻滞不畅。湿邪侵犯人体，弥漫三焦。上焦气机不畅，可出现胸闷不适；中焦气机不畅，则见恶心呕吐，脘痞腹胀；下焦气机不畅，则见小便短涩，大便不爽等。由于湿为阴邪，阴胜则阳病，故其侵犯人体，最易损伤阳气。脾为阴土，喜燥而恶湿，故湿邪外感，留滞体内，常先困脾，而使脾阳不振，运化无权，水湿停聚，发为腹泻、尿少、水肿、腹水等。

(2)湿性重浊：重，沉重或重着之意。湿性重是指湿邪侵犯人体，可引起带有沉重感的症状。如头重如裹，周身困重，四肢酸懒沉重等。湿邪偏盛所致的痹证，以关节疼痛重着为特点，湿邪为主引起的痹证又称为"着痹"或"湿痹"。浊，秽浊或混浊之意。湿性浊是指湿病患者的分泌物、排泄物多秽浊不清。如面垢眵多、大便溏泻、下痢黏液脓血、小便浑浊、妇女白带过多、湿疹浸淫流水等。

(3)湿性黏滞：黏滞，即黏腻停滞。湿性黏滞，主要表现在两个方面：一是指湿病患者分泌物、排泄物的排出多黏滞不爽，如小便不畅，大便不爽等。二是指湿邪为病多缠绵难愈，病程较长或反复发作，如湿痹、湿疹、湿温等。

(4)湿性趋下，易袭阴位：阴位是指二阴和下肢。湿性类水，水曰润下，湿邪有趋下的特性，故湿邪为病多见下部的症状。如淋浊、带下、泻痢等病证，多由湿邪下注所致。

5.燥

燥为秋季主气。秋气当令，天气敛肃，空气中缺乏水分濡润，因而出现秋凉而劲急干燥的气候。

由于燥邪兼夹的邪气不同，所以燥病有温燥、凉燥之分。初秋之时，有夏末之余热，燥与温热相合侵犯人体，则多见温燥病证；深秋之季，有近冬之寒气，燥与寒邪相合侵犯人体，故多见凉燥病证。

燥邪的性质及致病特点如下。

(1)燥性干涩，易伤津液：燥邪为干涩之邪，故外感燥邪最易耗伤人体的津液，造成阴津亏虚的病变。津液受损，滋润濡养功能减退，肌表孔窍失养，可见口鼻干燥，咽干口渴，皮肤干涩，毛发不荣，小便短少，大便干结等症。

(2)燥易伤肺：肺外合皮毛，开窍于鼻；肺为娇脏，喜润而恶燥。燥邪伤人，多从口鼻而入，燥与肺又同属金令，故燥邪袭人最易伤及肺脏，出现干咳少痰，或痰液胶黏难咯，或痰中带血，以及喘息胸痛等症。

6.火

火、热、温三者均为阳盛所生，故火热温经常并称。

火、热、温性质相同，程度有别。热为温之渐，火为热之极；热多属外淫，如风热、暑热、湿热之类；火多由内生，如心火上炎、肝火亢盛、胃火上炎之类。火热为病亦有内外之分，属外感者，多是直接感受温热邪气之侵袭；属内生者，多由脏腑阴阳气血失调，阳气亢盛而成。

火热邪气的性质和致病特点如下。

(1)火热为阳邪，其性炎上：火热之性，燔灼焚焰，升腾向上，故属于阳邪。火热伤人，多见高热、恶热、汗出、脉洪数等症。因其炎上，故火热阳邪常可上炎扰乱神明，出现心烦失眠，狂躁妄动，神昏谵语等症。火热病证，也多表现在人体的头面部位，如心火上炎出现口舌生疮，肝火上炎出现目赤肿痛，胃火上炎出现齿龈肿痛。

(2)火热易伤津耗气：伤津是指损伤津液。火热之邪，侵袭人体，迫津外泄，消灼阴液，使人体阴津耗伤，出现口渴喜饮，咽干舌燥，小便短赤，大便秘结等津伤之症。耗气是指损伤气。火热之邪，侵袭人体，阳热亢盛，“壮火食气”，所以火热之邪易于损伤气，出现气短乏力，懒言声低。

(3)火热易生风动血：生风又称动风，是指以动摇不定症状为主要临床表现的病理变化。火热之邪侵袭人体，燔灼肝经，劫耗阴液，筋脉失养，致肝风内动，称为“热极生风”，临床表现为高热，神昏谵语，四肢抽搐，目睛上视，颈项强直，角弓反张等。动血是指引起出血，火热之邪侵入血中，迫血妄行，灼伤脉络，可引起各种出血，如吐血、衄血、便血、尿血、皮肤发斑及妇女月经过多、崩漏等。

(4)火热易致肿疡：火热之邪入于血分，聚于局部，腐蚀血肉，致血腐肉烂，可发为痈肿疮疡。《医宗金鉴·外科心法要诀》言：“痈疽原是火毒生。”

(5)火热易扰心神：火热与心相应，心藏神，故火热邪气侵犯人体，易扰乱心神，引起神志不安，烦躁，或谵妄发狂，或昏迷等。

二、疠气

(一)疠气的概念

疠气是一类具有强烈传染性的外感病邪。疠气又称瘟疫之气、戾气、乖戾之气等。

(二)疠气的致病特点

发病急骤、病情较重、症状相似,传染性强、易于流行。

(三)疫疠发生与流行的因素

(1)气候因素:自然气候的反常变化,如久旱、酷热、湿雾瘴气等。

(2)环境和饮食:如空气、水源,或食物受到污染。

(3)没有及时做好预防隔离工作。

(4)社会影响。

三、内伤七情

(一)内伤七情的概念

七情是指喜、怒、忧、思、悲、恐、惊七种情志活动,是人体对客观事物的反映。正常的情志活动一般不会引起疾病,而突然、剧烈或长期持久的情志刺激,超过了人体的正常生理活动范围,使人体气机紊乱,脏腑阴阳气血失调,就会导致疾病的发生,而成为致病因素。

七情致病首先影响内脏,引起内脏的病变,是造成内伤病的主要致病因素,故称内伤七情。

(二)七情与内脏气血的关系

人体的情志活动与内脏有密切的关系,情志活动是以五脏精气为物质基础的。《素问·阴阳应象大论》说:"人有五脏化五气,以生喜怒悲忧恐。"心在志为喜,肝在志为怒,脾在志为思,肺在志为忧,肾在志为恐。所以,五脏功能正常,情志活动就正常,五脏功能异常,情志活动就出现异常。当情志变化成为致病因素时,便会直接损伤内脏,引起内脏的病变。如"怒伤肝""喜伤心""思伤脾""忧伤肺""恐伤肾"。

气血是情志活动的物质基础,气血正常,情志活动就正常,气血异常,情志活动也会异常。如《素问·调经论》说:"血有余则怒,不足则恐。"当情志变化成为致病因素时,就会影响气血,导致气血失常。

(三)内伤七情致病特点

1.直接伤及内脏

七情与五脏有着密切的关系,所以七情内伤致病便会直接损伤内脏,影响脏腑功能。如《素问·明阳应象大论》所说的"怒伤肝""喜伤心""思伤脾""忧伤肺""恐伤肾"等。

尽管不同的情志刺激对内脏有不同的影响,但人体是一个有机的整体,各种情志刺激都与心有关,心是五脏六腑之大主,为精神之所舍,为七情发生之处,所以情志刺激首先伤及心神,心神受损可涉及其他脏腑。

心主血脉,心主藏神;肝主藏血,肝主疏泄,促进气血运行,调畅情志活动;脾主运化,是气机升降的枢纽,为气血生化之源,故情志所伤的病证,以心、肝、脾三脏为多见。

2.影响脏腑气机

(1)怒则气上:是指过度愤怒可使肝气横逆上冲。临床见面红目赤,头胀头痛,呕血咯血,甚则昏厥卒倒。

(2)喜则气缓:包括缓和紧张情绪和引起心气涣散两个方面。在正常情况下,喜能缓和紧张情绪,使营卫通利,心情舒畅。当暴喜过度,成为病因时,可使心气涣散,神不守舍,出现精神不集中,甚则失神狂乱等症状。

(3)悲则气消:是指过度悲伤,可使肺气耗伤出现气短神疲,乏力声低懒言等。

(4)恐则气下:是指恐惧过度,可引起肾气不固,气泄以下,可见二便失禁,骨酸痿软,手足厥冷,遗精等。

(5)惊则气乱:是指突然受惊,可导致心无所倚,神无所归,虑无所定,惊慌失措。

(6)思则气结:是指思虑、焦虑过度,可伤神损脾导致气机郁结。思发于脾而成于心,故思虑过度既可耗伤心血,也会影响脾气,引起心脾两虚,出现心悸,健忘,失眠,多梦,纳呆,乏力,脘腹胀满,便溏等。

3.情志异常波动

情志异常波动,可使病情加重,或使病情恶化。

四、饮食劳逸

(一)饮食失宜

饮食是人类生存和维持健康的必要条件。若饮食失宜,饥饱失常,饮食不洁,或饮食偏嗜便会影响人体生理功能,使气机紊乱或正气损伤,从而引起疾病的发生。饮食物的消化吸收主要与脾胃的功能有关,所以饮食失宜主要损伤脾胃,导致脾胃升降失常,又可聚湿、生痰、化热或变生它病。

1.饥饱失常

饮食应以适量为宜,长期的饥饱失常可引起疾病发生。过饥则摄食不足,气血生化之源匮乏,久之则气血衰少,正气虚弱,抵抗力降低,易于产生疾病。过饱则饮食摄入过量,超过了脾胃的消化、吸收和运化能力,可导致饮食物阻滞,脾胃损伤,出现脘腹胀满,嗳腐泛酸,厌食,吐泻等食伤脾胃病证。因小儿脏腑娇嫩,脾胃之气较成年人为弱,故过饱引起的病证,更多见于小儿。婴幼儿食滞日久还可以酿成疳积,出现手足心热、心烦易哭、脘腹胀满、面黄肌瘦等症。经常饮食过量,还可影响气血流通,使筋脉淤滞,引起痢疾或痔疮。过食肥甘厚味,易于化生内热,甚至引起痈疽疮毒等病证。

2.饮食不洁

进食不洁,可引起多种疾病,出现腹痛、吐泻、痢疾等。

3.饮食偏嗜

饮食适宜,才能使人体获得较为全面的营养。若有所偏嗜,过寒过热,或五味偏嗜,则可导致阴阳失调而发生疾病。

(1)饮食偏寒偏热:如多食生冷寒凉,可损伤脾胃阳气,导致寒湿内生,引起腹痛泄泻等症;若偏食辛温燥热,引起胃肠积热,可引起口渴、腹满胀痛、便秘或酿成痔疮。

(2)饮食五味偏嗜:五味与五脏,各有其亲和性。《素问·至真要大论》曰:"夫五味入胃,各归所喜攻,酸先入肝,苦先入心,甘先入脾,辛先入肺,咸先入肾。"

如果偏嗜某种食物,日久使该脏机能偏盛,损伤内脏,便可发生多种病变。《素问·至真要大论》言:"久而增气,物化之常也。气增而久,夭之由也。"《素问·生气通天论》载:"味过于酸,肝气以津,脾气乃绝;味过于咸,大骨气劳,短肌,心气抑;味过于甘,心气喘满,色黑,肾气不衡;味过于苦，脾气不濡，胃气乃厚；味过于辛，筋脉沮弛，精神乃央。”

《素问·五藏生成》篇言：“多食咸，则脉凝泣而变色；多食苦，则皮槁而毛拔；多食辛，则筋急而爪枯；多食酸，则肉胝皱而唇揭；多食甘，则骨痛而发落。”

(二)劳逸所伤

适度的劳动和锻炼，有助于气血流通和脾胃的运化，有增强体质、强身去病的作用。必要的休息，可以消除疲劳，恢复体力，有利于健康。所以，《黄帝内经·素问》提出了既要“不妄作劳”，又要“常欲小劳”的养生之道。若长时间的过度劳累，或过度安逸，影响脏腑功能和气血运行，就会成为致病因素而使人发病。

1.过劳

过劳是指过度劳累。包括劳力过度、劳神过度和房劳过度三个方面。

(1)劳力过度，是指较长时间的体力劳动太过。劳力过度则伤气，久之则气少力衰，神疲消瘦。《素问·举痛论》的“劳则气耗”和《素问·宣明五气》篇的“久立伤骨，久行伤筋”，即指此而言。

(2)劳神过度，是指较长时间的脑力劳动太过。由于脾在志为思，而心主血藏神，所以劳神过度，可耗伤心血，损伤脾气，引起心脾两虚，出现心神失养的心悸，健忘，失眠，多梦及脾不健运的纳呆，乏力，腹胀，便溏等。

(3)房劳过度，是指较长时间的性生活不节，房事过度。由于肾为封藏之本，主藏精，主生殖，所以房劳过度会耗泄肾精，引起腰膝酸软，眩晕耳鸣，精神萎靡，性功能减退，遗精，早泄，或阳痿等。

2.过逸

过逸是指长时间不进行身体活动，过度安闲。适当的身体活动，可以增强脾胃运化功能，使气血生化有源，并促进气血运行。若长期不从事体育锻炼，不仅影响脾胃运化，导致气血乏源，还可影响气血运行，使气血郁滞不畅。气血是构成人体和维持生命活动的基本物质，气血失和，便可继发多种疾病。

五、痰饮瘀血

(一)痰饮

1.痰饮的概念

痰饮是水液代谢障碍形成的病理产物。一般以较稠浊的为痰，清稀的为饮。痰可分为有形之痰和无形之痰。有形之痰是指咯吐出来有形可见的痰液。无形之痰是指瘰疬、痰核和停滞在脏腑经络等组织中而未见咯吐痰液的病证。饮形成后停留于人体的局部，因其停留的部位及症状不同而有不同的名称，如《金匮要略》的“痰饮”“悬饮”“溢饮”“支饮”等。

2.痰饮的形成

痰饮是水液代谢障碍形成的病理产物，水液代谢是一个复杂的生理过程，与肺、脾、肾、三焦以及肝、膀胱等脏腑的功能活动有关。由于肺主宣降，通调水道，敷布津液；脾主运化，运化水液；肾阳主水液蒸化；三焦为水液代谢之道路，所以水液代谢与肺、脾、肾及三焦的关系尤为密切。若外感六淫、内伤七情或饮食劳逸等致病因素侵犯人体，使肺、脾、肾及三焦等脏腑气化功能失常，影响及水液代谢，引起水液代谢障碍，便可形成痰饮。

3.痰饮的病证特点

痰饮形成之后，由于停滞的部位不同，病证特点也各不相同。阻滞于经脉的，可影响气血运行和经络的生理功能。停滞于脏腑的，可影响脏腑的功能和气的升降。

痰的病证特点：痰滞在肺，可见喘咳咳痰；痰阻于心，影响及心血，则心血不畅，可见胸闷胸痛；影响及心神，若痰迷心窍，则可见神昏、痴呆；若痰火扰心，则可见狂乱；痰停于胃，胃失和降，可见恶心呕吐，胃脘痞满；痰在经络筋骨，则可致瘰疬痰核，肢体麻木，或半身不遂，或成阴疽流注等；痰浊上犯于头，可致头晕目眩；痰气交阻于咽，则形成咽中如有物阻，吐之不出，咽之不下的"梅核气"。

饮的病证特点：饮在肠间，则肠鸣沥沥有声；饮在胸胁，则胸胁胀满，咳唾引痛；饮在胸膈，则胸闷、咳喘，不能平卧，其形如肿；饮溢肌肤，则见肌肤水肿，无汗，身体疼重。

(二)瘀血

1.瘀血的概念

瘀血是指血行不畅，或停滞于局部，或离经之血积存体内不能及时消散所形成的病理产物。

2.瘀血的形成

由于血液运行与五脏、气、津液、温度等很多因素有关，所以引起瘀血的原因也是较为复杂的。主要有以下五个方面。

(1)气虚引起血瘀：气为血帅，血液的运行必须依赖着气的推动作用。气虚行血无力，血行迟缓而瘀滞。

(2)气滞引起血瘀：气停留阻滞于局部，不能行血，血液因之而停滞，从而形成瘀血。

(3)血寒引起血瘀：血液得温则行，遇寒则凝。寒性凝滞，侵入血中，则血行迟缓或停滞于局部，形成瘀血。

(4)血热引起血瘀：热入血中，灼伤津液，使得血行迟缓，形成瘀血。或热邪损伤血络，迫血妄行，引起出血，而形成瘀血。

(5)外伤引起血瘀跌扑损伤：造成血离经脉，积存于体内不得消散而形成瘀血。

3.瘀血病证的共同特点

(1)疼痛：其性质多为刺痛，痛处固定不移，拒按，夜间痛甚。

(2)肿块：外伤肌肤局部，可见青紫肿胀；淤积于体内，久聚不散，则可形成癥积，按之有痞块，固定不移。

(3)出血：血色多呈紫暗色，并夹有血块。

(4)望诊方面：久瘀可见面色黧黑，肌肤甲错，唇甲青紫，舌质暗紫，舌边尖部有瘀点、瘀斑。

(5)脉象多见细涩、沉弦或结代等。

4.瘀血的病证特点

瘀血的病证特点因瘀阻的部位和形成瘀血的原因不同而异。常见者为瘀阻于心，影响心主血脉，可见心悸，胸闷胸痛，口唇指甲青紫；瘀血攻心，影响心神，可致发狂；瘀阻于肺，可见胸痛，咳血；瘀阻胃肠，可见呕血，大便色黑如漆；瘀阻于肝，可见胁痛痞块；瘀阻胞宫，可见少腹疼痛，月经不调，痛经，闭经，经色紫暗成块，或见崩漏；瘀阻肢体末端，可成脱骨疽；瘀于肢体肌肤局部，可见局部肿痛青紫。

(满忠慧)

第二节 病　机

病机，即疾病发生、发展与变化的机制。疾病过程极其复杂，牵涉局部和全身的各个层次，对病机的研究也可以从不同的层面和角度进行，从而形成多层次的病机理论。

第一层次为基本病机，包括邪正盛衰、阴阳失调、精气血津液失常。第二层次是从脏腑、经络等某一系统来研究疾病的发生、发展、变化和结局的基本规律，如脏腑病机、经络病机等。第三层次是研究某一类疾病的发生、发展、变化和结局的基本规律，如六经病机、卫气营血病机和三焦病机等。第四层次是研究某一种病证的发生、发展、变化和结局的基本规律，如感冒的病机、哮证的病机、痰饮的病机、疟疾的病机等。第五层次是研究某一种症状的发生、发展、变化的病机，如疼痛的病机、发热的病机、健忘的病机等。本节仅讨论基本病机。

一、基本病机

基本病机是指机体对于致病因素侵袭所产生的最基本的病理变化，是病机变化的一般规律。基本病机主要包括邪正盛衰、阴阳失调和精气血津液的病理变化，内生“五邪”是在上述病变基础上产生的常见病理状态，有重要临床意义，故一并介绍。

（一）邪正盛衰

邪正盛衰，是指在疾病过程中，机体的抗病能力与致病邪气之间相互斗争中所发生的盛衰变化。

邪气侵犯人体后，正气和邪气即相互发生作用，一方面是邪气对机体的正气起着损害作用；另一方面是正气对邪气的抗御、驱除作用，及正气的康复功能。邪正双方不断斗争的态势和结果，不仅关系着疾病的发生，而且直接影响着疾病的发展和转归，同时也决定病证的虚实变化。从一定意义上来说，疾病过程就是邪正斗争及其盛衰变化的过程。

1.邪正盛衰与虚实变化

在疾病过程中，正气和邪气这两种力量不是固定不变的，而是在其不断斗争的过程中，发生力量对比的消长盛衰变化。一般地说，正气增长而旺盛，则促使邪气消退；反之，邪气增长而亢盛，则会损耗正气。随着体内邪正的消长盛衰变化，形成了疾病的虚实病机变化。

(1)虚实病机。《素问·通评虚实论》曰：“邪气盛则实，精气夺则虚。”虚和实是相比较而言的一对病机概念。

实指邪气盛，是以邪气亢盛为矛盾主要方面的一种病理状态。虽然邪气强盛，而正气未衰，能积极与邪抗争，故正邪相搏，斗争剧烈，反应明显，临床上出现一系列病理性反映比较剧烈的、有余的证候，并表现相应的典型的症状，称为实证。

实证常见于体质壮实的患者外感六淫和疠气致病的初期和中期，或由于湿、痰、水饮、食积、气滞、瘀血等引起的内伤病证。常见壮热、狂躁、声高气粗、腹痛拒按、二便不通、脉实有力、舌苔厚腻等；而内伤病实证则表现为痰涎壅盛、食积不化、水湿泛滥、气滞瘀血等各种病变。

虚指正气不足，是以正气虚损为矛盾主要方面的一种病理反映。亦即机体的正气虚弱，防御能力和调节能力低下，对于致病邪气的斗争无力，而邪气已退或不明显，故难以出现邪正斗争剧烈的病理反映，临床上表现一系列虚弱、衰退和不足的证候，称为虚证。

虚证，多见于素体虚弱，精气不充；或外感病的后期，以及各种慢性病证日久，耗伤人体的精血津液，正气化生无源；或因暴病吐利、大汗、亡血等使正气随津血而脱失，以致正气虚弱，或阴阳偏衰。临床上，虚证常见神疲体倦、面色无华、气短、自汗、盗汗，或五心烦热，或畏寒肢冷，脉虚无力等表现。

(2)虚实变化：邪正的消长盛衰，不仅可以产生比较单纯的虚或实的病理变化，而且在某些病程较长、病情复杂的疾病中，还会出现虚实之间的多种变化，主要有虚实错杂、虚实转化及虚实真假。

虚实错杂：指在疾病过程中，邪盛和正虚同时存在的病理状态。邪盛正伤，或疾病失治、误治，以致病邪久留，损伤人体正气；或因虚体受邪，正气无力祛邪外出；或本已正虚，又兼内生水湿、痰饮、瘀血等病理产物凝结阻滞，都可形成正虚邪实的虚实错杂病变。细分之下，虚实错杂又有虚中夹实和实中夹虚两种情况。

虚中夹实：是指病理变化以正虚为主，又兼有实邪为患的病理状态。如临床上的脾虚湿滞证，由于脾气不足，运化无权，而致湿邪内生，阻滞中焦。临床上既有属脾气虚弱的神疲肢倦、饮食少思、食后腹胀、大便不实等症状，又兼见属湿滞病变的口黏、脘痞、舌苔厚腻等表现。

实中夹虚：指病理变化以邪实为主，又兼有正气虚损的病理状态。如在外感热病发展过程中，由于热邪伤阴，可形成邪热炽盛、阴气受伤的病证。临床表现既有高热气粗、心烦不安、面红目赤、尿赤便秘、苔黄脉数等实热见证，又兼见口渴引饮、气短心悸、舌燥少津等阴气不足证。

另外，从病位来分析虚实错杂的病机，尚有表里、上下等虚实不同的错杂证候，如表实里虚、里实表虚、上实下虚、下实上虚等。

虚实转化：指在疾病过程中，由于邪气伤正，或正虚而邪气积聚，发生病机性质由实转虚或因虚致实的变化。

虚实真假：指在某些特殊情况下，疾病的临床表现可见与其病机的虚实本质不符的假象，主要有真实假虚和真虚假实两种情况。

真实假虚：是指病机的本质为“实”，但表现出“虚”的临床假象。一般是由于邪气亢盛，结聚体内，阻滞经络，气血不能外达所致，故真实假虚又称为“大实有羸状”。如热结胃肠的里热炽盛证，一方面有大便秘结、腹痛硬满、谵语等实热症状，同时因阳气被郁，不能四布，而见面色苍白、四肢逆冷、精神委顿等状似虚寒的假象。再如小儿食积而出现的腹泻，妇科瘀血内阻而出现的崩漏下血等，也属此类。

真虚假实：是指病机的本质为“虚”，但表现出“实”的临床假象。一般是由于正气虚弱，脏腑经络之气不足，推动、激发功能减退所致，故真虚假实证又称为“至虚有盛候”。如脾气虚弱，运化无力，可见脘腹胀满、疼痛(但时作时减)等假实征象。再如老年或大病久病，因气虚推动无力而出现的便秘(大便不干不硬，但排泄无力)，也属此类。

总之，在疾病的发生和发展过程中，病机的虚和实是相对的。由实转虚、因虚致实和虚实夹杂，常常是疾病发展过程中的必然趋势。因此，在临床上不能以静止的、绝对的观点来对待虚和实的病机变化，而应以动态的、相对的观点来分析虚和实的病机。特别在有虚实真假的特殊情况时，必须透过现象看本质，才能不被假象所迷惑，真正把握住疾病的虚实变化。

2.邪正盛衰与疾病转归

在疾病的发生、发展过程中，由于邪正双方的斗争，其力量对比不断发生消长盛衰的变化，这种变化对疾病转归起着决定性的作用。一般而论，正胜邪退，疾病趋向于好转和痊愈；邪胜正衰，则疾病趋向于恶化，甚则导致死亡；若邪正力量相持不下，则疾病趋向迁延或慢性化。

(1)正胜邪退：是指在疾病过程中，正气奋起抗邪，正气渐趋强盛，而邪气渐趋衰减，疾病向好转和痊愈方向发展的一种病理变化，也是在许多疾病中最常见的一种转归。这是由于患者的正气比较充盛，抗御病邪的能力较强，或因为邪气较弱，或因及时、正确的治疗，邪气难以进一步发展，进而促使病邪对机体的侵害作用消失或终止，精气血津液等的耗伤和机体的脏腑、经络等组织的病理性损害逐渐得到康复，机体的阴阳两个方面在新的基础上又获得了相对平衡，疾病即告痊愈。

(2)邪胜正衰：是指在疾病过程中，邪气亢盛，正气虚弱，机体抗邪无力，疾病向恶化、危重，甚至向死亡方面转归的一种病理变化。这是由于机体的正气虚弱，或由于邪气的炽盛，或因失于治疗，或治疗不当，机体抗御病邪的能力日趋低下，不能制止邪气的侵害作用，邪气进一步发展，机体受到的病理性损害日趋严重，则病情因而趋向恶化和加剧。若正气衰竭，邪气独盛，脏腑经络及精血津液的生理功能衰惫，阴阳离决，则机体的生命活动亦告终止。例如，在外感病过程中，“亡阴”“亡阳”等证候的出现，即是正不敌邪，邪胜正衰的典型表现。

(3)邪正相持：指在疾病过程中，机体正气不甚虚弱，而邪气亦不亢盛，则邪正双方势均力敌，相持不下，病势处于迁延状态的一种病理过程。此时，由于正气不能完全祛邪外出，因而邪气可以稽留于一定的部位，病邪既不能消散，亦不能深入传变，故又称之为“邪留”或“邪结”。一般说来，邪气留结之处，即是邪正相搏，病理表现明显之所。疾病随邪留部位的不同而有不同的临床表现。

若正气大虚，余邪未尽，或邪气深伏伤正，正气无力驱尽病邪，致使疾病处于缠绵难愈的病理过程，称为正虚邪恋。正虚邪恋，可视为邪正相持的一种特殊病机，一般多见于疾病后期，且是多种疾病由急性转为慢性，或慢性病久治不愈，或遗留某些后遗症的主要原因之一。

(二)阴阳失调

阴阳失调是由于邪气侵犯人体导致阴阳失去平衡协调而出现的阴阳偏胜、偏衰、互损、格拒、亡失等一系列病理变化。同时，阴阳失调又是脏腑、经络、营卫等相互关系失调及气机升降出入运动失常的概括。本节着重讨论阴阳失调的阴阳偏胜、阴阳偏衰、阴阳互损、阴阳格拒、阴阳亡失机制。

1.阴阳偏胜

阴阳偏胜是指人体阴阳双方中的某一方的病理性亢盛状态，属“邪气盛则实”的实证。

阳邪侵入人体，机体阴气与之相搏，邪胜则病成，可形成阳偏胜；阴邪侵入人体，机体阳气与之抗争，邪胜则病成，可形成阴偏胜。机体的精气血津液代谢失常，“邪”自内生，亦可分阴阳两类，如内寒内湿属阴而内火内热属阳，从而表现为阴偏胜或阳偏胜的病理变化。《素问·阴阳应象大论》言：“阳胜则热，阴胜则寒。”明确地指出了阳偏胜和阴偏胜病机的临床表现特点。

阴阳是相互制约的，一方偏胜必然制约另一方而使之虚衰。阳偏胜伤阴可引起阳盛兼阴虚，进而发展为阴虚的病变；阴偏胜伤阳可导致阴盛兼阳虚，进而发展为阳虚的病变。所以《素问·阴阳应象大论》又说“阳胜则阴病，阴胜则阳病”，指出了阳偏胜或阴偏胜的必然发展趋势。

(1)阳偏胜：即是阳盛，是指机体在疾病过程中，所出现的一种阳气病理性偏盛，功能亢奋，机体反应性增强，热量过剩的病理状态。一般地说，其病机特点多表现为阳盛而阴未虚的实热证。

形成阳偏胜的主要原因：多由于感受温热阳邪，或虽感受阴邪，但从阳化热，也可由于情志内伤，五志过极而化火；或因气滞、血瘀、食积等郁而化热所致。总之，邪从外来则多因感受阳邪；“邪”自内生，则多与气机郁结化火有关。

阳气的病理性亢盛，则以热、动、燥为其特点，故阳气偏胜可见壮热、烦渴、面红、目赤、尿黄、便干、苔黄、脉数等症。如果病情发展，阳热亢盛且明显耗伤机体阴气，病则从实热证转化为实热兼阴亏证，若阴气大伤，病可由实转虚而发展为虚热证。

(2)阴偏胜：即是阴盛，是指机体在疾病过程中所出现的一种阴气病理性偏盛，功能抑制，热量耗伤过多，病理性代谢产物积聚的病理状态。一般地说，其病机特点多表现为阴盛而阳未虚的实寒证。

形成阴偏胜的主要原因：多由于感受寒湿阴邪，或过食生冷，寒邪中阻等，机体阳气难以与之抗争而致阴气的病理性亢盛。阴气的病理性亢盛，则以寒、静、湿为其特点，如形寒、肢冷、蜷卧、舌淡而润、脉迟等，即是阴气偏胜的具体表现。由于阴寒内盛多伤阳气，故在阴偏胜时，常同时伴有程度不同的阳气不足，形成实寒兼阳虚证，若阳气伤甚，病可由实转虚，发展为虚寒证。

2.阴阳偏衰

阴阳偏衰是指人体阴阳双方中的一方虚衰不足的病理状态，属“精气夺则虚”的虚证。

阴气或阳气的某一方减少或功能减退时，则不能制约对方而引起对方的相对亢盛，形成“阳虚则阴盛”“阳虚则寒”(虚寒)“阴虚则阳亢”“阴虚则热”(虚热)的病理变化。

(1)阳偏衰：即阳虚，是指机体阳气虚损，功能减退或衰弱，代谢减缓，产热不足的病理状态。一般地说，其病机特点多表现为机体阳气不足，阳不制阴，阴气相对偏亢的虚寒证。

形成阳偏衰的主要原因：多由于先天禀赋不足，或后天失养，或劳倦内伤，或久病损伤阳气所致。人体阳气虚衰，突出地表现为温煦、推动和兴奋功能减退。

由于阳气的温煦功能减弱，因而人体热量不足，难以温暖全身而出现寒象，见畏寒肢冷等症。由于阳气的推动作用不足，经络、脏腑等组织器官的某些功能活动也因之而减退，加之温煦不足，则血液凝滞，脉络缩蜷，津液停滞而成水湿痰饮。由于兴奋作用减弱，可见精神不振，喜静萎靡症状。以上便是“阳虚则寒”的主要机制。阳虚则寒，虽也可见到面色㿠白、畏寒肢冷、脘腹冷痛、舌淡、脉迟等寒象，但还有喜静蜷卧、小便清长、下利清谷、脉微细等虚象。所以，阳虚则寒与阴胜则寒，不仅在病机上有区别，而且在临床表现方面也有不同：前者是虚而有寒；后者是以寒为主，虚象不明显。

阳气不足一般以脾肾阳虚衰常见，亦可发于五脏六腑，如心阳、肺阳、肝阳、脾阳、胃阳和肾阳等，皆可出现虚衰病变。肾阳为诸阳之本，“五脏之阳气，非此不能发”，所以肾阳虚衰(命门之火不足)在阳气偏衰的病机中占有极其重要的地位。阳气一般由精血津液中属阳的部分化生，尤其以精血为主要化生之源；故精血大伤，可致阳气化生无源而虚衰，阳不制阴，发为虚寒性病证。

(2)阴偏衰：即阴虚，是指机体阴气不足，阴不制阳，导致阳气相对偏盛，功能虚性亢奋的病理状态。一般地说，其病机特点多表现为阴气不足，阳气相对偏盛的虚热证。

形成阴偏衰的主要原因：多由于阳邪伤阴，或因五志过极，化火伤阴，或因久病伤阴所致。阴偏衰时，主要表现为凉润、抑制与宁静的功能减退，从而出现虚热、失润及虚性亢奋的症状。所谓阴虚则热，即是指阴气不足，不能制阳，阳气相对亢盛，从而形成阴虚内热、阴虚火旺和阴虚阳亢等多种表现。如五心烦热、骨蒸潮热、面红升火、消瘦、盗汗、咽干口燥、舌红少苔、脉细数等，即是阴虚则热的表现。阴虚则热与阳胜则热的病机不同，其临床表现也有所区别：前者是虚而有热；后者是以热为主，虚象并不明显。

阴气不足一般以肾阴亏虚为主，亦可见于五脏六腑，如肺阴、脾阴、胃阴、心阴、肝阴和肾阴，皆可发生亏虚的病变。肾阴为诸阴之本，“五脏之阴气，非此不能滋”，所以肾阴不足在阴偏衰的病机中占有极其重要的地位。阴气一般由精血津液中属阴的部分化生，尤其以津液为主要化生之源，故阳热亢盛，必耗津液而致阴气不足，而津液大伤，又可致阴气化生无源而亏虚，阴不制阳，发为虚热性病证。

3.阴阳互损

阴阳互损是指在阴或阳任何一方虚损的前提下，病变发展影响及相对的一方，形成阴阳两虚的病机。在阴虚的基础上，继而导致阳虚，称为阴损及阳；在阳虚的基础上，继而导致阴虚，称为阳损及阴。阴阳双方之间本来存在着相互依存、相互资生、互为化源和相互为用的关系，一方亏虚或功能减退，不能资助另一方或促进另一方的化生，必然导致另一方的虚衰或功能减退。如唐代王冰注《素问·四气调神大论》说：“阳气根于阴，阴气根于阳，无阴则阳无以生，无阳则阴无以化。”

(1)阴损及阳：是指由于阴精或阴气亏损，累及阳气生化不足或无所依附而耗散，从而在阴虚的基础上又导致了阳虚，形成了以阴虚为主的阴阳两虚病理状态。如肝阳上亢一证，其病机主要为肝肾阴虚，水不涵木，阴不制阳的阴虚阳亢，但病情发展，亦可进一步耗伤肝肾精血，影响肾阳化生，继而出现畏寒、肢冷、面色㿠白，脉沉细等肾阳虚衰症状，转化为阴损及阳的阴阳两虚证。

(2)阳损及阴：是指由于阳气虚损，无阳则阴无以生，从而在阳虚的基础上又导致了阴虚，形成以阳虚为主的阴阳两虚病理状态。如肾阳亏虚、水泛为肿一证，其病机主要为阳气不足，气化失司，水液代谢障碍，津液停聚而水湿内生，溢于肌肤所致。但其病变发展，则又可因阳气不足而导致阴气化生无源而亏虚，出现日益消瘦，烦躁升火，甚则阳升风动而抽搐等肾阴亏虚之征象，转化为阳损及阴的阴阳两虚证。

4.阴阳格拒

阴阳格拒是在阴阳偏盛基础上由阴阳双方相互排斥而出现寒热真假病变的一类病机，包括阴盛格阳和阳盛格阴两方面。阴阳相互格拒的机制，在于阴阳双方的对立排斥，即阴或阳的一方偏盛至极，壅遏于内，将另一方排斥格拒于外，迫使阴阳之间不相维系，从而出现真寒假热或真热假寒的复杂病变。如明代虞抟《医学正传》载：“假热者，水极似火，阴证似阳也……此皆阴盛格阳，即非热也。”“至若假寒者，火极似水，阳证似阴也……亦曰阳盛格阴也。”

(1)阴盛格阳：又称格阳，是指阴寒偏盛至极，壅闭于内，逼迫阳气浮越于外而相互格拒的一种病理状态。阴寒内盛是疾病的本质，由于排斥阳气于外，可在原有面色苍白、四肢逆冷、精神萎靡、畏寒蜷卧、脉微欲绝的阴气壅盛于内表现的基础上，又出现面红、烦热、口渴、脉大无根等假热之象，故称其为真寒假热证。

(2)阳盛格阴：又称格阴，是指阳热偏盛至极，深伏于里，阳气被遏，郁闭于内，不能外达于肢体而将阴气排斥于外的一种病理状态。阳盛于内是疾病的本质，但由于格阴于外，可在原有壮热、面红、气粗、烦躁、舌红、脉数大有力等邪热内盛表现的基础上，又现四肢厥冷、脉象沉伏等假寒之象，故称为真热假寒证。

5.阴阳亡失

阴阳的亡失包括亡阴和亡阳两类，是指机体的阴气或阳气突然大量地亡失，导致生命垂危的一种病理状态。

(1)亡阳是指机体的阳气发生突然大量脱失，而致全身功能严重衰竭的一种病理状态。

一般地说，亡阳多由于邪气太盛，正不敌邪，阳气突然脱失所致；也可因汗出过多，吐、利无度，津液过耗，阳随阴泄，阳气外脱；或由于素体阳虚，劳伤过度，阳气消耗过多所致；亦可因慢性疾病，长期大量耗散阳气，终至阳气亏损殆尽，而出现亡阳。

阳气暴脱，多见大汗淋漓、心悸气喘、面色苍白、四肢逆冷、畏寒蜷卧、精神萎靡、脉微欲绝等生命垂危的临床征象。

(2)亡阴是指由于机体阴气发生突然大量消耗或丢失，而致全身功能严重衰竭的一种病理状态。

一般地说，亡阴多由于热邪炽盛，或邪热久留，大量煎灼津液，或逼迫津液大量外泄而为汗，以致阴气随之大量消耗而突然脱失。也可由于长期大量耗损津液和阴气，日久导致亡阴者。

阴气脱失多见手足虽温而大汗不止、烦躁不安、心悸气喘、体倦无力、脉数疾躁动等危重征象。

亡阴和亡阳，在病机和临床征象等方面，虽然有所不同，但由于机体的阴和阳存在着互根互用的关系，阴亡，则阳无所依附而散越；阳亡，则阴无以化生而耗竭。故亡阴可以迅速导致亡阳，亡阳也可继而出现亡阴，最终导致“阴阳离决，精气乃绝”，生命活动终止而死亡。

综上所述，阴阳失调的病机，是以阴阳的属性，阴和阳之间所存在着的对立制约、互根互用以及相互消长、转化等理论，来阐释、分析、综合机体病变的机制。因此，阴阳失调的各种病机，并不是固定不变的，而是随着病情的进退和邪正盛衰等情况的改变而变化，在阴阳的偏胜和偏衰之间，亡阴和亡阳之间，都存在着内在的密切联系。

(三)气血失常

1.气的失常

气的失常主要包括两个方面：一是气的生化不足或耗散太过，形成“气虚”的病理状态。二是气的运动失常，出现气滞、气逆、气陷、气闭或气脱等“气机失调”的病理变化。

(1)气虚指一身之气不足及其功能低下的病理状态。

气虚的原因：主要由于先天禀赋不足，或后天失养，或肺脾肾的功能失调而致气的生成不足。也可因劳倦内伤，久病不复等，使气过多消耗而致。

气虚的共同症状特点：劳累后加重，休息后减轻。气虚的常见临床表现：精神委顿、倦怠乏力、眩晕、自汗、易于感冒、面色㿠白、舌淡、脉虚等症状。偏于元气虚者，可见生长发育迟缓，生殖功能低下等症；偏于宗气虚者，可见动则心悸、呼吸气短等症。营卫气虚和脏腑、经络气虚的病机，则各有特点，临床表现亦各有不同。

(2)气机失调是指气的升降出入失常而引起的气滞、气逆、气陷、气闭、气脱等病理变化。

气滞：指气的流通不畅，郁滞不通的病理状态。气滞主要由于情志抑郁，或痰、湿、食积、热郁、瘀血等的阻滞，影响到气的流通；或因脏腑功能失调，如肝气失于疏泄、大肠失于传导等，皆可形成局部或全身的气机不畅或郁滞，从而导致某些脏腑、经络的功能障碍。气滞一般属于邪实为患，但亦有因气虚推动无力而滞者。气滞的共同特点不外闷、胀、疼痛。气滞的病理表现有多个方面：气滞于某一经络或局部，可出现相应部位的胀满、疼痛。气滞则血行不利，津液输布不畅，故气滞甚者可引起血瘀、津停，形成瘀血、痰饮水湿等病理产物。由于肝升肺降、脾升胃降，在调整全身气机中起着极其重要的作用，故脏腑气滞以肺、肝、脾胃为多见。肺气壅塞，见胸闷、咳喘；肝郁气滞，见情志不畅、胁肋或少腹胀痛；脾胃气滞，见脘腹胀痛，休作有时，大便秘结等。因气虚而滞者，一般在闷、胀、痛方面不如实证明显，并兼见相应的气虚征象。

气逆：指气升之太过，或降之不及，以脏腑之气逆上为特征的一种病理状态。气逆多由情志所伤，或因饮食不当，或因外邪侵犯，或因痰浊壅阻所致，气逆于上，以实为主，亦有因虚而气机上逆者。气逆最常见于肺、胃和肝等脏腑。在肺，则肺失肃降，肺气上逆，发为咳逆上气。在胃，则胃失和降，胃气上逆，发为恶心、呕吐、嗳气、呃逆。在肝，则肝气上逆，发为头痛头胀，面红目赤，易怒等症。由于肝为刚脏，主动主升，而又为藏血之脏，因此，在肝气上逆时，甚则可导致血随气逆，或为咯血、吐血，乃至壅遏清窍而致昏厥。

气陷：指气的上升不足或下降太过，以气虚升举无力而下陷为特征的一种病理状态。气陷多由气虚病变发展而来，尤与脾气的关系最为密切。若素体虚弱，或病久耗伤，致脾气虚损，清阳不升，或中气下陷，从而形成气虚下陷的病变。气陷的病理变化，主要有“上气不足”与“中气下陷”两方面。①“上气不足”，主要指上部之气不足，头目失养的病变。一般由于脾气虚损，升清之力不足，无力将水谷精微上输于头目，致头目失养，可见头晕、目眩、耳鸣等症。②“中气下陷”，指脾气虚损，升举无力，气机趋下，内脏位置维系无力，而发生某些内脏的位置下移，形成胃下垂、肾下垂、子宫脱垂、脱肛等病变。

气闭：即气机闭阻，外出严重障碍，以致清窍闭塞，出现昏厥的一种病理状态。气闭多由情志刺激，或外邪、痰浊等闭塞气机，使气不得外出而闭塞清窍所致。气闭的临床所见，有因触冒秽浊之气所致的闭厥，突然精神刺激所致的气厥，剧痛所致的痛厥，痰闭气道之痰厥等，其病机都属于气的外出突然严重受阻，而陷于清窍闭塞，神失所主的病理状态。气闭发生急骤，以突然昏厥，不省人事为特点，多可自行缓解，亦有因闭不复而亡者。其临床表现，除昏厥外，随原因不同而伴相应症状。

气脱：即气不内守，大量向外亡失，以致功能突然衰竭的一种病理状态。气脱多由于正不敌邪，或慢性疾病，正气长期消耗而衰竭，以致气不内守而外脱；或因大出血、大汗等气随血脱或气随津泄而致气脱，从而出现功能突然衰竭的病理状态。气脱可见面色苍白、汗出不止、目闭口开、全身瘫软、手撒、二便失禁、脉微欲绝或虚大无根等症状。

2.血的失常

血的失常，一是因血液的生成不足或耗损太过，致血的濡养功能减弱而引起的血虚；二是血液运行失常而出现的血瘀、出血等病理变化。

(1)血虚是指血液不足，血的濡养功能减退的病理状态。

失血过多，新血不能生成补充；或因脾胃虚弱，饮食营养不足，血液生化乏源；或因血液的化生功能障碍；或因久病不愈，慢性消耗等因素而致营血暗耗等，均可导致血虚。脾胃为气血生化之源；肾主骨生髓，输精于肝，皆可化生血液，故血虚的成因与脾胃、肾的关系较为密切。

全身各脏腑、经络等组织器官，都依赖于血的濡养而维持其正常的生理功能，所以血虚就会出现全身或局部的失荣失养，功能活动逐渐衰退等虚弱证候。血虚者气亦弱，故血虚除见失于滋荣的证候外，多伴气虚症状，常见面色淡白或萎黄、唇舌爪甲色淡无华、神疲乏力、头目眩晕、心悸不宁、脉细等临床表现。

心主血、肝藏血，血虚时心、肝两脏的症状比较多见。心血不足常见惊悸怔忡、失眠多梦、健忘、脉细涩或歇止等心失血养的症状。肝血亏虚见两目干涩、视物昏花，或手足麻木、关节屈伸不利等症。若肝血不足，导致冲任失调，又可出现妇女经少，月经愆期，闭经诸症。

(2)血运失常：血液运行失常出现的病理变化，主要有血瘀和出血。

1)血瘀：是指血液的循行迟缓，流行不畅，甚则血液停滞的病理状态。

血瘀主要表现为血液运行郁滞不畅，或形成淤积，可以为全身性病变，亦可瘀阻于脏腑、经络、形体、官窍的某一局部,从而产生不同的临床表现。但无论病在何处,均易见疼痛,且痛有定处,甚则局部形成肿块,触之较硬,位置比较固定,如肿块生于腹内,称为“癥积”。另外,唇舌紫暗以及舌有瘀点、瘀斑,皮肤赤丝红缕或青紫,肌肤甲错,面色黧黑等,也是血液瘀滞的征象。

导致血瘀的病机,主要有气虚、气滞、痰浊、瘀血、血寒、血热等,此处只介绍血寒。

血寒是指血脉受寒、血流滞缓乃至停止不行的病理状态。多因外感寒邪,侵犯血分,形成血寒;亦可因阳气失于温煦所致。

血寒的临床表现除见一般的阴寒证候外,常见血脉瘀阻而引起的疼痛,和手足、爪甲、皮肤及舌色青紫等表现。若寒凝心脉,心脉血气痹阻,可发生真心痛;寒凝肝脉,肝经血气瘀滞,可见胁下、少腹、阴部冷痛,或妇女痛经、闭经等。寒阻肌肤血脉,则见冻伤等症。寒瘀互结酿毒于内,可生癥积。

2)出血:是指血液逸出血脉的病理状态。逸出血脉的血液,称为离经之血。若此离经之血不能及时消散或排出,蓄积于体内,则称为瘀血。瘀血停积体内,又可引起多种病理变化。若突然大量出血,可致气随血脱而引起全身功能衰竭。

导致出血的病机主要有血热、气虚、外伤及瘀血内阻等。此处仅叙述血热。

血热,即热入血脉之中,使血行加速,脉络扩张,或迫血妄行而致出血的病理状态。血热多由于热入血分所致,如温邪、疠气入于血分,或其他外感病邪入里化热,伤及血分。另外,情志郁结,五志过极化火,内火炽盛郁于血分,或阴虚火旺,亦致血热。

血热病变,除一般热盛的证候外,由于血行加速,脉络扩张,可见面红目赤,肤色发红,舌色红绛,经脉异常搏动等症状。血热炽盛,灼伤脉络,迫血妄行,常可引起各种出血,如吐血、衄血、尿血、皮肤斑疹、月经提前量多等。心主血脉而藏神,血热则心神不安,可见心烦,或躁扰不安,甚则神昏、谵语、发狂等症。血热的临床表现,以既有热象,又有动血为其特征。

因为血液主要由营气和津液组成,热入血脉不仅可以耗伤营气、津液而致血虚,而且可由热灼津伤,使其失去润泽流动之性,变得浓稠,乃至干涸不能充盈脉道,血液运行不畅而为瘀。

3.气血失调

(1)气滞血瘀:指因气的运行郁滞不畅,导致血液运行障碍,继而出现血瘀的病理状态。

气滞血瘀的形成多因情志内伤、抑郁不遂、气机阻滞而致血瘀。肝主疏泄而藏血,肝气的疏泄作用在气机调畅中起着关键作用,因而气滞血瘀多与肝失疏泄密切相关,与心肺也有关。

临床上多见胸胁胀满疼痛,瘕聚、癥积等病证。肺主气,调节全身气机,辅心运血,若邪阻肺气,宣降失司,日久可致心、肺气滞血瘀,而见咳喘、心悸、胸痹、唇舌青紫等表现。

气滞可导致血瘀,血瘀必兼气滞。由于气滞和血瘀互为因果,多同时并存,常难以明确区分孰先孰后。如闪挫外伤等因素,就是气滞和血瘀同时形成。但无论何种原因所致的气滞血瘀,辨别气滞与血瘀的主次则是必要的。

(2)气虚血瘀:指因气对血的推动无力而致血行不畅,甚至瘀阻不行的病理状态。

气虚血瘀的形成较多见于心气不足、运血无力而致的血行不畅,甚至瘀阻不行的病理状态。

临床表现常见于惊悸怔忡、喘促、水肿及气虚血滞的肢体瘫痪、痿废。另外,老年人多血瘀,且多气虚,故气虚血瘀病机在老年病中具有重要意义。

(3)气不摄血:指由于气虚不足,统摄血液的生理功能减弱,血不循经,逸出脉外,而导致各种出血的病理状态。

气不摄血的形成主要由于脾主统血功能失司,和心、肝、肺、肾、胃等脏腑功能不足有关。

临床表现见于咯血、吐血、紫斑、便血、尿血、崩漏等症，兼见面色不华、疲乏倦怠、脉虚无力、舌淡等气虚的表现。

(4)气随血脱：指在大量出血的同时，气也随着血液的流失而急剧散脱，从而形成气血并脱的危重病理状态。

各种大失血皆可导致气随血脱，较常见的有外伤失血、呕血和便血，或妇女崩中，产后大出血等因素。血为气之载体，血脱则气失去依附，故气亦随之散脱而亡失。

临床上此症多表现为精神萎靡、眩晕或晕厥、冷汗淋漓、四末不温，或有抽搐，或见口干，脉芤或微细。

(5)气血两虚：即气虚和血虚同时存在的病理状态。

气血两虚多因久病消耗，气血两伤所致；或先有失血，气随血耗；或先因气虚，血化障碍而日渐衰少，从而形成气血两虚。气血两虚，则脏腑经络、形体官窍失之濡养，各种功能失之推动及调节，故可出现不荣或不用的病证。

临床上主要表现为肌体失养及感觉运动失常的病理征象，如面色淡白或萎黄、少气懒言、疲乏无力、形体瘦怯、心悸失眠、肌肤干燥、肢体麻木，甚至感觉障碍、肢体痿废不用等。

(四)津液代谢失常

津液代谢是一个复杂的生理过程，必须由多个脏腑的相互协调才能维持正常，诸如肺的宣发和肃降，脾的运化转输，肾与膀胱的蒸腾气化，三焦的通调，以及肝的疏泄功能都参与其中，以肺、脾、肾三脏的作用尤为重要，而其核心是气对津液的作用。因此，气的运动及其维持的气化过程，调节着全身的津液代谢。

因此，如果肺、脾、肾等有关脏腑生理功能异常，气的升降出入运动失去平衡，气化功能失常，均能导致津液生成、输布或排泄的失常，包括津液不足及津液在体内滞留的病理变化。

1.津液不足

津液不足，是指津液在数量上的亏少，进而导致内则脏腑，外而孔窍、皮毛，失于濡润、滋养，而产生一系列干燥枯涩的病理状态。

导致津液不足的原因主要有三方面：一是热邪伤津，如外感燥热之邪，灼伤津液；或邪热内生，如阳亢生热、五志化火等耗伤津液。二是丢失过多，如吐泻、大汗、多尿及大面积烧伤等，均可损失大量津液。三是生成不足，如体虚久病，脏腑气化功能减退，可见津液生成不足。另外，慢性疾病耗伤津液，亦致津液亏耗。

伤津常见于吐、泻之后。如夏秋季节，多有饮食伤中而致呕吐、泄泻或吐泻交作，损失大量津液者，如不及时补充，可出现目陷、螺瘪、尿少、口干舌燥、皮肤干涩而失去弹性；甚则见目眶深陷、啼哭无泪、小便全无、精神委顿、转筋等症。严重者，因血中津少而失其滑润流动之性，气随津泄而推动无力，血液运行不畅，而见面色苍白、四肢不温、脉微欲绝的危象。另外，炎夏、高热、多汗也易伤津，常见口渴引饮、大便燥结、小便短少色黄；气候干燥季节，常见口、鼻、皮肤干燥等均属于伤津为主的临床表现。

伤液见于热病后期或久病伤阴，所见到的形瘦骨立，大肉尽脱，肌肤毛发枯槁，或手足震颤、肌肉瞤动、唇裂、舌光红无苔或少苔，则属于脱液的临床表现。必须指出，津和液本为一体，伤津和脱液，在病机和临床表现方面虽有区别亦有联系。

一般而论，伤津主要是丢失水分，伤津未必脱液；脱液不但丧失水分，更损失精微营养物质，故脱液必兼津伤。从病情轻重而论，脱液重于伤津，可以说津伤乃液脱之渐；液脱乃津伤之甚。

津易伤亦易补充，而液一般不易损耗，一旦亏损则较难恢复。但津伤可暴急发生而突然陷于气随津泄，甚至气脱的重危证候，则又非脱液可比。

2.津液输布排泄障碍

津液的输布和排泄是津液代谢中的两个重要环节。二者虽有不同，但其结果都能导致津液在体内不正常的停滞，成为内生水湿痰饮等病理产物的根本原因。

(1)津液的输布障碍：是指津液得不到正常的转输和布散，导致津液在体内环流迟缓，或在体内某一局部发生滞留。因而津液不化，可致水湿内生，酿痰成饮。引起津液输布障碍的原因很多，如肺失宣发和肃降，津液不得正常布散；脾失健运，运化水液功能减退，可致水饮不化；肝失疏泄，气机不畅，气滞津停；三焦的水道不利，不仅直接影响津液的环流，而且影响津液的排泄，凡此均致津液输布障碍而生痰饮水湿之患。上述多种成因中，以脾气的运化功能障碍具有特殊意义。因脾主运化，不仅对津液的输布起重要作用，而且在津液的生成方面具主导作用。脾失健运不但使津液的输布障碍，而且水液不归正化，变生痰湿为患。故《素问·至真要大论》说："诸湿肿满，皆属于脾。"

(2)津液的排泄障碍：主要是指津液转化为汗液和尿液的功能减退，而致水液潴留体内，外溢于肌肤而为水肿。津液化为汗液，有赖肺气的宣发功能；津液化为尿液，有赖肾气的蒸化功能。肺和肾的功能减弱，虽然均可引起水液潴留，发为水肿，但肾气的蒸化作用失常则起着主导作用。这是因为，肾阳肾阴为五脏阴阳之本，能推动和调节各脏腑的输布和排泄水液功能，而且水液主要是通过尿液而排泄的。

湿浊困阻：多由脾虚运化功能减退，津液不能转输布散，聚为湿浊。湿性重浊黏滞，易于阻遏中焦气机，而见胸闷、脘痞、呕恶、腹胀、便溏、苔腻等症。

痰饮凝聚：多因脾、肺等脏腑功能失调，津液停而为饮，饮凝成痰。痰随气的升降，无处不到，病及脏腑经络，滞留于机体的不同部位而有多种的病理变化和多变的临床表现。饮停之部位比较局限，如停于胸胁的"悬饮"，饮留于肺的"支饮"等。

水液潴留：多由肺、脾、肾、肝等脏腑功能失调，气不行津，津不化气，津液代谢障碍，潴留于肌肤或体内，发为水肿或腹水。

3.津液与气血关系失调

(1)水停气阻：指津液代谢障碍，水湿痰饮停留导致气机阻滞的病理状态。

因水湿痰饮皆有形之邪，易阻碍气的运行，即导致了水停气阻的形成。

其临床表现因水液停蓄的部位不同而异。如水饮阻肺，肺气壅滞，宣降失职，可见胸满咳嗽，喘促不能平卧；水饮凌心，阻遏心气，则可见心悸、心痛；水饮停滞中焦，阻遏脾胃气机，可致清气不升，浊气不降，而见头昏困倦，脘腹胀满，纳化呆滞；水饮停于四肢，则可使经脉气血阻滞，故除见水肿外，尚可见肢体沉重胀痛等临床表现。

(2)气随津脱：主要指津液大量丢失，气失其依附而随津液之外泄出现暴脱亡失的病理状态。

气随津脱多由高热伤津，或大汗伤津，或严重吐泻耗伤津液等所致。吐下之余，定无完气。

频繁而大量的呕吐、泄泻，皆可使气随津液的耗伤而脱失，出现面色苍白，神昏晕厥，汗出不止，目闭口开手撒，甚则二便失禁，脉微欲绝等症。

(3)津枯血燥：主要指津液亏乏枯竭，导致血燥虚热内生或血燥生风的病理状态。

因高热伤津，或烧伤引起津液损耗，或阴虚痨热，津液暗耗，均会导致津枯血燥。

临床表现为心烦、鼻咽干燥、肌肉消瘦，皮肤干燥，或肌肤甲错、皮肤瘙痒或皮屑过多、舌红少津等临床表现。

(4)津亏血瘀:主要指津液耗损导致血行瘀滞不畅的病理状态。

因高热、烧伤,或吐泻、大汗出等因素,致使津液大量亏耗,则血量减少,血液循行滞涩不畅,从而发生血瘀之病变。

临床表现除见原有津液不足的表现外,还出现舌质紫绛,或有瘀点、瘀斑,或见斑疹显露等症。

(5)血瘀水停:指因血脉瘀阻导致津液输布障碍而水液停聚的病理状态。

血中有津、脉外之津液可从脉络渗入血中,血瘀则津液环流不利;另外,血瘀必致气滞,也导致津停为水,故血瘀常伴水停。

临床上表现为心阳亏虚、运血无力、血脉瘀阻,除见心悸、气喘、口唇爪甲青紫、舌有瘀点或瘀斑,甚则胁下痞块等症外,亦见下肢、面目水肿,即属此候。

(五)内生"五邪"

内生"五邪",是指在疾病的发展过程中,由于脏腑经络及精气血津液的功能失常而产生的化风、化寒、化湿、化燥、化火等病理变化。因病起于内,又与风、寒、湿、燥、火外邪所致病证的临床征象类似,故分别称为"内风""内寒""内湿""内燥"和"内火",统称为内生"五邪"。

1.风气内动

(1)概念:风气内动,即是"内风"。由于"内风"与肝的关系较为密切,故又称肝风内动或肝风。

(2)形成和表现:内风是指疾病发展过程中,主要因为阳盛,或阴虚不能制阳,阳升无制,出现动摇、眩晕、抽搐、震颤等类似风动的病理状态。《素问·至真要大论》言:"诸暴强直,皆属于风。""诸风掉眩,皆属于肝。"即指明了内风的临床表现,不仅与外风为病相类似,而且指出了与肝的密切关系。

风气内动:主要是体内阳气亢逆变动所致。《临证指南医案》指出:"内风乃身中阳气之变动。"内风的病机,主要有肝阳化风、热极生风、阴虚风动、血虚生风等。

肝阳化风:多由于情志所伤,肝气郁结,郁久化火而亢逆,或暴怒伤肝,肝气亢逆,或操劳过度,耗伤肝肾之阴,阴虚不能制阳,水亏不得涵木,肝阳因之浮动不潜,升而无制,亢逆之阳气化风,形成风气内动。在肝阳上亢表现的基础上,可见筋惕肉瞤、肢麻震颤、眩晕欲仆,甚则口眼㖞斜、半身不遂。严重者,则因血随气升而发卒然厥仆。

热极生风:又称热甚动风。多见于热性病的极期,由于火热亢盛,化而为风,并因邪热煎灼津液,伤及营血,燔灼肝经,筋脉失其柔顺之性,而出现痉厥、抽搐、鼻翼翕动、目睛上吊等临床表现,常伴有高热、神昏、谵语。

阴虚风动:多见于热病后期,津液和阴气大量亏损,或由于久病耗伤,津液及阴气亏虚所致。主要病机是津液枯竭,阴气大伤,失其凉润柔和之能,既对筋脉失之滋润,又不能制阳而致阳气相对亢盛,因而产生筋挛肉瞤、手足蠕动等动风症状,并见低热起伏、舌光少津、脉细如丝等阴竭表现。

血虚生风:多由于生血不足或失血过多,或久病耗伤营血,肝血不足,筋脉失养,或血不荣络,则虚风内动。临床见肢体麻木不仁,筋肉跳动、甚则手足拘挛不伸等症。

另外,并非所有内风病证的病位皆为肝,如小儿慢脾风,其病机主要在于脾土虚败。

2.寒从中生

(1)概念:寒从中生,又称“内寒”,是指机体阳气虚衰,温煦气化功能减退,虚寒内生,或阴寒之气弥漫的病理状态。

(2)形成及表现:因先天禀赋不足,阳气素虚,或久病伤阳,或外感寒邪,过食生冷,损伤阳气,以致阳气虚衰。阳气虚衰,不能制阴祛寒,故阴寒内盛。一般表现为阳热不足,温煦失职,虚寒内生,可见面色苍白,畏寒喜热,肢末不温,舌质淡胖,苔白滑润,脉沉迟弱或筋脉拘挛,肢节痹痛等症。内寒的病机主要与脾肾阳虚有关。脾为气血生化之源,脾阳能达于肌肉四肢。肾阳为人身阳气之根,能温煦全身脏腑形体。故脾肾阳气虚衰,则温煦失职,最易表现虚寒之象,而尤以肾阳虚衰为关键。故《素问·至真要大论》曰:“诸寒收引,皆属于肾。”阳气虚衰,则蒸化水液的功能减退或失司,水液代谢障碍,从而导致病理产物的积聚或停滞,形成水湿、痰饮等。故《素问·至真要大论》言:“诸病水液,澄彻清冷,皆属于寒。”临床多见尿频清长,涕唾痰涎稀薄清冷,或大便泄泻,或水肿等,多由阳气不足,蒸化无权,津液不能正常输布代谢所致。

阳气虚衰,不能温煦血脉,反生内寒以收引血脉,血脉收缩则血流迟缓不畅,重者可致血液停积于血脉和脏腑之中,形成瘀血。临床可见痛处固定,遇寒加重。

“内寒”与“外寒”之间区别:“内寒”的临床特点主要是虚而有寒,以虚为主;“外寒”的临床特点是以寒为主,亦可因寒邪伤阳而兼虚象。两者之间的主要联系:寒邪侵犯人体,必然会损伤机体阳气,而最终导致阳虚;而阳气素虚之体,则又因抗御外邪能力低下,易感寒邪而致病。

3.湿浊内生

(1)概念:湿浊内生,又称“内湿”,是指由于脾的运化功能和输布津液的功能障碍,从而引起湿浊蓄积停滞的病理状态。由于内生之湿多因脾虚,故又称之为脾虚生湿。

(2)形成及表现:内湿的产生,多因过食肥甘,嗜烟好酒,恣食生冷,内伤脾胃,致使脾失健运不能为胃行其津液,或喜静少动,素体肥胖,情志抑郁,致气机不利,津液输布障碍,聚而成湿所致。因此,脾的运化失职是湿浊内生的关键。

脾主运化有赖于肾阳的温煦气化。因此,内湿不仅是脾阳虚津液不化而形成的病理产物,在肾阳虚衰时,亦必然影响及脾之运化而导致湿浊内生。反之,由于湿为阴邪,湿胜则可损伤阳气,故湿浊内困,久之必损及脾阳肾阳,而致阳虚湿盛之证。另外,湿浊可以聚而为痰,留而为饮,积而成水,变生多种病患。

湿性重浊黏滞,多阻遏气机,故其临床表现常可随湿邪阻滞部位的不同而异。如湿邪留滞经脉之间,则见头闷重如裹,肢体重着或屈伸不利,故《素问·至真要大论》曰:“诸痉项强,皆属于湿。”湿犯上焦,则胸闷咳嗽;湿阻中焦,则脘腹胀满、食欲缺乏、口腻或口甜、舌苔厚腻;湿滞下焦,则腹胀便溏、小便不利;水湿泛溢于皮肤肌腠,则发为水肿。故《素问·六元正纪大论》言:“湿胜则濡泄,甚则水闭胕肿。”湿浊虽可阻滞于机体上、中、下三焦的任何部位,但仍以湿阻中焦脾胃为多。

此外,外感湿邪与内生湿浊在其形成方面虽然有所区别,但二者亦常相互影响。湿邪外袭每易伤脾,脾失健运又滋生内湿。故临床所见,脾失健运,内湿素盛之体,易外感湿邪而发病。

4.津伤化燥

(1)概念:津伤化燥,又称“内燥”,是指机体津液不足,人体各组织器官和孔窍失其濡润,而出现干燥枯涩的病理状态。

(2)形成及表现:因久病伤阴耗液,或大汗、大吐、大下,或亡血失精导致阴亏津少,以及某些热性病过程中的热盛伤阴耗津等所致。由于津液亏少，不足以内溉脏腑，外润腠理孔窍，从而燥邪便由内而生，故临床多见干燥不润等病变。所以《素问·阴阳应象大论》言："燥胜则干。"

内燥病变可发生于各脏腑组织，以肺、胃及大肠为多见。内燥因津液枯涸，失去滋润濡养作用所致。津液枯涸则阴气化生无源而虚衰，阴虚则阳相对偏亢则生内热，故内燥常伴虚热证的表现。临床常见肌肤干燥不泽，起皮脱屑，甚则皲裂，口燥咽干唇焦，舌上无津，甚或光红龟裂，鼻干目涩少泪，爪甲脆折，大便燥结，小便短赤等症。如以肺燥为主，还兼见干咳无痰、甚则咯血；以胃燥为主时，可见食少、舌光红无苔；若系肠燥，则兼见便秘等症。故金代刘完素《素问玄机原病式·六气为病》曰："诸涩枯涸，干劲皴揭，皆属于燥。"

5.火热内生

(1)概念：火热内生，又称"内火"或"内热"，是指由于阳盛有余，或阴虚阳亢，或由于气血郁滞，或由于病邪郁结而产生的火热内扰，功能亢奋的病理状态。

(2)形成：主要包括阳气过盛化火、邪郁化火、五志过极化火、阴虚火旺四个方面的因素形成的。

阳气过盛化火：阳气过盛，功能亢奋，必然使物质的消耗增加，以致伤阴耗津。此种病理性的阳气过亢则称为"壮火"，中医学又称为"气有余便是火"。

邪郁化火。邪郁化火包括两方面的内容：一是外感六淫病邪，在疾病过程中，皆可郁滞而从阳化热化火，如寒郁化热、湿郁化火等。二是体内的病理性代谢产物(如痰、瘀血、结石等)和食积、虫积等，亦能郁而化火。邪郁化火的主要机制，实质上是由于这些因素导致人体之气的郁滞，气郁则生热化火。

五志过极化火：又称为"五志之火"。多指由于情志刺激，影响了脏腑精气阴阳的协调平衡，造成气机郁结或亢逆。气郁日久则可化热，气逆自可化火，因之火热内生。如情志内伤，抑郁不畅，则常能导致肝郁气滞，气郁化火，发为肝火；而大怒伤肝，肝气亢逆化火，亦可发为肝火。

阴虚火旺：此属虚火。多由于津液亏虚，阴气大伤，阴虚不能制阳，阳气相对亢盛，阳亢化热化火，虚热虚火内生。

(3)表现：内生火热，主要有心火、肝火、相火(肾火)及胃火等证，其临床表现则随其发病机制和病位的差异而各有不同。凡阳盛、邪郁化热化火及五志化火，多为实热实火，可见高热，烦渴，面红目赤，尿赤，便干，唇舌生疮等。若阴虚内热多见全身性的虚热征象，如五心烦热、骨蒸潮热、面部烘热、消瘦、盗汗、咽干口燥、舌红少苔、脉细数无力等；阴虚火旺，多集中于机体某一部位的火热征象，如虚火上炎所致的牙痛、齿衄、咽痛、升火颧红等。

二、疾病传变

传变是指疾病在机体脏腑经络组织中的传移和变化。从本质上讲，即是疾病在其发展过程中的不同时间和不同层次上人体脏腑经络及精气血津液等各种病理改变的复杂联系和变化。疾病传变，就是阐明疾病过程中各种病理变化的演变、发展规律。

(一)疾病传变的形式

疾病传变，不外两种形式：一是病位的传移，二是病性的变化。

1.病位传变

病位，即疾病所在的部位。人是一个有机的整体，机体的表里之间、内脏之间，均有经络相互沟通联络，气血津液循环贯通。因此，某一部位的病变，可以向其他部位波及扩展，从而引起该部位发生病变，这就是病位的传变。常见的病位传变包括表里之间与内脏之间的传变，而外感病和内伤病的传变又各有特点。

《素问·阴阳应象大论》载:"邪风之至,疾如风雨,故善治者治皮毛,其次治肌肤,其次治筋脉,其次治六腑,其次治五脏。治五脏者半死半生也。"说明了掌握疾病传变规律,实施早期治疗的重要性。

(1)表里出入:表与里是一个相对的概念,所指的病变部位并不是固定的。以整体而言,则病在皮肤、毛窍、肌肉、经络等为外属表,在脏腑、骨髓等组织器官为内属里。如以皮毛与经络相对而言,则皮毛属表,经络属里;以三阴三阳经而言,则三阳经为表,三阴经为里;以脏与腑相对而言,则腑为表,脏为里。

由于疾病表里的传变,意味着病邪的表里出入变化,故疾病的表里传变,亦称邪之表里出入。

表病入里:亦即表邪入里,指外邪侵袭人体,首先停留于机体的肌肤卫表层次,而后内传入里,病及脏腑的病理传变过程。常见于外感疾病的初期或中期,是疾病向纵深发展的反映。多由于机体正气受损,抗病能力减退,正气不能制止病邪的致病作用,病邪得以向里发展,或因邪气过盛,或因失治、误治等因素,以致表邪不解,迅速传变入里而成。如外感风寒证,可出现恶寒、发热、无汗等寒邪在表病变。若在表的风寒之邪不解,可由肌表而内传入里,影响肺、胃功能,发展为高热、口渴、喘咳、便秘等症,此即由表寒证转化成了里热病变。

里病出表:是指病邪原本位于脏腑等在里层次,而后由于正邪斗争,病邪由里透达于外的病理传变过程。如温热病变,内热炽盛,见高热、烦渴、胸闷、咳逆等症,继则汗出而热邪外解,脉静身凉,症状缓解,或热病疹等透发于外,以及伤寒三阴病变转化为三阳病变等,均属里病出表之病理过程。

人体表里是相对的,而且是多层次的。所以,病变在表里出入的传变中,可以有介于表里之间的阶段,即半表半里。伤寒的少阳病机,温病的邪伏募原病机,都称之为半表半里,皆出现介于表与里之间的见证,其发展趋势既可达表也可入里,此为其特点。

(2)外感病传变:一般而论,外感病发于表,发展变化过程是自表入里、由浅而深的传变。故外感病基本是表里传变,但内传入里后,亦见脏腑间的传变。不同的外感病,其病位传变的形式又有所区别,主要有六经传变、卫气营血和三焦传变。

六经传变:六经指三阴、三阳,实即十二经脉。六经传变是指疾病的病位在六经之间的相对转移。东汉张机的《伤寒杂病论》,在《内经》所论外感热病的传变规律的基础上,创立了"六经传变"理论。六经传变,实际上是对伤寒热病六个不同发展阶段的病变规律和本质的概括。

经脉是运行气血的通路,能"内属于腑脏,外络于肢节",把人体各部的组织器官联结成一个有机的整体。因而也成为病邪传播转移的通路和病理变化反应的部位。特别是十二经脉,是经络系统的主干、核心部分,也成为外感病传变的重要途径。

六经由表入里传变的基本形式是由阳入阴,即先太阳、阳明、少阳,而后太阴,少阴、厥阴的六个层次,说明阳气由盛而衰,疾病由轻到重的发展过程。反之,由阴出阳,则说明正气由衰而盛,疾病由重到轻的好转过程。若正气不支,邪气亢盛,也可不经阳经而直接侵犯阴经,称为直中三阴,其中以直中少阴为多。六经的具体传变形式尚有阴阳经传变、表里经传变、手足经传变等。另外,由于经脉与脏腑有属络关系,所以六经病变实际上与相应的脏腑功能失常有关。

三焦传变:是指病变部位循上、中、下三焦而发生传移变化。此三焦是人体上、中、下部位的划分,也是诸气与水液上下运行的通路,因而也可作为病位转移的途径。温病的三焦传变,是对温热病三个不同发展阶段的病变规律和本质的阐释,由部位三焦的概念延伸而来。

三焦传变是温病的主要传变形式。温热病邪，多自口鼻而入，首先侵犯上焦肺卫。病邪深入，则从上焦传入中焦脾胃，再入下焦肝肾。这是疾病由浅入深，由轻而重的一般发展过程，故称之为顺传。如果病邪从肺卫直接传入心包，病情发展恶化，超越了一般传变规律，故称为逆传。即如吴瑭所说："肺病逆传，则为心包。上焦病不治，则传中焦，胃与脾也；中焦病不治，即传下焦，肝与肾也。始上焦，终下焦"(《温病条辨・卷二》)。疾病之所以顺传和逆传，主要取决于正邪双方力量的对比和病邪的性质。若疾病好转向愈，则可由下焦向上焦传变。

卫气营血传变：是指温热病过程中，病变部位在卫、气、营、血四个阶段的传移变化。卫分是温病的初期阶段，病位在肺卫；气分为温病的中期，病位在胃、肠、脾及肺、胆；营分是温病的严重阶段，病位在心包及心；血分属温病的晚期，病位在肝、肾及心。

卫气营血传变，一般从卫分开始，发展传为气分，再入营分，而血分。反映病邪由浅入深，病势由轻而重的发展过程，称为"顺传"。若邪入卫分后，不经过气分阶段，而直接深入营分或血分，称为"逆传"，反映了传变过程渐进与暴发之不同。

此外，卫气营血传变，还有初起即不见卫分阶段，而径入气分、营分者；亦有卫分证未罢，又兼见气分证而致"卫气同病"者；或气分证尚存，同时出现营分、血分证而成"气营两燔""气血两燔"者；更有严重者为邪热充斥表里，遍及内外，出现卫气营血同时累及的局面。

(3)内伤病传变：内伤病是内脏遭到某些病因损伤所导致的一类疾病。因此，内伤病的基本病位在脏腑。

人体是以脏腑为核心的有机整体，脏腑之间在生理上密切相关，在病理上则可通过经络、精气血津液等的相互影响，以及位置相邻，而在脏腑之间发生传变。所以，内伤病的基本传变形式是脏腑传变。另外，脏腑与形体官窍之间，在生理上相互联系，在病理上亦相互影响，故内伤病也可在脏腑与形体官窍之间传变。

脏与脏传变：即指病位传变发生于五脏之间，这是内伤病最主要的病位传变形式。

五脏之间通过经络相互联系，在生理功能上密切相关而又协调平衡，在精气血津液的生化、贮藏、运行、输布等方面存在相互依存、相互为用又相互制约的关系。因而，某一脏的病变，常常影响到他脏而发生传变。例如心与肺、心与脾、心与肝、心与肾之间，其病变都可以相互影响。心与肺同居上焦胸中，心主血脉，肺主气，而宗气"贯心脉而行呼吸"。所以，疾病在心与肺的两脏之间的传变，主要是心血与肺气病变的相互影响。临床上，心运血功能失常，可以导致肺气郁滞，宣降失司，而见咳喘不得平卧。肺病日久，吸清呼浊功能异常，气病及血，可致肺气胀满，心血瘀阻，发生心悸、胸闷、口唇爪甲青紫等症。另外，心与脾之间，主要是心血、心神与脾气运化病变的相互影响；心与肝之间，主要是心血与肝血、心神与肝失疏泄情志病变的相互影响；心与肾之间，主要是心肾阴阳不交与精血亏损病变的相互影响。于此可知，由于两脏之间生理功能的联系各不相同，所以其病理传变情况也各不一样。

脏与腑传变：是指病位传变发生于脏与腑之间，或脏病及腑，或腑病及脏。其具体传变形式则是按脏腑之间表里关系而传。如《素问・咳论》说："五脏之久咳，乃移予六腑。脾咳不已，则胃受之……肺咳不已，则大肠受之。"这是由于心与小肠、肝与胆、脾与胃、肺与大肠、肾与膀胱等表里相合脏腑之间，有经脉直接属络，从而使病气得以相互移易。如肺与大肠表里相合，脏腑气化相通，大肠得肺肃降之气而后传导排便。若肺气壅滞于上，肃降失职，则可致大肠腑气不通而发生便秘；而大肠实热，积滞不通，亦反过来影响肺气的肃降，从而发生气逆喘咳。故肺病可传至大肠。大肠病又可累及于肺。如心火移热于小肠；小肠有热，循经上熏于心；脾运失职，影响胃的受纳与和降;食滞于胃,导致脾失健运等,均为脏腑表里相传的疾病传变。

应当指出,脏腑表里相合关系的传变,并不是脏与腑之间病位传变的唯一形式,如肝气横逆犯胃;寒凝肝脉导致小肠气滞等,虽是由脏传腑,但不属于表里相合传变。

腑与腑传变:即是指病变部位在六腑之间发生传移变化。六腑生理功能各有不同,但都参与饮食物的受纳、消化、传导和排泄,以及水液的输送与排泄,并始终维持着虚实更替的动态变化。若其中某一腑发生病变,则势必影响及另一腑,导致其功能失常。如大肠传导失常,腑气不通,下游闭塞,则可导致胃气上逆,出现嗳气、呕恶等症状;若胃中湿热蕴结,熏蒸于胆,则又可引起"胆热液泄",而出现口苦、黄疸等症。可以看出,任何一腑的气滞或气逆,均可破坏六腑整体"实而不能满""通而不宜滞"的生理特性,从而使病变部位在六腑中发生相应的传变。

形脏内外传变:包括病邪通过形体而内传相关之脏腑,及脏腑病变影响形体。

外感病邪侵袭肌表形体,由经脉传至脏腑,是内伤病发作、加重的重要原因。如风寒之邪侵袭肌表,客于皮毛,然后内合于肺。至于其内合于肺的机制,则是"外内合邪"。因已有过食寒凉生冷饮食,损伤脾胃阳气,手太阴肺经起于中焦(相当于胃的中脘部),胃寒阳衰,可通过经脉影响于肺,而致肺阳不足,宣发失职,若再有风寒之邪外袭,则因肺阳虚衰,卫外功能减退,因而客肺而发生咳嗽、喘促等病变。

某些形体组织的病变,久则可按五脏所合关系,从病变组织传入于本脏,而发展为内伤病证。反之,病变可由脏腑传至经脉,亦可反映于体表。如《灵枢·邪客》言:"肺心有邪,其气留于两肘。"说明心肺有病亦会通过其所属经脉,并在其循行的形体肌表部位反映出来,而出现胸痛、两臂内痛等症。临床上,五脏病变通过经络和精气血津液等影响及五体和官窍,亦是常见现象。

2.病性转化

(1)寒热转化:指疾病过程中,病机性质由寒转化为热,或由热转化为寒的病理变化,实际是由阴阳的消长和转化所致。

由寒化热是指病证的性质本来属寒,继而又转变成热性的病理过程。

寒证有实寒证与虚寒证,而热证亦有实热证与虚热证。临床所见,由寒化热主要有两种形式:一是实寒证转为实热证,以寒邪化热入里为常见。如太阳表寒证,疾病初起恶寒重,发热轻,脉浮紧,以后继则出现阳明里热证,而见壮热,不恶寒反恶热,心烦口渴,脉数。另外,阴邪内聚,也可从热而化,转化为实热证。如哮喘病开始不发热,咳嗽,痰稀而白;继则转见发热,咳嗽,胸痛,痰黄而黏稠,即表示病性已由寒而化热。二是虚寒证转化为虚热证。这是基于"阳损及阴"的道理,在阴阳互损病机中已有论及。

至于实寒证转化为虚热证,因为寒邪难以直接伤阴,则少有直接转化者。但若实寒证化热,日久亦可伤阴而转化为虚热证。虚寒证转化为实热证,亦有所见,可因重感于邪、邪郁化热、过用辛热药物等因素所致。

由热转寒是指病证的性质本来属热,继而转变成为寒性的病理过程。

由热转寒主要有三种形式:一是实热证转化为虚寒证,一般因伤阳所致。如外感高热患者,由于大汗不止,阳从汗脱;或因吐泻过度,阳随津脱,病机就由实热转为虚寒的亡阳危证,出现冷汗淋漓、体温骤降、四肢厥冷、面色苍白、脉细微欲绝等症。又如内伤便血患者,初起便血鲜红,肛门灼热,口干舌燥,大便秘结或不爽。若日久不愈;血去正伤,阳气虚衰,继则转见血色紫暗或色淡,脘腹隐痛,痛时喜按喜温,并见畏寒肢冷,大便清溏,则表明其病性已由热而转寒。二是实热证转化为实寒证。比如风湿热邪痹阻肢体关节的热痹证,或因治疗用药,或素体阳虚,可热去而从寒化为风寒湿邪痹阻的寒痹证。三是虚热证转化为虚寒证,机制为“阴损及阳”,见阴阳互损病机。

至于虚热证转化为实寒证,则较为少见。如果虚热证转化为虚寒证,因阴邪内聚,或感受寒邪,亦可发展为实寒证。

(2)虚实转化:疾病过程中,正邪双方处于不断的斗争和消长之中,当正邪双方力量对比发生变化,则疾病的虚实性质亦会发生转变,或由实而转虚,或因虚而致实。

由实转虚:指疾病或病证本来是以邪气盛为矛盾主要方面的实性病变,继而转化为以正气虚损为矛盾主要方面的虚性病变的过程。

由实转虚的机制,主要在于邪气过于强盛,正不敌邪,正气耗损所致。此外,因失治、误治等原因,致使病程迁延,虽邪气渐去,然正气已伤,则亦可由实转虚。如外感暑热病邪,可因迫津外泄而大汗,气随津泄而脱失,病从暑热内盛证较快地转为实热兼阴虚证,进而发展为阴虚证,再为亡阴证,出现面色淡白、精神萎靡、汗出肢温、口渴喜饮、脉细而数等症,若出现冷汗淋漓、四肢发凉、脉微欲绝,则为亡阳证。又如,肝火上炎证的眩晕,日久则火盛伤阴而发展为肝肾阴虚的病变。

因虚致实:指病证本来是以正气亏损为矛盾主要方面的虚性病变,转变为邪气盛较突出的病变过程。

因虚致实的机制,多由于脏腑功能减退,气化不行,以致全身气血津液等代谢障碍,从而产生气滞、水饮、痰浊、瘀血等病理变化;或因正虚病证,复感外邪,邪盛则实。如心肾阳气亏虚的心悸气喘,可因病情突然变化而发生水饮泛溢,上凌心肺,肺气闭塞,出现怔忡不宁、端坐喘息、胸中憋闷欲死的危急证候。又如肺肾两虚的哮证,肺卫不固,复感风寒,哮喘复发,而见寒邪束表、痰涎壅肺的实证。因虚致实的转变,正虚方面仍然存在,只不过实性病机占突出地位而已。

(二)影响疾病传变的因素

1.体质因素

体质主要从两方面对疾病的传变发生作用。一是在较大程度上影响正气之强弱,从而影响发病与传变的迟速。如素体盛者,一般不易感受病邪,一旦感邪则发病急速,但传变较少,病程亦较短暂;素体虚者,则易于感邪,且易深入,病势较缓,病程缠绵而多传变。二是在邪正相争过程中,对病邪的“从化”具有重要的决定作用。一般而论,素体阳盛者,则邪多从火化,疾病多向阳热实证演变;素体阴盛者,则邪多从寒化,疾病多向寒实或虚寒等证演变。例如,同为湿邪,阳热之体得之,则湿从阳而化热,形成“湿热”;若阴寒之体得之,则湿从阴而寒化,成为“寒湿”。

2.病邪因素

病邪是影响疾病传变的重要因素,在传变的迟速以及病位、病性的传变方面都受到邪气的影响。传变的迟速与邪气的性质直接相关。如外感六淫病邪,一般阳邪传变较快,特别是火(热)邪、风邪、暑邪;阴邪传变较慢,特别是湿邪黏滞而较少传变。疠气则传变急速。湿、痰、水饮及瘀血内生,传变一般迟于外邪。另外,邪盛则传变较快,邪微则传变缓慢。

各种不同的病邪,其伤人的途径不同,病位传变的路径亦有较大的差异。外感病因以表里传变为主,伤寒多六经传变,而温病多卫气营血、三焦传变。内伤病因主要是脏腑传变,亦可表里相及。疠气致病力强,则各有相对特殊的传变途径。外伤对疾病的传变也有重要影响。病邪从化主要由体质因素决定,但病性的变化与病邪的属性亦有一定联系。如燥为阳邪,较易从热而化;湿为阴邪,较易从寒而化。

3.地域因素和气候因素

地域因素的长期作用，形成不同地理环境人群的体质特征和疾病谱的差异，同时亦影响疾病的传变。比如，居处高燥地域的人群，感邪后较易化热、化燥，伤阴耗津；而居处卑湿之地者，病变较易化湿，伤气伤阳。时令气候对疾病的影响颇大，其中包括对疾病传变的影响。比如，在冬春寒冷季节，寒哮一证，容易出现外寒入里引动内饮而发病，发生表里的传变；而阳盛之躯，则可因寒邪外束腠理，阳气不得发越而暴亢，乃至化火生风，发生厥仆之变，此又属脏腑经络的传变。

4.生活因素

主要包括情志、饮食、劳逸等，主要是通过对正气发生作用而影响疾病的传变进程。概而言之，良好的心情，合理的饮食，劳逸得当使疾病趋向好转康复。相反，恶劣的心境，饮食不当以及劳逸失度则使疾病发展生变。如狂证患者，可因情志刺激，导致气郁化火，挟痰上蒙心窍，使病情加重或引起复发；肾气本亏的患者，可因惊恐重伤精气而发生阳痿等病变。饮食对脾胃、胆、大小肠病证传变的关系尤为密切，且通过对水谷运化、气血生化的影响而对疾病传变发生作用。

此外，正确的治疗、护理，则可及时阻断、中止疾病的发展和传变，或使疾病转危为安，以至痊愈。反之，若用药不当，或失治、误治，护理不当则可损伤人体正气，并助长邪气，以至变证叠起，坏证丛生，甚至预后不良。

（黄　鹏）

第三章

中医诊断方法

第一节 望 诊

望诊是医师运用视觉观察患者的神色形态、局部表现，舌象、分泌物和排泄物色质的变化来诊察病情的方法。望诊应在充足的光线下进行，以自然光线为佳。

一、全身望诊

全身望诊主要是望患者的精神、面色、形体、姿态等，从而对病性的寒热虚实，病情的轻重缓急，形成总体的认识。

(一)望神

神，广义是指高度概括的人体生命活动的外在表现，狭义是指神志、意识、思维活动。望神即是通过观察人体生命活动的整体表现来判断病情。

1.得神

得神多见精力充沛，神志清楚，表情自然，言语正常，反应灵敏，面色明润含蓄，两目灵活明亮，呼吸顺畅，形体壮实，肌肉丰满等。

2.少神

少神多见于神气不足，精神倦怠，动作迟缓，气短懒言，反应迟钝，面色少华等。

3.失神

失神多见于神志昏迷，或烦躁狂乱，或精神萎靡；目睛呆滞或晦暗无光，转动迟钝；形体消瘦，或全身水肿；面色晦暗或鲜明外露；还可见到呼吸微弱，或喘促鼻扇，甚则猝然仆倒，目闭口开，手撒遗尿，或搓空理线，寻衣摸床等。

4.假神

假神多见大病、久病、重病之人，精神萎靡，面色暗晦，声低气弱，懒言少食，病未好转，突然见精神转佳，两颊色红如妆，语声清亮，喋喋多言，思食索食等。也称“回光返照”“残灯复明”。

(二)望色

望色是指通过观察皮肤色泽变化以了解病情的方法。能了解脏腑功能状态和气血盛衰、病邪的性质及邪气部位。

1.常色

正常的面色与皮肤色,包括主色与客色。

(1)主色:终生不变的色泽。

(2)客色:受季节、气候、生活和工作环境、情绪及运动的因素影响所致气色的短暂性改变。

2.病色

病色包括五色善恶与五色变化。五色善恶主要通过色泽变化反映出来,明润光泽而含蓄为善色;晦暗枯槁而显露为恶色。五色变化主要表现有青、赤、黄、白、黑五色,主要反映主病、病位、病邪性质和病机。

(1)青色:主寒证、痛证、惊风、血瘀。

(2)赤色:主热。

(3)黄色:主湿、虚、黄疸。

(4)白色:主虚、寒,失血。

(5)黑色:主肾虚、水饮、瘀血。

(三)望形体

形体指患者的外形和体质。

1.胖瘦

主要反映阴阳气血的偏盛偏衰的状态。

2.水肿

面浮肢肿而腹胀为水肿证;腹胀大如裹水,脐突、腹部有青筋是臌胀之证。

3.瘦瘪

大肉消瘦,肌肤干瘪,形肉已脱,为病情危重之恶病质。小儿发育迟缓,面黄肌瘦,或兼有胸廓畸形,前囟迟闭等,多为疳积之证。

(四)望动态

动态指患者的行、走、坐、卧、立等体态。

1.动静

阳证、热证、实证者多以动为主;阴证、寒证、虚证者多以静为主。

2.咳喘

呼吸气粗,咳嗽喘促,难于平卧,坐而仰首者,是肺有痰热,肺气上逆之实证;喘促气短,坐而俯首,动则喘甚,是肺虚或肾不纳气;身肿心悸,气短咳喘,喉中痰鸣,多为肾虚水泛,水气凌心射肺之证。

3.抽搐

多为动风之象。手足拘挛,面颊牵动,伴有高热烦渴者,为热盛动风。伴有面色萎黄,精神萎靡者为血虚风动;手指震颤蠕动者,多为肝肾阴虚,虚风内动。

4.偏瘫

猝然昏仆,不省人事,偏侧手足麻木,运动不灵,口眼㖞斜,为中风偏枯。

5.痿痹

关节肿痛,屈伸不利,沉重麻木或疼痛者多是痹证;四肢痿软无力,行动困难,多是痿证。

二、局部望诊

局部望诊是对患者的某些局部进行细致的观察，而了解病情的方法。

(一)望头面

头部过大过小均为异常，多由先天不足而致；囟门陷下或迟闭，多为先天不足或津伤髓虚；面肿者，或为水湿泛溢，或为风邪热毒；腮肿者，多为风温毒邪，郁阻少阳；口眼㖞斜者，或为风邪中络，或为风痰阻络，或为中风。

(二)望五官

1.望眼

眼部内应五脏，可反映五脏的情况。其中目眦血络属心，白睛属肺，黑睛属肝，瞳子属肾，眼胞属脾。望眼主要包括望眼神、色泽、形态的变化以了解人体气血盛衰的变化。

2.望耳

耳主要反映肾与肝胆情况。

3.望鼻

鼻主要反映肺与脾胃的情况。

4.望口唇

口唇主要反映脾胃的情况。

5.望齿龈

齿龈主要反映肾与胃的情况。

(三)望躯体

见瘿瘤者，为肝气郁结，气结痰凝；见瘰疬者，为肺肾阴虚，虚火灼津，或感受风火时毒，郁滞气血；项强者，为风寒外袭，经气不利，或为热极生风；鸡胸者，多为先天不足，或为后天失养；腹部深陷，多为久病虚弱，或为新病津脱；腹壁青筋暴露者，多属肝郁血瘀。

(四)望皮肤

主要观察皮肤的外形变化及斑疹、痘疮、痈疽、疔疖等情况。

(五)望毛发

主要为色泽、分布及有无脱落等情况。

三、望排出物

望排出物包括望排泄物和分泌物。如痰、涎、涕、唾，呕吐物，大小便等，通过观察性状、色泽、量的多少等辨别疾病的寒热虚实，脏腑的盛衰和邪气的性质。

四、望小儿指纹

望小儿指纹适用于3岁以内的小儿，与成年人诊寸口脉具有相同的诊断意义。小儿指纹是手太阴肺经的分支，按部位可分为风、气、命三关。示指第一节为风关，第二节为气关，第三节为命关。正常指纹为红黄隐隐于示指风关之内。其临床意义可概括为纹色辨寒热，即红紫多为热证，青色主惊风或疼痛，淡白多为虚证；淡滞定虚实，即色浅淡者为虚证，色浓滞者为实证；浮沉分表里，即指纹浮显者多表证，指纹深沉者多为里证；三关测轻重，即指纹突破风关，显至气关，甚至显于命关，表明病情渐重，若直达指端称为“透关射甲”，为临床危象。

五、望舌

舌诊对了解疾病本质,指导辨证论治有重要意义。

望舌时应注意光线充足,以自然光线为佳。患者应自然伸舌,不可太过用力。并注意辨别染苔。正常舌象可概括为淡红舌,薄白苔,即舌质淡红明润,胖瘦适中,柔软灵活;舌苔薄白均匀,干湿适中,不黏不腻,揩之不去。

(一)望舌质

1.舌色

(1)淡白舌:舌色红少白多,色泽浅淡,多为阳气衰弱或气血不足,为血不盈舌,舌失所养而致。主虚证、寒证。

(2)红舌:舌色鲜红或正红,多由热邪炽盛,迫动血行,舌之血脉充盈所致。主热证。

(3)绛舌:舌色红深,甚于红舌。主邪热炽盛,主瘀。

(4)青紫舌:色淡紫无红者为青舌,舌深绛而暗是紫舌,二者常常并见。青舌主阴寒,瘀血;紫舌主气血壅滞,瘀血。

2.望舌形

(1)老嫩:舌质粗糙,坚敛苍老,主实证或热证,多见于热病极期;浮胖娇嫩,或边有齿痕,主虚证或寒证,多见于疾病后期。

(2)胖瘦:舌体肥大肿胀为胖肿舌,舌体瘦小薄瘪为瘦瘪舌。

(3)芒刺:舌乳头增生、肥大高起,状如草莓星点,为热盛之象。

(4)裂纹:舌面有裂沟,深浅不一,浅如划痕,深如刀割,常见于舌面的前半部及舌尖侧,多因阴液耗伤。

(5)齿印:舌边有齿痕印记称为齿痕舌,多属气虚或脾虚。

(6)舌疮:以舌边或舌尖为多,形如粟粒,或为溃疡,局部红痛,多因心经热毒壅盛而成。

(7)舌下络脉:舌尖上卷,可见舌底两侧络脉,呈青紫色。若粗大迂曲,兼见舌有瘀斑瘀点,多为有瘀血之象。

3.望舌态

(1)痿软:舌体痿软无力,伸卷不灵,多为病情较重。

(2)强硬:舌体板硬强直,活动不利,言语不清,称舌强。

(3)震颤:舌体震颤抖动,不能自主。常因热极生风或虚风内动所致。

(4)歪斜:舌体伸出时,舌尖向左或向右偏斜,多为风中经络,或风痰阻络而致。

(5)卷缩:舌体卷缩,不能伸出,多为危重之证。

(6)吐弄:舌体伸出,久不回缩为吐舌。舌体反复伸出舐唇,旋即缩回为弄舌,为心脾经有热所致。

(7)麻痹:舌体麻木,转动不灵称舌麻痹。常见于血虚风动或肝风挟痰等证。

(8)舌纵:舌体伸出,难以收回称为舌纵,多属危重凶兆。

(二)望舌苔

1.苔质

(1)厚薄:透过舌苔能隐约见到舌质者为薄,不见舌质者为厚。苔质的厚薄可反映病邪的浅深和轻重。苔薄者多邪气在表,病轻邪浅;苔厚者多邪入脏腑,病较深重。由薄渐厚,为病势渐增;由厚变薄,为正气渐复。

(2)润燥:反映津液之存亡。苔润表示津液未伤;太过湿润,水滴欲出者为滑苔,主脾虚湿盛或阳虚水泛。苔燥多为津液耗伤,或热盛伤津,或阴液亏虚。舌质淡白,口干不渴,或渴不欲饮,多为阳虚不运,津不上承。

(3)腐腻:主要反映中焦湿浊及胃气的盛衰情况。颗粒粗大,苔厚疏松而厚,易于刮脱者,称为腐苔,多为实热蒸化脾胃湿浊所致;颗粒细小,状如豆腐渣,边缘致密而黏,中厚或糜点如渣,多为湿热或痰热所致;苔厚,刮之不脱者,称为腻苔,多为湿浊内蕴,阳气被遏所致。

2.苔色

(1)白苔:多主表证、寒证、湿证。

(2)黄苔:多主里证、热证。黄色越深,热邪越重。

(3)灰苔:多主痰湿、里证。

(4)黑苔:主里证,多见于病情较重者。苔黑干焦而舌红,多为实热内炽;苔黑燥裂,舌绛芒刺,为热极津枯;苔薄黑润滑,多为阳虚或寒盛。

3.苔形

舌苔布满全舌者为全苔,分布于局部者为偏苔,部分剥脱者为剥苔。全苔主痰湿阻滞;偏苔,多属肝胆病证;苔剥多处而不规则称花剥苔,主胃阴不足;小儿苔剥,状如地图者,多见于虫积;舌苔光剥,舌质绛如镜面,为肝肾阴虚或热邪内陷。

(于　洋)

第二节　闻　　诊

闻诊是通过听声音和嗅气味来诊察疾病的方法。

一、听声音

(一)声音

实证和热证,声音重浊而粗、高亢洪亮、烦躁多言;虚证和寒证,声音轻清、细小低弱,静默懒言。

(二)语言

1.谵语

神志不清,语无伦次,语意数变,声音高亢。多为热扰心神之实证。

2.郑声

神志不清,声音细微,语多重复,时断时续。为心气大伤,精神散乱之虚证。

3.独语

喃喃自语,喋喋不休,逢人则止。属心气不足之虚证,或痰气郁结清窍阻蔽所致。

4.狂言

精神错乱,语无伦次,不避亲疏。多为痰火扰心。

5.言謇

舌强语謇,言语不清。多为中风证。

(三)呼吸

1.呼吸

呼吸主要与肺肾病变有关。呼吸声高气粗而促,多为实证和热证;呼吸声低气微而慢,多为虚证和寒证。呼吸急促而气息微弱,为元气大伤的危重证候。

2.气喘

呼吸急促,甚则鼻翼翕动,张口抬肩,难以平卧,多为肺有实邪或肺肾两虚所致。

3.哮

呼吸时喉中有哮鸣音。哮证有冷热之别,多时发时止,反复难愈,多为缩痰内状,或外邪所诱发。

4.上气

气促咳嗽,气逆呕呃。多为痰饮内停,或阴虚火旺,气道壅塞而致。

5.太息

时发长吁短叹,以呼气为主。多为情志抑郁,肝不疏泄。

(四)咳嗽

有声无痰为咳,有痰无声为嗽,有痰有声为咳嗽。暴咳声哑为肺实;咳声低弱而少气,或久咳喑哑,多为虚证。

(五)呕吐

胃气上逆,有声有物自口而出为呕吐,有声无物为干呕,有物无声为吐。虚证或寒证,呕吐来势徐缓,呕声低微无力;实证或热证,呕吐来势较猛,呕声响亮有力。

(六)呃逆

气逆于上,自咽喉出,其声呃呃,不能自主,俗称“打呃”。虚寒者,呃声低沉而长,气弱无力;实热者,呃声频发,高亢而短,响而有力。

二、嗅气味

(一)口气

酸馊者是胃有宿食;臭秽者,是脾胃有热,或消化不良;腐臭者,可为牙疳或内痈。

(二)汗气

汗有腥膻味为湿热蕴蒸;腋下汗臭者,多为狐臭。

(三)痰涕气味

咳唾浊痰脓血,味腥臭者为肺痈;鼻流浊涕,黄稠有腥臭为肺热鼻渊。

(四)二便气味

大便酸臭为肠有积热;大便溏薄味腥为肠寒;失气奇臭为宿食积滞;小便臭秽黄赤为湿热;小便清长色白为虚寒。

(五)经带气味

白带气味臭秽,多为湿热;带下清稀腥臊多为虚寒。

(于　洋)

第三节 问 诊

问诊包括询问一般情况、主诉、既往史、个人生活史、家族史并围绕主诉重点询问现在证候等。

一、问寒热

(一)恶寒发热

恶寒与发热同时出现,多为外感病初期,是表证的特征。

(二)但寒不热

多为里寒证。新病畏寒为寒邪直中;久病畏寒为阳气虚衰。

(三)但热不寒

高热不退,为壮热,多为里热炽盛;按时发热,或按时热盛为潮热(日晡潮热者,为阳明腑实证;午后潮热,入夜加重,或骨蒸劳热者,为阴虚)。

(四)寒热往来

恶寒与发热交替而发,为正邪交争于半表半里,见于少阳病和疟疾。

二、问汗

主要诊察有是否汗出,汗出部位、时间、性质、多少等。

(一)表证辨汗

表实无汗,多为外感风寒;表证有汗,为表虚证或表热证。

(二)里证辨汗

汗出不已,动则加重者为自汗,多因阳气虚损,卫阳不固;睡时汗出,醒则汗止为盗汗,为阴虚内热;身大热大汗出,为里热炽盛,迫津外泄;汗热味咸,脉细数无力,为亡阴证;汗凉味淡,脉微欲绝者,为亡阳证。

(三)局部辨汗

头汗可因阳热或湿热;半身汗出者,多无汗部位为病侧,可因痰湿或风湿阻滞,或中风偏枯;手足心汗出甚者,多因脾胃湿热,或阴经郁热而致。

三、问疼痛

(一)疼痛的性质

新病疼痛,痛势剧烈,持续不解而拒按者为实证;久病疼痛,痛势较轻,时痛时止而喜按者为虚证。

(二)疼痛的部位

头痛,痛连项背,病在太阳经;痛在前额或连及眉棱骨,病在阳明经;痛在两颞或太阳穴附近,为少阳经病;头痛而重,腹满自汗,为太阴经病;头痛连及脑齿,指甲微青,为少阴经病;痛在巅顶,牵引头角,气逆上冲,甚则作呕,为厥阴经病。胸痛多为心肺之病。常见于热邪壅肺,痰浊阻肺,气滞血瘀,肺阴不足及肺痨、肺痈、胸痹等证。胁痛,多与肝胆病关系密切,可见于肝郁气滞、肝胆湿热、肝胆火盛、瘀血阻络及水饮内停等病证。脘腹痛,其病多在脾胃。可因寒凝、热结、气滞、血瘀、食积、虫积、气虚、血虚、阳虚所致。喜暖为寒,喜凉为热,拒按为实,喜按为虚。腰痛,或为寒湿痹证,或为湿热阻络,或为瘀血阻络,或为肾虚所致。四肢痛,多见于痹证。疼痛游走者,为行痹;剧痛喜暖者,为寒痹;重着而痛者,为湿痹;红肿疼痛者,为热痹。足跟或胫膝酸痛为气血亏虚,经气不利常见。

四、问饮食口味

主要问食欲好坏,食量多少,口渴饮水,口味偏嗜,冷热喜恶,呕吐与否等情况,以判断胃气有无及脏腑虚实寒热。

五、问睡眠

主要有失眠与嗜睡。不易入睡,或睡而易醒不能再睡,或睡而不酣,易于惊醒,甚至彻夜不眠者为失眠,为阳不入阴,神不守舍所致。时时欲睡,眠而不醒,精神不振,头沉困倦者为嗜睡,多见于痰湿内盛、困阻清阳、阳虚阴盛或气血不足。

六、问二便

主要了解二便的次数、便量、性状、颜色、气味以及便时有无疼痛、出血等方面。

七、问小儿及妇女

(一)问小儿

主要应了解出生前后的情况,及预防接种和传染病史与传染病接触史,小儿常见致病因素有易感外邪、易伤饮食、易受惊吓等。

(二)问妇女

应了解月经的初潮、月经周期、行经天数、经量、经色、经质、末次月经,或痛经、带下、妊娠、产育以及有无经闭或绝经年龄等情况。

(于　洋)

第四节　切　　诊

一、脉诊的部位和方法

脉诊的常用部位是手腕部的寸口脉,并分为寸、关、尺三部。通常以腕后高骨为标记,其内侧为关,关前(腕侧)为寸,关后(肘侧)为尺。其临床意义大致为左手寸候心、关候肝胆,右手寸候肺、关候脾胃,两手尺候肾。

以中指定关位,示指切寸位,环指(无名指)切尺位。诊脉时用轻力切在皮肤上称为浮取或轻取;用力不轻不重称中取;用重力切按筋骨间称为沉取或重取。诊脉时,医师的呼吸要自然均匀,以医师正常的一呼一吸的时间去计算患者的脉搏数。切脉的时间必须在 50 秒以上。

二、正常脉象

正常脉象：三部有脉，沉取不绝，一息 4 至(每分钟 70～80 次)，不浮不沉，不大不小，从容和缓，流畅有力。临床所见斜飞脉、反关脉均为脉道位置的变异，不属于病脉。

三、常见病脉及主病

(一)浮脉

1.脉象

轻取即得，重按反减；举之有余，按之稍弱而不空。

2.主病

主表证，为卫阳与邪气交争，脉气鼓动于外而致。也见于虚证，多因精血亏损，阴不敛阳或气虚不能内守，脉气浮散于外而致。内伤里虚见浮脉，为虚象严重。

(二)洪脉

1.脉象

脉形宽大，状如波涛，来盛去衰。

2.主病

气分热盛。证属实证，乃邪热炽盛，正气抗邪有力，气盛血涌，脉道扩张而致。

(三)大脉

1.脉象

脉体阔大。但无汹涌之势。

2.主病

邪盛病进，又主正虚。根据脉之有力与无力，辨别邪正的盛衰。

(四)沉脉

1.脉象

轻取不应，重按始得。

2.主病

里证。里实证可见于气滞血瘀、积聚等，为邪气内郁，气血困阻，阳气被遏，不能浮应于外而致，多脉沉而有力按之不衰。里虚证，为气血不足，阳气衰微，不能运行营气于脉外所致，多脉沉无力。

(五)弱脉

1.脉象

轻取不应，重按应指细软无力。

2.主病

气血不足，元气耗损。阳气衰微鼓动无力而脉沉。阴血亏虚，脉道空豁而脉细无力。

(六)迟脉

1.脉象

脉来缓慢，一息脉动不足四至。

2.主病

寒证。脉迟无力，为阳气衰微的里虚寒证。脉迟有力，为里实寒证。

(七)缓脉

1.脉象

一息四至,应指徐缓。

2.主病

湿证、脾虚、亦可见正常人。

(八)结脉

1.脉象

脉来缓中时止,止无定数。

2.主病

主阴盛气结,寒痰瘀血,气血虚衰。实证者脉实有力,迟中有止,为实邪郁遏,心阳被抑,脉气阻滞而致。虚证者脉虚无力,迟中有止,为气虚血衰,脉气不相顺接所致。

(九)数脉

1.脉象

脉来急促,一息五至以上(每分钟 90 次以上)。

2.主病

热证。若数而有力,多因邪热鼓动,气盛血涌,血行加速而致。数而无力,多因精血亏虚、虚阳外越、致血行加速、脉搏加快。

(十)促脉

1.脉象

往来急促,数而时止,止无定数。

2.主病

实证多为阳盛热实或邪实阻滞,见脉促有力。前者因阳热亢盛,迫动血行而脉数,热灼阴津,津血衰少,致急行血气不相接续,故脉有歇止。后者由气滞、血瘀、痰饮、食积等有形之邪阻闭气机,脉气不相接续而致;虚证多为脏气衰败,可见脉促无力。多因阴液亏耗,真元衰惫,气血不相接续而致。

(十一)虚脉

1.脉象

举之无力,按之空虚,应指软弱。

2.主病

虚证,多见于气血两虚。因气虚则血行无力,血少则脉道空虚而致。

(十二)细脉

1.脉象

脉细如线,应指明显,按之不绝。

2.主病

主气血两虚,诸虚劳损;又主伤寒、痛甚及湿证。虚证因营血亏虚,脉道不充,血运无力而致。实证因暴受寒冷或疼痛,则脉道拘急收缩,细而弦紧。湿邪阻遏脉道,则见脉象细缓。

(十三)代脉

1.脉象

脉来迟缓力弱,时发歇止,止有定数。

2.主病

虚证多脉代而无力,良久不能自还,为脏气衰微,脉气不复所致。实证多脉代而有力,多为痹证、痛证、七情内伤、跌打损伤等邪气阻遏脉道,血行涩滞而致。

(十四)实脉

1.脉象

脉来坚实,三部有力,来去俱盛。

2.主病

实证。乃邪气亢盛,正气不衰,正邪剧烈交争,气血涌盛,脉道坚满而致。若虚证见实脉则为真气外越之险候。

(十五)滑脉

1.脉象

往来流利,应指圆滑,如盘走珠。

2.主病

痰饮、食积、实热。为邪正交争,气血涌盛,脉行通畅所致。脉滑和缓者,可见于青壮年的常脉和妇人的孕脉。

(十六)弦脉

1.脉象

形直体长,如按琴弦。

2.主病

肝胆病、诸痛、痰饮、疟疾。弦为肝脉,以上诸因致使肝失疏泄,气机失常,经脉拘急而致;老年人脉象多弦硬,为精血亏虚,脉失濡养而致。此外,春令平脉亦见弦象。

(十七)紧脉

1.脉象

脉来绷紧有力,屈曲不平,左右弹指,如牵绳转索。

2.主病

寒证、痛证、宿食。乃邪气内扰,气机阻滞,脉道拘急紧张而致。

(十八)濡脉

1.脉象

浮而细软。

2.主病

主诸虚,又主湿。

(十九)涩脉

1.脉象

脉细行迟,往来艰涩不畅,如轻刀刮竹。

2.主病

气滞血瘀,伤精血少,痰食内停。

四、按诊

按诊是医师用手直接触摸或按压患者某些部位,以了解局部冷热、润燥、软硬、压痛、肿块或其他异常变化，从而推断疾病部位、性质和病情轻重等情况的一种诊病方法。

（一）按胸胁

主要了解心、肺、肝的病变。

（二）按虚里

虚里位于左乳下心尖冲动处，反映宗气的盛衰。

（三）按脘腹

主要检查有无压痛及包块。腹部疼痛，按之痛减，局部柔软者为虚证；按之痛剧，局部坚硬者为实证。

（四）按肌肤

主要了解寒热、润燥、肿胀等内容。肌肤灼热为热证，清冷为寒证。

（五）按手足

诊手足的冷暖，可判断阳气的盛衰。

（六）按俞穴

通过按压某些特定俞穴以判断脏腑的病变。

（于　洋）

第四章

针　　法

第一节　得气和针感

在针刺过程中采用相应手法，使患者针穴局部和所属经脉出现某些感觉，并取得一定疗效的反应，古时称之为“得气”或“气至”，目前则称为“针刺感应”，又简称为针感。

一、得气的临床表现

得气出自《素问·离合真邪论》：“吸则内针，无令气忤，静以久留，无令邪布；吸则转针，以得气为故。”得气是由医患双方在针刺过程中分别产生的主观感觉与客观效应组成的，可通过各种临床表现而察知。

（一）患者的主观感觉

在针刺之后，患者针穴局部和所属经脉路线上可出现不同性质的针刺感觉，主要有酸、胀、重、麻、凉、热、痒、痛，局部肌肉松弛或紧张，甚而有上下传导的触电感、水波样感和气泡样感，有时还可出现蚁走样感或跳跃样感等。

1.不同性质的针感

不同性质的针感与机体反应性、病证性质和针刺部位有密切关系，并与相应手法的操作有关。酸感多现于局部，有时亦可放散至远端，特别在深部肌层、四肢穴位处多见，腰部次之，颈、背、头面、胸腹少见，四肢末梢一般无酸感出现。胀感较多见于局部，多在酸感出现前感知，时而呈片状向四周放射，犹如注射药液所呈现的物理压迫感，常现于四肢肌肉丰厚处。重感即沉重的感觉，犹如捆压，多见于头面、腹部，以局部为主，基本上不放射。麻感呈放射状态，多见于四肢肌肉丰厚处，呈条状、线状或带状等。痛感多见于局部，以四肢末端或痛感敏锐处为重，如十二井穴、水沟、涌泉、劳宫等。在针尖触及表皮时间较长，或手法不当，或针尖触及骨膜、血管时，亦可出现痛感。

触电样针感呈放射状，可快速放散至远端，多见于四肢敏感穴位，刺及神经干处亦可引起触电样感觉，时而会引起肢体搐动，患者常表现为不舒适的反应。水波样或气泡串动样感觉，常在四肢和肌肉丰厚处出现，可上下循经传导，患者感到舒适。痒感和蚁走感常出现在留针期间，皮肤瘙痒难忍，犹如虫蚁上下走行。跳跃感指肌肉的跳动或肢体不随意的上下抽动，亦为施行较强手法后所出现的一种针感。

2.不同程度的针感

针感的程度与患者体质、病证性质和针刺耐受性有关。患者体格强壮、对针刺敏感或不耐针刺者,针感多明显强烈;患者体格弱,对针刺反应迟钝。耐受针刺者,针感多不明显,甚而微弱不现。寒证、虚证为阴,得气后多呈酸、麻、痒感;热证、实证为阳,得气后多为胀、涩、紧张、抽动,甚而有触电感。

针感的强度是由针刺手法操作的指力、针刺的深浅、针刺手法操作持续的时间,以及个体对针刺的敏感程度组成的。一般来说,指力强,所获针感亦强,但个体对针感很敏感,即使针刺指力很轻,也能获得较强的针感。因此,医师必须密切注视个体对针感的敏感程度,给予恰当的指力,以获得适宜的针感强度,才能收到良好的治疗效果。

针感强者,适用于治疗急性病、实证和体质壮实者;针感柔和,适用于治疗慢性病、虚证和体质虚弱者。但是虚实有程度之别,有局部与全身之分,因此针感强度亦随之而异。如在临床针刺时,病情缓解时间短暂,说明针感强度不足,应结合病情,加强指力或延长手法操作时间。反之,针刺后病情反而加剧,过几小时或 1～2 天病情逐渐减轻,则说明针感过强,应予减轻指力或缩短操作时间。

(二)医师的手指触觉和客观诊察

医师通过自身的手指触觉,常可掌握针下得气的情况。通过医师持针的手指触觉,在针下得气后常有一种"如鱼吞饵"的感觉出现,此时针下由原来的轻松虚滑慢慢变为沉紧重满。充分运用押手的指感,亦可辨析得气的情况,如可触知肌肉紧张、跳动和搏动感,所谓"如动脉状"者即是得气征象。

在临床上,望、触、问诊是医师辨析得气常用的方法,可结合应用。诸如应用透天凉手法后,皮肤温度会有所下降,患者诉局部有吹凉风似的感觉;用烧山火或其他诱导热感的手法后,皮肤温度会有所上升,患者诉局部或全身有温热感觉,甚而可有出汗湿润、面部烘热等,这都需要通过仔细诊察而得知。

医师随时注视患者的面部表情,是及时掌握手法轻重和得气程度的方法。针感徐缓而至,患者感觉舒适,面部则呈现平稳坦然的表情;针感紧急而至,过于强烈,患者不堪忍受时,则可出现痛苦的表情,如蹙眉、咧嘴,甚而呼叫啼哭,此时医师即须停针观察。

在针刺过程中,针刺得气还可通过一些客观征象表现出来,如肌肉的颤动、蠕动和肢体抽搐、跳动等。诸此针感的表现与针刺得气的性质、手法刺激强度等有关(表 4-1)。

表 4-1　得气的客观征象

征象	刺激强度	得气情况	详细内容
局部紧张	轻	气至,多为胀麻复合	针周围沉紧,局部微感坚实
局部颤动	较轻	多为麻感,不放散	局部附近颤动轻微,只有手触才能知道,特别是在经脉线上
附近抽动	较重	多为麻感,并传导	较上述感觉明显,多与针体转动同时出现,多为断续呈现
抽搐	重	多为麻感,多向一定方向放散	可明显看到,有时在局部,有时在远端可见
抽动	很重	多为麻的复合感,传导快,近似触电样	清晰可见,患者很难忍受,可因肢体抽动而弯针
肢体跳动	非常重	触电样感	肢体猛烈跳动,有的离床很高。多在针环跳、委中、合谷等大穴时出现

从上表可见，手法轻柔时，局部紧张或肌肉颤动；手法较重时，肌肉呈搐动、抽搐样；手法很重时，则肢体可上下跳动。如针刺三阴交、极泉，治疗上下肢瘫痪时，可见上下肢连续抽动。又如施以行气针法时，针肩髃可触及腕部肌肉颤动，针环跳可触及踝部昆仑穴处肌肉颤动等。

值得指出的是，不少患者在针刺后常没有明显的针感，但其症状可明显缓解或消失，临床体征有所改善，功能有所恢复。这种现象出现在远端取穴和耳针、腕踝针、眼针、头皮针等施术过程中，称为“隐性气至”。在中风偏瘫治疗时，取对侧顶颞前斜线，用抽气法或进气法，针下有吸针感而局部并无明显感觉，患者肢体运动功能迅速恢复，即是其例。因此，我们强调“气至而有效”，并不是要求每个患者都要有强烈的针感，而是要在针刺适度、取穴得当的前提下，去寻求有效的得气感应，从而提高疗效。从这个意义上说，“有效即得气”的观点无疑是正确的。

二、针感的获得、维持和辨识

自古以来，历代医家就很重视得气，可以说一切针刺操作方法都是围绕“得气”而进行的。有关得气的相应手法，可分为候气法、催气法、守气法等。

(一)针感的获得和维持

1.候气法

在针刺过程中，静候气至的方法称为候气法。一般而言，具体的候气方法是以留针(包括静留针和动留针)的方法来实施的。

2.催气法

催气法是针刺入穴后，通过相应手法，促使经气流行、气至针下的方法。催气法常在针刺未得气时应用。明代陈会《神应经》首倡催气之法。常用的催气手法有行针催气法、押手催气法、熨灸催气法 3 种。

(1)行针催气法：包括适度的捻转、提插、颤法(震颤术)、捣法(雀啄术)、飞法(凤凰展翅术)和弹针、刮针等。徐出徐入的导气法亦属此范畴。一般而言，频率快、幅度大、用力重者，针感可疾速而至，针感较为强烈；频率慢、幅度小、用力轻者，针感徐缓而至，不甚强烈。颤法、捣法、飞法针感明显，弹、刮之术针感较为平和。

(2)押手催气法：包括爪切、循摄、按揉穴位等方法，弹穴法亦属此范畴。诸此方法在未得气时应用，可催使针下得气；若在得气后应用，又可促使经气流行、上下传导。一般来说，上述方法都应和行针催气法结合使用，是按摩与针刺配合的过程。循法、按法的作用相对缓和，爪切、摄法则作用较强。

(3)熨灸催气法：熨法指用温热物体(如炒盐、炒药、热水袋)用布包裹后，贴敷穴位、经脉，或上下来回移动，以促使针下得气的方法。灸法常用回旋悬灸法，艾条熏灸针穴四周，并配合行针，促使针下得气。上述两法常用于虚证、寒证。

上述诸法在使用时，宜因人、因病、因穴而异，根据针下得气的具体情况灵活掌握。

3.守气法

在针刺得气后，慎守勿失、留守不去的方法，即守气法。

(二)针感性质和相应手法

在针刺过程中，可根据不同性质的针感情况，采用捻转、提插和押手等方法，来进行调节，以达到预定的要求。

1.酸感

要促使酸感的产生，押手的运用至关重要。如针下出现麻感，押手要用力重些；如针下出现胀感，押手要用力轻些。此时，可将针向一方捻转，如捻转后出现痛感，则较难再出现酸感。如经捻转后胀感明显，可将捻针的动作改为小幅度高频率提插。如仍不成功，可按上法反复进行操作，但必须注意针向始终不变。

2.胀感

要促使针下产生胀感，需重押其穴，边捻针(向一个方向)边按押。如仍不成功，则可结合小幅度高频率提插手法，同时注意针尖方向始终不变的状态。

3.麻感

如针下未取得麻感时，可不用押手，或用轻柔力量的押手，捻转角度要大些，提插幅度要大些，但其速度可以不拘，针尖方向要根据针感具体情况灵活变动。

4.痛感

在出现痛感时，要尽力避免和缓解之。除四肢末端穴必见疼痛之外，其他穴位如呈疼痛，可将示、中二指放在针柄一边(其间要保持一个手指的间隙)，拇指放在另一边(对准这个间隙)，三指如此持针固定针体，同时相向用力，按针柄 2～3 次即可缓解疼痛。或用拇指轻弹针柄，或提针豆许，亦有缓解疼痛的作用。

5.触电样感

一般应避免发生，如行“气至病所”手法时，也要适当控制手法强度，用力过强或提插幅度大时，就容易引起触电样针感。对反应敏感者尤须十分小心，四肢针感较强处提插幅度不可过大，严禁盲目捣动，同时要注意押手固定，以免因肢体抽动而弯针。

6.水波样或气泡串动样针感

如基础针感是麻感，在出现麻感的瞬间，可将右手示、中二指靠在针柄一边，用右手拇指指甲缓缓地上下刮动针柄。同时，还要根据基础针感的不同，一边刮针，一边上下捣动(幅度要小)，如此则多有麻感并向远端放散。以柔和而均匀的手法刺激，连续作用于穴位和所属经脉上，就可出现水波样或气泡串动样的舒适针感。

7.凉感和热感

一般而言，胀感和酸感是热感的基础，麻感是凉感的基础。推而内之，即进针得气后缓缓压针 1～2 分钟，将针刺入应刺的深度易获热感。动而伸之，即将针刺入应刺的深度，得气后将针慢慢提至天部(1～2 分钟)，易获凉感。个体对针刺敏感者，易获各种针感。个体对针刺不敏感者，欲获热感、凉感就不太容易。对于这种患者，欲获热感而不至者，可配合温针灸；欲获凉感而不至者，可以配合放血。

如将以上针感根据不同性质加以分类，可参见表 4-2。

表 4-2　针感性质和相应手法表

分类	感觉部位	提插幅度	提插速度	捻转角度	针上用力	押手
酸、胀、重、热	多在局部	较大	较大	较大	重	重
痒、麻、蚁走样、水波样、凉、触电样	多呈放射状	较小	较小	较小	轻	轻

针感的产生，就其过程分析似乎呈现以下的规律性：针刺后多出现麻、酸、胀感。酸胀感为热感基础。为使气传至病所，往往要使之出现麻感，待气至病所后，按上法可使之改变为胀、酸，进

而转化为热感。如出现麻感后，由于其手法用力强弱的不同，可能逐次出现蚁走感、水波样感、触电样感。

(三)不同性质的针感及其适应证

1.酸胀感

临床经常混合出现。柔和的酸胀感，适用于治疗虚证、慢性病和体虚者。以此治疗虚证者，针后感到舒服。

2.麻、触电感

针感强烈，适用于治疗实证、急性病和体质强壮者。如针刺环跳穴，寻找触电感，传导至足，对坐骨神经痛、癔症性瘫痪尤宜，但当剧痛消失后仅残留微痛或足外麻木时，则不相适宜。又如针刺环跳，针感传至少腹可治肾绞痛、经闭实证等。

3.热感

适用于治疗寒证，包括虚寒证、寒湿证及风寒证，如寒湿痹证、寒湿腹泻、肾虚腰痛、面瘫后遗症的风寒证，以及麻痹和肌肉萎缩等。

4.凉感

适用于治疗热证，包括风热证、火热证、毒热证、燥热证等。如风热感冒、咽痛，风火、胃火牙痛，肝郁风火所致的高血压头痛，偏头痛的火热证等。

5.抽搐感

适用于治疗内脏下垂，如胃下垂、子宫下垂。

6.痛感

针刺手足部的井穴、十宣、涌泉，面部的水沟，耳穴与尾骶部长强穴时，主要是痛感。

(四)得气的辨识

得气是针刺取效的关键，得气与否及其气至迟速往往决定了针刺后疾病的变化和预后状况。

1.辨气法

针刺得气以后，通过医师指感以分析辨别针下不同性质感应，从而决定相应手法的过程，称为辨气法。针灸界历来有“刺针容易辨证难，辨证容易取穴难，取穴容易补泻难，补泻容易辨气难”的说法，说明辨气之紧疾、徐和，分析辨识其邪气、谷气的不同，是针灸医师必须掌握的方法。

2.辨气要治神调息静意视义

辨气必须治神调息，全神贯注，静察针下感觉。

3.邪气和谷气

所谓“谷气”者，即为徐缓而至、柔和舒适的得气感应；此时针下沉紧，但仍可上下提插、左右捻转，而医师指下无阻力感，欲守气时则持针不动，针下仍有持续不断的舒适针感产生。所谓“邪气”者，即为疾速而至、坚搏有力的得气感应；此时针下涩滞不利，捻转提插有阻力感，勉强操作可引起局部滞针和疼痛。

4.辨气和辨证

辨气的过程也是辨别病证虚实、病邪寒热的过程。一般而言，气已至如鱼吞饵，沉紧重满；气未至如闲处幽堂，轻浮虚滑。虚证，针下松弛，如插豆腐，针感每多迟缓而至；实证，针下紧涩，针感每疾速而至，捻转提插不利。寒证，针体可自动向内深入，称为吸针；热证，针体可自动向外移动，称为顶针。阳气盛者针感出现较快，阴阳平衡者针感适时而至，阳气衰者则针感出现较慢。

5.辨气的意义

(1)指导手法的应用:如针下松弛、针感迟缓时,可加强押手力量,或加灸法以补虚;如针下紧涩、针感疾至时,可减轻押手力量,或加用刺血法以泻实。针体内吸为寒,宜久留针,深刺之,所谓"寒则深以留之";针体外顶为热,宜疾出针,浅刺之,所谓"热者浅以疾之"。如谷气徐缓而至,可用徐入徐出的导气法;如邪气紧疾而至,则可留针数分钟,或在穴旁爪切、刮弹针柄,令气血宣散。

(2)病情预后的判断:辨气至之迟速,可帮助病情预后的判断。

三、循经感传和气至病所

针刺得气后,采用相应手法使针感沿经脉循行路线向病所或远处传导的现象,称为循经感传和气至病所。循经感传和气至病所可明显提高针刺疗效,在临床上有较重要的意义。

(一)行气法的应用

促使经气循经传导,甚而直达病所的针刺手法称为行气法。行气法包括捻转、提插、针刺方向、龙虎龟凤、运气法、进气法,以及循、摄、按压、关闭、接气通经等,在临床上可根据具体情况结合应用。

1.针刺方向

针刺达到一定深度,行针得气后,将针尖朝向病所,常可促使经气朝病所方向传导。汪机《针灸问对》云:"得气,便卧倒针,候气前行,催运到于病所。"此即针向行气法。一般来说,针尖方向与针感传导方向相一致。在临床上,可在进针时即将针尖直指病所,然后行针得气,得气后再用行气手法逼气上行至病所。在针尖不离得气原位时,亦可向相反方向搬动针柄,来调节针感传导,但仅适用于浅刺而患者反应敏感的情况。如针尖离开得气原位,可将针体提出一段,然后改变针向,向下按插,另找基础针感,此法则用于深刺或上法无效时。在应用此法时,提插幅度要小,多向下用力,要配合押手,竭力避免酸感。

2.捻转提插

捻转提插是以针向行气为基础,激发循经感传的主要针刺手法。在临床上,可用右拇指指腹将针柄压于右示指指腹上,示指不动,拇指指腹沿示指指腹将针柄来回提插(进退)捻转。一般来说,捻转提插的幅度宜小,频率宜快,使之维持中等以下的刺激强度,如此可促使针感循经传导。

3.按压关闭

充分运用押手,按压针柄或按压针穴上下,以促使针感向预定方向传导,是临床常用的辅助手法。按压针柄法即医师将中指和无名指放在针柄之下,示指按压针柄,持续按压10～20分钟;此法要在针向行气基础上进行,其用力大小可根据得气感应的强弱程度来决定。按压针穴法即用左手拇指按压针穴上下,关闭经脉的一端,并向经脉开放的一端缓缓揉动,向针尖加力的方法;在具体操作时,用力要适当,关闭、引导和指尖揉动要密切配合,可与循摄引导相结合。

4.循摄引导

本法可在进针前或进针得气后应用,可促使针感传导。在进针前,先循经脉路线用拇指指腹适当用力按揉1～2遍,再用左手拇指指甲切压针孔,直至出现酸麻胀感沿经传导,再行进针。在进针得气后,可将左手4个手指(除拇指外)垂直放在皮肤上,呈"一"字形排开,放在欲传导的经脉上,在行针(捻转提插)的同时一起加力揉动,或逐次反复加力。如用于针距病所较远时,手指位置在经脉路线上亦可以不固定,而是在其适当部位(如较大穴区或针感放散受阻部位)进行循、摄、按揉。也可不用四指只用两三指,放在腧穴中心点上,此法多用于头面部及针距病所较近时。

5.呼吸行气

在临床上，配合呼吸激发经气达到气至病所的目的，是行之有效的方法。古代有抽添法和接气通经法，即以提插和呼吸配合，以激发经气的针刺手法。此外，运气、进气之法亦须嘱患者深吸气，配合进针以激发经气。现代临床可嘱患者先呼气一口，再缓缓深长地吸气，下达于丹田；或先吸气，吸气完毕后，再用力缓缓地自然呼气(吐出)。随其呼气，向下捻按，提针豆许向病所，是为补法；随其吸气，向上捻提，无得转动，是为泻法。

此外，还可采用龙虎龟凤等飞经走气法，促使经气通关过节，循经感传。

(二)行气法的注意事项

在临床采用各种行气手法时，要注意以下几个方面。

1.环境安静和体位舒适

在临床上，诊疗环境的安静，可使患者在神情安定的状态下接受针刺治疗，如此则身心放松，神朝病所，并能仔细体察针感，容易得气而使气至病所。针刺前，要合理处置患者的体位，嘱其宽衣松带，保持平稳舒适的姿态。有不少患者采用平卧体位后接受针刺，容易激发循经感传。

2.言语诱导和入静放松

针刺前，医师要耐心询问患者，说明其病变之来由和针刺治疗的效应，解除其心理负担和对治疗的疑虑，同时可适当配合言语诱导，以配合行气手法操作。询问内容可包括针感程度和性质，传导方向和部位，以及针感传导和维持的时间等方面。既不能用暗示，又要注意引导，其方法要巧妙。患者在进针后，必须令其充分放松，可用意守丹田或三线放松功法，使患者处于“入静”状态，亦即“缓节柔筋而心调和”的状态，以配合行气手法，诱发气至病所。

3.取穴准确和基础针感

在和病所相关的经脉上，根据辨证结果，正确地循经选穴取穴，做到病、经、穴三者吻合，是气至病所的必要前提。一般来说，四肢穴位、肌肉丰厚处，针感明显者容易获得气至病所的效应，且易控制感传方向。要促使气至病所，其针感不能过强。如手下感觉过于紧涩，常不易获得针感传导；手下感觉略显沉紧，患者主诉有轻、中度麻酸胀感时，则较易引发循经感传。在临床上，掌握基础针感的性质，对气至病所极为重要。欲使针感放散，常首先要找到麻感，使之向一般部位传导，然后再改变手法使之向预定方向传导。如见明显酸感，可根据具体情况进行调节，务必保持良好适度的基础针感，是行气至病所的重要条件之一。

(邱　媛)

第二节　进　　针

一、持针法

持针法是医师操作毫针保持其端直坚挺的方法。临床常用右手(刺手)持针，以三指持针法为主。“持针之道，坚者为宝”是持针法操作的总则。同时，医师持针应重视“治神”，全神贯注，运气于指下，勿左顾右盼，以免影响针刺疗效，给患者造成不必要的痛苦。

(一)方法

1.两指持针法

用拇指、示指末节指腹捏住针柄,适用于短小的针具(图 4-1)。

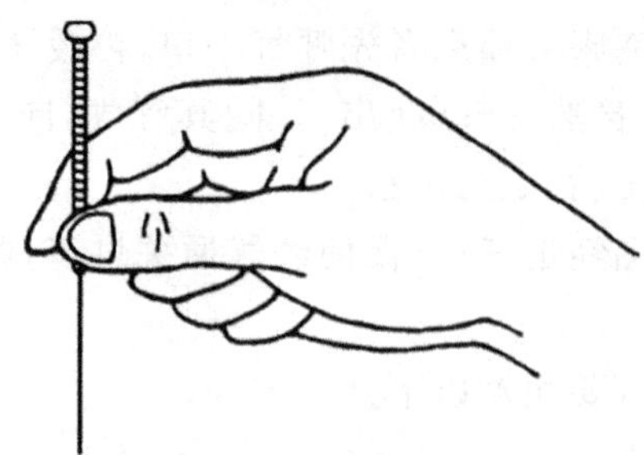

图 4-1 两指持针法

2.三指持针法

用拇指、示指、中指末节指腹捏拿针柄,拇指在内,示指、中指在外,三指协同,以保持较长针具的端直坚挺状态(图 4-2)。

3.四指持针法

用拇指、示指、中指捏持针柄,以无名指抵住针身,称四指持针法。适用于长针操持,以免针体弯曲(图 4-3)。

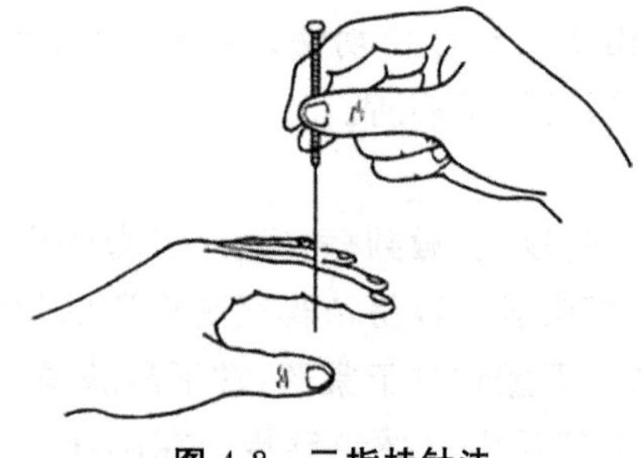

图 4-2 三指持针法

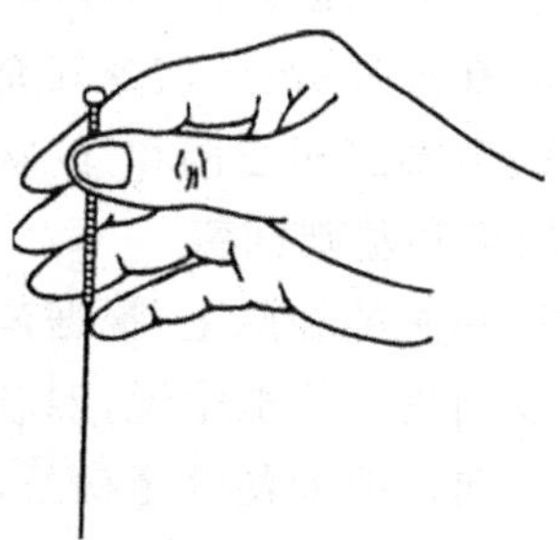

图 4-3 四指持针法

4.持柄压尾法

用拇指、中指夹持针柄,示指抬起顶压针尾,三指配合将针刺入。适用于短针速刺(图 4-4)。

5.持针身法

用拇、示两指捏一棉球,裹针身近针尖的末端部分,对准穴位,用力将针迅速刺入皮肤(图 4-5)。

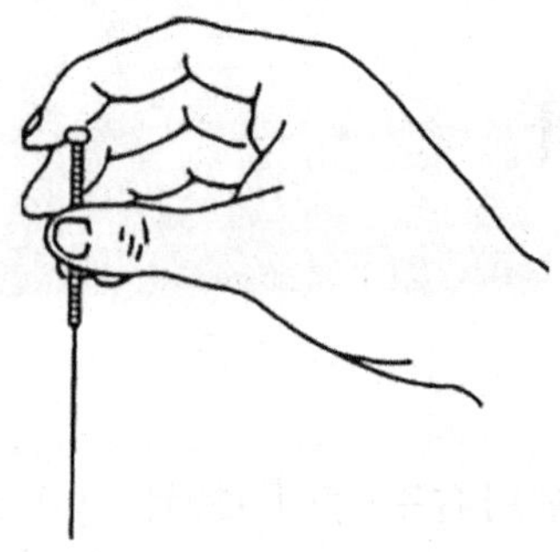

图 4-4 持柄压尾法

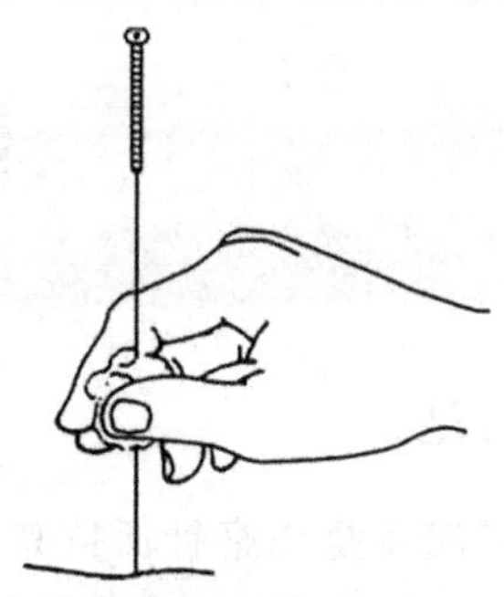

图 4-5 持针身法

6.两手持针法

用右手拇、示、中三指持针柄，左手拇、示两指握固针体末端，稍留出针尖1～2 分许。适用于长针、芒针操持。双手配合持针，可防止长针弯曲，减少进针疼痛(图 4-6)。

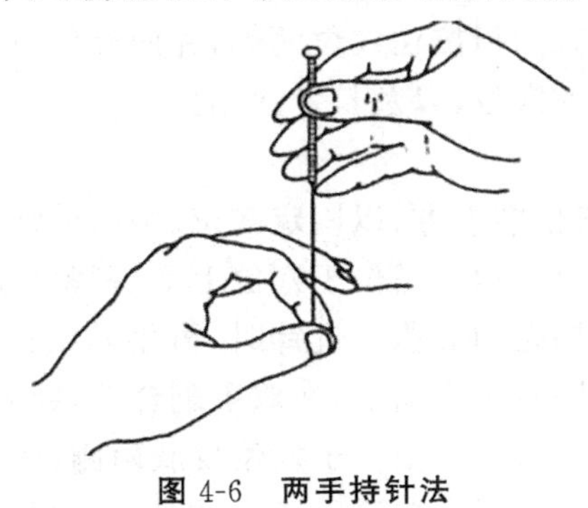

图 4-6 两手持针法

(二)临床应用

1.保持针体端直坚挺

应用以上诸法持针，可保持针体端直，避免进针与行针过程中针体弯曲。

2.有助于指力深透

各种持针法如应用得当，有助于医师灵活利用自己的指力、掌力、腕力，通过针体到达针尖，从而使针尖易于透皮，并透达至穴位深层，从而激发经气。

3.掌握针刺的方向和深浅

有经验的针灸师可通过持针之刺手，体察针刺方向、深浅及有效刺激量，尤其是针下如鱼吞饵的得气感。

4.催气、守气、行气

刺入一定深度后，刺手持针应用各种手法，可激发和维持针感，并使其循经传导甚而气至病所。

(三)注意事项

1.持针必须端正安静

刺手持针，进针前要调神安息，进针时宜心、手配合，进针后仍须全神贯注，如此才能达到针刺有效的目的。

2.持针必须正指直刺

刺手持针宜将针柄(或针体)固定，以保持针体端直坚挺，不致弯曲、歪斜。

二、押手法

押手法是医师用手按压、循摄穴位皮肤和相关经脉，以协同刺手进针行针的方法。临床常用左手按压、爪切穴位，称为押手。针刺时押手的正确运用，有揣穴定位、爪切固定、减轻疼痛、激发经气等实际意义。历代医家如窦汉卿、杨继洲、高武、汪机，以及近现代医家周树冬、赵缉庵、陈克勤等均重视押手的应用，在具体操作上又有较多补充和发展。

(一)方法

押手一般可分为指按和掌按两法，常用左手按压、爪切，也有用右手为押手者。

1.指按法

指按法为进针时用左手手指按压的方法。

(1)单指押手法:用左手拇指或示指定穴位后,用指尖按压、爪切穴位。适用于一般情况。

(2)双指押手法:用左手拇指、示指按住穴位两侧,并向外用力将皮肤撑开,以固定穴位,便于进针。适用于肌肉松弛、肥厚处的穴位,以及长针深刺。

2.掌按法

掌按法为用左手手掌按压穴位左下方,以固定穴位、协同进针的方法。

(1)左手掌位于穴位左下方,拇、示二指位于穴位上下,绷紧皮肤,固定穴位,其余三指自然屈曲或伸开放平,尽量扩大与皮肤接触的面积。进针时,可用其余三指在穴位周围等处频频爪刮、轻弹,或用力点按。押手与刺手同时用力向下,在双手配合下,针尖随之迅速透皮。

(2)左手掌位于穴位左下方,示、中二指位于穴位皮肤两侧,用示指重按穴位,中、示二指紧夹针体末端(近针尖处),再用左手拇指抵住右手的手掌心处,以协同右手进针。进针时,左手两指紧压穴位,拇指紧抵右手掌心,可减轻疼痛,固定穴位,尤宜于长针。这是近代医家赵缉庵常用的押手法,姑名之为"赵缉庵押手法"。

(二)临床应用

1.揣穴定位

临床常用左手揣穴,取定腧穴的部位,或两手配合分拨、动摇、旋转、循按,使穴位显露,并避免刺入肌腱、血管、关节、骨骼等处而造成损伤。

2.减轻进针疼痛

用左手手指爪切或手掌按压穴位,或在进针时按揉穴位,使局部感觉减退,可减轻针刺疼痛,甚而达到无痛。双手配合,是无痛进针的重要方法之一。

3.辨别得气

进针之前用左手揣揉按压穴位,或在进针后用左手循摄穴位相关经脉,可激发经气,迅速获得针感,如左手指下有如动脉搏动一样的感觉,即是气至的征象。许多有经验的针灸医师,都通过手指触觉来体会"气至"感应,如穴周肌肉有抽动、跳动感等。

4.减轻组织损伤

临床正确应用押手固定穴位,可协同掌握针刺方向和深浅,减轻因手法过强而引起的肌肉挛缩和局部出血,从而减轻组织损伤所引起的疼痛,以及滞针、弯针、折针等意外情况的发生。

(三)注意事项

(1)一般情况下,应双手协同进针,左手按穴,右手持针刺入。如双手同时持针操作,可分别用左右手的小指或无名指按压穴位,以代替押手。

(2)押手用力宜与刺手配合,适度而施。或双手同时用力下压,或左手稍稍放松、右手持针向下刺入,总以方便进针为原则。

三、进针法

进针法又称下针法,是将毫针刺入穴位皮下的技术方法。临床常用的进针法有双手、单手、管针3类。若从进针速度而言,又有快速进针与缓慢进针的区别。不论哪一种进针法,其关键在于根据腧穴部位的解剖特点,选择合适的毫针,并重视"治神"和左右手的配合,以达到无痛或微痛的进针。

历代医家重视进针方法的应用，但多散见于文献各处。唯清代周树冬《金针梅花诗钞》中专列“进针十要”，分为端静、调息、神朝、温针、信左、正指、旋捻、斜正、分部、中的等十方面内容，对临床从事针灸工作者有一定指导意义。现代各家尤其重视无痛进针，在快速进针等法的应用方面有较多发展。

(一)方法

1.双手进针法

双手进针法即左手按压爪切，右手持针刺入，双手配合进针的操作方法。

(1)爪切进针法：又称指切进针法，临床最为常用。左手拇指或示指的指甲掐切固定针穴皮肤，右手持针，针尖紧靠左手指甲缘速刺入穴位(图 4-7)。

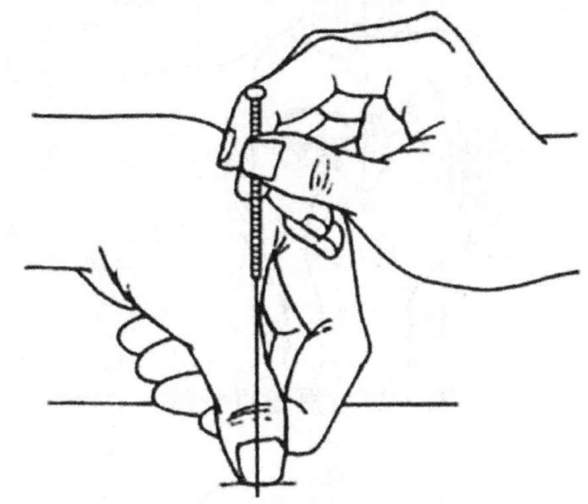

图 4-7　爪切进针法

(2)夹持进针法：多用于 3 寸以上长针。左手拇、示二指捏持针体下段，露出针尖，右手拇、示二指持针柄，将针尖对准穴位，双手配合，迅速将针刺入皮内，直至所要求的深度(图 4-8)。

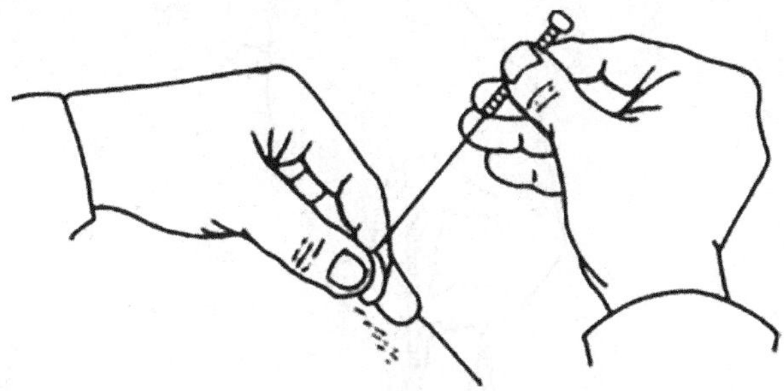

图 4-8　夹持进针法

(3)舒张进针法：左手五指平伸，示、中二指分张置于穴位两旁以固定皮肤，右手持针从左手示、中二指之间刺入穴位(图 4-9)。行针时，左手中、示二指可夹持针体，防止弯曲。此法适用于长针深刺。对于皮肤松弛或有皱褶处，用左手拇、示二指向两侧用力，绷紧皮肤(图 4-10)，利于进针，多用于腹部穴位的进针。

(4)提捏进针法：左手拇、示二指按着针穴两旁皮肤，将皮肤轻轻提捏起，右手持针从提起部的上端刺入。此法多用于皮肉浅薄处，如面部穴位的进针(图 4-11)。

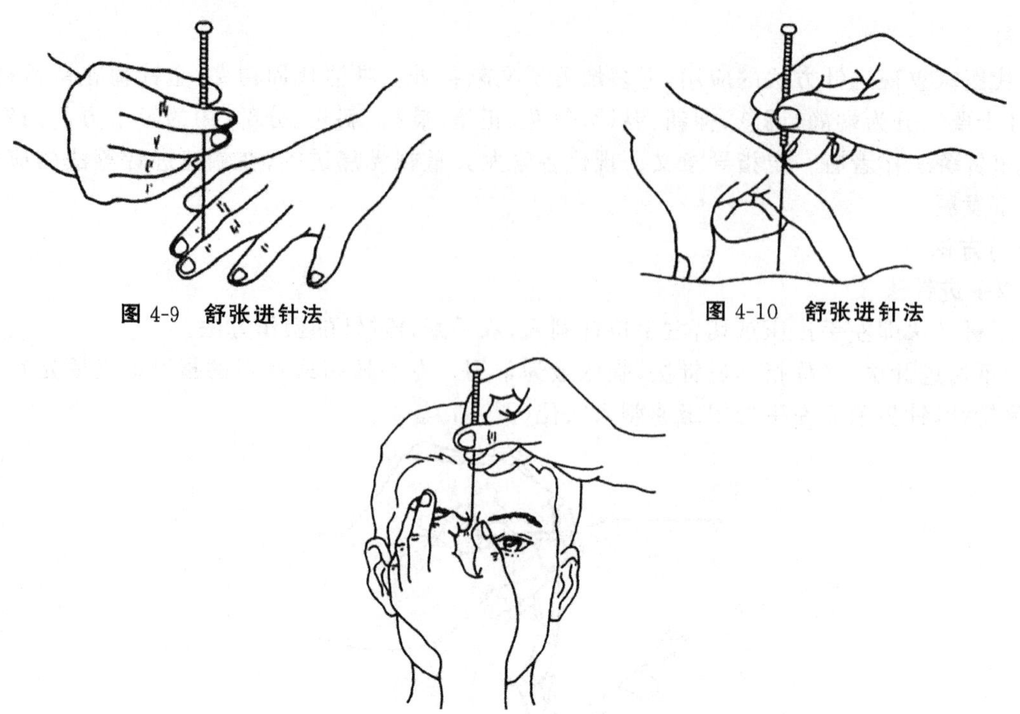

图 4-9 舒张进针法

图 4-10 舒张进针法

图 4-11 提捏进针法

2.单手进针法

多用于较短的毫针。用右手拇、示二指持针，中指端紧靠穴位，指腹抵住针体中段；当拇、示二指向下用力按压时，中指随之屈曲，将针刺入，直刺至所要求的深度。此法三指两用，在双穴同进针时尤为适宜(图 4-12)。

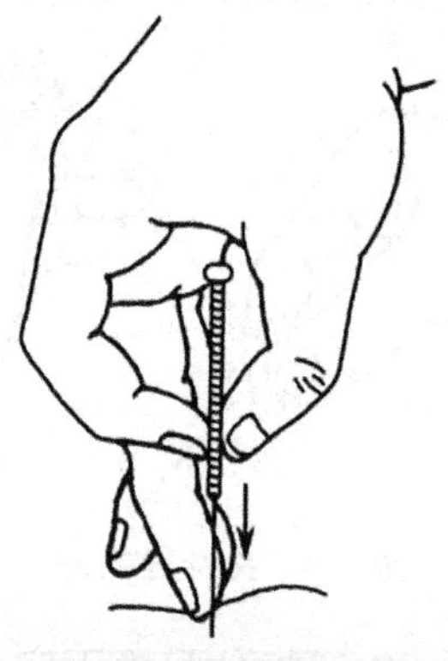

图 4-12 单手进针法

尚有梅花派单手进针法，其操作技术为用拇、示二指夹持针体，微露针尖两三分；用中指尖在针穴上反复揣摩片刻，发挥如同左手的作用，使局部有酸麻和舒适感。然后将示指尖爪甲侧紧贴在中指尖内侧，将中指第 1 节向外弯曲，使中指尖略离开针穴中央，但中指指甲仍紧贴在针穴边缘，随即将拇、示二指所夹持的针沿中指尖端迅速刺入，不施旋捻，极易刺入。针入穴位后，中指即可完全离开应针之穴，此时拇、示、中三指即可随意配合，施行补泻。

3.管针进针法

将针先插入用玻璃、塑料或金属制成的比针短 3 分左右的小针管内，放在穴位皮肤上，左手压紧针管，右手示指对准针柄一击，使针尖迅速刺入皮肤，然后将针管去掉，再将针刺入内(图 4-13)。此法进针不痛，多用于儿童和惧针者。也有用安装弹簧的特制进针器进针者。

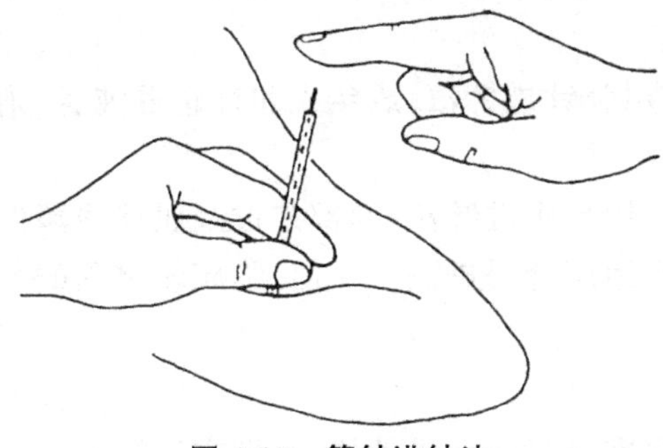

图 4-13 管针进针法

4.快速进针法

除上述爪切进针、夹持进针、管针进针之外，还可采用以下两种方法快速刺入。

(1)插入速刺法：医师用右手拇、示二指捏住针体下端，留出针尖两三分，在穴位切痕上猛急利用腕力和指力快速将针尖刺入皮肤。

(2)弹入速刺法：左手持针体，留出针尖两三分，对准穴位；右手拇指在前、示指在后，呈待发之弩状，对准针尾弹击，使针急速刺入皮下。可用于 2 寸以下的毫针，对易晕针者和小儿尤宜。

5.缓慢进针法

原则上进针宜迅速穿皮而无痛，但对于一些特殊部位仍宜缓慢进针，亦即“下针贵迟，太急伤血”之义。

(1)缓慢捻进法：左手单指爪切或双指舒张押手，右手持针稍用压力，轻微而缓慢地以＜45°角的手法，均匀捻转针柄，边捻边进，使针体垂直于皮肤，渐次捻刺皮内。进针时，不要用力太猛，捻转角度不可太大。

(2)压针缓进法：右手拇、示二指持针柄，中指指腹抵住针体，用腕力和指力不捻不转，缓慢进针匀速压入穴位皮内。针刺入皮内后，不改变针向，如遇有明显阻力或患者有异常感觉时，应停止进针。进针后不施捻转、提插手法。适用于眼眶内穴位及天突穴等(图 4-14)。

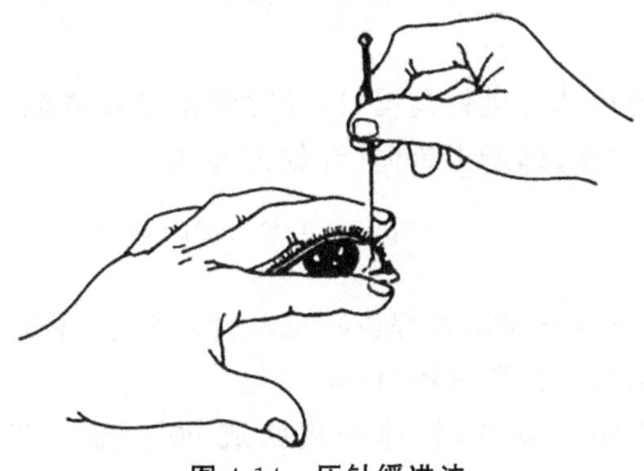

图 4-14 压针缓进法

(二)临床应用

进针法的合理应用，旨在刺入部位正确，透皮无痛或微痛，迅速取得针感。为此，根据不同情况选择应用相应的进针法,可达到以上所述的目的。

1.针具长度

2 寸以内的毫针,可采取爪切进针、单手进针和快速进针。2.5 寸以上的毫针,则宜采取夹持进针、缓慢捻进等进针法。

2.患者体质

小儿和容易晕针者,宜采用管针进针法;成年人和针感迟钝者,则可采用其他各种进针法。

3.腧穴部位

腹部穴位及肌肉松弛处宜用舒张进针法,面部穴位及肌肉浅薄处宜用提捏进针法,眼眶内穴位及一些特殊穴位(天突)则宜用压针缓进法。目前,临床较常用的是爪切进针法、快速插入法和缓慢捻进法。

(三)注意事项

(1)进针必须持针稳,取穴准,动作轻,进针快(个别亦须慢)。

(2)进针必须手法熟练,指、腕、掌用力均匀。在双手进针时,押手爪切按压,刺手持针刺入,相互配合。

(3)进针前要对患者做好安慰工作,要求医患双方配合,进针时患者体位合适,切莫随意变动。

(4)进针时可配合咳嗽、呼吸等法,以减轻进针疼痛。随咳下针,还可激发经气。如针刺头额等痛觉敏感处,可屏息以缓痛。

(陈思宇)

第三节　针刺方向和深浅

进针入穴后,根据针刺治疗的要求和腧穴部位的特点,正确掌握针刺的方向和深浅,并根据针刺感应和补泻法等具体情况,适度调节针向和深浅,是获得、维持和加强针感的重要措施。

一、针向法

在进针和行针过程中,合理选择进针角度,以及时调整针刺方向,以避免进针疼痛和组织损伤,获得、维持与加强针感的方法,即所谓针向(针刺方向)法。

(一)方法

1.进针角度选择法

进针角度选择法指进针时可根据腧穴部位特点与针刺要求,合理选择针体与表皮所形成角度的方法。一般分为直刺、斜刺和横刺 3 种(图 4-15)。

(1)直刺法:将针体垂直刺入皮肤,针体与皮肤成 90°。适用于大多数穴位,浅刺与深刺均可。

(2)斜刺法:将针体与皮肤成 45°左右,倾斜刺入皮肤。适用于骨骼边缘和不宜深刺者,如需避开血管、肌腱,也可用此法。

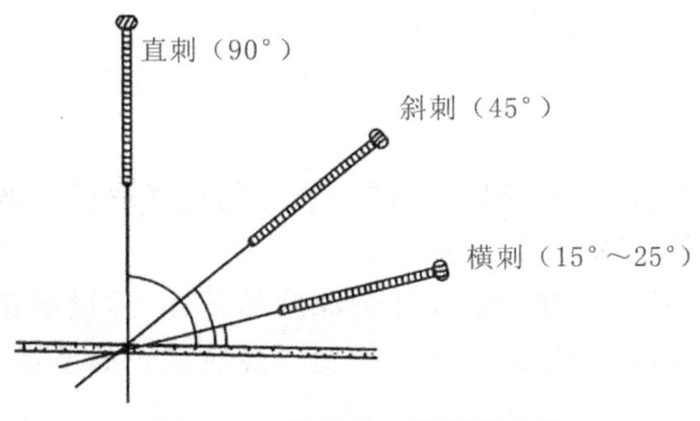

图 4-15 常用的 3 种进针角度

(3)横刺法：又称沿皮刺、平刺或卧针法。沿皮下进针，横刺腧穴，使针体与皮肤成 15°左右，针体几乎贴近皮肤。适用于头面、胸背及皮肉浅薄处。

2.针向调整法

针向调整法指针刺入穴位后，根据针感强弱及其传导方向等情况，以及时提针、调整针向以激发经气的方法。

(1)针向催气法：在针刺入穴内一定深度，行针仍不得气，或针感尚未达到要求时，可提针至浅层，呈扇状向穴位深层再度刺入。

(2)针向行气法：行针得气后，为促使针感传导、控制感传方向，可搬倒针体、调整针向，使针尖对准病所(或欲传导之方向)，再次刺入或按针不动。常配合应用摆、努、按、关闭、循、摄等辅助手法。

(二)临床应用

1.保证针刺安全，避免针刺疼痛

针刺时根据不同穴位组织结构与生理特点，严格掌握进针角度和针刺方向，可避免针刺疼痛和组织损伤，防止重要脏器的损伤。如肺俞、风门宜微斜向脊柱直刺 5 分至 1 寸，不可深刺以免损伤肺脏。哑门穴宜对准口部、耳垂水平进针，直刺 1 寸，不可向内上方深刺，以免损伤延髓。

2.通经导气

采取适当针刺方向，将针尖对准病所，再施行各种手法如循、摄、弹、摆、搓、捻转、按压关闭等，可促使经气运行，达到气至病所的目的。在得气基础上，针尖向上可使气上行，针尖向下可使气下行，往往较单纯应用循、摄等法为佳。

3.有效地发挥腧穴治疗作用

通过不同针向的针刺，可达到不同的针感，从而扩大腧穴主治范围，发挥其治疗作用。如秩边穴直刺，针感向下肢放射至足跟，可治下肢疼痛、瘫痪；向会阴部方向斜刺，针感可向外生殖器放射，治生殖器疾病；向内下方斜刺，针感向肛门部放射，可治脱肛、痔疮。

4.透穴而起到一针多穴作用

根据不同治疗要求，采取不同针向，一针透多穴，临床可用直刺、斜刺、沿皮刺，以及单向透刺、多向透刺等方法，疏通经络，调整气血运行，促使针感扩散、传导，达到更佳的治疗效应。

(三)注意事项

(1)针刺方向要根据施术部位、腧穴特点、病情需要、患者体质、形体胖瘦等具体情况决定，选择合适的角度进针。

(2)针刺方向要以能否得气为准则，不得气时要调整方向，使气速至，得气后则应固定针向，守气调气。

二、针刺深浅法

针刺深浅法是根据腧穴部位特点和病情需要，在针刺得气取得疗效前提下，结合患者体质、针刺时令等因素，正确掌握针刺深度的方法。

在皇甫谧《针灸甲乙经》卷三中有342穴针刺深度的记述，后世诸家大多以此为据。近代以来，各穴针刺深度大多有增无减。但必须指出，针刺深浅应该正确掌握，以确保安全而取得针感为原则。

(一)方法

1.依据腧穴部位定深浅

一般肌肉浅薄，内有重要脏器处宜浅刺；肌肉丰厚之处宜深刺。如头面、胸背部及四肢末端腧穴当浅刺，腰背、四肢、腹部穴位可适当深刺。此即“穴浅则浅刺，穴深则深刺”。此外，还应根据经脉阴阳属性来掌握针刺深浅。一般来说，阳经属表宜浅刺，阴经属里宜深刺。

2.依据疾病性质定深浅

热证、虚证宜浅刺，寒证、实证宜深刺。如“脉实者，深刺之，以泄其气；脉虚者，浅刺之，使精气无得出。”“气悍则针小而入浅，气涩则针大而入深。”表证，可浅刺以宣散；里证，宜深刺以调气等。总之，应辨疾病证候之性质来选择针刺深浅。

3.依据疾病部位定深浅

一般病在表、在肌肤宜浅刺，在里、在筋骨、在脏腑宜深刺。“刺骨者，无伤筋；刺筋者，无伤肉；刺肉者，无伤脉；刺脉者，无伤皮；刺皮者，无伤肉；刺肉者，无伤筋；刺筋者，无伤骨。”

4.依据体质定深浅

一般肥胖、强壮、肌肉发达者，宜深刺；消瘦、虚弱、肌肉脆薄者，宜浅刺。成年人宜深刺，婴儿宜浅刺。

5.依据时令定深浅

“春夏宜刺浅，秋冬宜刺深。”“春气在毛，夏气在皮肤，秋气在分肉，冬气在筋骨，刺此病者各以其时为齐。故刺肥人者，以秋冬之齐；刺瘦人者，以春夏之齐。”《难经·七十难》解释说：“春夏者，阳气在上，人气亦在上，故当浅取之；秋冬者，阳气在下，人气亦在下，故当深取之。”

6.依据得气与补泻要求定深浅

针刺后浅部不得气，宜插针至深部以催气；深部不得气，宜提针于浅部以引气。有些补泻方法要求先浅后深，或先深后浅，此时应依据补泻要求定针刺深浅。

(二)临床应用

1.深浅刺法

根据病变深浅，分别采用浅刺与深刺，以治皮、肉、筋、脉、骨之疾。浅刺如毛刺、半刺、浮刺，深刺如输刺、短刺、关刺等；并灵活选择针具，浅刺用短毫针、镍针和皮肤针，深刺用较长的毫针、芒针等。

2.深浅补泻

结合营卫、徐疾等补泻法，补法从卫分(浅层)候气，泻法从营分(深层)候气。补法由浅层逐渐深入，三部进针，一部退针；泻法由深层逐渐退出，一部进针，三部退针。

3.透穴刺法

应根据病变深浅和腧穴部位特点，采取直刺深透、斜刺平透、横刺浅透。病在浅表、皮薄肉少，宜在浅层沿皮透刺，如地仓透水沟；病在肌肉、四肢穴位，宜斜刺平透，如合谷透后溪；病在肌腱关节，可直刺深透，如肩髃透极泉。

4.取穴处方

浅刺取穴宜多，可反复多行捻转，适用于病变后期、正气不足者；深刺取穴宜少，中病即止，注意掌握深度，勿盲目提插捻转，适用于病变进行期、邪气炽盛者。

5.深刺处方

如治中风假性延髓性麻痹吞咽困难，翳风穴用3寸针，向喉结方向进针2.25寸，行小幅度、高频率捻转手法，配风池、完骨、内关、天柱、合谷、太冲等可取得佳效。针刺翳风穴深部可及颈内动脉，风池穴深部有椎动脉、椎静脉，从而可改善椎-基底动脉及颈内动脉的血液循环，获得临床效果。

又如通阳要穴大椎，取用以治阳气失于温通之阳气郁闭证时，可在保证安全前提下适当深刺（一般可刺2寸）。并因其针刺角度不同而使针感向不同方向传导，从而达到预期的临床疗效。

（三）注意事项

（1）针刺深浅应以得气为准，并根据治疗要求，结合针刺方向和手法操作来掌握。

（2）针刺深浅宜确保安全，在各穴深浅分寸的标准范围内掌握。如确需深刺并超过界定范围者，必须认真仔细体察针下感觉，在充分掌握局部解剖特点的前提下进行操作，以免损伤重要脏器、血管、神经等组织。

（3）针刺深浅以病位深浅、病证虚实寒热为关键，病深则深刺，病浅则浅刺，以免犯“虚虚实实”之戒。

（陈思宇）

第四节 提插和捻转

进针后施以一定手法，促使针下得气，气至后又可行针，以加强针感。其基本手法是提插和捻转。提插和捻转手法，既可单独施行，又可合并运用。在临床上，提插、捻转兼施，用力均匀，速度缓慢，手法平和，即所谓导气法。

一、提插法

提插法包括上提和下插两个动作，即针体在腧穴空间上下的运动。《灵枢·官能》篇有“伸”和“推”的方法，但尚未述及提插之名。实际上，伸就是提，推就是插。提插法常称为提按法，琼瑶真人《琼瑶神书》就有“提提、按按”之称。提针和插针两者相对，一上一下，是进针达到一定深度后，在所要求的层次或幅度内反复操作的手法，与分层进退针不可混淆。

提插是针刺过程中具体行针的基本手法，陈会《神应经》用以催气，杨继洲《针灸大成》用以行气，泉石心《金针赋》则结合在“龙虎龟凤”四法中。后世在“推而内之是谓补，动而伸之是谓泻”（《难经·七十八难》）的启发下，将提插法应用于针刺补泻，发展为单式补泻手法的一种，并与徐疾、捻转、呼吸、九六补泻等结合，构成烧山火和透天凉等各种复式补泻手法。所以杨继洲《针灸大成》有“治病全在提插”之说，可见其在针刺过程中具有重要作用。

(一)方法

1.提插法

进针后，将针从浅层插至深层，再由深层提到浅层。前者为下插，又谓内、入、按、推；后者为上提，又称出、伸、引。下插与上提的幅度、速度相同，均匀不分层操作。如此一上一下均匀的提插动作，是为提插法。(图 4-16)

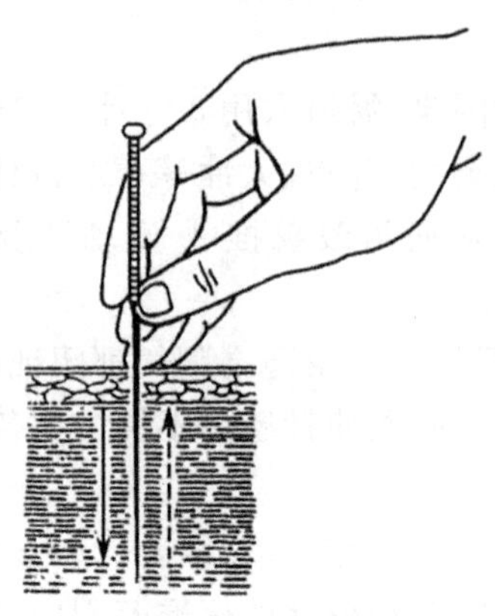

图 4-16 提插法

2.分层呼吸提插法

提插结合患者呼吸，并分层操作，提针与插针并无用力之不同。如先在人部(穴位中层)得气后，趁患者吸气时，提针退至天部；或趁患者呼气时，将针插至地部。如此反复进行，可促使经气运行。

(二)临床应用

1.催气

针刺未得气，可用提插、捻转结合，促使气至。单独运用提插手法，也有催气作用。

2.行气

在针刺得气基础上，针体在 1 分左右范围内连续均匀提插，可使针感扩散。《针灸大成》云：“徐推其针气自往，微引其针气自来。”此即指提插可以行气，可使针感扩散，甚至循经感传、气至病所。提插亦可配合呼吸，如此则激发经气的作用更加明显。

(三)注意事项

(1)提插作为基本手法时，指力要均匀，提插幅度一般以 3～5 分为宜，不可过大。同时频率也不宜过大。

(2)提插幅度大(3～5 分)，频率大(120～160 次/分)，针感即强；反之，提插幅度小(1～2 分)，频率小(60～80 次/分)，针感相对较弱。因此，需根据患者体质、年龄与腧穴部位深浅，乃至病情缓急轻重、接受针刺的次数(初诊、复诊)而逐步调节提插的幅度与频率。

(3)提插又称提按：提并不是要拔针外出，与出针不同；插也不是使针直入，仅是按插针体，使其下沉。

(4)肌肉非薄的穴位，用提插宜慎，一般可用捻转法代替。

二、捻转法

捻转法是拇、示二指持针，捻动针体使针左右均匀旋转的手法。作为一种基本手法，《灵枢·官能篇》云："切而转之""微旋而徐推之"。其中的旋和转，即指捻转针体的动作。《黄帝内经》中有关捻转针体动作的描述，尚无左转、右转的区别，尽管后世有以左转、右转针体来注释《黄帝内经》针刺补泻手法的，但毕竟无可靠的文献依据。直至金代，窦汉卿《针经指南》才以左转、右转的动作来区别针刺补法和泻法，从而发展为捻转补泻手法。捻转又称为撚，临床应用广泛。除捻转可以进针之外，还可配合提插以催气，配合针向与呼吸行气。

(一)方法

作为基本手法的捻转，即针体进入穴位一定深度以后，用拇指和示指持针，并用中指微抵针体，通过拇、示二指来回旋转捻动，反复交替而使针体捻转。(图 4-17)

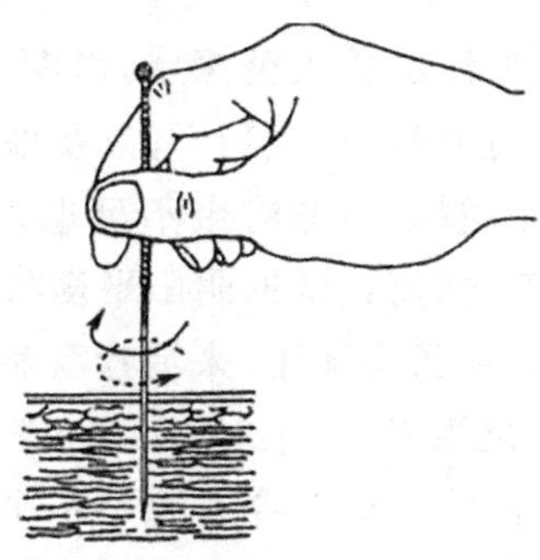

图 4-17 捻转法

捻转时，拇指与示指必须均匀用力，其幅度与频率可因人而异。患者体弱，对针刺敏感者，捻转幅度小(180°)，频率小(60～80 次/分)；患者体强，对针刺不太敏感者，捻转幅度大(360°)，频率大(120～160 次/分)。因其用力均匀，左右交替旋捻，无左转与右转用力之别，故有人称为"对称捻转术"。

(二)临床应用

1.进针

捻转进针是临床常用的方法，一般可用轻微、缓慢、幅度＜90°的捻转手法进针。

2.催气

针刺至一定深度，患者尚未得气时，可将针上下均匀地提插，并左右来回地做小幅度的捻转，如此反复多次，可促使针下得气，是目前临床常用的催气法。

3.行气

(1)配合呼吸：呼气时，拇指向前用力大些，向后用力小些，如此捻转，以左转为主，经气可向穴位下方传导。吸气时，拇指向后用力大些，向前用力小些，如此捻转，以右转为主，经气可向穴位上方传导。

(2)配合针刺方向(针尖)：即利用针刺方向行气，出现针刺感应循经传导时，将针体连续捻转，幅度稍大时，使针下有紧张感，往往可促使针感进一步循针尖方向扩散，甚至达到"气至病所"的效果。

4.针感保留与消减

将出针时，用力持针向一个方向捻针，然后迅速出针，可使针感保留。针感保留的强弱程度及时间长短，与用力和捻转幅度有关。如将出针时，针感过强，患者难以忍受，医师可用极轻微的指力持针，均匀反复捻转针体，针感即可迅速减轻或消失。

(三)注意事项

(1)以拇指和示指末节的指腹部来回捻转。

(2)捻转的幅度一般掌握在180°左右，最大限度也应控制在360°以内。具体情况须根据治疗目的、患者体质及耐受度而定。

(3)捻转时切忌单向连续转动，否则针体容易牵缠肌纤维而使患者感到局部疼痛，并造成出针时的困难。

(4)捻转手法应轻快自然，有连续交替性，不要在左转与右转之间有停顿。

三、导气法

导气法是徐入徐出，缓慢地由穴位浅层进入至深层，由深层退出至浅层，不具有补泻作用的针刺手法。在临床上，本法常用于气血逆乱、清浊相干，以及虚实病证表现不明显者。导气之名，“徐入徐出，谓之导气，补泻无形，谓之同精，是非有余不足也。”导，有引导之义。导气之旨，在于引导脏腑经络中互扰乖错的清浊之气，恢复正常的阴阳平衡状态。金元李东垣阐发经旨，重视气机升降，立法升清降浊，以“导气”针法和药物同用，来治疗各种病症。明代高武《针灸聚英》专列“东垣针法”一节，详明五乱导气针法之要诀。刘纯《医经小学》平针法，按天、人、地三部徐徐而入，再按地、人、天三部徐徐而出，是属导气法。今人论平补平泻，云进针后“再作均匀地提插捻针，使针下得气，然后根据情况，将针退出体外，这种方法主要用于虚实不太显著或虚实兼有的病证”。这种以得气为度的手法，不具有补泻作用，手法平和，应属本法。

(一)方法

1.导气法

根据从阳引阴、从卫取气，从阴引阳、从营置气的原则，在进针得气后做导气手法。由天部徐徐进针至地部，再从地部徐徐退针至天部；或由地部徐徐退针至天部，再从天部徐徐进针至地部。每进退1次需时3～4分钟，每1次为导气1°。可反复行针3°～5°。每度导气可留针3～5分钟后，再行下一度导气手法，也可连续操作。待导气完毕后，留针15～20分钟。

2.平补平泻法

进针至穴位一定深度，用缓慢的速度，均匀平和用力，边捻转、边提插，上提与下插、左转与右转的用力、幅度、频率相等，并注意捻转角度要在90°～180°，提插幅度尽量要小，从而使针下得气，留针20～30分钟，再缓慢平和地将针渐渐退出。

(二)临床应用

1.催气、守气

如针刺尚未得气时，可用本法催气，促使针下得气；如已得气，可用以维持与保留针感。

2.适用病症

本法可用于虚实不太明显或虚实相兼的慢性病症，如郁证、瘿病、慢性喉痹、癫病、脏躁、遗精等。尤其适用于清浊相干、气乱于脏腑经络的病症，如胸痹、咳嗽、脘痞、胀满、痹证等。在临床上，可根据脏病取背俞、腑病取募穴，经脉病取荥、输穴(以输穴为主)的原则来取穴，远取与近取结合组方，施以本法每有佳效。

(三)注意事项

(1)本法操作的全过程,医师必须全神贯注,用力均匀,进、退针的方向和每度导气的针刺深度要保持一致。

(2)注意"徐入徐出",进入针与退出针的时间相等,用力均匀,速度缓慢,始终如一。本法不同于徐疾补泻(进针、退针两者时间不等),也不同于提插补泻(提针、插针用力大小不等,速度有快、慢之分)。

(3)手法平和,有连续性,务使针感舒适,不宜过强(补泻无形)。

(4)根据不同情况决定留针时间长短,一般可留针20~30分钟。

(陈思宇)

第五节 留针和出针

在针刺得气以后,可根据病情需要,将针留置穴内或取出穴外,前者称为留针,后者称为出针。留针与出针两法,在临床上是加强针刺感应,协助针刺补泻,提高针刺疗效的又一重要方法,不可忽视。

一、留针法

留针法是针刺得气以后,将针体留置穴内,让它停留一段时间后,再予出针的方法。临床可分为静留针法和动留针法两种,根据病情和患者体质不同而分别使用。此外,还有不少患者并不适宜留针,有的留针反而会影响疗效。因此,对是否需要留针,以及留针时间的长短,都必须辨证而施,不可机械。

留针法为历代医家所重视。在《黄帝内经·灵枢》81篇经文中,言及留针法应用的就有29条之多。如《灵枢·本输》篇根据四时阴阳之序指出:"冬取诸井诸腧之分,欲深而留之。"《灵枢·经脉》篇则认为,热证宜疾出针,寒证宜久留针。此外,还有依据患者形体肥瘦等具体情况来决定留针与否的经文。

对于留针法的应用,承淡安《中国针灸学》将其分为置针术和间歇术,前者即静留针法,后者即动留针法。他认为,置针术可抑制镇静,间歇术则以兴奋为目的。

(一)方法

根据留针期间是否间歇行针,可分为以下两类方法施用。

1.静留针法

针刺入穴内,让其安静自然地留置一段时间,其间不施行任何针刺手法。《素问·离合真邪论》所云"静以久留",即是此例。静留针法,又可根据病证情况的不同,分别采取短时间静留针和长时间静留针法。短时间静留针法,可静留针20分钟至1小时;长时间静留针法,可静留针几小时,甚而几十小时,现代大多用皮内针埋植代替。

2.动留针法

将针刺入穴内,得气后仍留置一段时间,其间间歇行针,施以各种手法。短时间动留针法,可留针20~30分钟,其间行针1~3次;长时间动留针法,可留针几小时,甚而几十小时,每10~

30 分钟行针 1 次，在症状发作时尤当及时行针，加强刺激量。

（二）临床应用

1.候气

进针至穴内一定深度后，可静以留针，以候气至。《素问·离合真邪论》云："静以久留，以气至为故，如待所贵，不知日暮"就是这种候气法。候气时，可以采用静留针，也可采用捻转、提插结合以催其气至。

2.守气和行气

留针期间静而留之，保持针体在穴内深度不变，或手持针柄运气于指下，并治神调息，以维持针感，是为守气之法。留针期间，调整针刺方向与深浅，或采用相应的手法间歇行针以加强针感，促使针感循经传导，是为行气。

3.协调补泻

虚寒证用各种针刺补法后，再予留针，有的在留针一段时间后可出现针下热感，正气得以充实。实热证用各种针刺泻法后，再予留针，有的在留针期间可出现针下凉感，邪气得以清泄。

4.辨证施用

留针需根据患者的具体情况而施用。急性病症或慢性病急性发作，如急性细菌性痢疾、急腹症、哮喘和坐骨神经痛等症状发作时，宜长时间行动留针法；慢性病患者一般采用静留针法，体弱不耐针刺者可短时间静留针，顽固性病症如头痛、久泻、慢性鼻炎等，可采取长时间静留针法。头皮针、耳针或远道刺、巨刺时，留针期间可配合病所运动、导引、按摩诸法。正气不虚，症状不显著，常采用短时间动留针法。留针应根据病证性质而施，里证、阴证、寒证宜久留针，表证、阳证、热证宜短时间留针，甚而不留针。留针还必须因人、因时制宜。婴幼儿不宜留针，可浅刺、疾刺；老年人、体虚者可短时间留针；青壮年则可留针时间适当延长。春夏季留针时间宜短，秋冬季留针时间则可适当长些。

（三）注意事项

1.根据患者针感和针刺耐受性来掌握

针感显著、气至病所，或对针刺不能耐受者，宜短时间留针，甚而不予留针。针感不显、感应迟钝，或对针刺有较强耐受性者，可采用长时间留针或间歇行针。

2.根据治疗要求正确使用

针刺已达到治疗目的，所谓"中病"者，如仍留针不去则会损伤正气。如针刺未达到治疗目的，留针时间过短，又易造成邪气滞留、病情反复等不良后果。

3.要保持环境适宜

一般而言，留针大多取患者卧位的姿势，患者应保持体姿舒适平稳，避免乱动、乱碰，以免滞针、弯针、折针等。留针时，诊室要保持安静，空气要保持清新，气氛良好，以免影响患者情绪。冬春寒冷季节，留针时要保持室内温度，对虚寒者尤须覆盖衣被以保暖。

二、出针法

出针是毫针技术操作过程的最后步骤，是针刺达到要求后将针取出的方法。在临床上，出针法应根据病证虚实、患者体质、针刺深浅和腧穴特点等具体情况正确施行，否则会影响疗效，甚而引起出血、血肿、针刺后遗感等不良后果。

《灵枢·邪气藏府病形》云："刺滑者，疾发针而浅内之，以泻其阳气而去其热。刺涩者，必中其脉，随其逆顺而久留之，必先按而循之，已发针，疾按其痏，无令其血出，以和其脉。”经文中的“发针”即是出针。《素问・针解》云：“徐而疾则实者，徐出针而疾按之；疾而徐则虚者，疾出针而徐按之。”这都说明出针的快慢宜以脉象之滑涩、病证之虚实等为依据。

泉石心《金针赋》云：“出针贵缓，太急伤元气。”历代针家都强调指出，出针不可草率从事，否则容易耗伤气血，影响疗效。在现代临床上，对出针法又有发展。如高玉椿主张出针当重视先后顺序，有升降出针法的区别；而李志道则根据病情缓急，采用阴性和阳性不同的出针法。

(一)方法

1.双手出针法

出针前，稍捻针柄，待针下轻松滑利时方可出针。出针时，左手持一消毒干棉球按压穴位(或夹持针体底部)，右手拇、示二指持针柄，捻针退出皮肤。出针后，虚证宜速按针孔以防气泄；实证则摇大针孔，暂不按针孔，以祛邪。

2.单手出针法(梅花派)

用左手或右手拇、示二指捻动针柄，轻轻提针外出，中指则按住针孔旁的皮肤，略施力按摩或按压不动，以免肌肉随针牵起，再逐步或一次外提。出针后迅即用中指按压针孔或不按针孔。此法可用于左右手同时出针。

3.快速出针法

左手用干棉球按压腧穴旁，右手快速拔针而出。此法具有不疼痛、出针快的特点，适用于浅刺的腧穴。

4.缓慢出针法

左手用干棉球按压腧穴旁，右手持针先将针退至浅层，稍待片刻后缓缓捻针退出。此法可防止出针后出血，减轻针刺后遗的麻、胀、重、痛等不适感，不伤气血。

(二)临床应用

在临床上，出针法应根据病证虚实、病情缓急等情况正确施行。

出针补泻法：虚证宜徐出针而疾按针孔，为补法；实证宜疾出针而徐按针孔(或不按针孔)，为泻法。

(三)注意事项

1.出针前应注意针下感觉

一般而言，只有在针下感觉松动滑利时，方可出针。如针下沉紧，推之不动，按之不移，多为邪气未退、吸拔其针，或真气未至，或肌肉缠针产生滞针现象。此时不可出针，宜留针以候邪气退、真气至，或循、切经络腧穴周围，使气血宣散。滞针者可在针旁5分处再进一针，或左右前后各进一针，分别摇动捻转，使肌肉松弛，再逐步将针退出。必须注意的是，此时退针宜缓，退出些许，留针片刻，不得孟浪，以免折针、弯针。

2.出针时应注意用力轻巧

不论是快速出针，还是缓慢出针，都应柔和、轻巧、均匀捻动针柄，将针取出。如遇有阻力，宜稍停后再按一般方法施术。如用力过猛，往往会引起疼痛、出血及针刺后遗感。

3.头、目等部位应注意针孔按压

对于头皮、眼眶等易出血的部位，出针时尤其要注意缓缓而行，同时左手要用力按压针孔，出针后尤须用干棉球按压较长时间，以免出血或血肿。对于留针时间较长，出针后亦应着力按压针孔。

4.出针当重视先后顺序

一般而言，出针应按“先上后下、先内后外”的顺序进行。也就是说，先取上部的针，后取下部的针；先取医师一侧的针，后取另一侧的针。

5.针刺后遗感的处理

出针后，如针孔局部或循经上下胀、痛、麻木而难忍受，可用一手指轻微按揉落零五穴（手背第 2、第 3 掌骨间，指掌关节后 1 寸处）片刻，或针刺之，即可使其消减。此外，亦可在腧穴四周进行按摩，或循经上下推、按、敲、剁，以消减不适针感。

6.出针后患者须稍事休息

出针后不必急于让患者离去，当稍事休息，待气息调匀、情绪稳定后方可离去。有的患者出针后不久会出现晕针，有的患者出针后无局部出血或血肿，但过了片刻可能出血、血肿，因此出针后令患者休息，并严密观察，可防止意外发生。

（陈思宇）

第五章

灸　　法

第一节　艾炷着肤灸

艾炷着肤灸是将艾炷直接放置施灸部位皮肤上烧灼的方法，故又称直接灸。根据灸后有无烧伤化脓，又可分为化脓灸和非化脓灸。骑竹马灸、横三间寸灸等都是灸背部穴的特殊艾炷着肤灸。背部灸穴有特定测量法，在历史文献中殊多记述，值得研究。

一、瘢痕灸

瘢痕灸又称化脓灸，是用黄豆大或枣核大艾炷直接放置腧穴进行施灸，局部组织经烧伤后产生无菌性化脓现象（灸疮）的灸法。这种烧伤化脓现象，古称灸疮。因灸疮愈合之后，多有瘢痕形成，故又称瘢痕灸。王执中在《针灸资生经》言："凡着艾得灸疮，所患即瘥，若不发，其病不愈。"可见本法必须达到化脓方有效果，灸疮的发与不发是取效的关键。

（一）方法

1.体位选择

可采取卧位或坐位，应以体位自然，肌肉放松，施灸部位明显暴露，艾炷放置平稳，燃烧时火力集中，热力易于深透肌肉为准。亦需便于医师正确取穴，方便操作，患者能坚持施灸治疗全过程。体位放妥后，再在施灸部位上正确点穴，点穴可用圆棒蘸甲紫溶液或墨笔做标记。

2.施灸顺序

一般宜先灸上部，后灸下部；先灸背部，后灸腹部；先灸头部，后灸四肢；先灸阳经，后灸阴经。先阳后阴，取其从阳引阴而无亢盛之弊；先上后下，则循序渐进、次序不乱；先少后多，使艾火由弱而强，便于患者接受。

如需艾炷灸多壮者，必须由少逐次渐多，或分次灸之，即所谓报灸。需大炷者，可先用小艾炷灸起，每壮递增之，或用小炷多壮法代替。

但在特殊情况下，也可酌情灵活运用，不可拘泥。如气虚下陷之脱肛，可先灸长强以收肛，后灸百会以举陷等，如此才能提高临床疗效。

3.艾炷制备安放

艾炷按要求做好，除单纯采用细艾绒之外，也可加些芳香性药末，如丁香、肉桂等分研末（丁桂散），利于热力渗透。先在穴位上涂些凡士林，以增加黏附作用，使艾炷不易滚落。放好后，用线香点燃艾炷。

4.间断法和连续法

当艾炷燃尽熄灭后，除去灰烬，再重新换另一个艾炷点燃，称为间断法，不易出现灸感循经传导。不待艾炷燃尽，当其将灭未灭之际，即在余烬上再加新艾炷，不使火力中断，每可出现感传，则称为连续法。

5.灸穴疼痛灼热

当艾炷燃烧过半时，灸穴疼痛灼热，患者往往不能忍受。此时，医师可用手拍打穴处周围，或在其附近抓挠，或拍打身体其他部位，以分散其注意力，从而减轻疼痛。一般只有在第1壮时最痛，以后各壮就可忍受。

6.艾炷灸补泻

以徐疾和开阖分别补泻。

(1)补法：艾炷点燃置穴，不吹其火，待其徐徐燃尽自灭，火力缓慢温和，是为徐火、弱火。灸治的时间较长，壮数可多。灸毕一炷，用手指按一会儿施灸穴位，是闭其穴，以使真气聚而不散。

(2)泻法：艾炷置穴点燃，用口吹旺其火，促其快燃，火力较猛，快燃快灭，是为疾火、强火。当患者觉局部灼痛时，即迅速更换艾炷再灸。灸治时间较短，壮数较少，灸毕不按其穴，是开其穴，以起到祛散邪气的作用。

7.敷贴淡膏药

灸毕，可在灸穴上敷贴淡膏药，每日换贴1次。或揩尽灰烬，用干敷料覆盖，不用任何药物。

8.灸疮

待5～7天后，灸穴处逐渐出现无菌性化脓现象，有少量分泌物，可隔1～2天更换干敷料或贴新的淡膏药。疮面宜用盐水棉球揩净，避免污染，防止并发其他炎症。正常的无菌性化脓，脓色较淡，多为白色。若感染细菌而化脓，则脓色黄绿。经30～40天，灸疮结痂脱落，局部可留有瘢痕。

如灸疮干燥，无分泌物渗出，古人称为“灸疮不发”，往往不易收效。可多吃一些营养丰富的食物，或服补气养血药物，以促使灸疮的正常透发，提高疗效。也有在原处再加添艾炷数壮施灸，以促使灸疮发作。

对瘢痕进行观察，常可判定临床疗效。如瘢痕灰白，平坦柔软，说明已达到治疗要求。如瘢痕紫暗，起坚硬疙瘩，病根未除，须在原处继续艾灸。

(二)临床应用

适用于全身各系统顽固病症而又适宜灸法者，如头风、中风、癫痫、哮喘、瘰疬、肺结核、慢性肠胃病、骨髓炎、关节病等。

(三)注意事项

(1)医师应严肃认真，专心致志，精心操作。施灸前应对患者说明施灸要求，消除恐惧心理。若需瘢痕灸，必须先征得患者同意。应处理好灸疮，防止感染。

(2)根据患者的体质和病证施灸，取穴要准，灸穴勿过多，热力应充足，火力宜均匀，切勿乱灸暴灸。

(3)灸治中，出现晕灸者罕见。若一旦发生晕灸，则应按晕针处理方法而行急救。

(4)施灸过程中，应防止艾火烧伤衣物、被褥等。施灸完毕，必须将艾炷熄灭，以防止发生火灾。对于昏迷、反应迟钝或局部感觉消失的患者，应注意勿灸过量，避免烧烫伤。

(5)灸法尤忌大怒、大劳、大饥、大倦,受热、冒寒。灸后不可马上饮茶,恐解火气。忌生冷瓜果。

二、麦粒灸

非化脓灸法主要是麦粒灸,即用麦粒大或黄豆大的小艾炷直接在腧穴施灸,灸后不引起化脓的方法。因其艾炷小,刺激强,时间短,收效快,仅有轻微灼伤或发疱,不留瘢痕,故目前在临床应用较多。更宜用于小儿病及头面穴。因须在艾炷烧近皮肤时用压灭方法中断灸火,故又称为压灸。

(一)方法

1.点燃

为防止艾炷滚落,可在灸穴抹涂一些凡士林,使之黏附,然后将麦粒大的艾炷放置灸穴上;用线香或火柴点燃,任其自燃,或微微吹气助燃。

2.移去或压灭

至艾炷烧近皮肤,患者有温热或轻微灼痛感时,即用镊子将未燃尽的艾炷移去或压灭,再施第 2 壮。也可待其燃烧将尽,有清脆之爆炸声,将艾炷余烬清除,再施第 2 壮的。

3.灸穴疼痛

若需减轻灸穴疼痛,可在该穴周围轻轻拍打,以减轻痛感。若灸处皮肤呈黄褐色,可涂一点冰片油以防止起疱。

4.壮数

根据情况一般可用 3～7 壮。若第 2 次再在原处应用,每多疼痛,效果亦大减,故需略行更换位置,但不要超出太远。

5.程度

本法灼痛时间短,约 20 秒,一般以不烫伤皮肤或起疱为准。即使起疱,亦可在 2～3 天内结痂脱落,不遗瘢痕。

(二)临床应用

适用于气血虚弱、小儿发育不良及虚寒轻证等。对各种痛证与急性炎症,效果也很明显,每可立即生效。

(三)注意事项

(1)操作要熟练,避免烧伤。

(2)灸后如起小疱,宜涂甲紫溶液,令其自行吸收。

(3)如灸百会,灸前先剪去穴区头发(如中指甲大)一块,灸后半月不洗头。

(4)若是小儿,要家长抱扶,配合治疗,以免意外。

(邱　媛)

第二节　艾炷隔物灸

艾炷隔物灸又称间接灸、间隔灸,是在艾炷与皮肤之间衬垫某些药物而施灸的一种方法。艾炷隔物灸具有艾灸与药物的双重作用,火力温和,患者易于接受。

一、隔姜灸

隔姜灸是在艾炷和皮肤间隔生姜片进行灸治的方法。早见于朱端章《卫生家宝方·痈疽发背方》，而后清代吴尚先的《理瀹骈文》等也有记载。本法有温中散寒、和胃止呕等治疗作用。

（一）方法

将新鲜老姜，沿生姜纤维切成厚 0.2～0.5 cm 的姜片（大小据穴区部位所在和所选艾炷大小决定），中间用针扎小孔数个。置施灸穴位上，用大艾炷或中艾炷点燃，放在姜片中心施灸。若患者有灼痛感时，可将姜片提起，使之离开皮肤片刻，旋即放下，再行灸治，反复进行。以局部皮肤潮红湿润为度。一般每次施灸 5～10 壮。

（二）临床应用

温中散寒，和胃止呕，祛寒解表。适用于感冒、咳喘、呕吐、胃痛、腹痛、腹泻、遗精、阳痿、不孕、痛经、面瘫、风寒湿痹等。

（三）注意事项

(1)用新鲜老姜，现切现用为好，不用干姜和嫩姜。

(2)姜片厚薄根据灸治部位和病证而定。面部等敏感处要厚些，急性病、痛证要薄些。

(3)如不慎起水疱时，须防止感染。

二、隔蒜灸

隔蒜灸又称蒜钱灸，是在艾炷和皮肤间隔蒜片进行灸治的方法。早见于葛洪《肘后备急方》，古人主要用于痈疽，现代还用于肺结核和疣等。除此之外，还有用蒜泥、药粉和艾绒铺在背部的长蛇灸。

（一）方法

1.隔蒜片灸

将独头大蒜横切成厚约 0.3 cm 的薄片，用针扎孔数个，放在患处或施灸穴位上，用大、中艾炷点燃放在蒜片中心施灸，每施灸 4～5 壮，须更换新蒜片，继续灸治。

2.隔蒜泥灸

将大蒜捣成蒜泥状，制成厚约 0.3 cm 的圆饼，置患处或施灸穴位，再上置艾炷，点燃施灸。

此两种隔蒜灸法，每穴每次宜灸足 7 壮，以灸处泛红为度。

（二）临床应用

消肿拔毒，散结止痛。适用于治疗痈、疽、疮、疖、瘰疬、肺结核、腹中积块及蛇蝎毒虫所伤等病症。

（三）注意事项

(1)用新鲜大蒜，现切现用为好。

(2)蒜片厚薄根据灸治部位和病证而定。面部等敏感处要厚些，急性病、痛证要薄些。

(3)如不慎起水疱时，须防止感染。

三、隔盐灸

隔盐灸是用盐做隔物进行艾灸的方法。早见于《肘后备急方》，用治小便不通、霍乱、蛇咬伤等。而后有用治阴证伤寒的。隔盐灸一般只能用于脐中，也就是神阙穴。近今有用竹圈隔盐灸的报道，可用于四肢躯干，从而扩大了它的主治范围。

（一）方法

1.隔盐灸

将纯干燥的食盐纳入脐中，填平脐孔，上置大艾炷施灸。如脐部凹陷不明显，可预先在脐周围一湿面圈，再填入食盐。如患者稍有灼痛，即应更换艾炷。也有于盐上放置姜片施灸，待患者有灼痛时，可将姜片提起，保留余热至燃完一炷。一般可灸3～7壮。急性病可多灸，不限制壮数。

2.竹圈隔盐灸

空心竹圈若干个，内径3～5 cm不等，高1 cm，再用两层纱布包裹其底部，纱布边缘用橡皮筋系紧在竹圈的外围。竹圈内均匀铺上食盐，以能遮盖纱布为限，然后在竹圈内再装满艾绒，中央隆起，不能太松。点燃艾绒，使其慢慢燃烧至底部盐层响起噼啪声，1圈可灸20～30分钟。

（二）临床应用

回阳、救逆、固脱，适用于急性腹痛、吐泻、痢疾、脱证、癃闭等。

（三）注意事项

（1）要求患者保持原有体位，呼吸匀称。

（2）如有脐部灼伤，要涂以甲紫溶液，并用消毒纱布覆盖固定，以免感染。

（3）竹圈隔盐灸时，如患者疼痛难忍，可将竹圈稍离穴位。

四、隔附子灸

隔附子灸首见于唐代《备急千金要方》《外台秘要》，用治痈疽、风聋等。后世有用于外科疮久成瘘者。隔物分为附子片和附子饼两种，有温经散寒、温肾壮阳作用。

（一）方法

1.附子片灸

将附子用水浸透后，切成0.3～0.5 cm的薄片，用针扎数孔，放施灸部位施灸（同隔姜灸法）。

2.附子饼灸

取生附子切细研末，用黄酒调和做饼，大小适度，厚0.4 cm，中间用针扎孔，置穴位上，再以大艾炷点燃施灸，附子饼干焦后再换新饼，直灸至肌肤内温热、局部肌肤红晕为度。日灸1次。

（二）临床应用

附子性味辛温大热，有温肾壮阳的作用，与艾灸并用，适用于各种阳虚证，如阳痿、早泄、遗精、疮疡久溃不敛、痛经等。

（三）注意事项

（1）注意室内通风。

（2）选择平坦不易滑落处灸治。

（3）阴虚火旺及过敏体质者不宜。

五、隔药饼灸

隔药饼灸又称药饼灸，可分为两类。一类为单味中药或加1～2味辅助中药研末制作而成的隔药饼灸，如上述的隔附子饼灸等；另一类是指将复方中药煎汁或研末后加入少量赋形剂制成小饼状，并隔此药饼用艾炷灸或艾条灸的一种间接灸法。

(一)方法

1.药饼的分类

大致可分为两类:一为针对某些病证的,如骨质增生药饼、溃疡性结肠炎药饼、足跟痛药饼、硬皮病药饼等;一类为根据中医治则制作的药饼,如活血化瘀药饼、健脾益气药饼、补肾药饼等。

2.药饼制作法

(1)药汁浓缩法:按配方称取各味中药,加水适量煎 2 次,去渣,再以文火浓缩至一定量,加入赋形剂;亦可根据要求,部分药物煎汁浓缩,部分药物研末成粉,二者混合调匀后加入赋形剂。用特制的模子压成薄饼。

(2)研末调和法:可配方称取药物,研极细末,一般要求过 200 目筛,装瓶密封备用。用时据临床需要临时用调和剂调和,再用特制的模子压成药饼。目前,常用的调和剂有醋、黄酒、乙醇、姜汁、蜂蜜等。

也可先按上法研成极细末备用,临用时据证情可分别选用大蒜、嫩姜、葱白等其中之一,与药粉各取适量,一齐捣烂,用模子压成药饼。

3.药饼灸法

根据病证选用药饼。隔药饼灸,多取经穴,亦可用阿是穴;可只取单穴,亦可多穴同用。应用时,将药饼置于穴位上,将中或大壮艾炷隔饼施灸,患者觉烫时可略做移动,壮数多少据症情而定。灸疗过程中,如药饼烧焦,应易饼再灸。一般于灸毕移去药饼,亦可根据病证特点和药饼的性质,灸毕仍留置药饼于穴区,固定数小时后去掉。灸治的间隔时间与疗程,可视病证而定。

(二)临床应用

近年来隔药饼灸在临床上应用颇广,且多用于难治性病证,如骨质增生及脊髓空洞症、冠心病、慢性非特异性溃疡性结肠炎、小儿硬皮病、胃下垂、软组织损伤、足跟痛、过敏性鼻炎等。另外,还可用于保健与延缓衰老等。

(三)注意事项

(1)药饼的配方及制作,应根据病证具体情况决定。

(2)药饼要求新鲜配制,现制现用,每只药饼只能使用 1 次。

(3)灸后如出现水疱、灼伤等情况,可按前述的方法来处理。

(邱　媛)

第三节　艾条悬起灸

艾条悬起灸是将艾条和穴区保持一定距离进行灸治的方法,主要有温和灸、回旋灸、雀啄灸 3 种。

一、温和灸

温和灸是将艾条和穴区保持一定距离,局部皮肤温热而无灼痛的艾条灸法。

(一)方法

将艾卷的一端点燃,对准应灸的腧穴部位或患处,距离皮肤 2～3 cm,进行熏烤(图 5-1),使患者局部有温热感而无灼痛为宜，一般每穴灸 20～30 分钟，至皮肤红晕潮湿为度。

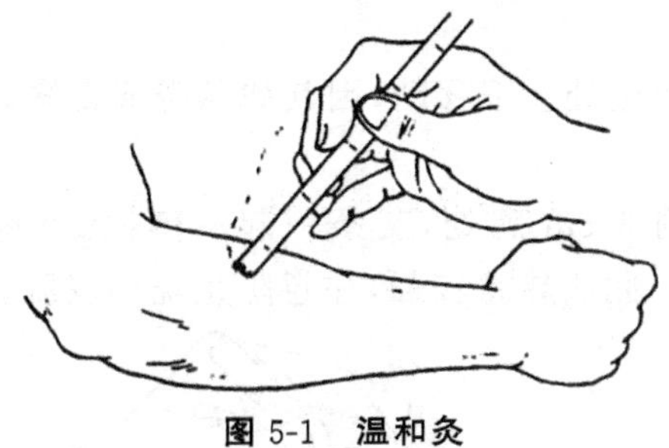

图 5-1 温和灸

若遇到昏厥或局部知觉减退的患者及小儿时，医师可将一手示、中两指置于施灸部位两侧，这样可以通过医师的手指来测知患者局部受热程度，以便随时调节施灸距离，掌握施灸时间，防止烫伤。

(二)临床应用

临床应用广泛，适用于一切灸法主治病症。用温和灸，艾条距皮肤 1～1.5 cm。

(三)注意事项

(1)灸治时艾条要和皮肤保持一段距离，其热力要注意因人、因病而宜。

(2)本法力缓，不宜于急重病证。

二、回旋灸

回旋灸是用艾条在穴位上往返回旋施灸的方法。

(一)方法

点燃艾条，悬于施灸部位上方约 3 cm 高处。艾条在施灸部位上左右往返移动，或反复旋转进行灸治(图 5-2)。使皮肤有温热感而不致灼痛，以局部深色红晕为宜。一般每穴灸 20～30 分钟，移动范围在3 cm左右。

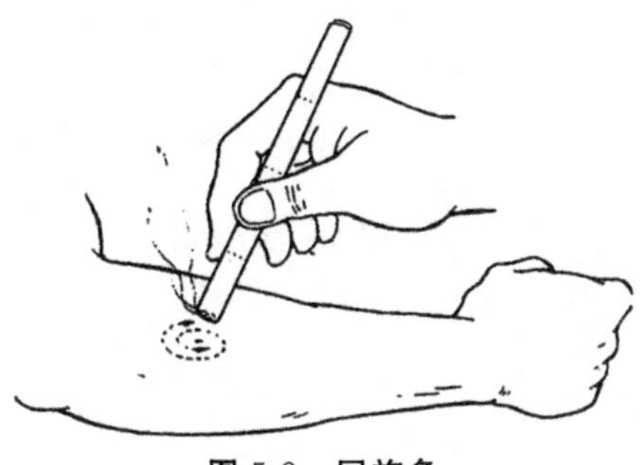

图 5-2 回旋灸

(二)临床应用

热力强，适用于急性病症，病灶较小的痛点。尤其是病损表浅而面积大者，如神经性皮炎、牛皮癣、股外侧皮神经炎、皮肤浅表溃疡、带状疱疹等，对风寒湿痹及面瘫也有效。

(三)注意事项

同温和灸。

三、雀啄灸

艾条灸的一种，用艾条在穴位处上下移动，因其如鸟雀啄食样，故名。

(一)方法

置点燃的艾条于穴位上约 3 cm 高处，艾条一起一落，忽近忽远上下移动，如鸟雀啄食样(图 5-3)。一般每穴灸 5 分钟。此法热感较强，注意防止烧伤皮肤。

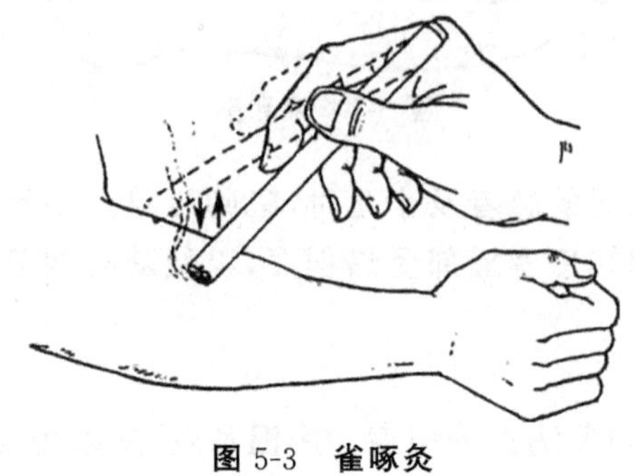

图 5-3　雀啄灸

(二)临床应用

温经通络。多用于昏厥急救、小儿疾病、胎位不正、无乳等。

(三)注意事项

(1)不可太靠近皮肤，尤其是小儿和皮肤知觉迟钝者。

(2)可配合三棱针、皮肤针放血，但要注意局部消毒。

(邱　媛)

第六章

推拿手法

第一节 叩击类手法

一、拍法

(一)操作方法

以虚掌拍打体表。要求手指自然并拢，掌指关节微屈呈虚掌；拍打要平稳且有节奏，拍下后迅速提起，用力宜先轻后重(图 6-1)。

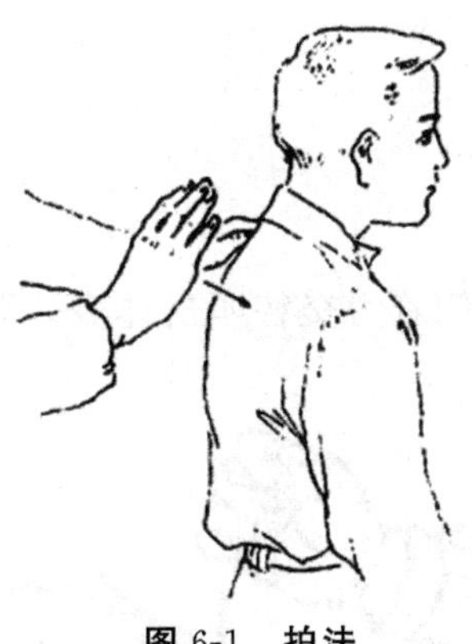

图 6-1 拍法

(二)临床应用

本法着力面较大，刺激较重，常用于肩背、腰臀和大腿部。具有舒筋活络、行气活血、缓急止痛等作用。

二、击法

(一)操作方法

用拳背、掌根、小鱼际，指端等击打体表。要求用力快速而短暂，垂直叩击体表，着力时不能拖抽，叩击频率要均匀而有节奏(图 6-2)。

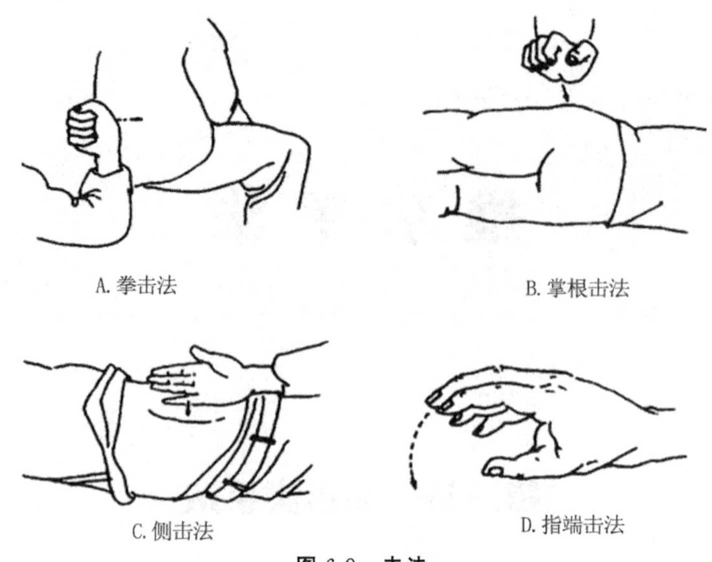

图 6-2　击法

(二)临床应用

本法力度较大,且动作迅速,对应用部位有较大冲击力,具有舒筋通络、调和气血、缓解痉挛、消瘀止痛的作用。不同的击法适用于不同的部位:拳击法多用于大椎穴与腰骶部,每次打击 3～5 下;掌根击法多用于臀部与大腿;小鱼际击法又称侧击法,可单手操作,也可合掌双手击打,多用于头部、肩背和四肢部;指尖击法可用中指或三指、五指,用于全身各部。注意本法刺激较强,对老年体弱、久病体虚者慎用。

三、拳叩法

(一)操作方法

双手握空拳,用小鱼际和小指尺侧着力交替叩击体表。要求用小臂发力,腕部放松,快速而有节奏的叩打体表(图 6-3)。

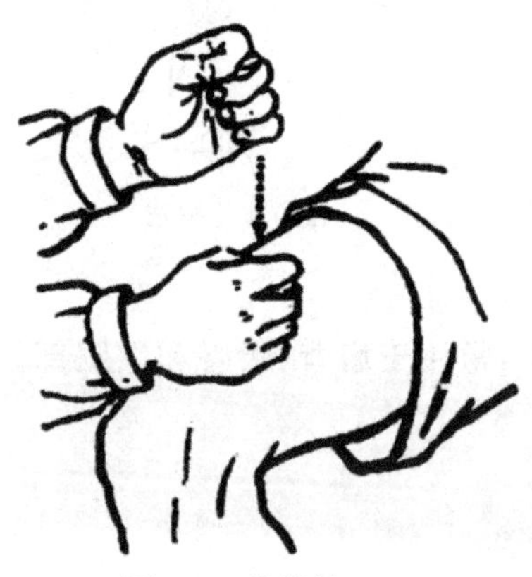

图 6-3　拳叩法

(二)临床应用

本法轻重交替,刺激较强:具有舒松筋脉、行气活血的作用。拳叩法多用于肩背、腰骶和大腿等部位。

(邱　媛)

第二节 挤压类手法

一、按法

(一)操作手法

以手指或掌着力,逐渐用力,按压一定的部位或穴位。要求按压的方向垂直向下,用力由轻渐重,平稳而持续不断,使压力深透(图 6-4)。

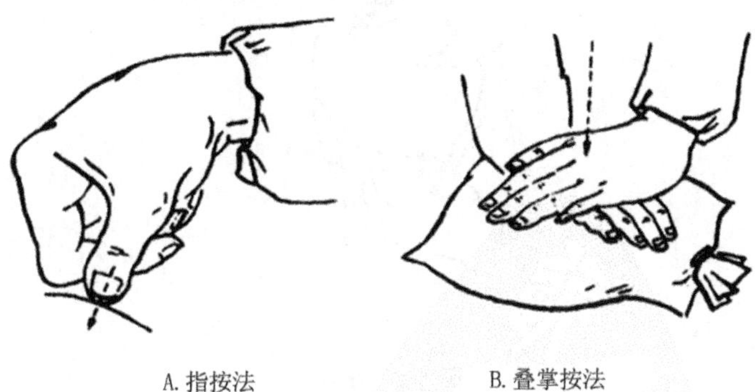

A. 指按法　　B. 叠掌按法

图 6-4 按法

(二)临床应用

本法刺激较强,适用于全身各部位。具有通经活络、解痉止痛、开通闭塞等作用。临床应用时,指按法可用于全身各部位和穴位,掌按法多用于腰背及臀部,叠掌按法多用于脊背部。

二、点法

(一)操作方法

用指端或屈曲的指间关节突起部按压某一穴位或部位。要静止发力,逐渐加压,以得气或患者能够耐受为度,不可久点(图 6-5)。

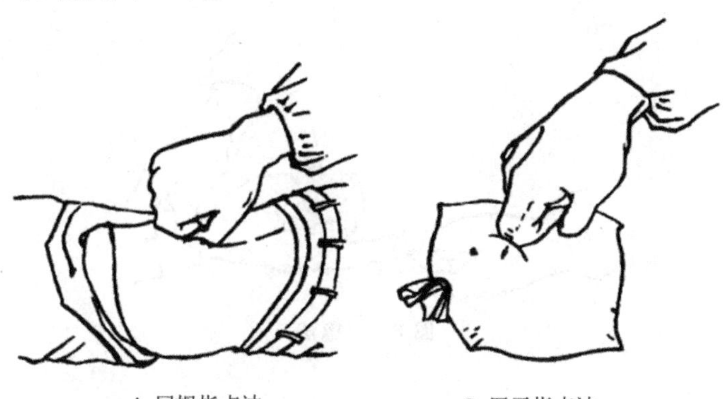

A. 屈拇指点法　　B. 屈示指点法

图 6-5 点法

(二)临床应用

本法为刺激较强的手法,其应用范围和作用与按法大致相同,但多用于骨缝处的穴位和某些小关节的压痛点等。

三、拿法

(一)操作方法

以拇指与示、中二指相对用力捏住某一部位或穴位,逐渐用力并做持续的捏揉动作,为三指拿法;如加上环指一起揉捏则为四指拿法;如再加上小指同时着力则为五指拿法,也称抓法。要求用指面着力,揉捏动作要连续不断,用力由轻到重,再由重到轻(图 6-6)。

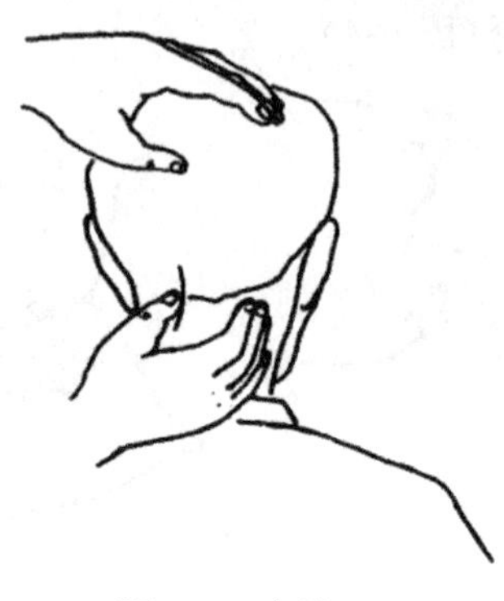

图 6-6　拿法

(二)临床应用

本法刺激较强,常用于颈项、肩背和四肢等部位。具有疏通经络、解表发汗、镇静止痛、开窍醒神等作用。临床应用时,三指拿常用于颈项,肩部和肘、膝、腕、踝等关节处;四指拿多用于上臂、大腿和小腿后侧;五指拿多用于头部、腰背部等。

四、捻法

(一)操作方法

用拇指和示指的指面着力,捏住一定部位,稍用力作对称的搓捻动作。要求捻动快速灵巧,移动缓慢(图 6-7)。

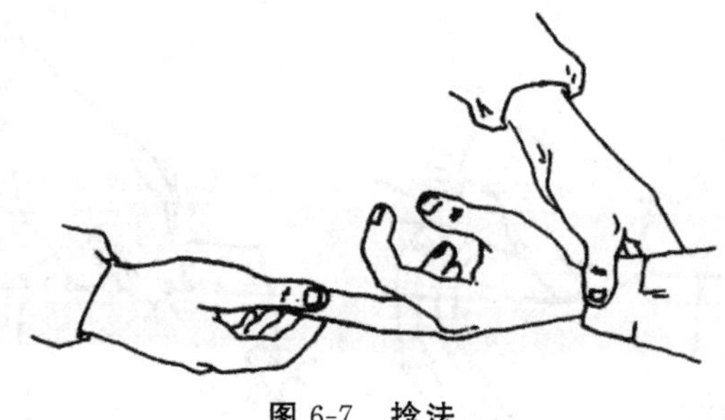

图 6-7　捻法

(二)临床应用

本法是比较轻柔缓快的手法,多用于四肢小关节,如手指、足趾等部位。具有滑利关节、通经活络、促进末梢血液循环等作用。

五、掐法

(一)操作方法

以拇指指甲着力，在一定穴位或部位上深深掐压，要求用力平稳，逐渐加重，以有得气感为度；若用于急救，则用力较重，以患者清醒为度(图 6-8)。

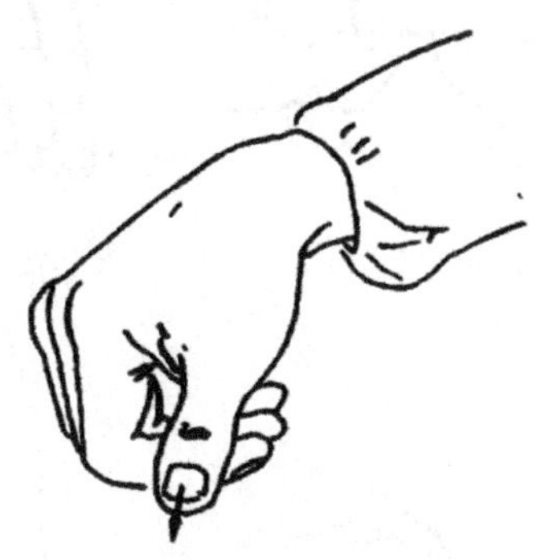

图 6-8　掐法

(二)临床应用

本法刺激性极强，临床较少应用。常作为急救手法，治疗昏厥、惊风、肢体痉挛、抽搐等，具有开窍醒神、镇惊止痛、解除痉挛等作用。

(邱　媛)

第三节　摩擦类手法

一、推法

(一)操作方法

以手指、掌、肘部着力，紧贴皮肤，做缓慢的直线推动。要求用力均匀，始终如一，重而不滞，轻而不浮(图 6-9)。

(二)临床应用

本法适用于全身各部位，具有理顺经脉、舒筋活络、行气活血、消肿止痛等作用。临床应用时，指推法多用于头项、胸腹、腰背和四肢部的穴位和病变较小的部位，掌推法多用于肩背与腰骶部，肘推法多用于脊背、腰骶部，分推法多用于头面、胸腹和背部。

二、摩法

(一)操作方法

以手掌面或示、中、环三指指面着力，用前臂发力，连同腕部做盘旋活动，带动掌、指等着力部位做环形抚摩动作，可顺时针或逆时针方向摩动，每分钟 50～160 次。要求用力平稳，不可按压，不带动皮下组织(图 6-10)。

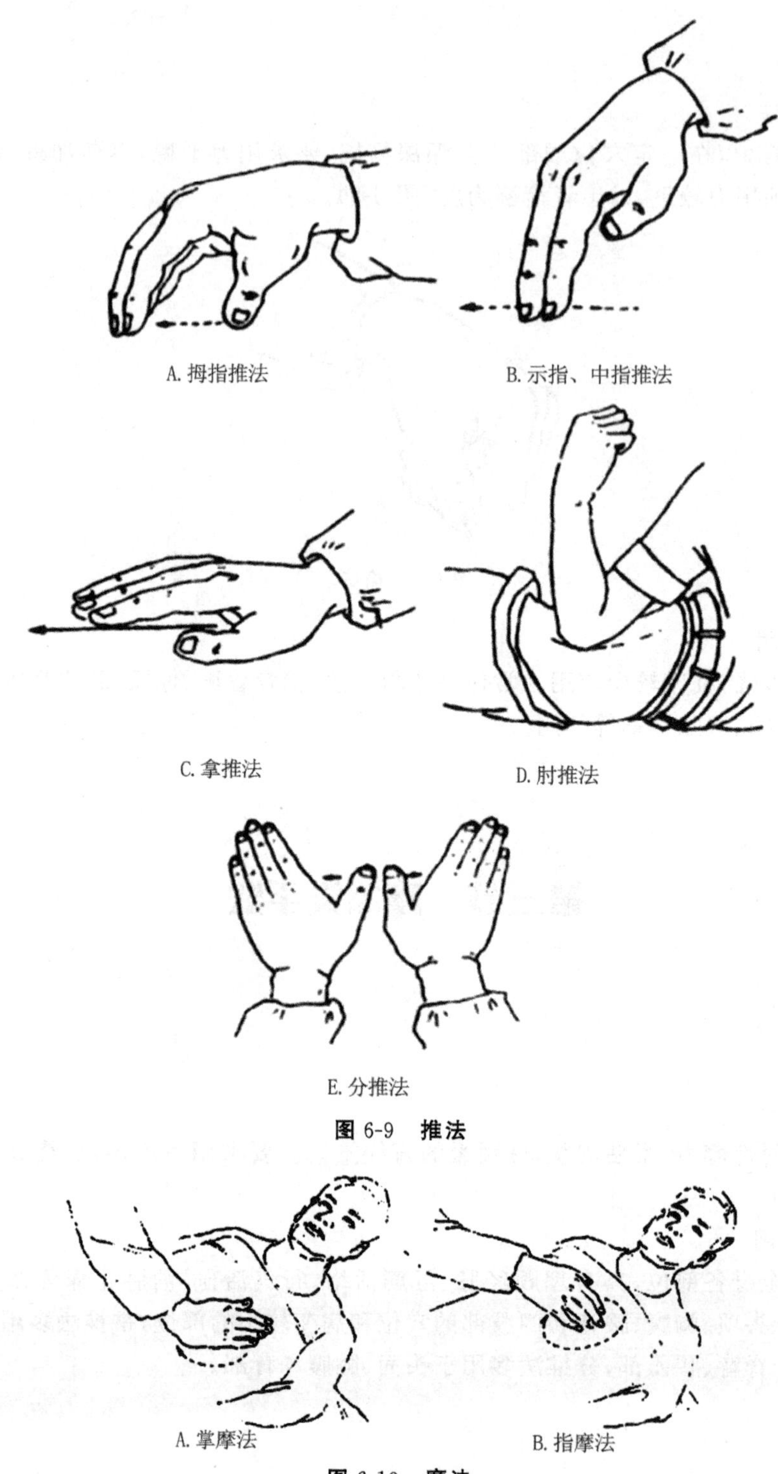

A.拇指推法　B.示指、中指推法

C.拿推法　D.肘推法

E.分推法

图 6-9　推法

A.掌摩法　B.指摩法

图 6-10　摩法

(二)临床应用

本法轻柔和缓,刺激量小,适用于全身各部位。具有健脾和中、消食导滞、理气止痛、活血散瘀、消肿止痛等作用。临床应用时,指摩法多用于胸腹及头面部,掌摩法多用于腹部、腰背和四肢部。

三、擦法

(一)操作方法

以手掌面或大、小鱼际处着力,进行直线往返摩擦,要求着力部分紧贴皮肤,但不可重压;不论是上下擦还是左右擦,均须沿直线往返进行,不能㖞斜;用力要均匀、连续,先慢后快,以局部深层发热为度,注意不要擦破皮肤,可使用润滑介质(图 6-11)。

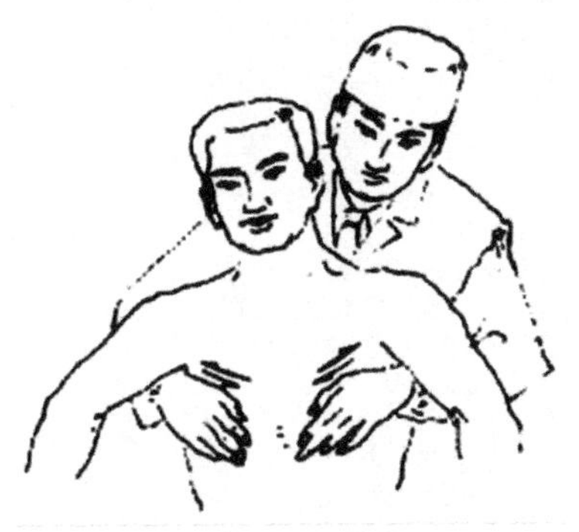

图 6-11(A) 掌擦法

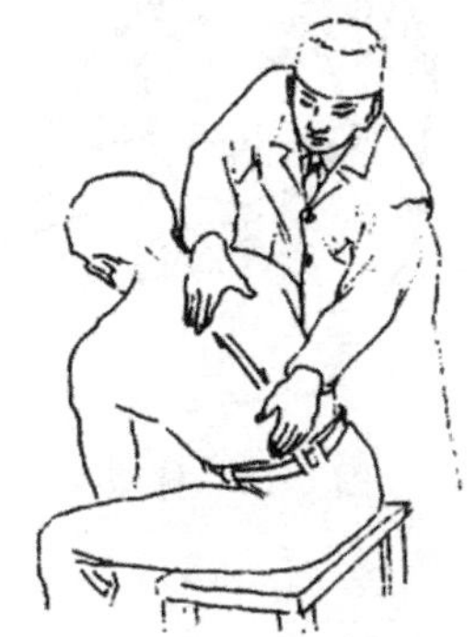

图 6-11(B) 小鱼际擦法

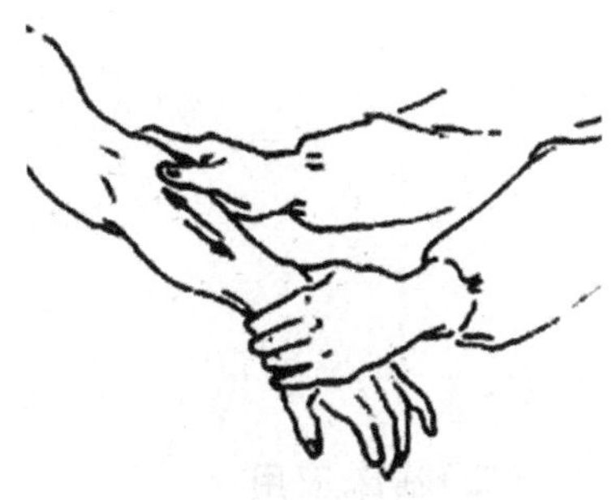

图 6-11(C) 大鱼际擦法

(二)临床应用

本法温热柔和,可用于全身各部位,具有温经散寒、活血通络、调理脾胃、温中止痛、消肿散结等作用。临床应用时,掌擦法多用于胸腹和腰骶部,大鱼际擦法多用于面部、胸腹及上肢、小鱼际擦法多用于肩背、腰骶和臀部。

四、搓法

(一)操作方法

用双掌手面挟住一定部位,相对用力做方向相反的来回快速搓揉,要求双手用力对称,搓动轻快、柔和、均匀,移动缓慢(图 6-12)。

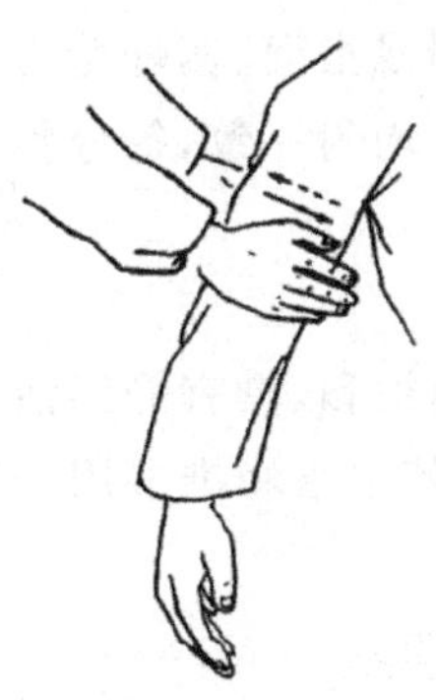

图 6-12 搓法

(二)临床应用

本法轻快柔和,常用于四肢,胁肋等部位。具有舒筋活络、行气活血、疏肝理气、放松肌肉等作用。

五、抹法

(一)操作方法

以拇指螺纹面贴紧皮肤,做上下左右或弧形曲线的往返推动。要求用力轻柔,不可重滞;动作轻快灵活,但不能飘浮(图 6-13)。

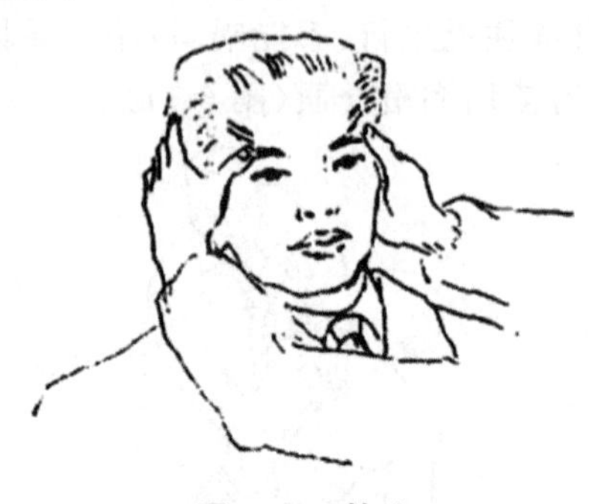

图 6-13 抹法

(二)临床应用

本法常作为临床治疗的开始或结束手法,主要用于头面部和手掌部。具有开窍醒目、镇静安神等作用。

(邱 媛)

第四节 摆动类手法

一、一指禅推法

(一)操作方法

手握空拳,拇指盖住拳眼,以拇指端或指面、偏峰着力,沉肩垂肘,手腕悬屈,以前臂摆动带动拇指指间关节的屈伸活动。摆动幅度要均匀一致,每分钟 120～160 次,紧推慢移,做缓慢的直线或循经往返移动(图 6-14)。

(二)临床应用

本法着力点小,压强较大,刺激深透柔和,具有舒筋活络,调和营卫,行气活血,健脾和胃的作用。本法可用于全身各部穴位或部位,其中指峰推多用于四肢关节部和腰臀部;指面推多用于胸腹部和颈项部;偏峰推多用于头面部。

二、㨰法

(一)操作方法

以小鱼际掌背侧至第 3 掌指关节部着力,用前臂旋转摆动,带动腕部屈伸、外旋的连续不断的动作。要求压力均匀柔和,㨰动时贴紧体表,动作协调、连续,每分钟 120～160 次(图 6-15)。

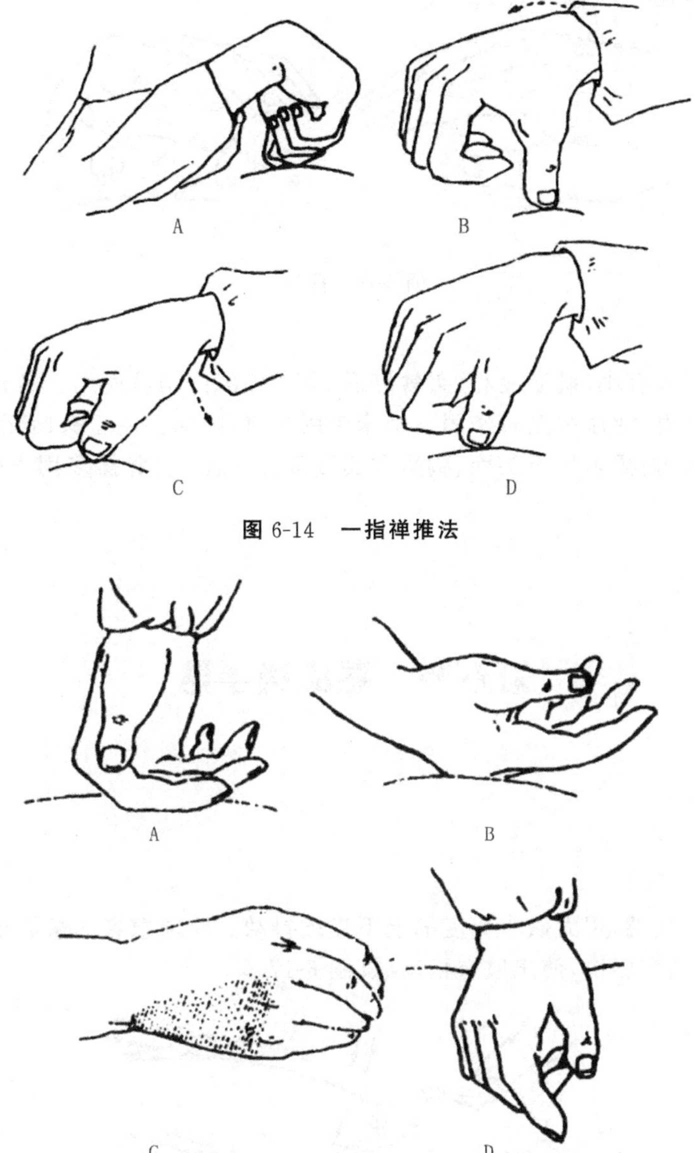

图 6-14　一指禅推法

图 6-15　㨰法

(二)临床应用

本法接触面积大,压力大而柔和,除头面部、胸腹部外,全身各部均可使用。具有舒筋活血,滑利关节,缓解肌肉、韧带痉挛,消除肌肉疲劳等作用。临床应用时,掌背㨰法多用于肌肉丰厚的部位,小鱼际㨰多用于颈项部,掌指关节㨰多用于腰臀、大腿等部位。

三、揉法

(一)操作方法

以鱼际、手掌、手指螺纹面和肘、小臂尺侧等部位着力,吸定于一定部位和穴位上,做轻柔缓和的顺时针或逆时针旋转推动,并带动皮下组织。要求压力均匀适度,揉动和缓协调,不能滑动和摩擦，每分钟120～160次(图6-16)。

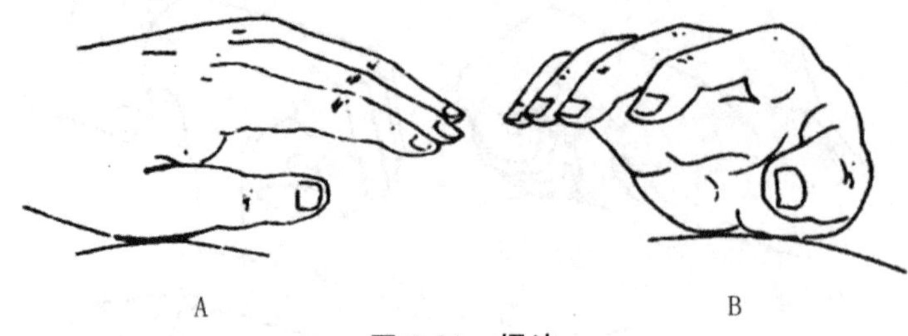

图6-16　揉法

(二)临床应用

本法着力面积有大有小，刺激缓和，柔软舒适，全身各部位均可使用。具有宽中理气、消积导滞、舒筋活络、温通气血、活血祛瘀等作用。临床应用时，鱼际揉多用于头面、颈项和四肢部，掌揉多用于胸腹和腰背部，指揉多用于头面、胸腹和四肢部的穴位，肘臂揉多用于腰臀等肌肉丰厚的部位。

(邱　媛)

第五节　振动类手法

一、抖法

(一)操作方法

用双手握住患肢远端，用力做小幅度的上下连续抖动。要求患者尽量放松肢体肌肉，抖动的幅度由小渐大，抖动频率要快，使患肢有松动感(图6-17)。

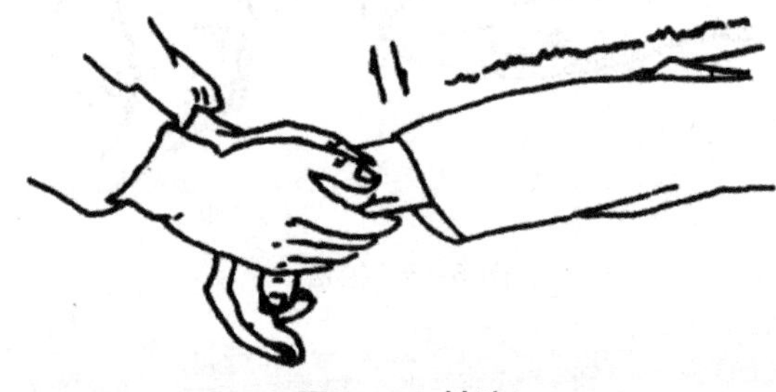

图6-17　抖法

(二)临床应用

本法比较柔和、轻快、舒松，常用于上肢、下肢和腰部。具有疏通经络、滑利关节、松解粘连等作用。

二、振法

(一)操作方法

以手掌或手指为着力点，按压在一穴位或部位上，做连续不断的快速颤动。要求前臂和手静止发力，使肌肉强力收缩，产生快速振动，幅度要小，频率要快，振动不可时断时续（图 6-18）。

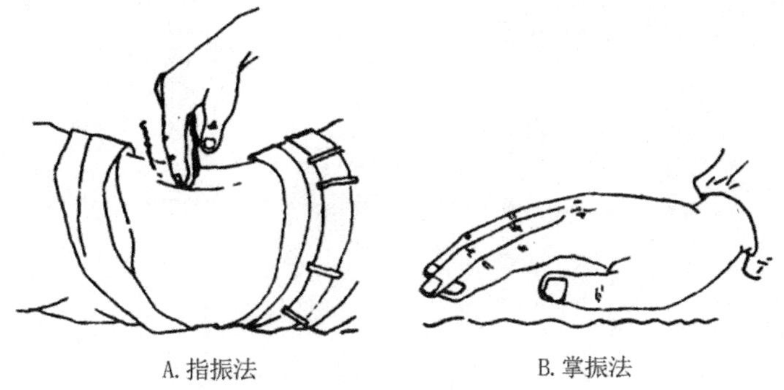

A. 指振法　　B. 掌振法

图 6-18　振法

（二）临床应用

本法作用温和，常用于胸腹、头面和肢体部。具有祛瘀消积、和中理气、消食导滞、调节胃肠功能等作用。

（邱　媛）

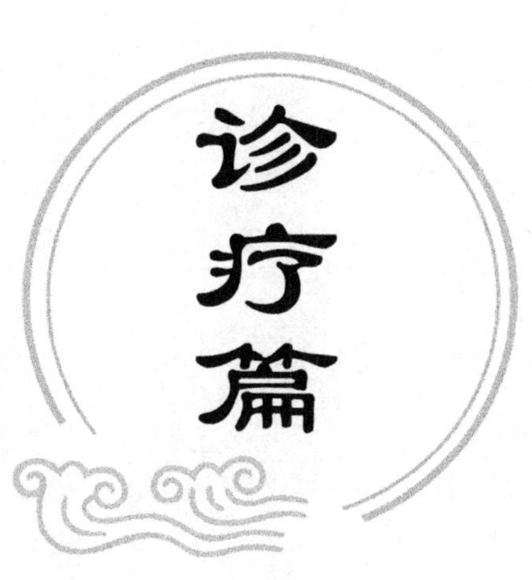

诊疗篇

第七章

脑系病证的中医内科诊疗

第一节　头　　痛

头痛是以患者自觉头部疼痛为特征的一种常见病证,可以发生在多种急慢性疾病中,有时亦是某些相关疾病加重或恶化的先兆。临床表现以头痛为主症,一侧、双侧或全头部疼痛,呈跳痛、灼痛、胀痛、重痛、针刺痛等,甚则伴恶心呕吐,难以忍受。本病外感六淫、内伤七情均可引发,其中由肝阳上亢、痰瘀互结导致头部持续性疼痛、反复发作、经久不愈者又称为头风。头痛病位在头,与肝、脾、肾密切相关。

中医治疗头痛有其特色与优势,除以药物治疗为主外,还可配合针灸、推拿、熨敷及饮食调护等。根据络脉气血通则不痛的特性,头痛的治疗原则在于"通络"。实证以祛邪通络为主,具体的治法包括疏风散寒、疏风清热、祛风胜湿、活血化瘀、化痰降浊、平肝潜阳等;虚证以扶正通络为主,具体的治法包括补肾养阴、气血双补等。

本节重点论述头风头痛,西医学中的偏头痛、三叉神经性头痛等,均可参照本节辨证论治。

一、诊断标准

(一)中医诊断标准

(1)头痛部位多在头部一侧额颞、前额、巅顶,或左或右辗转发作,或呈全头痛。头痛的性质多为跳痛、刺痛、胀痛、昏痛、隐痛,或头痛如裂等。头痛每次发作可持续数分钟、数小时、数天,也有持续数周者。

(2)隐袭起病,逐渐加重或反复发作。

(3)查血常规,测血压,必要时做腰椎穿刺、脑电图。有条件时做经颅多普勒、CT、磁共振等检查,以明确头痛的病因,排除器质性疾病。

(二)西医诊断标准

1.偏头痛的典型先兆的诊断标准

(1)至少 2 次发作符合下列标准。

(2)至少有下列的一种表现、没有运动无力症状:①完全可逆的视觉症状,包括阳性症状(如闪烁的光、点、线)或阴性症状(视觉丧失);②完全可逆的感觉症状,包括阳性症状(如针刺感)或阴性症状(麻木感);③完全可逆的语言功能障碍。

(3)至少满足下列的两项:同向视觉症状或单侧感觉症状。至少一种先兆症状在≥5分钟内逐渐发展,不同的先兆症状在≥5分钟内相继发生。每个症状持续5～60分钟。

2.无先兆偏头痛的诊断标准

(1)至少有符合无先兆偏头痛的诊断标准(2)～(4)的5次发作。

(2)每次头痛发作(未经治疗或治疗无效的)持续4～72小时。

(3)至少有下列中的两项头痛特征:①单侧性;②搏动性;③中或重度疼痛;④日常活动会使头痛加剧或因此而避免此类日常活动(如走路或爬楼梯)。

(4)头痛过程中至少伴随下列一项:①恶心或呕吐;②畏光和畏声。

(5)不能归因于其他疾病。

3.有先兆偏头痛的诊断标准

(1)典型先兆偏头痛:具有偏头痛的典型先兆症状;在先兆症状同时或在先兆发生后60分钟内出现头痛,头痛符合无先兆偏头痛诊断标准(2)～(4)项;不能归因于其他疾病。

(2)典型先兆伴非偏头痛性头痛:具有偏头痛的典型先兆症状;头痛不符合无先兆偏头痛特点,在先兆同时或先兆后的60分钟内发生;不是因其他疾病造成的继发性头痛。

(3)典型先兆不伴头痛:只有偏头痛的典型先兆症状,但不伴有头痛。

(4)家族性偏瘫型偏头痛:多在儿童期发病,偏瘫可与其他偏头痛先兆同时发生,亦可单独发生。

(5)散发性偏瘫型偏头痛:一旦先兆中出现肢体无力,称偏瘫型偏头痛,如果其一级亲属中有类似发作,则诊断为家族性偏瘫型偏头痛,否则诊断为散发性偏瘫型偏头痛。

(6)基底型偏头痛:当先兆中有两项以上症状提示后颅窝受累且同时没有肢体无力表现时,诊断为基底型偏头痛。这些症状包括构音障碍、眩晕、耳鸣、听力下降、复视、双鼻侧或双颞侧视野同时出现的视觉症状、共济失调、意识水平下降、双侧同时出现的感觉异常等。

4.头痛分期

有先兆的偏头痛分为前驱期、先兆期、头痛期、头痛后期;无先兆的偏头痛前驱症状不明显,先兆可表现为短暂而轻微的视物模糊。

(1)前驱期:精神症状如抑郁、欣快、不安和嗜睡等,神经症状如畏光、畏声、嗅觉过敏等,以及厌食、腹泻、口渴等,出现在发作前数小时到数天。

(2)先兆期:视觉先兆,如闪光、暗点、视野缺损、视物变形和物体颜色改变等;躯体感觉先兆,如一侧肢体和(或)面部麻木、感觉异常等;运动障碍性先兆较少。先兆症状可持续数分钟到1小时,复杂性偏头痛病例的先兆可持续时间较长。

(3)头痛期:多为一侧眶后或额颞部搏动性头痛或钻痛,可扩展到一侧头部或全头部。不经治疗或治疗无效,头痛可持续4～72小时,儿童持续2～8小时;常伴有恶心、呕吐、畏光、畏声等症状。头痛可因活动或摆动头颈部而加重,睡眠后减轻。

(4)头痛后期:头痛消退后常有疲劳、倦怠、烦躁、注意力不集中、不愉快感等症状。

二、鉴别诊断

(一)类中风头痛

类中风病多见于中老年人,常有眩晕反复发作;若有头痛突然加重,兼有肢体麻木、活动不灵,口舌㖞斜,或言謇语塞;甚则神志昏迷,不识人事等。颅脑CT或MRI检查有梗死或出血灶。

而头痛多反复发作,发作时痛势剧烈,久治不愈,但发作过后不遗留肢体活动或言语障碍,颅脑CT或MRI检查无异常,可资鉴别。

(二)真头痛

真头痛多呈突然剧烈头痛,常表现为持续钝痛,并阵发性加剧,咳嗽、喷嚏、大便用力等均可使头痛加重。头痛以清晨时明显,或可在夜间痛醒,可伴恶心呕吐,病重时甚至呕吐如喷不已,以至肢厥、抽搐,旦发夕死,夕发旦死,抢救不及,立致死亡。头痛发作时也可剧烈头痛,且反复发作,头痛多在睡眠后减轻。临床上可根据病史、脑CT、脑血管造影、磁共振成像等进行鉴别。

(三)外感头痛

外感头痛多由风寒湿邪,阻滞经络,络脉不通而引起,其痛势一般较轻,且伴有恶寒发热、咽痛、肢痛、咳嗽咳痰等外感表证的症状,且头痛随病愈而止,多无反复发作。头风头痛可由外邪诱发,但痛势剧烈,其他表证症状不明显,且持续时间久,同一外邪可引起头痛反复发作,部位、症状相似,可以鉴别。

三、病因

(一)原发病因

1.外感六淫

起居不慎,坐卧当风。风性轻扬,且为六淫之首,多夹寒、热、湿邪为患。若夹寒者,寒凝血滞,络脉不畅,细急而痛;若夹热邪,风热上炎,扰乱气血,气血逆乱,清窍被扰;热邪耗灼精血,络脉失荣而痛;若夹湿邪,风伤于巅,湿困清阳,蒙蔽清窍,脑髓络脉失充而成。

2.情志所伤

忧郁过度,肝失条达,或恼怒伤肝,气郁化火,或邪热上犯清窍,或灼津炼液生痰,或火伤肾阴,阴虚阳亢,均可上扰清窍,使气血逆乱而致头痛。

3.饮食所伤

饥饱失宜,过食生冷,损伤中阳,则中焦温化不利,气血化生乏源,遂致清窍、络脉失于充养而痛;或过食肥甘,饮酒无度,脾失健运,聚湿成痰,蒙蔽清窍,致使清阳不升,浊阴不降,痰瘀痹阻,络脉不通而致头痛。

4.劳倦过度

久坐伏案,气血运行不畅,清窍失养;或房事不节,淫欲过度,损伤肾精,精气不足,髓海空虚;或思虑过度,耗伤脾气,清气不升,清浊升降失序,皆可导致头痛。

(二)继发病因

吐血、崩漏、便血或产后出血过多等,导致营血亏损,气随血脱而成气血两虚。气虚则清阳不升,血虚则络脉失充,脑髓失养,皆可导致头痛。

不论何种原因引起的头痛,皆可因外感六淫、内伤七情、饮食不节、劳倦过度、大病之后而诱发或加重头痛发作。

四、病机

(一)发病

由外感六淫、情志所伤所引起的头痛,一般呈现急性发作;由劳倦失宜、久病失血所致头痛,多为缓慢性发作,但可有阵发性加剧的发病特点。

(二)病位

本病病位在头,与肝、脾、肾密切相关。

(三)病性

本病有外感、内伤之分。外感头痛多由外邪引起,尤以风邪为主,夹寒、热、湿邪为患,其证属实;内伤头痛,有以气血亏虚、肝肾不足为主属虚证者,亦有肝阳上扰、瘀血痰浊闭阻清窍,属实或虚实夹杂者。

(四)病势

发作期及发病初期以风、火、痰、瘀标实证表现为主;病久或缓解期,则虚证逐渐显露,由肝及脾,进而及肾,终致肝、脾、肾三脏俱虚。

(五)病机转化

外感头痛,一般病程短,治疗较易,预后较好。内伤头痛,一般病程较长,反复不愈,治疗较难。在发病过程中,各种病因病机可以相互影响,相互转化,形成虚实夹杂;或阴损及阳,阴阳两虚;或肝风痰火,上蒙清窍,阻滞经络,并发中风、眩晕、偏盲等病。本病一般表现为本虚标实;在早期及发作期标实证候突出,如肝阳上亢、痰浊中阻、瘀血内停等;病证后期或缓解期,本虚证候表现逐渐明显,如气血不足、脑髓不充、肾精亏损等。

五、辨证论治

(一)辨证思路

1.辨久暂

暂病之头痛,多因外邪所致,大多痛势较剧,多表现为掣痛、跳痛、灼痛、胀痛、重痛、痛无休止;久病之头痛,多因内伤所致,大多痛势较缓。多表现为隐痛,空痛,昏痛,病势悠悠、遇劳则剧、时作时止。若瘀血头痛,痛处固定不移,痛如锥刺。

2.辨虚实

大抵外感头痛如风寒头痛、风湿头痛、风热头痛及内伤头痛之肝郁化火头痛多属实证;内伤头痛之肝肾阴虚头痛、阴血亏虚头痛多属于虚证,往往平素体虚。至于痰浊、瘀血所致者,则又虚中有实,自当分别施治。

3.辨部位

头为诸阳之会,三阳经均循头面,厥阴经亦上会于额顶。辨别头痛,若能根据经脉循行部位加以判断,则对审因论治,均有所帮助。太阳头痛:多在头后部,下连于项。阳明头痛:多在前额及眉棱。少阳头痛:多在头之两侧,连及耳部。厥阴头痛:在巅顶部位,或连于目系。

头痛的治疗原则在于“通络”。实证以祛邪通络为主,具体的治法包括疏风散寒、疏风清热、祛风胜湿、活血化瘀、化痰降浊、平肝潜阳等;虚证以扶正通络为主,具体的治法包括补肾养阴、气血双补等。

(二)分证论治

1.外感头痛

(1)风寒:头痛起病较急,其痛如破,连及项背,恶风寒,遇风尤剧,口不渴,苔薄白,脉多浮紧。

病机分析:本症为外感头痛之风寒证。头为诸阳之会,素体卫气不足,卫外不固或将养失宜,感受风寒,风性清扬善犯阳位;寒性凝敛,闭阻经脉阳气,风邪夹寒循太阳经上犯巅顶,清阳之气被遏,头痛乃作。太阳经主一身之表,其经脉上行巅顶,循项背,故其痛连及项背;风寒阻于肌表,卫阳被郁，失于温煦而不得宣达，故恶风寒；寒属阴邪，得温则减，故头痛遇风加剧，喜裹喜温；无热则口不渴；苔薄白，脉浮紧，俱为风寒在表之象。

治法：疏风散寒，通络止痛。

常用方：川芎茶调散（《太平惠民和剂局方》）加减。川芎、荆芥、防风、羌活、白芷、细辛、薄荷。

随症加减：若寒犯厥阴，引起巅顶头痛，伴干呕、吐涎、甚则四肢逆冷、苔白脉弦，治当温散厥阴寒邪，方用吴茱萸汤（《伤寒论》）加减。吴茱萸汤组成：吴茱萸、人参、生姜、大枣。阳虚恶寒较甚，加炙麻黄、熟附子以温阳散寒。寒凝痛甚者，加蜈蚣、制川乌以散寒止痛。

针灸：风池，外关，丰隆，足三里。

操作：风池进针时，针尖稍向上方斜刺，用捻转法，使针感向额部放散；其他各穴均用提插法，以加强针感；各穴均可配合灸法以增强温散的作用。每日 1 次。10 次为 1 个疗程。

方义：风寒夹痰，阻滞于头部三阳经络，络道不通，因而致痛，故取风池、外关以疏散外受之风邪；取丰隆、足三里以疏通阻滞之痰浊，风祛痰化，络脉畅通。更应根据疼痛部位，结合对症取穴，以疏通局部气血而收止痛之效。

临证参考：本证以风寒入络、阳气郁闭的邪实为主，故以祛邪为主。治疗方药，多选辛温散寒、疏风通络之品。因风药走散，久服伤气；风药药性偏颇，易伤阴津，故应中病即止，不宜久服。风药性升，对有阳亢征象之人要慎用；对气血不足、阴虚精亏之人亦应慎用，或适当配伍养血润燥之品如当归、熟地黄等药；总之宜把握用药时机，旨在祛邪而不伤正。

（2）风热：头痛而胀，甚则头痛如裂，发热或恶风，口渴欲饮，面红目赤，便秘尿黄，舌红苔黄，脉浮数。

病机分析：热为阳邪，其性上炎，风热中于阳络，上扰清窍，故头痛而胀，甚则头痛如裂。面红目赤，亦为热邪上炎之征；风热之邪郁遏卫气故发热，邪气在表故恶风；热盛伤津，可见口渴欲饮、便秘尿黄；舌质红、苔黄、脉浮数均为风热邪盛之象。

治法：疏风清热，通络止痛。

常用方：芎芷石膏汤（《医宗金鉴》）加减。川芎、白芷、菊花、羌活、生石膏、薄荷、栀子。

随症加减：若热盛伤津，症见舌红少津，可加知母、石斛、天花粉清热生津；大便秘结，口鼻生疮，腑气不通者，可合用黄连上清丸以苦寒降火、通腑泄热。

针灸：商阳，关冲，少泽，曲池，合谷，丰隆。

方义：风热夹痰，阻塞经络，经气不利，则为疼痛，并伴见痰热症状，故治宜疏风散热。取手三阳经之井穴点刺出血，以宣泄三阳经之风热；取曲池、合谷以清手足阳明之热；配丰隆以去痰浊，痰热得去，疼痛可望缓解；结合对症取穴，可以加强止痛效果。

临证参考：本证由素体阳热亢盛又感受风热外邪而诱发，也有风寒日久化热者。治疗应分清热邪之在表、在里。表热重者，加强疏风清热之功，使邪自表而解；里热甚者，重在通腑泄热，使热邪自二便而去。

（3）风湿：头痛如裹，肢体困重，胸闷纳呆，小便不利，大便或溏，苔白腻，脉濡滑。

病机分析：湿为阴邪，受风邪裹夹上犯巅顶，闭阻清阳，清窍阳气不展，故头痛如裹；脾司运化而主四肢，内外之邪同气相求，湿邪中阻，困遏脾阳，故见四肢困重、纳呆胸闷；湿邪内蕴，不能分清泌浊，故小便不利、大便溏泄；苔白腻，脉濡均为湿浊中阻之象。

治法：祛风胜湿。

常用方：羌活胜湿汤（《内外伤辨惑论》）加减。羌活、独活、防风、藁本、川芎、蔓荆子、甘草。

随症加减：胸闷纳呆、便溏，可加苍术、厚朴、陈皮；恶心呕吐者，可加生姜、半夏、藿香；若见身热汗出不扬胸闷口渴者，为暑湿所致，用黄连香薷饮加藿香、佩兰等。

针灸：风池、头维、三阳络、足三里。

操作：风池进针时，针尖稍向上方斜刺，用捻转法，使针感向额部放散；其他各穴均用提插法，以加强针感。每日1次。10次为1个疗程。

方义：风湿阻滞于头部三阳经络，络道不通，因而致痛，故取风池、头维以疏散外受之风邪；取三阳络、足三里以疏通阻滞之痰浊，风去痰化，络脉畅通。更应根据疼痛部位，结合对症取穴，以疏通局部气血而收止痛之效。

临证参考：湿邪属阴邪，借风邪上扬之力到达巅顶，闭阻清阳，非温阳通达不能除之。治疗多选辛开温化之剂，但不可过用温燥及辛香走窜之品，以防伤及阴液。如有化热倾向，见身热不扬、口苦咽燥、小便短赤，舌红苔黄者，当佐清泄之剂。应注意风药的运用在治疗中必不可少，因“高巅之上，惟风药可及”，湿邪赖风邪裹夹才能上犯，因此只有祛除风邪，湿邪才能尽去。

2.内伤头痛

(1)肝阳：头胀痛而眩，心烦易怒，胁痛，夜眠不宁，口苦，舌红苔薄黄，脉沉弦有力。

病机分析：由于肝肾阴虚，肝阳偏亢，阴阳失去相对平衡，形成了上盛下虚的病理状态；肝主疏泄，最喜条达，若郁怒忧思，致气郁不畅，郁而化火，风火相煽，上扰清窍，自然可见头痛眩晕，肝火偏亢，扰乱心神，则心烦易怒，夜眠不宁；肝胆气郁化火上炎，可见面红耳赤、口苦咽干等症，如邪热充斥三焦，还可见尿赤便干；舌质红或红绛是阴液不足的表现，舌苔薄黄系风阳化热，脉弦有力则为肝风内盛的征象。

治法：平肝潜阳。

常用方：天麻钩藤饮(《杂病证治新义》)加减。天麻、钩藤、石决明、黄芩、栀子、牛膝、杜仲、桑寄生、夜交藤、茯神、生龙骨、生牡蛎。

随症加减：肝肾阴虚而头痛朝轻暮重，或遇劳而剧，脉弦细，舌红苔薄少津者，酌加生地黄、何首乌、女贞子、枸杞子、墨旱莲、石斛滋养肝肾；如头痛甚剧、胁痛者，加郁金、龙胆草、夏枯草等。

针灸：太冲、太阳、风池、阳辅、中封、头维。

方义：太冲为肝经原穴，配经外奇穴太阳和少阳与阳维之会风池，有平肝潜阳、清头目之效；中封、阳辅分别为肝、胆经之经穴，又为清泻肝胆热之对穴，配足阳明胃经与足少阳胆经之交会穴头维，是治疗肝阳上亢头痛的特效穴。

临证参考：风阳火邪上扰清窍是本证的基本病机，以邪热标实为急；本型又常有肝火上扰的前驱征象，因此，祛邪是治疗的关键。当疏肝理气、清热降火以调理气血；风火之邪易夹血上逆，每加用凉血降逆之品，以引血下行。邪热上扰神明，进一步发展有邪闭脑窍，发展为中风病的趋势。因此，祛邪以防闭窍、养阴以治根本及预防变证在治疗中不容忽视。

(2)痰浊：头痛昏蒙，胸脘满闷，呕恶痰涎，舌胖大有齿痕，苔白腻，脉沉弦或沉滑。

病机分析：素蕴痰湿，遇情志劳累等诱因使气机逆乱于心胸，进而痰湿郁积中焦或肝阳素盛，又兼平时饮食不节，嗜酒过度或劳倦内伤致使脾失健运，聚湿生痰，上蒙清窍；脾运力薄，清阳不升，则可发生头痛、眩晕，并见痰多等症；痰阻胸膈，则胸脘满闷，痰浊上逆，故呕恶痰涎。舌苔白腻、脉沉滑均属痰浊内停之象。

治法：健脾化痰，降逆止痛。

常用方：半夏白术天麻汤(《医学心悟》)加减。半夏、天麻、生白术、茯苓、陈皮、生姜、大枣。

随症加减：口苦便秘，加竹茹、枳实、黄芩清热燥湿。

针灸取穴：丰隆、太阳、上星透百会、阴陵泉、中脘、头维。

方义：丰隆为胃经之络，阴陵泉为脾经之合，中脘为胃之募，三穴有健中州、化痰浊之功，上星透百会可醒神清脑；头维、太阳善治偏正头痛及昏蒙。

临证参考：此证乃饮食不节，损伤脾胃，痰湿内生，上蒙清窍；痰湿之邪流窜经络，引动宿疾，风、痰、湿、瘀互阻，脑窍不利所致。痰湿郁久化热，伴见口苦、大便不畅、苔黄腻、脉滑数者，去白术加黄芩、枳实、竹茹；伴眩晕昏蒙较甚、耳鸣重听、神志不宁者，加胆南星、石菖蒲、远志；痛甚者，加白芷、细辛、全蝎、蜈蚣。

(3)瘀血：头痛经久不愈，其痛如刺，固定不移，舌紫或有瘀斑、苔薄白，脉沉细或细涩。

病机分析：久病入络，瘀血内停，脉络不畅，故头痛经久不愈，痛有定处，且如锥刺，是瘀血疼痛的特点；舌质紫或有瘀斑，脉细涩是瘀血内阻之征。

治法：通窍活络化瘀。

常用方：通窍活血汤(《医林改错》)加减。人工麝香、生姜、葱白、桃仁、红花、川芎、赤芍。

随症加减：头痛甚者，加入全蝎、蜈蚣；久病气血虚明显者，加黄芪、当归。

针灸取穴：风池、血海、率谷、三阴交、阿是穴、太冲，太阳刺络拔罐。

方义：太冲、血海、三阴交相配行气活血，佐风池、率谷通调胆经以助其疏利，阿是穴及太阳刺络拔罐可活血化瘀止痛。

临证参考：久病入络、久痛入络，血瘀证可以出现在头痛的各类证候中，应辨证论治，灵活配用其他药物，如理气活血常配香附、橘红、砂仁；益气活血常重用黄芪、党参；养血活血常重用当归、川芎、熟地黄；凉血活血常配牡丹皮、生地黄、羚羊角；温阳活血常配炮附子、干姜、鹿茸；育阴活血常配何首乌、白芍、女贞子等。以上药物可根据正邪偏重，选择应用。

(4)肾虚：头痛而空，每兼眩晕，腰痛酸软，神疲乏力，遗精，带下，耳鸣少寐，舌红少苔，脉细无力。

病机分析：脑为髓海，其主在肾，现肾虚髓不上荣，脑海空虚，故头脑空痛、眩晕耳鸣；腰为肾之府，肾虚精关不固而遗精，女子则带脉不束而带下；少寐、舌红少苔、脉细无力是肾阴不足、心肾不交之象。

治法：补肾养阴。

常用方：大补元煎(《景岳全书》)加减。熟地黄、山茱萸、山药、枸杞子、人参、当归、杜仲。

随症加减：虚热重，加知母、地骨皮、桑椹；盗汗，加煅龙骨、煅牡蛎。

针灸取穴：风池、完骨、天柱、肾俞、命门、太溪。

方义：风池、完骨、天柱益髓充脑，肾俞、命门、太溪补肾填精，共疗肾精亏虚之头痛。

临证参考：头痛日久不愈，应注意病久及肾，肾精亏虚，治当填精补髓，重视如紫河车、何首乌等药物的应用。对于下焦虚寒，寒气上逆的“肾厥头痛”，即头痛具有每发于子夜，或子夜较甚、头热足冷、其脉浮弦、而沉按无力、舌淡等辨证特点，可选用玉真丸。玉真丸是在半硫丸(半夏、硫黄)的基础上，加石膏、硝石而成。硫黄味辛性热有毒，温肾散寒；半夏温胃而降逆气；硝石咸寒以石膏同用，能入肾精，而石类重降，与半夏、硫黄相配，起到寒热拮抗，协同降逆的作用。近年来有医者用医门黑锡丹代替玉真丸。黑锡丹由硫黄、黑锡二味组成，当偏头痛具有上述辨证特点且多方治疗无效果时可以选用。

(5)气血虚：头痛而晕，心悸不宁，遇劳则重，自汗，气短，畏风，神疲乏力，面色㿠白，舌淡苔白，脉沉细而弱。

病机分析：头为清窍，赖气血之充养。素体气血亏虚或失血、亡血之后，气随血脱，成气血双虚之证。血虚脑脉失养故头痛，遇劳尤甚；虚火上扰，可见头晕；血不足则心神失养，故心悸易慌；气虚则神疲乏力，自汗气短，面色㿠白。舌淡苔白，脉沉细而弱，为气血两虚之象。

治法：气血双补。

常用方：八珍汤(《丹溪心法》)加减。当归、熟地黄、白芍、川芎、人参、白术、茯苓、甘草、菊花、蔓荆子。

随症加减：畏风怕冷加黄芪、党参、细辛；耳鸣心烦、少寐加制首乌、枸杞子、黄精、炒酸枣仁等。

临证参考：本证多发生于久病或产后或体虚之人。此乃正气虚弱，脑窍脉络失养，痰瘀伏邪羁留不去，乘虚作祟所致。临床应分清气虚、血虚的偏重不同用药，偏气虚者用四君子汤，偏血虚者用四物汤，气血双亏者用八珍汤，气血阴阳俱虚者用十全大补汤，随症加减搜痰、化瘀、通络、止痛之品，以达益气养血、滋阴扶阳、活血化瘀、祛痰利窍、缓急止痛之效。

六、西医治疗

西医治疗偏头痛分为发作期终止疼痛和缓解期预防性治疗。急性发作期以控制症状为目的，给予镇痛、血管收缩药等，尚没有特效疗法。

急性发作期治疗常用药物包括血管收缩剂如麦角胺制剂，是多年以来治疗偏头痛的基本药物之一。包括麦角胺咖啡因，前驱期或发作初期用；酒石酸麦角胺注射液，用于头痛严重时；5-羟色胺受体激动剂，如曲普坦类；前列腺素抑制剂，如阿司匹林、对乙酰氨基酚等，可显著缩短发作持续时间；镇静剂地西泮、阿司匹林和对乙酰氨基酚等，对早期患者有明显效果，经常服用效果越来越差。麻醉止痛剂可卡因、吗啡、哌替啶止痛作用强，吸收好，但易成瘾，头痛严重且治疗效果不好时用，一般尽量不用；封闭疗法，偏头痛发作期可用1%普鲁卡因2 mL加1∶1 000肾上腺素1～2滴对太阳穴或阿是穴进行封闭，常可止痛。

发作间歇期预防性治疗可选用5-HT对抗剂，如甲基麦角酰胺，苯噻啶；β-受体阻滞剂普萘洛尔；α受体激动剂可乐定；单胺氧化酶抑制剂，包括苯乙肼，阿米替林等及小剂量抗抑郁药可减少偏头痛发作。此外，内分泌障碍所致偏头痛，用激素治疗效佳。如月经性偏头痛患者可用己烯雌酚1～2 mg睡前服，可防止发作。对药物治疗无效的病例，可采用手术治疗：沿浅大神经切断、脑膜中动脉切断结扎术；血管-神经-肌肉联合手术或血管-神经联合切除术。

偏头痛发作期的治疗以控制症状为目的，在发作先兆期迅速给予药物以图阻止发作，在发作期给予药物以图减轻头痛的程度和缩短发作持续时间，临床上尚能达到一定的疗效。但顽固性的偏头痛疼痛剧烈时，需多次重复使用止痛药，或长期使用预防性治疗药物，这些药物都不同程度地存在着一些不良反应，如：①由于血管收缩剂的使用，可使患者更易发生心肌梗死、肾动脉狭窄、脑梗死、外周小动脉闭塞引起坏疽，或部分患者可发生纤维化疾病；②前列腺素抑制剂，主要有胃肠道刺激症状，长期大量应用可引起慢性中毒；③若使用可卡因、吗啡、哌替啶等麻醉止痛剂，止痛效果较好但易成瘾，导致其使用受到限制。

七、其他中医疗法

(一)推拿

推拿是临床医疗保健的常用法之一，是中医学的重要组成部分。具有活血化瘀、止痛、消肿、解痉以及调理气血和内脏的作用。人类的各种病理性疼痛与循环障碍、机械压迫以及炎症刺激有关。实验研究表明，推拿能通过被动活动，改善肌肉的伸展性，促使被牵拉的肌肉放松，从而大大改善肌体的血液循环；同时，推拿手法虽然作用于体外，但压力能传递到血管壁，使血管有节律地压瘪、复原，驱动血液流动，起到活血化瘀的作用，因而，推拿具有良好的止痛作用。

常用手法包括抹法、拇指揉法、按法等。临证操作：患者平卧，医者立于床头，先用抹法，以拇指腹从印堂开始，向上至上星沿病侧前额发际至头维、太阳，反复 3～4 遍；改拇指揉法 2～3 遍，部位同前；再用指按法，取上星、头维、太阳、风池、百合。三法共操作 10 分钟；最后以手按揉患者头部，放松肌肉。

(二)耳针

耳部是全身经络汇集之处，五脏六腑、十二经脉皆络于耳。耳部不但通过经络与脏腑有着密切的关系，同时耳又与脏腑的生理、病理直接相关。耳针疗法，通过针刺相关穴位，可以起到激发和疏通经气、运行气血、调整脏腑功能。

常用穴位：取枕、额、皮质下、神门、交感、肾上腺、内分泌、肝，每次取穴 2～3 对，以皮肤针刺，留针30 分钟至 1 小时或埋针 3～5 天。也可以冰片压耳穴神门、脑、皮质下，持续 2～3 天，止痛效果更好。

(三)穴位注射疗法

穴位注射疗法将穴位的治疗作用和药物的性能结合起来，综合性发挥经穴和药物对疾病的治疗效能，从而达到治病目的。经络内联脏腑、外络肢节，运行气血于全身各部。穴位是分布于经络上的气血聚集点，穴位通过经络与机体某个部位或脏腑、组织、器官保持内在的联系。穴位注射药物，一方面通过针和药物对穴位的刺激，调节脏腑功能，疏通经络气血，平衡机体阴阳；另一方面是药物沿着经络系统直达病所，充分发挥药效，以此达到经、穴与药效协同作用，充分发挥了二者的共同治疗作用，达到治病目的。同时，因穴位注射后，药物在穴内存留时间较长，故可加强和延续穴位的治疗效能。

常用穴：风池、天柱、阿是穴(疼痛处触到圆形结节)。

操作：用 3%～5%川芎嗪注射液，或 3%～5%防风注射液，刺 2～3 分，每穴注入 0.5～1 mL，每日治疗 1 次。

(闫春玲)

第二节 眩 晕

眩晕是以头晕、眼花为主症的一类病证。眩即眼花或眼前黑蒙；晕即头晕，感觉到自身或外界景物旋转，两者常同时并见，故统称为“眩晕”。其轻者闭目可止，重者如坐舟船，旋转不定，不能站立，或伴有恶心、呕吐、汗出、面色苍白等症状，严重者可突然仆倒。眩晕为临床常见的病证之一，多见于中老年人，亦可发于青年人。本病可反复发作，妨碍正常工作及生活，严重者可发展为中风或厥证、脱证，甚至危及生命。

引起眩晕的病因通常可分为外感、内伤两大方面。本节主要讨论风邪上扰、少阳邪郁、肝阳上亢、痰浊上蒙、气血亏虚、肝肾阴虚、瘀血内阻等所致眩晕。治疗以疏散外风、和解少阳、平肝息风、燥湿化痰、补益气血、滋养肝肾、化瘀通络为法。中医药在预防和治疗眩晕方面有着悠久的历史，积累了丰富经验，有其独特的优势，中医通过辨证论治根据不同证型设立不同治法方药，并且结合针灸、推拿、药物熏洗、气功和康复训练等方法进行系统全面的治疗。临床上用中医药防治眩晕，对控制眩晕的发生、发展有较好的疗效。

眩晕为临床常见的症状，临床上将眩晕分为前庭系统性眩晕（亦称真性眩晕、系统性眩晕）及非前庭系统性眩晕（亦称头晕、非系统性眩晕）。前者由前庭神经系统病变（包括末梢器、前庭神经及其中枢）所引起，为真性眩晕，表现为运动幻觉的眩晕，例如感觉旋转、摇晃、移动感。后者通常也可由心血管疾病，全身中毒性、代谢性疾病，眼病，贫血等疾病所引起，为假性眩晕，表现为头重脚轻、眼花等主诉，但并无外境或自身旋转的运动感觉，即头昏。真性眩晕与假性眩晕可有相同的致病原因。本节就真性眩晕与假性眩晕进行综合论述。上述疾病临床表现以眩晕为主要症状者，均可参照本节进行辨证论治。

一、诊断标准

（一）中医诊断标准

（1）头晕目眩，视物旋转，轻则闭目即止，重者如坐舟船，甚则仆倒。

（2）可伴恶心呕吐、眼球震颤、耳鸣耳聋、汗出、面色苍白等。

（3）慢性起病，逐渐加重，或急性起病，或反复发作。

（4）测血压，查血红蛋白、红细胞计数及心电图，电测听，脑干诱发电位、眼球震颤图及颈椎X线摄片、经颅多普勒等有助明确诊断。有条件做CT、MRI等进一步检查。

（5）应注意除外肿瘤、严重血液病等。

（二）西医诊断标准

眩晕在现代医学中只是临床常见的一种症状，引起眩晕的疾病有很多，现将临床上经常可以见到的引起眩晕的梅尼埃病、椎-基底动脉供血不足、前庭神经元炎、脑动脉硬化、贫血、低血压、高血压病、脑外伤后综合征、颈源性眩晕、神经衰弱和良性阵发性位置性眩晕的诊断要点介绍如下。

1.梅尼埃病

（1）反复发作的旋转性眩晕，持续20分钟至数小时，至少发作2次。常伴恶心、呕吐、平衡障碍。无意识丧失。可伴水平或水平旋转型眼震。

（2）至少1次纯音测听为感音神经性听力损失。早期低频听力下降，听力波动，随病情进展听力损失逐渐加重。可出现重振现象。

（3）耳鸣。间歇性或持续性，眩晕发作前后多有变化。

（4）可有耳胀满感。

（5）排除其他疾病引起的眩晕，如位置性眩晕、前庭神经元炎、药物中毒性眩晕、突发性耳聋伴眩晕、椎-基底动脉供血不足和颅内占位性病变等引起的眩晕。

（6）甘油试验、重振试验可呈阳性，有条件建议做ENG、EcochG及ABR等检测。

2.前庭神经元炎

（1）多见于中青年。

（2）为突然发作的眩晕，病前常有上呼吸道感染史或腹泻史。

（3）发病突然，眩晕严重，伴有恶心、呕吐、出冷汗、脸色苍白，患者不敢睁眼，卧床仍有眩晕感，但无耳鸣和听力减退。

(4)检查可发现眼球震颤，多为水平性，听力检查正常，前庭功能则减退或消失，可为一侧性或双侧性。

(5)眩晕在3～4周逐渐消失，很少复发。

3.椎-基底动脉供血不足

(1)年龄多在45岁以上。

(2)多有脑动脉硬化或颈椎病等病史。

(3)眩晕多为突发性的，可持续一定时间，卧位时减轻，站立时加重，可反复发作，可自发，也可因转换体位、头颈部屈伸和转动而诱发。

(4)眩晕发作时可伴有视力障碍、共济失调、头痛、意识障碍等症状，常有恶心呕吐、面色苍白、冷汗等自主神经症状。

(5)伸颈试验阳性，颈椎X线片、经颅多普勒等检查有助于诊断。

4.颈源性眩晕

(1)三联疾病的存在，即动脉粥样硬化、颈椎病、血压偏低。

(2)眩晕的严重程度与疾病存在着明显的因果关系。

(3)颈椎X线摄片、CT等检查发现颈椎增生性改变；椎动脉造影发现椎动脉和基底动脉有狭窄、闭塞、扭曲、变形、移位和先天性异常等。

5.脑外伤后综合征

(1)有脑部外伤、重力打击脑部史。

(2)眩晕可为旋转性或其他性质，常描述其本身或周围环境有运动，同时感觉很不稳，常与体位改变有关，转头或向上看等动作常可使之加重，眩晕轻重程度不一。

(3)可伴有头痛、健忘、失眠、耳鸣、心悸、恶心欲吐、饮食欠佳、记忆力减退、精神不振等症状。

(4)神经系统检查一般无明显异常。

(5)脑电图等检查有助于诊断。如脑电图可出现α波频率变慢、波幅增高，且不稳定，以及出现病理性慢波等。

(三)眩晕轻重分级标准

1.轻度

自觉头晕目眩，无自身或景物之旋转感或晃动感；或单纯头部昏沉而不影响活动。

2.中度

自觉头晕并有自身旋转或晃动感，但不影响生活；或单纯头昏而影响活动，但能坚持工作。

3.重度

自觉头昏并有自身和景物旋转感，头身不敢转动；或单纯头昏，心烦意乱，难以胜任工作。

二、鉴别诊断

本病应与中风、厥病、痫病和头痛相鉴别。

(一)中风

中风是以猝然昏仆，不省人事，伴有口眼㖞斜，语言謇涩，半身不遂为主症的一种疾病；或不经昏仆仅以㖞僻不遂为特征。中风昏仆与眩晕之甚者相似，但眩晕之昏仆无昏迷㖞僻不遂等症，与中风迥然不同。但中年以上患者，肝阳上亢之眩晕，极易化为肝风而演变为中风。

(二)厥病

厥病以突然昏倒,不省人事或伴有四肢逆冷为主,患者一般在短时间内逐渐苏醒,醒后无偏瘫、失语、口眼㖞斜等后遗症,但亦有一厥不复而死亡者。眩晕发作严重者,有眩晕欲仆或晕旋仆倒等现象,与厥病十分相似,但无昏仆、不省人事的表现,病者始终神志清醒,与厥病有异。

(三)痫病

痫病以突然仆倒,昏不知人,口吐涎沫,两目上视,四肢抽搐或口中如作猪羊叫声,移时苏醒,醒后一如常人为特点。与眩晕之甚者亦很相似,且发作前常有眩晕、乏力、胸闷等先兆症状,故应与眩晕进行鉴别。而眩晕之重者,虽有仆倒,但无抽搐、两目上视。

(四)头痛

在主症方面,眩晕和头痛可单独出现,亦可同时互见。头痛以头部疼痛为主,临床上可表现为掣痛,灼痛,重痛,胀痛,跳痛,刺疼;或隐痛,空痛,痛势悠悠、缠绵难愈。眩晕则以头晕目眩,视物旋转为主,临床上并可伴有项强、恶心呕吐、眼球震颤、耳鸣耳聋、汗出、面色苍白等。临床上二者可相兼发作,但表现主次不同。在病因方面,头痛可由外感与内伤两方面致病,眩晕则以内伤致病为主。在辨证方面,头痛偏于实证者为多,眩晕则以虚证为主。

三、病因

(一)原发病因

1.外感风邪

风性轻扬,升发向上,且为六淫之首,常夹寒、热、燥或湿邪,易犯巅顶,上扰清窍,导致眩晕。

2.情志所伤

忧郁过度,肝失条达;或恼怒伤肝,肝阳上亢,化火上逆;或气郁化火生痰;或火伤肾阴,阴虚阳亢;或素体阳盛,心肝火旺,复遇怫郁而阳亢化风,均可上扰清窍,而致眩晕;亦有忧思伤脾,气血乏源,日久清窍失养,随之发作眩晕。

3.饮食所伤

饥饱失宜,过食生冷,损伤中气,气血生化乏源,遂致清窍失养而眩晕;或由过食肥甘、辛辣炙煿之品,嗜酒无度,损伤脾胃,脾运失健,聚湿生痰,上蒙清窍,亦致眩晕。

4.劳倦过度

长期久坐伏案,气血运行不畅,清窍失养;或房事不节,淫欲过度,损伤肾精,精气不足,髓海空虚;或劳倦伤脾,清气不升,清浊升降失常,皆可引起眩晕。

5.年老气衰

年迈体弱,肾精亏虚,髓海不足,无以充盈于脑;或体弱多病,损伤肾精肾气;或脾气不充,气血化生乏源,均可致清窍失养,脑髓空虚,而发为眩晕。

(二)继发病因

1.失血、外伤

吐血、崩漏、便血或产后出血过多等,均可引起气血亏虚。气虚则清阳不升,血虚则肝失所养而虚风内动,气虚血脱,脑髓失养,皆可导致眩晕。或跌仆坠损,头颅外伤,瘀血停留,阻滞经脉,致使气血不能上荣头目,亦可发为眩晕。

2.不寐

多为心肾不交之证,肾阴不足,肾水不能上济,心火偏亢,水火失济,虚实兼夹,阴虚脑髓失充，火旺上扰清窍；或痰热郁滞，扰动心神；或气机郁滞化火，上扰清窍。以上引起不寐者，皆可引发眩晕。

3.癫痫

癫痫频频发作，久则肝肾阴虚，气血不足，脑髓失充，清窍失养亦发眩晕。

不论何种原因引起的眩晕，皆可因外感六淫、内伤七情、饮食不节、劳倦过度、大病之后而诱发或加重眩晕发作。

四、病机

(一)发病

由外感风邪、情志所伤、跌仆坠损、失血引起之眩晕，一般呈现急性发作；由老年气虚、久病失血、不寐、癫痫所致之眩晕，多为缓慢性发生，但可呈阵发性加剧。

(二)病位

本病病位在脑，但与肝、脾、肾密切相关，其中又以肝为主。

(三)病性

本病以虚证居多，以气血亏虚、肝肾不足为本，致使清窍失养，脑髓失充，而发眩晕；实证以风、火、痰、瘀为标，外风侵袭，客于肌表，或兼夹寒、热、燥、湿之邪，循经上扰巅顶，邪遏清窍；肝阳风炎，上扰巅顶；痰浊阻遏，升降失调，痰火气逆，上犯清窍；瘀血内阻，络道不通，气血运行不畅，脑失所养，亦可发为眩晕。临床常见虚实标本夹杂。

(四)病势

发作期及发病初期以风、火、痰、瘀标实证表现为主，病久或缓解期，则虚证逐渐显露，由肝及脾，进而及肾，终致肝、脾、肾三脏俱虚。若年老体弱，不能御邪，或病后失治误治，则外邪可由表入里，由外及内，损伤脏腑，加重眩晕病情。

(五)病机转化

眩晕在发病过程中，各种病因病机之间可以相互影响，相互转化，形成虚实夹杂。或外邪侵袭，邪郁不解，入里化热，引动肝风；或阴损及阳、阴阳两虚；或肝风痰火上蒙清窍，阻滞经络，而形成中风；或突发气机逆乱，清窍暂闭或失养，而引起晕厥。本病一般表现为本虚标实，在早期及发作期标实证候突出，如风邪上扰、肝阳上亢、痰浊中阻、瘀血内停等；病证后期或缓解期，本虚证候表现突出，如气血不足、脑髓不充、肾精亏损等。

五、辨证论治

(一)辨证要点

1.辨相关脏腑

眩晕病在清窍，因内伤而致病者多与肝、脾、肾三脏功能失调密切相关，因外感而致病者多与肌表、肺卫有关。肝阳上亢之眩晕兼见头胀痛、面色潮红、急躁易怒、口苦脉弦等症状。脾胃虚弱，气血不足之眩晕，兼有纳呆、乏力、面色㿠白等症状。脾失健运，痰湿中阻之眩晕，兼见纳呆呕恶、头痛、苔腻诸症。肾精不足之眩晕，多兼有腰酸腿软、耳鸣如蝉等症。风邪外袭，客于肌表，上扰清窍之眩晕，根据夹邪之不同，属风寒者，可伴头痛，恶寒发热，鼻塞流涕，舌苔薄白，脉浮；属风热者，伴咽喉红痛，口干口渴，苔薄黄，脉浮数；属风燥者，兼见咽干口燥，干咳少痰，苔薄少津，脉浮细；属风湿者，伴肢体困倦，头重如裹，胸脘闷满，苔薄腻，脉濡。

2.辨虚实

凡病程较长，反复发作，遇劳即发，伴两目干涩，腰膝酸软，或面色㿠白，神疲乏力，脉细或弱者，多属虚证，由精血不足或气血亏虚所致。凡病程短，或突然发作，眩晕重，视物旋转，伴头痛，面赤，呕恶痰涎，形体壮实者，多属实证。其中，肝阳风火所致者，眩晕，面赤，烦躁，口苦，肢麻震颤，甚则昏仆，脉弦有力；痰湿所致者，头重昏蒙，胸闷呕恶，苔腻脉滑；瘀血所致者，头昏头痛，痛点固定，唇舌紫暗，舌有瘀斑。凡有明显的外感病史，急性起病，伴见恶寒发热，鼻塞流涕，或咽喉红肿，或干咳少痰，或头身如裹，脉浮等表证者，属外感眩晕，多属实证。

3.辨标本缓急

眩晕多本虚标实。肝肾阴虚，气血不足为病之本，风、火、痰、瘀，为病之标。肝肾之阴亏虚，阴不敛阳，亢而上扰清窍，及气血不足，不能荣脑益髓，皆可致眩晕发生。风、火、痰、瘀，各有其特点，如风性主动，火性炎上，痰性黏滞，瘀性留着等，都需加以辨识。其中尤以肝风肝火最急，风生火动，两阳相搏，上干清窍，症见眩晕、面赤、口苦，重者昏仆，脉弦数有力，舌红苔黄。因外邪致病者亦可见急性起病，多为实证，风邪外袭，扰乱清空，在出现头目眩晕的同时兼有表证之象，若失治误治，可使表邪入里而引起变证。所以应分清标本缓急，避免造成严重后果。

4.辨外感和内伤

外感引发的眩晕病因多由风邪上扰引起，多为新病，起病急，其症状可见眩晕，头痛，恶寒发热，鼻塞流涕，苔薄白，脉浮等肺卫表证，其中临床症状以恶寒发热，鼻塞流涕，头项强痛，肢体酸痛，舌苔薄白，脉浮紧为主要表现者多属风寒；以鼻塞流浊涕，咽疼，口干欲饮，头疼，苔薄黄，脉浮数为主要表现者多属风热；以干咳少痰，鼻干鼻燥，舌尖红，苔薄黄少津，脉细数为主要表现者多属风燥；以头重如裹，骨节困重，胸脘痞闷，呕恶纳呆，口黏腻，舌苔白腻，脉濡为主要表现者多属风湿。也可见于少阳邪郁而引发的眩晕，其临床症状多以口苦咽干，心烦喜呕，兼寒热往来，胸胁苦满，默默不欲饮食，苔薄，脉弦为主要表现。

内伤眩晕则多为久病，病程长，若伴有头胀痛，易怒，面部潮红，目赤，少寐多梦，舌质红苔黄，脉弦，则见于肝阳上亢型眩晕；若伴有头重如裹，胸闷，舌胖苔浊腻或厚腻而润，脉滑或弦滑，或脉濡缓，则见于痰浊型眩晕；若气短声低，神疲懒言，面色㿠白，唇甲苍白则多见于气血亏虚型眩晕；若见腰膝酸软，齿摇，耳鸣则多见于肾精亏虚型眩晕；若伴有头痛，唇甲紫暗，舌边及舌面有瘀点、瘀斑则见于瘀血内阻型眩晕等，在辨证过程中要仔细的详加辨证分清外感内伤，以明确病因病机，指导用药，提高疗效。

5.辨病与辨证相结合

眩晕以头晕、眼花、视物旋转为主症，从中医学角度认识该病证，其临床表现与其他中医病证差异较大，常不难鉴别。临证时，结合病因病机，常将其分为风邪上扰、少阳邪郁、肝阳上亢、痰浊中阻、气血亏虚、肾精不足、瘀血内阻 7 型，各证型之间辨证要点清晰明了，易对其进行正确的论治。

西医学中许多疾病均可出现眩晕症状，诸如梅尼埃病、椎-基底动脉供血不足、前庭神经元炎、脑动脉硬化、贫血、低血压、高血压等近百种疾病。若单从中医学角度按症状进行辨证施治，而忽略西医学对病因学的认识，常不利于疾病的诊治。诸如肿瘤等发展迅速、预后较差的疾病，仅从眩晕症状给予辨治，而忽视对肿瘤针对性治疗，往往会延误病情，甚至贻误治疗时机。若在疾病早期就明确病因，针对原发病因积极治疗，不仅可以改善症状，亦可控制或延缓疾病进展，对患者预后意义重大。因此，辨西医之病显得不容忽视。

鉴于上述，现代中医学家提出了西医“辨病”与中医“辨证”相结合之观点。采用现代科技，通过实验室及影像学等相关检查，结合询问病史及查体，综合分析，确定导致眩晕的西医病种；在明确西医诊断的同时，采集患者相关信息，从现代中医角度对疾病的病因病机、诊治规律作出系统的分析。这种西医辨病与中医辨证相结合的方式，既有全局观念和整体认识，又有阶段性、现实性和灵活性认识，可以动态把握疾病发生、发展的变化规律，准确辨别疾病病位、性质，明确所患何病、何证，在治疗中更具针对性。

中西医结合诊治疾病的基本思路与方法，可以相互补充，提高诊疗效果。辨病有助于提高辨证的预见性、准确性，重点在全过程；辨证又有助于辨病的个体化、针对性，重点在现阶段。二者结合，不仅有利于弥补中西医体系各自的缺陷，且能更加明确疾病的发展、转归、预后，亦更有利于疾病的治疗，值得在临床推广。

引起眩晕的病因通常可分为外感、内伤两大方面。本节主要讨论风邪上扰、少阳邪郁、肝阳上亢、痰浊上蒙、气血亏虚、肝肾阴虚、瘀血内阻等所致眩晕。治疗以疏散外风、和解少阳、平肝息风、燥湿化痰、补益气血、滋养肝肾、化瘀通络为法。

(二)分证论治

1.风邪上扰

(1)证候表现：眩晕，头身痛，发热恶寒(或恶风)，鼻塞流涕，苔薄。或伴恶寒重发热轻，鼻流清涕，苔薄白，脉浮紧；或伴发热重，微恶风，鼻流浊涕，咽喉红肿，口渴，汗出，溲赤，苔薄黄，脉浮数；或兼见咽干口渴，干咳少痰，苔薄，脉浮细；或伴身重头如裹，胸脘闷满，苔薄腻，脉濡。

(2)病机分析：风为阳邪易袭阳位，风邪外袭，客于肌表，循经上扰巅顶，邪遏清窍，故作眩晕。风邪亦为百病之长，因风致病者，常可兼杂风、寒、燥、湿邪气伤人。风寒束表，则有头身痛，卫阳被郁，则出现恶寒重发热轻；风寒袭肺，肺气不利，则鼻流清涕；苔薄白，脉浮紧均为风寒袭表之象。风热侵袭，则见发热重，微恶风，汗出，鼻流浊涕，咽喉红肿，溲赤；热盛伤津则口干口渴；苔薄黄，脉浮数亦为风热在表之象。风燥袭肺，肺失宣降，则见干咳少痰；燥盛则干，则咽干口燥；苔薄少津，脉浮细亦为风燥外袭之象。风湿袭表，则肢体困倦，头重如裹，风湿内阻，中焦气机不利，则胸脘闷满；苔薄腻，脉濡亦为风湿之象。

(3)治法：风寒表证治以疏风散寒、辛温解表；风热表证治以疏风清热、辛凉解表；风燥眩晕治以轻宣解表，凉润燥热；风湿眩晕，治以疏风祛湿。

(4)常用方：风寒表证用川芎茶调散(《太平惠民和剂局方》)加减。川芎、荆芥、薄荷(后下)、羌活、细辛、白芷、防风、生甘草。风热表证用银翘散(《温病条辨》)加减。风燥表证用桑杏汤(《温病条辨》)加减。风湿眩晕用羌活胜湿汤(《内外伤辨惑论》)加减。

(5)随症加减：风寒夹湿，伴头痛如裹者，加苍术、藁本、半夏、陈皮以祛风散寒，燥湿健脾；风热夹湿，头昏沉，胸闷口渴者，加藿香、佩兰、黄连以清热化湿；外邪束表，致颈项强酸痛者，加葛根，升麻，芍药以解表缓急止痛；若湿阻中焦，症见纳呆、呕恶者，加白术，半夏，扁豆，香薷以健脾和胃调中。

2.少阳邪郁

(1)证候表现：眩晕，口苦咽干，心烦喜呕，或兼寒热往来，胸胁苦满，默默不欲饮食，苔薄，脉弦。

(2)病机分析：表邪不解，郁于少阳，胆火循经上扰清窍，故时时作眩；胆热扰心则心烦，上炎则口苦，灼津则咽干；正邪分争于半表半里，则见寒热往来；少阳经脉布于两胁，邪郁少阳，经气不利，故胸胁苦满；少阳胆气失于疏泄，郁而化热，邪热扰胃，胃失和降，胃气上逆则吐不欲食；脉弦亦为少阳胆经之病脉。

(3)治法：和解少阳，疏风清利。

(4)常用方：小柴胡汤(《伤寒论》)加减。柴胡、黄芩、姜半夏、党参、旋覆花、代赭石(先煎)、生姜、大枣、生甘草。

(5)随症加减：若营卫不和，见发热者，去党参，加桂枝以取微汗而解肌；若素有肺寒留饮，见咳嗽者，去党参、生姜、大枣，加紫菀、干姜、炙款冬花以温肺止咳；若痰热壅肺，见痰多者，加瓜蒌、贝母以清热化痰。

3.肝阳上亢证

(1)证候表现：眩晕、头胀痛、易怒、面部潮红、目赤、口苦、少寐多梦、舌质红苔黄、脉弦。

(2)病机分析：情志郁薄，郁而化火，火极生风，风阳上扰或肝肾阴虚，阴不敛阳，肝阳上亢，上冒清窍，故眩晕、耳鸣、头痛且胀，脉见弦象；劳则伤肾，怒则伤肝，致使肝阳更盛，则头晕、耳鸣、头痛加剧；肝阳升发太过，故急躁易怒；肝火扰动心神，故失眠多梦；若肝火偏盛，循经上炎，则兼见面红、目赤、口苦，脉弦且数；火热灼津，故便秘尿赤，舌红苔黄；若属肝肾阴亏，水不涵木，肝阳上亢者，则兼见腰膝酸软，健忘遗精，舌红少苔，脉弦细数。若肝阳亢极化风，则可出现眩晕欲仆，泛泛欲呕，头痛如掣，肢麻震颤，语言不利，步履不正等风动之象。此乃中风之先兆，宜加防范。

(3)治法：平肝潜阳，清火息风。

(4)常用方：天麻钩藤饮(《中医内科杂病证治新义》)加减。天麻、钩藤(后下)、石决明(先煎)、川牛膝、益母草、黄芩、栀子、杜仲、桑寄生、夜交藤、茯神。

(5)随症加减：肝火偏盛，烦躁易怒、面红、口苦、目赤、咽痛明显者，加龙胆草，牡丹皮、夏枯草以清肝泄热，或改用龙胆泻肝汤加石决明、钩藤等以清肝泻火；兼腑热便秘者，可加大黄，芒硝以通腑泄热；若肝肾阴虚较甚，目涩耳鸣，腰酸膝软，舌红少苔，脉弦细数者，可酌加枸杞子、首乌、生地黄、麦冬、玄参、生白芍以滋补肝肾之阴；若肝阳亢极化风，症见眩晕欲仆、头痛如掣、手足麻木或震颤者，可用羚羊角粉吞服，牡蛎、赭石入煎以镇肝息风，或用羚羊角汤加减，以防中风变证。

4.痰浊中阻

(1)证候表现：头晕不爽，头重如裹，胸闷，恶心而时吐痰涎，少食而多思睡，舌胖苔浊腻或厚腻而润，脉滑或弦滑，或脉濡缓。

(2)病机分析：痰浊中阻，气机阻滞，清阳不升，浊阴不降，痰湿上蒙清窍，故眩晕，头重如裹；痰为湿聚，湿性重浊，阻遏清阳，故倦怠头重如蒙；痰浊中阻，气机不利，故胸闷恶心；胃失和降，胃气上逆，故时吐痰涎；脾阳为痰浊阻遏而不振，故少食多寐；舌胖、苔浊腻或白厚而润，脉滑或弦滑或兼结代，均为痰浊内蕴之征。若为阳虚不化水，寒饮内停，上逆凌心，则兼见心下逆满，心悸怔忡；若痰浊久郁化火，痰火上扰则头目胀痛，口苦；痰火扰心，故心烦而悸；痰火劫津，故尿赤；苔黄腻，脉弦滑而数，均为痰火内蕴之象。若痰浊夹肝阳上扰，则兼头痛耳鸣，面赤易怒，胁痛，脉弦滑。

(3)治法：燥湿祛痰，健脾和胃。

(4)常用药：半夏白术天麻汤(《古今医鉴》)加减。制半夏、白术、天麻、茯苓、生姜、大枣、橘红。

(5)随症加减：若痰郁化火，壅滞中焦，胃降失和，症见眩晕较甚，呕吐口苦频作者，可加代赭石、旋覆花、胆南星、竹茹、生姜之类以除痰降逆止呕；若水湿潴留，舌苔厚腻者，可合五苓散，使小便得利，湿从下去；若脾虚湿困，见脘闷不食者，加白蔻仁、砂仁化湿醒脾；若气郁不通阻于头窍，见耳鸣重听者，加葱白、郁金、石菖蒲、远志肉以通阳开窍；若痰郁化火，头痛头胀，心烦口苦，渴不欲饮，舌红苔黄腻，脉弦滑者，宜用黄连温胆汤清化痰热。

5.气血亏虚

(1)证候表现：头晕目眩，劳累则甚，气短声低，神疲懒言，面色㿠白，唇甲苍白，发色不泽，心悸少寐，纳少体倦，舌淡胖嫩，且边有齿印，苔少或薄，脉细或虚弱。

(2)病机分析：气虚则清阳不展，血虚则脑失所养，故头晕目眩，劳则气耗，故活动劳累后眩晕加剧，或劳累即发；心主血脉，其华在面，血虚失濡，则面色苍白少华或萎黄，唇甲不华，发色不泽；气虚则神疲懒言；脾胃虚弱，运化失司，则饮食减少；脾肺气虚，故气短声低；营血不足，血不养心，心神失养，故心悸失眠；舌色淡、质胖嫩、边有齿印、苔少或厚，脉细或虚大，均是气虚血少之象。若偏于脾虚气陷，则兼见食后腹胀，大便稀溏；若脾阳虚衰，气血生化不足，则兼见畏寒肢冷，唇甲淡白。

(3)治法：补益气血，健运脾胃。

(4)常用方：十全大补汤(《太平惠民和剂局方》)加减。人参(或党参)、黄芪、当归、炒白术、茯苓、川芎、熟地黄、生白芍、肉桂、枸杞子、怀牛膝、炙甘草。

(5)随症加减：若气虚自汗，易于感冒者，当重用黄芪，加防风、浮小麦益气固表敛汗；若中气不足，清阳不升，兼见气短乏力，纳少神疲，便溏下坠，脉象无力者，可合用补中益气汤以健运脾胃，升阳举陷；若气虚湿盛，伴有泄泻或便溏者，重用茯苓、白术，加薏苡仁、泽泻、炒扁豆、炒当归以健脾化湿；若血虚较甚，面色㿠白，唇舌色淡者，可加阿胶、紫河车粉(冲服)以益气养血；若血虚心神失养，见心悸怔忡，少寐健忘者，可加柏子仁、合欢皮、夜交藤以养心安神；若阳虚失温，见形寒肢冷，腹中隐痛，脉沉者，可酌加桂枝、干姜以温中助阳；若脾阳虚衰，中焦运化无权，兼见畏寒肢冷、唇甲淡白者，则在上方中去地黄、枸杞子、牛膝，加干姜、熟附片等以温运中阳。

6.肾精不足

(1)证候表现：头晕而空，精神萎靡，失眠，多梦，健忘，腰膝酸软，齿摇，耳鸣，或有遗精滑泄，发枯脱落。偏于阴虚者，五心烦热，颧红，咽干，形瘦，舌嫩红，苔少或光剥，脉细数；偏于阳虚者，四肢不温，形寒怯冷，舌质淡，脉沉细无力。

(2)病机分析：肾精不足，无以生髓，脑髓失充，故眩晕，精神萎靡；肾精不足，心肾不交，故少寐、多梦、健忘；肾主骨，腰为肾之府，齿为骨之余，精虚骨骼失养，故腰膝酸软，牙齿动摇；肾虚封藏固摄失职，故遗精滑泄；肾开窍于耳，肾精虚少，故时时耳鸣；肾其华在发，肾精亏虚，故发易脱落；肾精不足，阴不维阳，虚热内生，故颧红，咽干，形瘦，五心烦热，舌嫩红、苔少或光剥，脉细数；精虚无以化气，肾气不足，日久真阳亦衰，则见面色㿠白或黧黑，形寒肢冷，舌淡嫩，苔白或根部有浊苔，脉弱尺甚。

(3)治法：补肾填精，充养脑髓。

(4)常用方：河车大造丸(《活人心统》)加减。紫河车、龟甲(先煎)、黄柏、杜仲、怀牛膝、天冬、生地黄、麦冬、党参、茯苓。

(5)随症加减：若肝肾精亏，症见目花、耳鸣、腰酸、眩晕持久者，可加入山茱萸、菟丝子、枸杞子、鹿角胶、女贞子等以填精补髓；若肾失封藏固摄，遗精滑泄者，可选加莲须、芡实、桑螵蛸、沙苑子、覆盆子等以固肾涩精；若阴虚火旺，症见五心烦热，潮热颧红，舌红少苔，脉细数者，可加鳖甲、知母、黄柏、牡丹皮、地骨皮以滋阴清热；若心肾不交，症见失眠，多梦，健忘者，加阿胶、鸡子黄、酸枣仁、柏子仁等交通心肾,养心安神;若阴损及阳,肾阳虚明显,症见四肢不温,形寒怕冷,精神萎靡,舌淡脉沉者,或予右归丸,或酌配巴戟天、淫羊藿、肉桂温补肾阳,填精补髓;若因阳虚水泛,症见下肢浮肿,尿少者,可加桂枝、茯苓、泽泻等温肾利水消肿。

7.瘀血内阻

(1)证候表现:眩晕时作,反复不愈,头痛,唇甲紫暗,舌边及舌面有瘀点、瘀斑;伴有善忘、夜寐不安、心悸、精神不振及肌肤甲错等;脉弦涩或细涩。

(2)病机分析:瘀血阻络,络脉不通,气血不得正常流布,脑失所养,故眩晕时作;瘀血不去,新血不生,阻遏脉道,脉不舍神,心神失养,故可兼见健忘、失眠心悸、精神不振;头痛,面唇紫暗,舌有紫斑瘀点,脉弦涩或细涩,均为瘀血内阻之征。

(3)治法:祛瘀生新,活血通络。

(4)常用方:血府逐瘀汤(《医林改错》)加减。当归、生地黄、桃仁、红花、赤芍、水蛭、北柴胡、桔梗、川牛膝、枳壳、川芎、甘草。

(5)随症加减:若气虚身倦无力、少气自汗者,宜加黄芪,且应重用(30 g以上)以补气行血;若阳虚失于温煦,症见畏寒肢冷者,可加附子,桂枝以温经活血;若虚热内生,骨蒸潮热,肌肤甲错者,可加牡丹皮、黄柏、知母、玄参,重用干地黄,去桔梗、枳壳耗津之药,以达清热养阴、祛瘀生新的目的。

六、西医治疗

(一)一般治疗

卧床休息,尽可能避免外界环境的各种刺激,饮食以半流质为宜,酌情给予静脉输液以维持营养供应。对内耳眩晕者应限制摄入水与盐分,24小时内摄入水分在1 500 mL左右,禁止食含盐较多的食物,建议每日食盐控制在0.8～1.0 g,对部分患者可有效地控制发作或减轻发作程度。

(二)药物治疗

1.镇静及安定剂

常选用的药物有苯巴比妥、地西泮、异丙嗪等。可以控制患者焦虑不安,抑制前庭敏感度而减轻眩晕,另外且有止呕作用。

2.利尿剂

可有效地利尿脱水,同时影响耳蜗与肾脏的离子交换而维持内耳淋巴电解质平衡。控制内耳性眩晕,常供选择的药物有氢氯噻嗪、呋塞米等。呋塞米因对内耳有毒性,临床应慎用。

3.扩张血管剂

交感神经兴奋性过度导致耳蜗毛细血管收缩缺氧,继而渗透性增高引起内耳性眩晕,故用血管扩张药物改善耳蜗血循环,降低毛细血管渗透性,可控制眩晕发作。常选用地巴唑、罂粟碱、烟酸、倍他司汀、消旋山莨菪碱等。临床上,对于低血压患者,使用此类药物时应注意其血压的变化。

4.抗胆碱能药物

作用于自主神经系统,有明显控制前庭症状的作用,其中首选东莨菪碱,也可选用普鲁苯辛,或阿托品等。

5.抗组胺药物

通过拮抗中枢和周围神经系统乙酰胆碱作用而治疗眩晕,其控制前庭症状最好。常用药物有苯海拉明，异丙嗪，茶苯海明等。可完全控制恶心、头晕症状。

（三）手术治疗

手术治疗适应于反复发作性眩晕，或眩晕无间歇期已长期不能工作者，或听力丧失达 30 db 以上，语言辨别率少于 50%者，经药物等保守治疗半年以上无效。治疗原则为破坏迷路的前庭部分，尽可能保留听力。治疗方法有保守性的，如内淋巴囊分流，减压与切开；半破坏性的，如前庭神经与前庭神经节切断术，适用于两侧或一侧病变而希望保留听力者，可防止眩晕进一步发作而不影响其尚存的听力；破坏性的，如迷路和耳蜗前庭神经切除术，仅适用于单侧病变且听力已严重而持久受损者，双侧病变不宜采用，能持久地缓解眩晕症状，但可导致手术侧耳聋。

（闫春玲）

第三节 中　风

中风是由于阴阳失调，气血逆乱，上犯于脑所引起的以卒然昏仆，不省人事，半身不遂，口眼㖞斜，语言不利为主症的病证。病轻者可无昏仆而仅见半身不遂及口眼㖞斜等症状。

由于本病发生突然，起病急骤，“如矢石之中的，若暴风之疾速”。临床见症不一，变化多端而速疾，与自然界“风性善行而数变”的特征相似，故古代医家取类比象而名之为“中风”；又因其发病突然，亦称之为“卒中”。

《内经》中有关中风的论述较详。在病名方面，依据症状表现和发病阶段不同而有不同的名称，如在卒中昏迷期间称为仆击、大厥、薄厥；半身不遂者则有偏枯、偏风、身偏不用、风痱等病名。在病因方面，认识到感受外邪、烦劳暴怒可以诱发本病，如《灵枢·刺节真邪》云：“虚邪偏客于身半，其入深，内居营卫，营卫稍衰则真气去，邪气独留，发为偏枯。”《素问·生气通天论》云：“阳气者，大怒则形气绝，而血菀于上，使人薄厥。”此外，还认识到本病的发生与体质、饮食有密切的关系。如《素问·通评虚实论》曾经明确指出：“……仆击，偏枯……肥贵人则膏粱之疾也。”这些论述至今仍有指导意义。

在《内经》之后，历代医家对中风病因和治法的探讨大体可划分为两个阶段。在唐宋以前以“外风”学说为主，多从“内虚邪中”立论；唐宋以后，特别是金元时期，突出以“内风”立论，是中风病因学说的一大转折。刘河间主“心火暴盛”，李东垣认为属“正气自虚”，朱丹溪主张“湿痰生热”。元代王履提出“真中”“类中”病名。明代张景岳认为本病与外风无关而倡导“非风”之说，并提出“内伤积损”的论点。明代医家李中梓将中风中脏腑明确分为闭、脱二证。以内风立论是中风病防治的进步，清代叶天士始明确以“内风”立论，并提出滋液息风、补阴潜阳以及开闭、固脱等法。王清任指出中风半身不遂、偏身麻木是由于气虚血瘀所致，立补阳还五汤治疗偏瘫，至今仍为临床常用。近代医家张伯龙、张山雷等总结前人经验，进一步探讨发病机制，认识到本病的发生主要在于肝阳化风，气血并逆，直冲犯脑，中风的病因病机和治法认识渐趋深化。

根据中风的临床表现特征，西医学的急性脑血管疾病与之相近，包括缺血性中风和出血性中风，其他如短暂性脑缺血发作、局限性脑梗死、原发性脑出血和蛛网膜下腔出血等，均可参照本节进行辨证论治。

一、病因病机

本病多是在气血阴阳亏损的基础上，复因劳逸失度、情志不遂、饮酒饱食或外邪侵袭等触发，引起脏腑阴阳失调，血随气逆，肝阳暴涨，内风旋动，夹痰夹火，横窜经脉，蒙蔽神窍，从而发生卒然昏仆、半身不遂诸症。

（一）内伤积损

素体阴亏血虚，阳盛火旺，风火易炽，或久患消渴、眩晕之病或年老体衰，肝肾阴虚，肝阳偏亢，复因将息失宜，致使阴虚阳亢，气血上逆，上蒙神窍，突发本病。正如《景岳全书·非风》所言："卒倒多有昏聩，本皆内伤积损颓败而然。"

（二）劳欲过度

《素问·生气通天论》言："阳气者，烦劳则张。"人身之阳气若扰动太过，则亢奋不敛，烦劳过度，形神失养，耗气伤阴，易使阳气暴涨，引动风阳上旋，血随气逆，壅阻清窍；纵欲过度，房事不节，耗伤肾水，水亏于下，火旺于上，水不制火，则阳亢风动。

（三）饮食不节

饮食无节制，嗜食肥甘厚味、辛香炙煿之物，或饮酒过度，致使脾失健运，聚湿生痰，痰湿生热，热极生风，导致风火痰热内盛，窜犯络脉、上阻清窍而发病。此即《丹溪心法·论中风》所言："湿土生痰，痰生热，热生风也。"

（四）情志所伤

五志过极，心火暴盛，可引动内风而发卒中，临床上以郁怒伤肝为多。平素忧郁恼怒，情志不畅，肝气不舒，气郁化火，则肝阳暴亢，引动心火，气血上冲于脑，神窍闭阻，遂致卒倒。或长期烦劳过度，精神紧张，阴精暗耗，虚火内燔，日久导致肝肾阴虚、阳亢风动。此外，素体阳盛、心肝火旺之青壮年人亦有遇怫郁而阳亢化风，以致突然发病者。

（五）气虚邪中

气血不足，脉络空虚，尤其在气候突变之际，风邪乘虚入中，气血痹阻，或痰湿素盛，形盛气衰，外风引动内风，痰湿闭阻经络而致㖞僻不遂。

（六）气候变化

本病虽一年四季均可发病，但发病常与气候骤变有关，一是入冬骤然变冷，寒气入侵，寒伤阳气，凝滞血脉，使气血逆乱、脑脉失养、脑络痹阻而发病；二是春季厥阴风木主令，内应于肝，风阳易动，气血逆乱而易导致本病发生。

中风的形成虽有上述各种原因，但其基本病机总属阴阳失调，气血逆乱。病位在脑，与肝、肾密切相关；病理基础则为肝肾阴虚，因肝肾之阴下虚，则肝阳易于上亢，复加饮食起居不当、情志刺激或感受外邪，气血上冲于脑，神窍闭阻，故卒然昏仆，不省人事。

中风的病理因素主要为风、火、痰、气、瘀，其形成与脏腑功能失调有关。如肝肾阴虚，阳亢化火生风，或五志化火动风；脾失健运，痰浊内生，或火热炼液为痰；暴怒使血菀于上，或气虚无力推动，皆可致瘀血停滞。五者之间可互相影响或兼见同病，如风火相煽、痰瘀互结等。严重时风阳痰火与气血阻于脑窍，横窜经络，出现昏仆、失语、㖞僻不遂。

病理性质多属本虚标实。肝肾阴虚、气血衰少为致病之本，风、火、痰、气、瘀为发病之标，两者可互为因果。发病之初邪气鸱张，风阳痰火炽盛，气血上菀，故以标实为主；如病情剧变，在病邪的猛烈攻击下，正气急速溃败，可以正虚为主，甚则出现正气虚脱。后期因正气未复而邪气独留，可留后遗症。

由于病邪所阻病位浅深以及病情轻重的不同，在病理变化和临床表现上又有中经络和中脏腑之别，轻者中经络，重者中脏腑。若肝风夹痰横窜经络，血脉瘀阻，气血不能濡养机体，则见中经络之证，表现为半身不遂，口眼㖞斜，不伴神志障碍；若风阳痰火蒙蔽神窍，气血逆乱，上冲于脑，则见中脏腑重证，络损血溢、瘀阻脑络而致卒然昏倒、不省人事。中脏腑者因邪正虚实的不同而有闭、脱之分及由闭转脱的演变。

中风的发生病机虽然复杂，但归纳起来不外乎虚（阴虚、血虚）、火（肝火、心火）、风（肝风、外风）、痰（风痰、湿痰）、气（气逆、气滞）、瘀（血瘀）六端。

二、诊断

（一）诊断要点

1.病史

多发于 40 岁以上年龄段的人群，发病前多有头晕、头痛、肢体一侧麻木等先兆症状，常有眩晕、头痛、心悸等病史，发病多有情志失调、饮食不当或劳累等诱因。

2.证候特征

具有突然昏仆，不省人事，半身不遂，偏身麻木，口眼㖞斜，言语謇涩等特定的临床表现。轻证仅见眩晕，偏身麻木，口眼㖞斜，半身不遂等。

3.辅助检查

中风与西医急性脑血管病相近，临床可作脑脊液、眼底及 CT、MRI 等检查。短暂性脑缺血发作检查无明显异常。局限性脑梗死患者脑脊液压力不高，常在正常范围，蛋白质含量可升高，头颅 CT 和 MRI 可显示梗死区。出血性中风在起病后 1 周 CT 能正确诊断大脑内直径在 1 cm 或更大的血肿。对于脑干内小的血肿或血块已变为和脑组织等密度时，MRI 的诊断比 CT 可靠。原发性蛛网膜下腔出血主要原因为动脉瘤破裂和动静脉血管畸形，早期 CT 扫描可显示破裂附近脑池或脑裂内有无凝血块、脑内或硬膜下血肿，以及是否合并脑出血。MRI 对原发性蛛网膜下腔出血的诊断并不可靠，在无 CT 的条件下，可谨慎进行脑脊液检查。

（二）类证鉴别

1.中风与口僻

口僻俗称吊线风，主要症状是口眼㖞斜，但常伴耳后疼痛、口角流涎、言语不清，而无半身不遂或神志障碍等表现，多因正气不足，风邪入脉络，气血痹阻所致，不同年龄人群均可罹患。

2.中风与厥证

厥证也有突然昏仆、不省人事之表现。一般而言，厥证神昏时间短暂，发作时常伴有四肢逆冷，移时多可自行苏醒，醒后无半身不遂、口眼㖞斜、言语不利等表现。

3.中风与痉证

痉证以四肢抽搐、项背强直，甚至角弓反张为主症，发病时也可伴有神昏，须与中风闭证相鉴别。但痉证之神昏多出现在抽搐之后，而中风患者多在起病时即有神昏，而后可以出现抽搐。痉证抽搐时间长，中风抽搐时间短。痉证患者无半身不遂、口眼㖞斜等症状。

4.中风与痿证

痿证可以有肢体瘫痪、活动无力等类似中风之表现；中风后半身不遂日久不能恢复者，亦可见肌肉瘦削、筋脉弛缓，两者应予以区别。但痿证一般起病缓慢，以双下肢瘫痪或四肢瘫痪，或肌肉萎缩，筋惕肉瞤为多见；而中风的肢体瘫痪多起病急骤，且以偏瘫不遂为主。痿证起病时无神昏，中风则常有不同程度的神昏。

5.中风与痫病

痫病发作时起病急骤，突然昏仆倒地，与中风相似。但痫病为阵发性神志异常的疾病，卒发仆地时常口中作声如猪羊啼叫，四肢频抽而口吐白沫；中风则仆地无声，一般无四肢抽搐及口吐涎沫的表现。痫病之神昏多为时短暂，移时可自行苏醒，醒后一如常人，但可再发；中风患者昏仆倒地，其神昏症状严重，持续时间长，难以自行苏醒，须及时治疗方可逐渐清醒。中风多伴有半身不遂、口眼㖞斜等症，亦与痫病不同。

三、辨证论治

(一)辨证要点

1.辨病期

根据病程长短，分为三期。急性期为发病后 2 周以内，中脏腑者可至 1 个月；恢复期指发病 2 周后或 1 个月至半年内；后遗症期指发病半年以上。

2.辨中经络、中脏腑

中经络者虽有半身不遂、口眼㖞斜、语言不利，但意识清楚；中脏腑则昏不知人，或神志昏糊、迷蒙，伴见肢体不用。

3.辨闭证与脱证

闭证属实，因邪气内闭清窍所致，症见神志昏迷、牙关紧闭、口噤不开、两手握固、肢体强痉等。其中阳闭有瘀热痰火之象，如身热面赤、气粗鼻鼾、痰声如拽锯、便秘溲黄、舌苔黄腻、舌绛干，甚则舌体卷缩，脉弦滑而数；阴闭有寒湿痰浊之征，如面白唇紫、痰涎壅盛、四肢不温、苔白腻、脉沉滑等。脱证属虚，乃五脏真阳散脱、阴阳即将离绝之候，临床可见神志昏聩无知、目合口开、四肢松懈瘫软、手撒肢冷汗多、二便自遗、鼻息低微等。此外，还有阴竭阳亡之分，并可相互关联。

4.辨病理性质

急性期重在辨别标实证候。若素患头痛、眩晕等症，突然发生半身不遂，甚或神昏，抽搐，肢体强痉拘急，属内风动越；若发病后咯痰较多，或神昏而喉中痰鸣，舌苔厚腻，属痰浊壅盛；若面红目赤，口干口苦，甚或项强身热，燥扰不宁，大便秘结，小便黄赤，则以邪热为主；若肢体拘挛疼痛，痛处不移，舌质紫暗，有瘀点瘀斑，面色黧黑，多属血瘀。恢复期及后遗症期重在辨识本虚。若见肢体瘫软，手足肿胀，气短自汗者，多属气虚；若有畏寒肢冷，多为阳气虚衰的表现；若见心烦少寐，口干咽干，手足心热，舌红少苔，多属阴虚内热。

(二)治疗原则

中经络者以平肝息风、化痰祛瘀通络为主。中脏之闭证治当息风清火、豁痰开窍、通腑泄热；脱证急宜救阴回阳固脱；对内闭外脱之证，则须醒神开窍与扶正固脱兼用。恢复期及后遗症期多为虚实兼夹，当扶正祛邪，标本兼顾，平肝息风，化痰祛瘀与滋养肝肾、益气养血并用。

(三)分证论治

1.中经络

(1)风痰入络证：肌肤不仁，手足麻木，突发口眼㖞斜，言语不利，口角流涎，舌强语謇，甚则半身不遂；或兼见肢体拘挛，关节酸痛等症；舌质暗红，舌苔薄白、脉浮数，或见舌苔黄腻，脉滑数。

证候分析：本证以脉络空虚，风痰乘虚人中，气血闭阻为基本病机。患者素体气血不荣络脉，使络脉空虚，故见肌肤不仁，手足麻木；在此基础上由于风痰搏结于络脉则成“真气去，邪气独留”之状，使血脉闭阻、气血不通而突发口眼㖞斜，言语不利，口角流涎，舌强语謇，甚则半身不遂；经络不畅，气血不濡筋脉，故见肢体麻木，关节酸痛；舌质暗红为络脉不和之象，脉浮数示风痰阻于络脉，如脉见滑数则为痰浊内盛化热，热极生风，风痰阻于络脉。本证以肌肤不仁，手足麻木，突发半身不遂，肢体拘急，口眼㖞斜为辨证要点。

治法：祛风化痰通络。

方药：大秦艽汤。

随症加减：语言不清者，再加石菖蒲、远志祛痰宣窍；痰瘀交阻，舌紫有瘀斑，脉细涩者，可酌加丹参、桃仁、红花、赤芍等活血化瘀；若烦躁不安，舌苔黄腻，脉滑数者，可加黄芩、栀子以清热泻火。

(2)风阳上扰证：平素头晕头痛，耳鸣目眩，突然发生口眼㖞斜，舌强语謇，或手足重滞，甚则半身不遂；面红目赤，心烦易怒，口苦咽干，便秘尿黄；舌质红苔黄，脉弦或弦数。

证候分析：本证以阳亢化风、横窜络脉为基本病机。素体肝旺，肝阳偏亢，故时有头晕头痛，耳鸣目眩；如逢情志不遂，肝郁化火，或过食辛辣烟酒刺激之品，致肝阳骤亢，阳化风动，夹痰横窜经络，可致半身不遂，肢体强痉，口舌歪斜，言语不利；风阳上扰清窍，则见面红目赤；肝经郁热则见口苦咽干，易怒，便秘尿黄；肝火扰心则心中烦热易怒；舌质红或绛，苔黄或黄燥，脉弦或弦数均为肝阳上亢、肝经实火之征。本证以头晕头痛，面红目赤，心烦易怒，舌红脉弦为辨证要点。

治法：平肝潜阳，活血通络。

方药：天麻钩藤饮加减。

随症加减：夹有痰浊，胸闷，恶心，苔腻，加陈胆星、郁金；头痛较重，加羚羊角（现用山羊角）、夏枯草以清肝息风；腿足重滞，加杜仲、桑寄生补益肝肾。

(3)阴虚风动证：半身不遂，口眼㖞斜，言语不利，手足心热，肢体麻木；五心烦热，失眠，眩晕耳鸣；舌质红或暗红，苔少或光剥无苔，脉弦细或弦细数。

证候分析：本证以肝肾阴虚，风阳内动，风痰瘀阻经络为基本病机。肝为刚脏，体阴而用阳，内寄相火，赖肾水以濡养。若房劳过度，精血暗耗，或久病失养，或操劳过度，精神紧张，耗伤真阴，皆令阴不足而阳有余，阴不制阳，相火妄动，虚风内生，虚风上扰，横窜经络，故见半身不遂，口眼㖞斜，言语不利；阴血不足，经脉失养，则肢体麻木；阴虚则生内热，虚热内扰，则心烦不寐，五心烦热；肾精不足，脑髓不充，则头晕耳鸣；舌质红、苔少或无苔、脉弦细数为阴虚内热之象，舌暗为挟瘀血之征。本证以眩晕耳鸣，五心烦热，舌红苔剥为辨证要点。

治法：滋阴潜阳，镇肝息风。

方药：镇肝息风汤。

随症加减：痰热较重，苔黄腻，泛恶，加胆南星、竹沥、川贝母清热化痰；阴虚阳亢，肝火偏旺，心中烦热，加栀子、黄芩清热除烦。

2.中腑脏

(1)闭证：闭证的主要症状是突然昏仆，不省人事，牙关紧闭，口噤不开，两手握固，大小便闭，肢体强痉。

1)阳闭(痰火闭窍证)：突然昏仆，不省人事，半身不遂，肢体强痉拘急，口舌㖞斜；鼻鼾痰鸣，面红目赤，或见抽搐，两目直视，项背身热，躁扰不宁，大便秘结；舌质红或红绛，苔黄腻或黄厚干，脉滑数有力。

证候分析：本证以痰火壅盛，气血上逆，神窍闭阻为基本病机。患者素有肝阳偏盛或素体肥胖，痰湿内盛，日久痰湿郁而化热，复因劳累、饮食偏嗜、情感过极等致心火炽盛，痰随火升，上逆闭阻清窍而发病。痰火闭窍，故见昏倒，不省人事，半身不遂，肢体强痉拘急，口舌㖞斜，面红目赤，两目直视，甚则抽搐；痰火上扰，气道受阻，故鼻鼾痰鸣；痰火扰心则躁扰不宁；痰火内结阳明，腑气不通，故项背身热，大便秘结；舌质红、苔黄腻或黄厚干、脉滑数有力为痰火内盛之象。本证以鼻鼾痰鸣，面红目赤，项背身热，大便秘结，舌红或绛，舌苔黄腻或厚干为辨证要点。

治法：清热涤痰，醒神开窍。

方药：羚羊角汤配合安宫牛黄丸鼻饲。

随症加减：痰热盛者加鲜竹沥汁、胆南星、猴枣散以清热化痰；火盛者加黄芩、栀子、石膏以清热泻火；烦扰不宁者加石菖蒲、郁金、远志、珍珠母以化痰开窍、镇心安神；大便秘结，口臭，腹胀满，日晡潮热者，合大承气汤以通腑泄热。安宫牛黄丸有辛凉开窍醒脑之效，每 6～8 小时灌服或鼻饲 1～2 丸。或用清开灵注射液 40 mL 加入 5%葡萄糖液中静脉滴注，每日 2～3 次。合而有清热息风、育阴潜阳、开窍醒神之功。

2)阴闭(痰湿蒙窍证)：突然昏仆，不省人事，半身不遂，肢体松懈，口舌㖞斜；痰涎壅盛，面白唇暗，四肢不温，甚则逆冷；舌质暗淡，苔白腻，脉沉滑或缓。

证候分析：本证以痰浊偏盛，上壅清窍，内蒙心神，神机闭塞为基本病机。患者素体气弱痰盛，或年老体衰，气不化津，致痰湿内生，复因劳累、过食辛辣烟酒及情志不调而引动痰湿，痰湿上犯，蒙蔽清窍，故见昏仆、不省人事；痰湿流窜经络而见半身不遂，口舌歪斜；湿性黏滞重着，故见肢体松懈；痰湿之邪易伤阳气，阻遏气机，阳气受郁，故见四肢不温，甚则逆冷；卫阳之气不充肌肤，故面白唇暗；舌质暗淡、苔白腻、脉沉滑或沉缓为阳气不足、湿痰内盛之征。本证以痰涎壅盛，面白唇暗，四肢不温，舌质暗淡，苔白腻为辨证要点。

治法：燥湿化痰，醒神开窍。

方药：涤痰汤配合苏合香丸鼻饲。苏合香丸每日 3～4 次，每次 1～2 丸，与涤痰汤合用有燥湿化痰、醒神开窍之效。

随症加减：舌暗有瘀斑、脉涩者加桃仁、红花、丹参以活血化瘀；四肢厥冷者加制附子、桂枝、细辛以温阳散寒；兼有风象者可加天麻、钩藤以平肝息风。

(2)脱证(阴竭阳亡)：突然昏仆，不省人事，汗出如珠，目合口张，肢体瘫软，手撒肢厥，气息微弱，面色苍白，瞳神散大，二便失禁；舌质淡紫，或舌体卷缩，苔白腻，脉微欲绝。

证候分析：本证多由中风闭证转化而来，邪实而正衰，元气衰微，阴阳欲绝是本证的基本病机。久病脏腑精气已衰，复因情志失调、饮食不节等诱因，突致阳浮于上，阴竭于下，阴阳离决。元气已脱，神志失守，故见神昏；五脏精气藏于内而开窍于外，五脏真气脱，四肢百骸皆无真气充养而失用，冷汗淋漓为心气绝，目合口开为脾气绝，舌卷囊缩、瞳孔散大为肝气绝，气息低微为肺气绝，二便自遗为肾气绝；肢体瘫软，手撒肢厥，面色苍白，舌质淡紫为真阳外脱、阴寒凝滞之征；阳气大虚，脉道鼓动乏力，故见脉微欲绝。本证以昏仆不省人事，汗出，目合口张，肢体瘫软，瞳神散大为辨证要点。

治法：益气回阳，扶正固脱。

方药：参附汤。

随症加减：汗出不止者加黄芪、煅龙骨、煅牡蛎、五味子以敛汗固脱；兼有瘀滞者，加丹参、赤芍；真阴不足，阴不敛阳致虚阳外越，或上证使用参附汤后见面赤足冷、虚烦不安、脉极虚弱或突现脉大无根者，是阳气稍复而真阴不足，此为阴虚阳脱之证，当以地黄饮子填补真阴、温壮肾阳。

本证可用参麦注射液或生脉注射液静脉滴注。如生脉注射液 20～40 mL 静脉注射，15 分钟一次，直至厥脱恢复。本证为中风临终证候，病情多凶险，应采用综合治疗措施救治。

3.恢复期

中风急性阶段经抢救治疗，若神志渐清，痰火渐平，饮食稍进，渐入恢复期，但后遗症有半身不遂、口眼㖞斜、言语謇涩或失声等。此时仍须积极治疗并加强护理。

针灸与药物治疗并进可以提高疗效。药物治疗根据病情可采用标本兼顾或先标后本等治法，治标宜搜风化痰、通络行瘀；肝阳偏亢者可采用平肝潜阳法。治本宜补益气血、滋养肝肾或阴阳并补。

(1)风痰瘀阻证：口眼㖞斜，舌强语謇或失语，半身不遂，肢体麻木；苔滑腻，舌暗紫，脉弦滑。

证候分析：本证以风痰阻络，经脉瘀阻为基本病机。风痰阻络，则口眼㖞斜；阻于心络，则舌强语謇，甚或失语；风痰流窜经络，血脉运行不利，故半身不遂，肢体麻木；苔滑腻、舌暗紫、脉弦滑皆为风、痰、瘀留阻所致。本证以肢体麻木，舌暗红，苔滑腻，脉弦滑为辨证要点。

治法：搜风化痰，行瘀通络。

方药：解语丹加减。

随症加减：若痰热偏盛者，加全瓜蒌、竹茹、川贝母清化痰热；兼有肝阳上亢，头晕头痛，面赤，苔黄舌红，脉弦劲有力，加钩藤、石决明、夏枯草平肝息风潜阳；咽干口燥者加天花粉、天冬养阴润燥。

(2)气虚络瘀证：肢体偏枯不用，肢软无力，面色萎黄；舌质淡紫或有瘀斑，苔薄白，脉细涩或细弱。

证候分析：本证以气血亏虚，络脉瘀阻为基本病机。气虚不能推动血液运行，血郁成瘀，脉阻络痹，则肢体偏废不用；气血亏虚，肌肤失荣，故面色萎黄；舌淡、脉细弱为气虚之征；舌有紫斑、脉细涩则为血瘀之象。本证以肢软无力，面色萎黄，舌淡紫或有瘀斑，脉细涩为辨证要点。

治法：益气养血，化瘀通络。

方药：补阳还五汤加减。

随症加减：若血虚甚，加枸杞子、鸡血藤、制首乌以补血；肢冷，阳失温煦者，加桂枝温经通脉；腰膝酸软者加川续断、桑寄生、杜仲以壮筋骨、强腰膝。

(3)肝肾亏虚证：半身不遂，患肢僵硬拘挛变形，舌强不语，或偏瘫，肢体肌肉萎缩；舌红脉细，或舌淡红，脉沉细。

证候分析：本证以肝肾亏虚，经脉失养为基本病机。肝肾亏虚，阴血不足，筋脉失养，则患侧肢体拘挛变形；肾虚精气不能上承，则舌暗不语；精血虚衰，筋脉失养，则肌肉渐见萎缩；舌红、脉细为肝肾精血耗伤之征；若舌质淡红、脉沉细，则为肾之阴阳皆虚。本证以患肢僵硬拘挛变形，肌肉萎缩，舌红脉细为辨证要点。

治法：滋养肝肾。

方药：左归丸、地黄饮子加减。

随症加减：若腰酸腿软较甚，加杜仲、桑寄生、牛膝补肾壮腰；肾阳虚，加巴戟天、肉苁蓉补肾益精；加附子、肉桂引火归原；夹有痰浊，加石菖蒲、远志、茯苓化痰开窍。

四、其他疗法

(一)中成药

1.清开灵注射液

清热解毒，化痰通络，醒神开窍。肌内注射，每日 2～4 mL。静脉滴注可用 20～40 mL 加入

5%葡萄糖注射液 250～500 mL 中，每日 1～2 次。

2.醒脑静注射液

清热泻火，凉血解毒，开窍醒神。肌内注射，每日 1～2 次，每次 2～4 mL。静脉滴注可用 10～20 mL加入 5%葡萄糖注射液 250～500 mL 中，每日 1 次。

3.灯盏细辛注射液

活血通络。肌内注射，每次 4 mL，每日 2～3 次；或静脉滴注，可用 20～40 mL 加入 0.9%氯化钠注射液 250～500 mL 中，每日 1 次，14 天为 1 个疗程。

4.安宫牛黄丸

清热解毒，镇惊开窍，适用于阳闭证。每次 1 丸，每日 1 次，口服或鼻饲。

5.苏合香丸

芳香开窍，行气止痛。适用于脑卒中属阴闭证者。每次 1 丸，每日 1～2 次口服。

6.速效牛黄丸

清热解毒，开窍镇惊，适用于痰火内盛的阳闭证。每次 1 丸，每日 2 次口服。

7.醒脑再造丸

化痰醒脑，祛风活络。适用于神志不清，语言謇涩，肾虚痿痹，筋骨酸痛，手足拘挛，半身不遂。每次1 丸，每日 2～3 次口服。

8.麝香抗栓胶囊

通络活血，醒脑散瘀。适用于中风半身不遂，言语不清，手足麻痹，头痛，目眩等。每次 4 粒，每日 3 次口服。

(二)针灸治疗

1.神昏

闭证者可刺人中，或十宣放血；属脱证者灸关元、气海、神阙。

2.半身不遂

上肢针曲池、外关、合谷等；下肢针环跳、委中、阳陵泉、足三里、太冲等。

3.言语謇涩或不语

针刺廉泉、哑门等。

(三)推拿

推拿适用于中风急性期或恢复期的半身不遂，尤其是半身不遂的重症。其手法为推、𢶍、按、捻、搓、拿、擦。取穴有风池、肩井、天宗、肩髃、瞳子髎、手三里、合谷、环跳、阳陵泉、委中、承山。以患侧颜面、背、四肢为重点。

(四)功能训练

功能训练是中风病治疗中的重要措施之一，特别是早期规范的功能康复治疗对患者肢体功能的恢复有十分重要的作用，功能训练主要针对患者的半身不遂、语言障碍和唇缓流涎等功能障碍而设。

1.肢体训练

在急性期即应当把患者的肢体置于功能位，并定期翻身，清洁皮肤，适当地轻揉患肢，并进行肢体的被动训练。此时除按上肢、下肢规定的康复动作训练外，还须注意动作要轻柔、和缓，不可勉强拉扯，以免伤及肢体的肌肉和关节，双侧肢体做同样的动作。还要依照先上肢后下肢、先大关节后小关节的顺序练习。对神志清醒患者，要在被动训练的基础上进行主动训练，一定要按照医师的要求，定时完成每日规定的动作和次数。对动作不规范者，医护人员要及时予以纠正。一般经过一段时间的综合训练，大多数患者就可在他人的帮助下起床下地或行走，但要掌握循序渐进的原则。合理选用各类助行工具也是非常必要的，可使足下垂、膝后屈得以减轻。

2.语言训练

待患者神志清醒后即应鼓励患者讲话，若患者言语障碍，要首先向患者交代清楚病情，动员其配合治疗，并与之约定一些必要的信号，如喝水则张口，不喝水则摇头等，有书写能力者可令其写出要求，然后即开始语言训练。先教患者发“啊”“喔”等元音，而后逐渐成词，最后成句。语言康复必须有耐心，掌握循序渐进的原则。

3.唇缓流涎者的训练

每日坚持做鼓腮、示齿等动作，并自我或由他人按摩患侧。

（闫春玲）

第四节 痴 呆

痴呆是多由髓减脑消或痰瘀痹阻脑络，神机失用而引起在无意识障碍状态下，以呆傻愚笨、智能低下、善忘等为主要临床表现的一种脑功能减退性疾病。轻者可见神情淡漠，寡言少语，反应迟钝，善忘等；重者为终日不语，或闭门独居，或口中喃喃，言词颠倒，或举动不经，忽笑忽哭，或不欲食，数日不知饥饿等。

《左传》对本病有记载，曰：“成十八年，周子有兄而无慧，不能辨菽麦，不知分家犬”，“不慧，盖世所谓白痴。”晋代《针灸甲乙经》以“呆痴”命名。唐代孙思邈在《华佗神医密传》中首载“痴呆”病名。明代《景岳全书·杂证谟》有“癫狂痴呆”专篇，指出本病由多种病因渐致而成；临床表现具有“千奇百怪”“变易不常”的特点；病位在心以及肝胆二经；若以大惊猝恐，一时偶伤心胆而致失神昏乱者，宜七福饮或大补元煎主之；本病“有可愈者，有不可愈者，亦在乎胃气元气之强弱”。陈士铎《辨证录》立有“呆病门”，认为“大约其始也，起于肝气之郁；其终也，由于胃气之衰”，对呆病症状描述也甚详，且提出“开郁逐痰、健胃通气”为主的治法，用洗心汤、转呆丹、还神至圣汤等。《石室秘录》曰：“治呆无奇法，治痰即治呆也。”王清任《医林改错·脑髓说》曰：“高年无记性者，脑髓渐空。”另外，古人在中风与痴呆的因果关系方面也早有认识，《灵枢·调经论》曰：“血并于上，气并于下，乱而善忘。”《临证指南医案》指出：“中风初起，神呆遗尿，老人厥中显然。”《杂病源流犀烛·中风》进而指出：“有中风后善忘。”是中医较早有关血管性痴呆的记载。

西医学诊断的老年性痴呆、脑血管性痴呆及混合性痴呆、代谢性脑病、中毒性脑病等，可参考本节进行辨证论治。

一、病因病机

痴呆有因老年精气亏虚，渐成呆傻，亦有因情志失调、外伤、中毒等引起者。虚者多因气血不足，肾精亏耗，导致髓减脑消，脑髓失养；实者常见痰浊蒙窍、瘀阻脑络、心肝火旺，终致神机失用而致痴呆。临床多见虚实夹杂证。

(一)脑髓空虚

脑为元神之府,神机之源,一身之主,而肾主骨生髓通于脑。老年肝肾亏损或久病血气虚弱,肾精日亏,则脑髓空虚,心无所虑,精明失聪,神无所依而使灵机记忆衰退,出现迷惑愚钝,反应迟钝,发为痴呆。此类痴呆发病较晚,进展缓慢。

(二)气血亏虚

《素问·灵兰秘典论》言:“心者,君主之官,神明出焉。”《灵枢·天年》曰:“六十岁心气始衰,苦忧悲。”年迈久病损伤于中,或情志不遂木郁克土,或思虑过度劳伤心脾,或饮食不节损伤脾胃,皆可致脾胃运化失司,气血生化乏源。心之气血不足,不能上荣于脑,神明失养则神情涣散,呆滞善忘。

(三)痰浊蒙窍

《石室秘录》云:“痰气最盛,呆气最深。”久食肥甘厚味,肥胖痰湿内盛;或七情所伤,肝气久郁克伐脾土;或痫、狂久病积劳,均可使脾失健运,痰湿上扰清窍,脑髓失聪而致痴呆。

(四)瘀阻脑络

七情久伤,肝气郁滞,气滞则血瘀;或中风、脑部外伤后瘀血内阻,均可瘀阻脑络,脑髓失养,神机失用,发为痴呆。

(五)心肝火旺

年老精衰,髓海渐空,复因烦恼过度,情志相激,水不涵木,肝郁化火,肝火上炎;或水不济火,心肾不交,心火独亢,扰乱神明,发为痴呆。

总之,痴呆病位在脑,与肾、心、肝、脾四脏功能失调相关,尤以肾虚关系密切。其基本病机为髓减脑消,痰瘀痹阻,火扰神明,神机失用。其证候特征以肾精、气血亏虚为本,以痰瘀痹阻脑络邪实为标。其病性不外乎虚、痰、瘀、火。

虚,指肾精、气血亏虚,髓减脑消;痰,指痰浊中阻,蒙蔽清窍;瘀,指瘀血阻痹,脑脉不通;火,指心肝火旺,扰乱神明。痰、瘀、火之间相互影响,相互转化,如痰浊、血瘀相兼而致痰瘀互结;肝郁、痰浊、血瘀均可化热,而形成肝火、痰热、瘀热,上扰清窍;若进一步发展耗伤肝肾之阴,水不涵木,阴不制阳,则肝阳上亢,化火生风,风阳上扰清窍,使痴呆加重。虚实之间也常相互转化,如实证的痰浊、瘀血日久,损伤心脾,则气血不足,或伤及肝肾,则阴精不足,均使脑髓失养,实证由此转化为虚证;虚证病久,气血亏乏,脏腑功能受累,气血运行失畅,或积湿为痰,或留滞为瘀,又可因虚致实,虚实兼夹而成难治之候。

二、诊断

(1)痴呆是一种脑功能减退性疾病,临床以呆傻愚笨、智能低下、善忘等为主要表现。本病记忆力障碍是首发症状,先表现为近记忆力减退,进而表现为远记忆力减退。

(2)起病隐匿,发展缓慢,渐进加重,病程一般较长。患者可有中风、头晕、外伤等病史。

三、相关检查

神经心理学检查,颅脑 CT、MRI、脑电图、生化等检查,有助于明确病性。

四、鉴别诊断

(一)郁病

郁病是以情志抑郁不畅,胸闷太息,悲伤欲哭或胸胁、胸背、脘胁胀痛,痛无定处,或咽中如有异物不适为特征的疾病;主要因情志不舒、气机郁滞所致,多见于中青年女性,也可见于老年人,尤其是中风过后常并发郁病,郁病无智能障碍症状。而痴呆可见于任何年龄,虽亦可由情志因素引起,但其以呆傻愚笨为主,常伴有生活能力下降或人格障碍,症状典型者不难鉴别。

部分郁病患者常因不愿与外界沟通而被误认为痴呆,取得患者信赖并与之沟通后,两者亦能鉴别。

(二)癫证

癫证是以沉默寡言、情感淡漠、语无伦次、静而多喜为特征的精神失常疾病,俗称“文痴”,可因气、血、痰邪或三者互结为患,以成年人多见。痴呆则属智能活动障碍,是以神情呆滞、愚笨迟钝为主要表现的脑功能障碍性疾病。另一方面,痴呆的部分症状可自制,治疗后有不同程度的恢复;重证痴呆患者与癫证在临床证候上有许多相似之处,临床难以区分,CT、MRI检查有助于鉴别。

(三)健忘

健忘是指记忆力差,遇事善忘的一种病证,其神识如常,晓其事却易忘,但告知可晓,多见于中老年患者;由于外伤、药物所致健忘,一般经治疗后可以恢复。而痴呆老少皆可发病,以神情呆滞或神志恍惚,不知前事或问事不知、告知不晓为主要表现,虽有善忘但仅为兼伴症,其与健忘之“善忘前事”有根本区别。

健忘可以是痴呆的早期临床表现,这时可不予鉴别,健忘病久也可转为痴呆,CT、MRI检查有助于两者的鉴别。

五、辨证论治

(一)辨证要点

本病乃本虚标实之证,临床上以虚实夹杂者多见。本虚者不外乎精髓、气血;标实者不外乎痰浊、瘀血、火邪。无论为虚为实,都能导致脏腑功能失调以及髓减脑消。因而辨证当以虚实或脏腑失调为纲领,分清虚实,辨明主次。

1.辨虚实

本病病因虽各有不同,但终不出虚实两大类。虚者,以神气不足、面色失荣、形体枯瘦、言行迟弱为特征,并结合舌脉、兼症,分辨气血、肾精亏虚;实者,智能减退、反应迟钝,兼见痰浊、瘀血、风火等表现。由于病程较长,证情顽固,还需注意虚实夹杂的病机属性。

2.辨脏腑

本病病位主要在脑,但与心、肝、脾、肾相关。若年老体衰、头晕目眩、记忆认知能力减退、神情呆滞、齿枯发焦、腰膝酸软、步履艰难,为病在脑与肾;若兼见双目无神,筋惕肉瞤,毛甲无华,为病在脑与肝肾;若兼见食少纳呆,气短懒言,口涎外溢,四肢不温,五更泻泄,为病在脑与脾肾;若兼见失眠多梦,五心烦热,为病在脑与心肾。

(二)治疗原则

虚者补之,实者泻之。补虚益损,解郁散结是其治疗大法。脾肾不足,髓海空虚之证,宜培补先天、后天,以冀脑髓得充,化源得滋;对于气郁血瘀痰滞者,气郁应开,血瘀应散,痰滞应清,以冀气充血活,窍开神醒。

(三)分证论治

1.髓海不足

主症:耳鸣耳聋,记忆模糊,失认失算,精神呆滞。

兼症：发枯齿脱，腰脊酸痛，骨痿无力，步履艰难，举动不灵，反应迟钝，静默寡言。

舌脉：舌瘦色淡或色红，少苔或无苔，多裂纹；脉沉细弱。

分析：肾主骨生髓，年高体衰，肾精渐亏，脑髓失充，灵机失运，故见精神呆滞，举动不灵，反应迟钝，记忆模糊，失认失算等痴呆诸症。肾开窍于耳，其华在发，肾精不足，故耳鸣耳聋，发枯易脱。腰为肾府，肾主骨，精亏髓少，骨骼失养，故见腰脊酸痛，骨痿无力、步履艰难；齿为骨之余，故齿牙动摇，甚则早脱。舌瘦色淡或色红，苔少或无苔，多裂纹，脉沉细弱为精亏之象。

治法：补肾益髓，填精养神。

方药：七福饮加减。方中重用熟地黄滋阴补肾，营养先天之本；合当归养血补肝；人参、白术、炙甘草益气健脾，强壮后天之本；远志、杏仁、宣窍化痰。本方填补脑髓之力尚嫌不足，应选加鹿角胶、龟板胶、阿胶、紫河车、猪骨髓等血肉有情之品，还可以本方加减制蜜丸或膏剂以图缓治，或可用参茸地黄丸或河车大造丸补肾益精。

随症加减：若肝肾阴虚，年老智能减退，腰膝酸软，头晕耳鸣者，可去人参、白术、紫河车、鹿角胶，加怀牛膝、生地黄、枸杞子、女贞子、制首乌；若兼言行不一，心烦溲赤，舌质红，少苔，脉细而弦数，是肾精不足，水不制火而心火妄亢，可用六味地黄丸加丹参、莲子心、石菖蒲等清心宣窍；也有舌质红而苔黄腻者，是内蕴痰热，干扰心窍，可加用清心滚痰丸去痰热郁结，俟痰热化净，再投滋补之品；若肾阳亏虚，症见面白无华，形寒肢冷，口中流涎，舌淡者，加热附片、巴戟天、益智仁、淫羊藿、肉苁蓉等。

2.气血亏虚

主症：呆滞善忘，倦怠嗜卧，神思恍惚，失认失算。

兼症：少气懒言，口齿含糊，词不达意，心悸失眠，多梦易惊，神疲乏力，面唇无华，爪甲苍白，纳呆食少，大便溏薄。

舌脉：舌质淡胖边有齿痕；脉细弱。

分析：心主神明，心之气血亏虚，神明失养，故见呆滞善忘，神思恍惚，失认失算等痴呆症状。心血不足，心神失养，故心悸失眠、多梦易惊；血虚不荣肌肤爪甲，故面唇无华、爪甲苍白。气虚则少气懒言，神疲乏力，倦怠嗜卧；脾气不足，胃气亦弱，故纳呆食少；脾气亏虚，水湿不化，故大便溏薄。气血亏虚，脉道失充，故脉细弱。

治法：益气养血，安神宁志。

方药：归脾汤加减。方中以人参、黄芪、白术、甘草补脾益气；当归养肝血而生心血；茯神、酸枣仁、龙眼肉养心安神；远志交通心肾而定志宁心；木香理气醒脾，以防益气补血之药滋腻滞气。

随症加减：纳呆食少，加谷芽、麦芽、鸡内金、山楂等消食；纳呆伴头重如裹，时吐痰涎，头晕时作，舌苔腻，加陈皮、半夏、生薏苡仁、白豆蔻健脾化湿和胃；纳呆伴舌红少苔，加天花粉、玉竹、麦冬、生麦芽养阴生津；失眠多梦，加夜交藤、合欢皮；若舌质偏暗，舌下有青筋者，加入川芎、丹参等以养血活血；若伴情绪不宁，易忧善愁者，可加郁金、合欢皮、绿萼梅、佛手等理气解郁之品。

3.痰浊蒙窍

主症：终日无语，表情呆钝，智力衰退，口多涎沫。

兼症：头重如裹，纳呆呕恶，脘腹胀痛，痞满不适，哭笑无常，喃喃自语，呆若木鸡。

舌脉：舌质淡胖有齿痕，苔白腻；脉滑。

分析：痰浊壅盛，上蒙清窍，脑髓失聪，神机失运，而致表情呆钝、智力衰退、呆若木鸡等症。

痰浊中阻，中焦气机不畅，脾胃受纳运化失司，故脘腹胀痛、痞满不适、纳呆呕恶。痰阻气机，清阳失展，故头重如裹。口多涎沫，舌质淡胖有齿痕，苔腻，脉滑均为痰涎壅盛之象。

治法：健脾化浊，豁痰开窍。

方药：洗心汤加减。方中党参、甘草培补中气；半夏、陈皮健脾化痰；附子助阳化痰；茯神、枣仁宁心安神，神曲和胃。

随症加减：若纳呆呕恶，脘腹胀痛，痞满不适以脾虚明显者，重用党参、茯苓，可配伍黄芪、白术、山药、麦芽、砂仁等健脾益气之品；若头重如裹，哭笑无常，喃喃自语，口多涎沫以痰湿重者，重用陈皮、半夏，可配伍制南星、莱菔子、佩兰、白豆蔻、全瓜蒌、贝母等理气豁痰之品；痰浊化热，上扰清窍，舌质红，苔黄腻，脉滑数者，将制南星改用胆南星，并加瓜蒌、栀子、黄芩、天竺黄、竹沥；若伴有肝郁化火，灼伤肝血心阴，症见心烦躁动，言语颠倒，歌笑不休，甚至反喜污秽，或喜食炭灰，宜用转呆丹加味，本方在洗心汤基础上，加用当归、白芍柔肝养血，丹参、麦冬、天花粉滋养心胃阴液，用柴胡合白芍疏肝解郁，用柏子仁合茯苓、枣仁加强养心安神之力；属风痰瘀阻，症见眩晕或头痛，失眠或嗜睡，或肢体麻木阵作，肢体无力或肢体僵直，脉弦滑，可用半夏白术天麻汤；脾肾阳虚者，用金匮肾气丸，加干姜、黄芪、白豆蔻等。

4.瘀血内阻

主症：言语不利，善忘，易惊恐，或思维异常，行为古怪。

兼症：表情迟钝，肌肤甲错，面色黧黑，甚者唇甲紫暗，双目暗晦，口干不欲饮。

舌脉：舌质暗，或有瘀点瘀斑；脉细涩。

分析：瘀阻脑络，脑髓失养，神机失用，故见表情迟钝，言语不利，善忘，思维异常，行为古怪等痴呆症状。瘀血内阻，气血运行不利，肌肤失养，故肌肤甲错，面色黧黑，甚者唇甲紫暗。口干不欲饮，舌质暗或有瘀点瘀斑，脉细涩均为瘀血之象。

治法：活血化瘀，通络开窍。

方药：通窍活血汤加减。方中麝香芳香开窍，活血散结通络；桃仁、红花、赤芍、川芎活血化瘀；葱白、生姜合石菖蒲、郁金以通阳宣窍。

随症加减：如瘀血日久，血虚明显者，重用熟地黄、当归，再配伍鸡血藤、阿胶、鳖甲、制首乌、紫河车等以滋阴养血；气血不足，加党参、黄芪、熟地黄、当归益气补血；气虚血瘀为主者，宜补阳还五汤加减；若见肝郁气滞，加柴胡、枳实、香附疏肝理气以行血；久病血瘀化热，致肝胃火逆，症见头痛、呕恶等，应加钩藤、菊花、夏枯草、栀子、竹茹等清肝和胃之品；若痰瘀交阻伴头身困重，口流涎沫，纳呆呕恶，舌紫暗有瘀斑，苔腻，脉滑，可酌加胆南星、半夏、莱菔子、瓜蒌以豁痰开窍；病久入络者，宜加蜈蚣、僵蚕、全蝎、水蛭、地龙等虫类药以疏通经络，同时加用天麻、葛根；兼见肾虚者，可加益智仁、补骨脂、山药。

5.心肝火旺

主症：急躁易怒，善忘，判断错误，言行颠倒。

兼症：眩晕头痛，面红目赤，心烦不寐，多疑善虑，心悸不安，咽干口燥，口臭口疮，尿赤便干。

舌脉：舌质红，苔黄；脉弦数。

分析：脑髓空虚，复因心肝火旺，上扰神明，故见善忘，判断错误，言行颠倒，多疑善虑等痴呆之象。心肝火旺，上犯巅顶，故头晕头痛；气血随火上冲，则面红目赤。肝主疏泄，肝性失柔，情志失疏，故急躁易怒。心肾不交则心烦不寐、心悸不安。口臭口疮、口干舌燥、尿赤便干为火甚伤津之象，舌质红、苔黄，脉弦数均为心肝火旺之候。

治法：清热泻火，安神定志。

方药：黄连解毒汤加减。方中黄连可泻心火；黄芩、栀子清肝火；黄柏清下焦之火。加用生地黄清热滋阴，石菖蒲、远志、合欢皮养心安神，柴胡疏肝。本方大苦大寒，中病即止，不可久服，脾肾虚寒者慎用。

随症加减：若心火偏旺者用牛黄清心丸；大便干结者加大黄、火麻仁。

六、预后转归

痴呆的病程一般较长。虚证患者，若长期服药，积极接受治疗，部分精神症状可有明显改善，但不易根治；实证患者，及时有效地治疗，待实邪去，方可获愈。虚中夹实者，病情往往缠绵，更需临证调理，方可奏效。

（闫春玲）

第五节　神　　昏

神昏是以神志丧失且不易逆转为特征的一种病证，又称昏迷、昏不知人，昏谵、昏愦等。

神昏有程度不同，现代医学分为轻、中、重三度。祖国医学虽未明确分度标准，但从所用术语含义来看，大致有轻重之别。轻者称神识朦胧，时清时昧，重者昏谵、神昏、昏不识人、不知与人言等，最重者常称昏愦，或其状如尸厥等。

神昏只是一个症，不作为病证名称理解，是很多疾病发展到危重阶段时所出现的一个共同病理反映。

现代医学中的昏迷，是由于大脑皮质和皮下网状结构发生高度抑制，脑功能严重障碍的一种病理状态。由急性传染性疾病，感染性疾病，内分泌及代谢障碍性疾病，水电解质平衡紊乱，中毒，物理性损害等引起的昏迷，可参照中医神昏辨证论治。

一、病因病机

（一）阳明腑实

感受寒邪，或温热、湿热之邪，入里化热，热与糟粕相合，结于胃肠，浊气上熏于心，扰于神明而神昏谵语。《伤寒论》中的神昏谵语，皆因阳明腑实所致。正如陆九芝所说："胃热之甚，神为之昏，从来神昏之病；皆属胃家。"温病中因阳明腑实而致昏迷的记载亦颇多。如《温病条辨·中焦篇》第六条载："阳明温病，面目俱赤，肢厥，甚则通体皆厥，不瘛疭，但神昏，不大便七八日以外，小便赤，脉沉伏，或并脉亦厥，胸腹坚满，甚则拒按，喜凉饮者，大承气汤主之。"《温热病篇》第六条言："湿热证，发痉，神昏笑妄，脉洪数有力，开泄不效者，湿热蕴结胸膈，宜仿凉膈散，若大便数天不通者，热邪闭结胃肠，宜仿承气急下之例。"阳明腑实是热性病发生昏迷的重要因素，因而通下法在救治昏迷患者中占有重要位置。

（二）热闭心包

热闭心包而产生昏迷的理论，是温病学首创，是温病学的一大贡献。除伤寒阳明腑实所造成的神昏之外，又提出了热闭心包的理论，为救治神昏开辟了新的途径。热闭心包有两个传变途径，一是逆传，由卫分证不经气分，而直陷心营，阻闭心包，使神明失守而昏迷。这种逆传，往往是由于所感受有温热之邪毒力太盛，或素体阴虚，外邪易于内陷，或误治引起内陷，这就是叶天士所说的“逆传心包”。另一个传变途径是顺传，由卫分经气分，再传入心营而出现神昏，这种昏迷虽较逆传者出现较晚，但是由于邪热不解，对阴液的耗伤较重。

(三)湿热酿痰蒙蔽心包

感受湿热之邪，湿热交蒸酿痰，痰浊蒙蔽心包，心明失守而神昏。这是叶天士所说的“湿与温合，蒸郁而蒙蔽于上，清窍为之壅塞，浊邪害清也”。

湿为阴邪，热为阳邪，湿遏则热伏，热蒸则湿横，湿热郁蒸，最易闭窍动风，所以薛生白在《湿热病篇》中说“是证最易耳聋干呕，发痉发厥”，《湿热病篇》全篇中有许多条都记载了昏厥的症状。《温病条辨・上焦篇》第四十四条亦有“湿温邪入心包，神昏肢厥”的记载。至于吸收秽浊之气而昏迷者，亦有称为发痧者，其实质也是湿热秽浊之邪，如《温病条辨・中焦篇》第五十六条“吸受秽湿，三焦分布，热蒸头胀，身痛呕逆，小便不通，神识昏迷，舌白不渴……”。《湿温病篇・十四条》言：“温热证，初起即胸闷不知人，瞀乱大叫痛，湿热阻闭中上二焦……”。皆是由湿热秽浊之气而致昏迷者。

(四)瘀热交阻

由于湿热之邪入营血，煎熬阴液，则血行凝涩而成瘀血。热瘀交阻于心窍而神昏，或素有瘀血在胸膈，加之热邪内陷，交阻于心窍，亦可发生神昏，正如叶天士所说“再有热传营血，其人素有瘀伤宿血在胸膈中，挟热而搏，其舌必紫而暗，扪之湿，当加入散血之品，如琥珀、丹参、桃仁、牡丹皮等。不尔，瘀血与热为伍，阻遏正气，遂变如狂发狂之证”。何秀山亦说：“热陷包络神昏，非痰迷心窍，即瘀阻心窍。”(《重订通俗伤寒论》犀地清络饮，何秀山按)

“热入血室”及“下焦蓄血”所产生的昏迷谵狂，其机理与瘀血交阻相似，只是交阻的部位不同而已。热入血室在胞宫，下焦蓄血者在膀胱(部位尚有争议)，热入血室者，乃妇人于外感热病过程中，经水适来适断，热邪乘虚陷入血室，与血搏结，瘀热冲心，扰于神明，遂发昏狂，正如薛生白于《湿热病篇》第三十二条所说：“湿热证，经水适来，壮热口渴，谵语神昏，胸腹痛，或舌无苔，脉滑数，邪陷营分，宜大剂犀角、紫草、茜草、贯众、连翘、鲜菖蒲、银花露等味。”

伤寒下焦蓄血者，是因为太阳表证不解，热邪随经入腑，与血搏结而不行，瘀热冲心，扰乱神明，其人发狂。如《伤寒论》载：“太阳病六七日，表证仍在，反不结胸，其人发狂者，以热在下焦，少腹当鞕满，小便自利者，下血乃愈，抵当汤主之。”

瘀热交阻的部位，虽然有在心、在胸膈、在下焦、在胞宫之异，但因心主血脉，血分之瘀热，皆可扰于心神而发昏谵或如狂发狂，其病机有共同之处。

(五)气钝血滞

外邪入里化热，病久不解，必伤于阴，络脉凝瘀，阴阳两困，气钝血滞，灵机不运，神识昏迷、呆顿。这种昏迷，薛生白在《湿热病篇》第三十四条中阐述得很清楚。他说：“湿热证，七八日，口不渴，声不出，与饮食也不欲，默默不语，神识昏迷，进辛开凉泄、芳香逐秽，俱不效，此邪入厥阴，主客浑受，宜仿吴又可三甲散，醉地鳖虫、醋炒鳖甲、土炒甲片、生僵蚕、柴胡、桃仁泥等味。”薛生白在本条自注中，对气钝血滞的昏迷又做了进一步的解释，他说：“暑热先伤阳分，然病久不解，必及于阴，阴阳两困，气钝血滞而暑湿不得外泄，遂深入厥阴，络脉凝瘀，使一阳不能萌动，生气有降无升，心主阻遏，灵气不通，所以神不清而昏迷默默也。破滞破瘀，斯络脉通而邪得解矣。”这种昏迷，在热病后期的后遗症多见，表现昏迷或呆痴、失语等。

(六)心火暴盛

素体肝肾阴虚,加之五志过极,或嗜酒过度,或劳逸失宜,致肝阳暴涨,阳升风动,心火偏亢,神明被扰,瞀乱而致昏迷。这一病机是由刘河间所倡导,他在《素问玄机原病式·火类》中说:"由于将息失宜,而心火暴甚,肾水虚衰,不能制之,则阴虚阳实,而热气拂郁,心神昏冒,筋骨不用,而猝倒无知也,多因喜怒思悲恐之五志有所过极而卒中者,由五志过极,皆为热甚故也。"

(七)正虚邪实

正气不足,邪气乘之,神无所倚而致昏迷,《灵枢·九宫八风》篇中言:"其有三虚而偏中于邪风,则为击仆偏枯矣。"击仆即卒然昏仆,如物击之速。《金匮要略·中风历节》篇言:"络脉空虚,贼邪不泻……入于腑,即不识人,邪入于脏,舌即难言,口吐涎。"不识人,即昏迷之谓。《东垣十书·中风辨》言:"有中风者,卒然昏愦,不省人事,痰涎壅盛,语言謇涩等证,此非外来风邪,乃本气自病也。"东垣之论,以气虚为主。

(八)痰蔽清窍

脾失健运,聚湿生痰,痰郁化热,蒙蔽清窍,猝然昏仆。

对中风昏仆,朱丹溪以痰立论,他在《丹溪心法·中风》篇言:"中风大率主血虚有痰,治痰为先,次养血行血。"

(九)肝阳暴涨,上扰清窍

暴怒伤肝,肝阳暴涨,气血并走于上,或夹痰火,上扰清窍,心神昏冒而猝倒不知。《素问·生气通天论》曰:"阳气者,大怒则形气绝,而血菀于上,使人薄厥。"《素问·调经论》曰:"血之与气,并走于上,则为大厥,厥则暴死,气复返则生,不返则死。"张山雷根据上述经文加以阐发,著《中风䊮诠》,强调镇肝潜阳,摄纳肝肾,故以"镇摄潜阳为先务,缓则培其本"。

二、诊断要点

(一)临床表现

临床神识不清,不省人事,且持续不能苏醒为特征。患者的随意运动丧失,对周围事物如声音、光等的刺激全无反应。

(二)鉴别诊断

1.与癫痫鉴别

癫痫,卒然仆倒,昏不知人,伴牙关紧闭、四肢抽搐、僵直,发作片刻又自行停止,复如常人,并有反复发作,每次发作症状相似的特点。而昏迷,可伴抽搐,亦可无抽搐僵直,一旦昏迷后,非经治疗则不易逆转,且无反复发作史。

2.与厥证鉴别

厥证,发作呈突然昏仆,常伴四肢厥冷,少有抽搐,短时间即可复苏,醒后无偏瘫、失语、口眼㖞斜等后遗症。且每次发作都有明显诱因,如食厥之因于食,酒厥之因于酒,暑厥之因于暑,气厥之因于气等。昏迷除外伤外,都是在原发病恶化的基础上发生的,神志复苏以后,原发病仍然存在。

3.与脏躁鉴别

脏躁往往在精神刺激下突然发病,多发于青壮年女性,可表现为抽搐、失语、瘫痪、暴喘等多种状态,发作时神志不丧失,可反复发作,发作后常有情感反应,如哭笑不能抑制,或忧郁寡欢等,每次发作大致相似,与昏迷可资鉴别。

三、辨证论治

(一)闭证

1.热陷心包

主症:昏愦不语,灼热肢厥,或伴抽搐、斑疹、出血、便干溲赤、面赤目赤,可因邪气大盛、正气不支而身热骤降、四肢厥冷、大汗淋漓、面色苍白。舌干绛而蹇,脉细数而疾,或细数微弱。

治法:清心开窍,泄热护阴。

方药:清营汤加减。水牛角(先煎)30~50 g,生地黄、玄参、麦冬、丹参、连翘各 15 g,竹叶心 6 g,黄连 10 g,甘草6 g。水煎服。

随症加减:抽搐者,加羚羊角(现用山羊角,先煎)5 g,钩藤 20 g,地龙 15 g。

2.阳明热盛

主症:身热大汗,烦渴引饮,躁扰不安,渐至谵语神昏,四肢厥冷,面赤目赤。若成阳明腑实证,则大便秘结,腹部坚满。舌红苔黄,脉洪大。甚则舌苔黄燥或干黑起芒刺,脉沉实或沉小而躁疾。

治法:清气泄热。

方药:大承气汤。大黄 15 g,芒硝、枳实各 12 g,厚朴 10 g,水煎服。

随症加减:口渴引饮者,加石膏 30 g、知母 15 g。

3.湿热酿痰,蒙蔽心窍

主症:意识朦胧或时清时昧,重者亦可昏愦不语,少有狂躁,身热不扬,午后热甚,胸脘满闷。舌红苔黄腻,脉濡滑或滑数。

治法:宣扬气机,化浊开窍。

方药:菖蒲郁金汤加减。石菖蒲、郁金各 15 g,栀子、连翘、牛蒡子、牡丹皮、菊花各 12 g,竹沥适量(冲服),姜汁适量(冲服),玉枢丹(研冲)1 粒。水煎服。

4.瘀热交阻

主症:昏谵或狂,胸膈窒塞疼痛拒按,身热夜甚,唇甲青紫。下焦蓄血者,少腹硬满急结,大便干,其人如狂。热入血室者,经时来时断,谵语如狂,寒热如疟。舌绛紫而润或舌蹇短缩,脉沉伏细数。

治法:清热化瘀,通络开窍。

方药:犀地清络饮。犀角汁(冲)20 mL,粉牡丹皮 6 g,青连翘(带心)4.5 g,淡竹沥(和匀)60 mL,鲜生地黄 24 g,生赤芍 4.5 g,桃仁(去皮)9 粒,生姜汁(同冲)2 滴,鲜茅根 30 g,灯心草 1.5 g,鲜石菖蒲汁(冲服)10 mL。

5.气钝血滞

主症:大病之后,神情呆痴,昏迷默默,口不渴,声不出,与饮食亦不欲,语言謇涩,肢体酸痛拘急,胁下锥刺,肌肉消灼。舌暗,脉沉涩。

治法:破滞化瘀,通经活络。

方药:通经逐瘀汤。刺猬皮 9 g,薄荷 9 g,地龙 9 g,皂角刺 6 g,赤芍 6 g,桃仁 6 g,连翘 9 g,金银花 9 g。

随症加减:血热,加栀子、生地黄;风寒,加麻黄、桂枝;虚热,加银柴胡、地骨皮;喘咳,加杏仁、苏梗。

6.五志过极,心火暴盛

主症:素有头晕目眩,卒然神识昏迷,不省人事,肢体僵直抽搐,牙关紧闭,两手握固,气粗口臭,喉中痰鸣,大便秘结。舌红苔黄腻,脉弦滑而数。

治法:凉肝息风,清心开窍。

方药:镇肝息风汤。怀牛膝 30 g,生赭石 30 g,川楝子 6 g,生龙骨 15 g,生牡蛎 15 g,生龟板 15 g,生杭芍、玄参、天冬各15 g,生麦芽、茵陈各 6 g,甘草 4.5 g。

7.痰浊阻闭

主症:神识昏蒙,痰声辘辘,胸腹痞塞,四肢欠温,面白唇暗。舌淡苔白腻,脉沉缓滑。

治法:辛温开窍,豁痰息风。

方药:涤痰汤送服苏合香丸。半夏、胆南星、橘红、枳实、茯苓、人参、石菖蒲、竹茹、甘草、生姜、大枣。

(二)脱证

1.亡阴

主症:神昏舌强,身热汗出,头汗如洗,四肢厥冷,喘促难续,心中憺憺,面红如妆,唇红而艳。舌绛干萎短,脉虚数或细促。

治法:救阴敛阳。

方药:生脉散加味。人参(另炖)12 g,麦冬 20 g,五味子、山茱萸各 15 g,黄精、龙骨、牡蛎各 30 g。水煎服。

2.阳脱

主症:神志昏迷,目合口开,鼻鼾息微,手撒肢厥,大汗淋漓,面色苍白,二便自遗,唇舌淡润,甚则口唇青紫,脉微欲绝。

治法:回阳救逆。

方药:参附汤。

随症加减:人参 15 g,制附子 12 g。水煎服。

四、预后与预防

(一)预后

(1)昏迷患者,可以红灵丹、通关散等搐鼻取嚏,有嚏者生,无嚏者死,为肺气已绝。

(2)正衰昏迷,寸口脉已无,趺阳脉尚存者,为胃气未败,尚可生;若趺阳脉已无,为胃气已绝,胃气绝者死。

(3)厥而身温汗出,入腑者吉;身冷唇青,入脏者凶,指甲青紫者死。或醒或未醒,或初病或久病;忽吐出紫红色者死。

(4)口干、手撒、目合、鼻鼾、遗尿,为五脏绝,若已见一二症,唯大剂参、附,兼灸气海、丹田,间有活者。

(5)若高热患者,突然出现体温骤降,冷汗淋漓,四肢厥冷,脉微欲绝者,为邪气太盛,正气不支而亡阳,先急予参、附回阳。待阳复后可复热,当转而清热解毒。不可固守原方,继续扶阳。

(二)预防调护

(1)本病预防主要是及时治疗各种可引起神昏的病证,防止其恶化。

(2)神昏不能进食者,可用鼻饲,给予足够的营养,并输液吸氧等。

(3)神昏患者应定期翻身按摩,及时做五官及二便的清洁护理等。　　　　**(闫春玲)**

第八章

心系病证的中医内科诊疗

第一节 心 悸

心悸是指阴阳失调，气血失和，心神失养，出现心中悸动不安，甚则不能自主的一类病证。一般多呈阵发性，每因情绪波动或劳累过度而发。心悸发作时常伴不寐、胸闷、气短，甚则眩晕、喘促、心痛、晕厥。心悸包括惊悸和怔忡。

心悸的病名首见《内经》。《素问·本病论》曰："热生于内，气痹于外，足胫疫疼，反生心悸。"《素问·气交变大论》对心悸的临床表现及脉象的变化亦有了生动的描述，如"心憺憺大动""其动应衣""心怵惕""心下鼓""惕惕然而惊，心欲动""惕惕如人将捕之"。《素问·三部九候论》曰："参伍不调者病……其脉乍疏乍数、乍迟乍疾者，日乘四季死。"最早认识到心悸，严重脉律失常与疾病预后的关系。在病因病机方面认识到宗气外泄，突受惊恐，复感外邪，心脉不通，饮邪上犯，皆可引起心悸。如《素问·平人气象论》曰："乳之下，其动应衣，宗气泄也。"《素问·举痛论》曰："惊则心无所倚，神无所归，虑无所定，故气乱矣。"《素问·痹论》曰："脉痹不已，复感于邪，内舍于心……心痹者，脉不通，烦则心下鼓。"《素问·评热病论》曰："诸水病者，故不得卧，卧则惊，惊则咳甚也。"汉代张仲景在《伤寒杂病论》中详述了"惊悸""心动悸""心中悸""喘悸""眩悸"的辨证论治纲领，如《伤寒论·辨太阳病脉证治》曰："脉浮数者，法当汗出而愈。若下之，身重，心悸者，不可发汗，当自汗出乃解……伤寒二三日，心中悸而烦者，小建中汤主之""伤寒，脉结代，心动悸，炙甘草汤主之。"《金匮要略·血痹虚劳病脉证治》中提到"卒喘悸，脉浮者，里虚也"；《金匮要略·痰饮咳嗽病脉证治》提到："凡食少饮多，水停心下，甚者则悸……眩悸者，小半夏加茯苓汤主之。"《金匮要略·惊悸吐衄下血胸满瘀血病脉证治》中有"寸口脉动而弱，动即为惊，弱则为悸"。认为心悸的病因病机为惊扰、水饮、虚损、汗后受邪等，记载了心悸时结、代、促脉及其区别，所创之炙甘草汤、麻黄附子细辛汤、苓桂甘枣汤、桂甘龙牡汤、小半夏加茯苓汤等仍是目前临床辨证治疗心悸的常用方剂。

汉代以后，诸医家从心悸、惊悸、怔忡等不同方面都有所发挥，并不断补充完善了心悸的病因病机、治法方药。如宋代严用和《济生方·惊悸怔忡健忘门》首先提出怔忡病名，并对惊悸、怔忡的病因病机、病情演变、治法方药做了较详细的论述。认为惊悸乃"心虚胆怯之所致"，治宜"宁其心以壮其胆气"，选用温胆汤、远志丸作为治疗方剂；怔忡因心血不足所致，亦有因感受外邪及饮邪停聚而致者，惊悸不已可发展为怔忡，治疗"当随其证，施以治法"。朱丹溪认为"悸者怔忡之谓”，强调了虚与痰的致病因素，如《丹溪心法·惊悸怔忡》中认为“怔忡者血虚，怔忡无时，血少者多。有思虑便动，属虚。时作时止者，痰因火动”。明代《医学正传·惊悸怔忡健忘证》认为惊悸怔忡尚与肝胆有关，并对惊悸与怔忡加以鉴别。提出“怔忡者，心中惕惕然，动摇而不得安静，无时而作者是也；惊悸者，蓦然而跳跃惊动，而有欲厥之状，有时而作者是也”。明代《景岳全书·怔忡惊恐》中认为怔忡由阴虚劳损所致，指出“盖阴虚于下，则宗气无根而气不归源，所以在上则浮撼于胸臆，在下则振动于脐旁”，生动地描述了心悸重证上及喉、下及腹的临床表现。其在治疗与护理上主张“速宜节欲节劳，切戒酒色。凡治此者，速宜养气养精，滋培根本”，提出左归饮、右归饮、养心汤、宁志丸等至今临床广为应用的有效方剂。清代王清任、唐容川力倡瘀血致悸理论，开启了活血化瘀治疗心悸的先河。

一、病因病机

本病的发生既有体质因素、饮食劳倦或情志所伤，亦有因感受外邪或药物中毒所致。其虚证者，多因气血阴阳亏虚，引起阴阳失调、气血失和、心神失养；实证者常见痰浊、瘀血、水饮、邪毒，而致心脉不畅、心神不宁。

（一）感受外邪

正气内虚，感受温热邪毒，首先犯肺系之咽喉，邪毒侵心，耗气伤阴，气血失和，心神失养，发为心悸；或感受风寒湿邪，痹阻血脉，日久内舍于心，心脉不畅，发为心悸。正如叶天士所说：“温邪上受，首先犯肺，逆传心包。”及《素问·痹论》所云：“脉痹不已，复感于邪，内舍于心。”

（二）情志所伤

思虑过度，劳伤心脾，心血暗耗，化源不足，心失所养，发为心悸；恚怒伤肝，肝气郁结，久之气滞血瘀，心脉不畅，发为心悸，或气郁化火，炼液成痰，痰火上扰，心神不宁，发为心悸；素体心虚胆怯，暴受惊恐，致心失神、肾失志，心气逆乱，发为惊悸，日久则稍惊即悸，或无惊亦悸。正如《素问·举痛论》所云：“惊则心无所倚，神无所归，虑无所定，故气乱矣。”

（三）饮食不节

嗜食肥甘厚味，煎炸炙煿之品，或嗜酒过度，皆可蕴热化火生痰，痰火扰心，心神不宁，发为心悸；或饮食不节，损伤脾胃，脾运呆滞，痰浊内生，心脉不畅，而发心悸。正如唐容川所云：“心中有痰者，痰入心中，阻其心气，是以跳动不安。”

（四）体质虚弱

先天心体禀赋不足，阴阳失调，气血失和，心脉不畅，发为心悸；或素体脾胃虚弱，化源不足，或年老体衰，久病失养，劳欲过度，致气血阴阳亏虚，阴阳失调，气血失和，心失所养，而发为心悸。

（五）药物所伤

用药不当，或药物毒性较剧，损及于心，而致心悸。综上所述，心悸病因不外外感与内伤，其病机则不外气血阴阳亏虚，心失濡养；或邪毒、痰饮、瘀血阻滞心脉，心脉不畅，心神不宁。其病机关键为阴阳失调，气血失和，心神失养。其病位在心，但与肺、脾、肝、肾密切相关。

本证以虚证居多，或因虚致实，虚实夹杂。虚者以气血亏虚，气阴两虚，心阳不振，心阳虚脱，心神不宁为常见；实者则以邪毒侵心，痰火扰心，心血瘀阻，水饮凌心为常见。虚实可相互转化，如脾失健运，则痰浊内生；脾肾阳虚，则水饮内停；气虚则血瘀；阴虚常兼火旺，或夹痰热；实者日久，可致正气亏耗；久病则阴损及阳，阳损及阴，形成阴阳两虚等复杂证候。

二、诊断

(1)自觉心慌不安,神情紧张,不能自主,心搏或快速,或缓慢,或心跳过重,或忽跳忽止,呈阵发性或持续性。

(2)伴有胸闷不适,易激动,心烦,少寐,乏力,头晕等,中老年发作频繁者,可伴有心胸疼痛,甚则喘促、肢冷汗出,或见晕厥。

(3)脉象对心悸的诊断有重要意义。心悸者常见疾、促、结、代、迟、涩、雀啄等脉;听诊示心搏或快速,或缓慢,或忽跳忽止,或伴有心音强弱不匀等。

(4)发作常由情志刺激、惊恐、紧张、劳倦过度、饮酒饱食等因素而诱发。

三、相关检查

血液分析、测血压、X线胸片、心电图、动态心电图、心脏彩超检查等,有助于病因及心律失常的诊断。

四、鉴别诊断

(一)心痛

心痛除见心慌不安,脉结代外,必以心痛为主症,多呈心前区或胸骨后压榨样痛、闷痛,常因劳累、感寒、饱餐或情绪波动而诱发,多呈短暂发作。但甚者心痛剧烈不止,唇甲发绀,或手足青至节,呼吸急促,大汗淋漓,甚至晕厥,病情危笃。心痛常可与心悸合并出现。

(二)奔豚

奔豚发作之时,亦觉心胸躁动不安。《难经·五十六难》曰:“发于小腹,上至心下,若豚状,或上或下无时。”称之为肾积。《金匮要略·奔豚气病脉证治》曰:“奔豚病从少腹起,上冲咽喉,发作欲死,复还止,皆从惊恐得之。”故本病与心悸的鉴别要点为心悸为心中剧烈跳动,发自于心;奔豚乃上下冲逆,发自少腹。

(三)卑惵

《证治要诀·怔忡》描述卑惵症状为“痞塞不欲食,心中常有所歉,爱处暗室,或倚门后,见人则惊避,似失志状”。卑惵病因为“心血不足”,虽有心慌,一般无促、结、代、疾、迟等脉出现,是以神志异常为主的疾病,与心悸不难鉴别。

五、辨证论治

(一)辨证要点

1.辨虚实

心悸证候特点多为虚实相兼,故当首辨虚实。虚当审脏腑气、血、阴、阳何者偏虚,实当辨痰、饮、瘀、毒何邪为主。其次,当分清虚实之程度。正虚程度与脏腑虚损情况有关,即一脏虚损者轻,多脏虚损者重。在邪实方面,一般来说,单见一种夹杂者轻,多种合并夹杂者重。

2.辨脉象

脉搏的节律异常为本病的特征性征象,故尚需辨脉象。如脉率快速型心悸,可有一息六至之数脉,一息七至之疾脉,一息八至之极脉,一息九至之脱脉,一息十至以上之浮合脉。脉率过缓型心悸,可见一息四至之缓脉,一息三至之迟脉,一息二至之损脉,一息一至之败脉,两息一至之夺精脉。脉律不整型心悸，脉象可见有数时一止，止无定数之促脉；缓时一止，止无定数之结脉；脉来更代，几至一止，止有定数之代脉，或见脉象乍疏乍数，忽强忽弱之雀啄脉。临床应结合病史、症状，推断脉症从舍。一般认为，阳盛则促，数为阳热。若脉虽数、促而沉细、微细，伴有面浮肢肿，动则气短，形寒肢冷，舌质淡者，为虚寒之象。阴盛则结，迟而无力为虚寒，脉迟、结、代者，一般多属阴类脉。其中，结脉表示气血凝滞，代脉常表示元气虚衰、脏气衰微。凡久病体虚而脉弦滑搏指者为逆，病情重笃而脉散乱模糊者为病危之象。

3.辨病与辨证相结

合对心悸的临床辨证应结合引起心悸原发疾病的诊断，以提高辨证准确性，如功能性心律失常所引起的心悸，常表现为心率快速型心悸，多属心虚胆怯，心神不宁于活动后反而减轻为特点；冠心病心悸，多为阴虚气滞，气虚气滞，或气阴两虚，肝气郁结，久之痰瘀交阻而致；病毒性心肌炎引起的心悸，初起多为风温先犯肺卫，继之热毒逆犯于心，随后呈气阴两虚、瘀阻络脉证；风湿性心肌炎引起的心悸，多由风湿热邪杂至，合而为痹，痹阻心脉所致；病态窦房结综合征多由心阳不振，心搏无力所致；慢性肺源性心脏病所引起的心悸，则虚实兼夹为患，多心肾阳虚为本，水饮内停为标。

4.辨惊悸怔忡

大凡惊悸发病，多与情志因素有关，可由骤遇惊恐，忧思恼怒，悲哀过极或过度紧张而诱发，多为阵发性，实证居多，但也存在内虚因素。病来虽速，病情较轻，可自行缓解，不发时如常人。怔忡多由久病体虚、心脏受损所致，无精神因素亦可发生，常持续心悸，心中惕惕，不能自控，活动后加重。病来虽渐，病情较重，每属虚证，或虚中夹实，不发时亦可见脏腑虚损症状。惊悸日久不愈，亦可形成怔忡。

(二)治疗原则

心悸由脏腑气血阴阳亏虚、心神失养所致者，治当补益气血，调理阴阳，以求气血调畅，阴平阳秘，配合应用养心安神之品，促进脏腑功能的恢复。心悸因于邪毒、痰浊、水饮、瘀血等实邪所致者，治当清热解毒、化痰蠲饮、活血化瘀，配合应用重镇安神之品，以求邪去正安，心神得宁。临床上心悸表现为虚实夹杂时，当根据虚实轻重之多少，灵活应用清热解毒、益气养血、滋阴温阳、化痰蠲饮、行气化瘀、养心安神、重镇安神之法。

(三)分证论治

1.心虚胆怯

(1)主症：心悸不宁，善惊易恐，稍惊即发，劳则加重。

(2)兼次症：胸闷气短，自汗，坐卧不安，恶闻声响，失眠多梦而易惊醒。

(3)舌脉：舌质淡红，苔薄白；脉动数，或细弦。

(4)分析：心为神舍，心气不足易致神浮不敛，心神动摇，失眠多梦；胆气怯弱则善惊易恐，恶闻声响；心胆俱虚则更易为惊恐所伤，稍惊即悸；心位胸中，心气不足，胸中宗气运转无力，故胸闷气短；气虚卫外不固则自汗；劳累耗气，心气益虚，故劳则加重。脉动数或细弦为气血逆乱之象。

(5)治法：镇惊定志，养心安神。

(6)方药：安神定志丸加琥珀、磁石、朱砂。方中龙齿、琥珀、磁石镇惊宁神，朱砂、茯神、石菖蒲、远志安神定惊，人参补益心气。兼见心阳不振，加附子、桂枝；兼心血不足，加熟地黄、阿胶；心悸气短，动则益甚，气虚明显时，加黄芪以增强益气之功；气虚自汗加麻黄根、浮小麦、瘪桃干、乌梅；气虚夹瘀者，加丹参、桃仁、红花；气虚夹湿，加泽泻，重用白术、茯苓；心气不敛，加五味子、酸枣仁、柏子仁，以收敛心气，养心安神；若心气郁结，心悸烦闷，精神抑郁，胸胁胀痛，加柴胡、郁金、合欢皮、绿萼梅、佛手。

2.心脾两虚

(1)主症：心悸气短，失眠多梦，思虑劳心则甚。

(2)兼次症：神疲乏力，眩晕健忘，面色无华，口唇色淡，纳少腹胀，大便溏薄，或胸胁胀痛，善太息。

(3)舌脉：舌质淡，苔薄白；脉细弱，或弦细。

(4)分析：心脾两虚主要指心血虚、脾气弱之气血两虚证。思虑劳心，暗耗心血，或脾气不足，生化乏源，皆可致心失血养，心神不宁，而见心悸、失眠多梦。思虑过度可劳伤心脾，故思虑劳心则甚。血虚则不能濡养脑髓，故眩晕健忘；不能上荣肌肤，故面色无华，口唇色淡。纳少腹胀，大便溏薄，神疲乏力，均为脾气虚之表现。气血虚弱，脉道失充，则脉细弱。肝气郁结则胸胁胀痛，善太息，脉弦。

(5)治法：补血养心，益气安神。

(6)方药：归脾汤。方中当归、龙眼肉补养心血；黄芪、人参、白术、炙甘草益气以生血；茯神、远志、酸枣仁宁心安神；木香行气，使补而不滞。气虚甚者重用人参、黄芪、白术、炙甘草，少佐肉桂，取少火生气之意；血虚甚者加熟地黄、白芍、阿胶。若心动悸脉结代，气短，神疲乏力，心烦失眠，五心烦热，自汗盗汗，胸闷，面色无华，舌质淡红少津，苔少或无，脉细数，为气阴两虚，治以益气养阴，养心安神，用炙甘草汤加减。本方益气补血，滋阴复脉。若兼肝气郁结，胸胁胀痛，泛酸、善太息，可改用逍遥散合左金丸为煎剂，以补益气血，调达肝郁，佐金以平木。

3.阴虚火旺

(1)主症：心悸少寐，眩晕耳鸣。

(2)兼次症：形体消瘦，五心烦热，潮热盗汗，腰膝酸软，咽干口燥，小便短黄，大便干结，或急躁易怒，胁肋胀痛，善太息。

(3)舌脉：舌红少津，苔少或无；脉细数或促。

(4)分析：肾阴亏虚，水不济火，以致心火亢盛，扰动心神，故心悸少寐；肾主骨生髓，腰为肾之府，肾虚则髓海不足，骨骼失养，故腰膝酸软，眩晕耳鸣；阴虚火旺，虚火内蒸，故形体消瘦，五心烦热，潮热盗汗，口干咽燥，小便短黄，大便干结；舌红少津，少苔或无苔，脉细数或促，为阴虚火旺之征。若肝气郁结，肝火内炽则急躁易怒，胁肋胀痛，善太息。

(5)治法：滋阴清火，养心安神。

(6)方药：天王补心丹或朱砂安神丸。阴虚心火不亢盛者，用天王补心丹。方中生地黄、玄参、麦冬、天冬养阴清热；当归、丹参补血养心；人参补益心气；朱砂、茯苓、远志、酸枣仁、柏子仁养心安神；五味子收敛心气；桔梗引药上行，以通心气。合而用之有滋阴清热，养心安神之功。汗多加山茱萸。若阴虚心火亢盛者，用朱砂安神丸。方中朱砂重镇安神；当归、生地黄养血滋阴；黄连清心泻火。合而用之有滋阴清火，养心安神之功。因朱砂有毒，不可过剂。本证亦可选用黄连阿胶汤。若肾阴亏虚，虚火妄动，梦遗腰酸者，此乃阴虚相火妄动，治当滋阴降火，方选知柏地黄丸加味，方中知母、黄柏清泻相火，六味地黄丸滋补肾阴，合而用之有滋阴降火之功。若兼肝郁，急躁易怒，胁肋胀痛，善太息，治法为养阴疏肝，可在六味地黄丸基础上加枳壳、青皮，常可获效。

4.心阳不振

(1)主症：心悸不安，动则尤甚，形寒肢冷。

(2)兼次症:胸闷气短,面色白,自汗,畏寒喜温,或伴心痛。

(3)舌脉:舌质淡,苔白;脉虚弱,或沉细无力。

(4)分析:久病体虚,损伤心阳,心失温养,则心悸不安;不能温煦肢体,故面色白,肢冷畏寒。胸中阳气虚衰,宗气运转无力,故胸闷气短。阳气不足,卫外不固,故自汗出。阳虚则无力鼓动血液运行,心脉痹阻,故心痛时作。舌质淡,脉虚弱无力,为心阳不振之征。

(5)治法:温补心阳。

(6)方药:桂枝甘草龙骨牡蛎汤。方中桂枝、炙甘草温补心阳,生龙齿、生牡蛎安神定悸。心阳不足,形寒肢冷者,加黄芪、人参、附子;大汗出者,重用人参、黄芪、浮小麦、山茱萸、麻黄根;或用独参汤煎服;兼见水饮内停者,选加葶苈子、五加皮、大腹皮、车前子、泽泻、猪苓;夹有瘀血者,加丹参、赤芍、桃仁、红花等;兼见阴伤者,加麦冬、玉竹、五味子;若心阳不振,以心动过缓为著者,酌加炙麻黄、补骨脂、附子,重用桂枝。如大汗淋漓,面青唇紫,肢冷脉微,气喘不能平卧,为亡阳征象,当急予独参汤或参附汤,送服黑锡丹,或参附注射液静脉注射或静脉点滴,以回阳救逆。

5.水饮凌心

(1)主症:心悸眩晕,肢面水肿,下肢为甚,甚者咳喘,不能平卧。

(2)兼次症:胸脘痞满,纳呆食少,渴不欲饮,恶心呕吐,形寒肢冷,小便不利。

(3)舌脉:舌质淡胖,苔白滑;脉弦滑,或沉细而滑。

(4)分析:阳虚不能化水,水饮内停,上凌于心,故见心悸;饮溢肢体,故见水肿。饮阻于中,清阳不升,则见眩晕;阻碍中焦,胃失和降,则脘痞,纳呆食少,恶心呕吐。阳气虚衰,不能温化水湿,膀胱气化失司,故小便不利。舌质淡胖,苔白滑,脉弦滑或沉细而滑,为水饮内停之象。

(5)治法:振奋心阳,化气利水。

(6)方药:苓桂术甘汤。本方通阳利水,为"病痰饮者,当以温药和之"的代表方剂。方中茯苓淡渗利水,桂枝、炙甘草通阳化气,白术健脾祛湿。兼见纳呆食少,加谷芽、麦芽、神曲、山楂、鸡内金;恶心呕吐,加半夏、陈皮、生姜;尿少肢肿,加泽泻、猪苓、防己、葶苈子、大腹皮、车前子;兼见肺气不宣,水饮射肺者,表现胸闷、咳喘,加杏仁、前胡、桔梗以宣肺,加葶苈子、五加皮、防己以泻肺利水;兼见瘀血者,加当归、川芎、刘寄奴、泽兰叶、益母草;若肾阳虚衰,不能制水,水气凌心,症见心悸,咳喘,不能平卧,尿少水肿,可用真武汤。

6.心血瘀阻

(1)主症:心悸不安,胸闷不舒,心痛时作。

(2)兼次症:面色晦暗,唇甲青紫。或兼神疲乏力,少气懒言;或兼形寒肢冷;或兼两胁胀痛,善太息。

(3)舌脉:舌质紫暗,或舌边有瘀斑、瘀点;脉涩或结代。

(4)分析:心血瘀阻,心脉不畅,故心悸不安,胸闷不舒,心痛时作;若因气虚致瘀者,则气虚失养,兼见神疲乏力,少气懒言;若因阳气不足致瘀者,则阳虚生外寒而见形寒肢冷;若因肝气郁结,气滞致瘀者,则因肝郁气滞而兼见两胁胀痛,善太息;脉络瘀阻,故见面色晦暗,唇甲青紫;舌紫暗,舌边有瘀斑、瘀点,脉涩或结代,为瘀血内阻之征。

(5)治法:活血化瘀,理气通络。

(6)方药:桃仁红花煎。方中桃仁、红花、丹参、赤芍、川芎活血化瘀;延胡索、香附、青皮理气通络;生地黄、当归养血和血。合而用之有活血化瘀,理气通络之功。若因气滞而血瘀者,酌加柴胡、枳壳、郁金;若因气虚而血瘀者,去理气药,加黄芪、党参、白术;若因阳虚而血瘀者,酌加附子、桂枝、生姜；夹痰浊，症见胸闷不舒，苔浊腻者，酌加瓜蒌、半夏、胆南星；胸痛甚者，酌加乳香、没药、蒲黄、五灵脂、三七等。瘀血心悸亦可选丹参饮或血府逐瘀汤治疗。

7.痰浊阻滞

(1)主症：心悸气短，胸闷胀满。

(2)兼次症：食少腹胀，恶心呕吐，或伴烦躁失眠，口干口苦，纳呆，小便黄赤，大便秘结。

(3)舌脉：苔白腻或黄腻；脉弦滑。

(4)分析：痰浊阻滞心气，故心悸气短；气机不畅，故见胸闷胀满；痰阻气滞，胃失和降，故食少腹胀，恶心呕吐；痰郁化火，则见口干口苦，小便黄赤，大便秘结，苔黄腻等热象；痰火上扰，心神不宁，故烦躁失眠；痰多、苔腻、脉弦滑，为内有痰浊之象。

(5)治法：理气化痰，宁心安神。

(6)方药：导痰汤。方中半夏、陈皮、制南星、枳实理气化痰；茯苓健脾祛痰；远志、酸枣仁宁心安神。纳呆腹胀，兼脾虚者，加党参、白术、谷芽、麦芽、鸡内金；心悸伴烦躁口苦，苔黄，脉滑数，系痰火上扰，心神不宁，可加黄芩、苦参、黄连、竹茹，制南星易胆南星，或用黄连温胆汤；痰火伤津，大便秘结，加大黄、瓜蒌；痰火伤阴，口干盗汗，舌质红，少津，加麦冬、天冬、沙参、玉竹、石斛；烦躁不安，惊悸不宁，加生龙骨、生牡蛎、珍珠母、石决明以重镇安神。

8.邪毒侵心

(1)主症：心悸气短，胸闷胸痛。

(2)兼次症：发热，恶风，全身酸痛，神疲乏力，咽喉肿痛，咳嗽，口干渴。

(3)舌脉：舌质红，苔薄黄；脉浮数，或细数，或结代。

(4)分析：感受风热毒邪，侵犯肺卫，邪正相争，故发热恶风，全身酸痛，咽喉肿痛，咳嗽；表证未解，邪毒侵心，心体受损，耗气伤律，故心悸气短，胸闷胸痛，神疲乏力，口干口渴；舌红，苔薄黄，脉浮数，或细数，或结代，为风热毒邪袭表、侵心，气阴受损之征。

(5)治法：辛凉解表，清热解毒。

(6)方药：银翘散加减。方中金银花、连翘辛凉解表，清热解毒；薄荷、荆芥、豆豉疏风解表，透热外出；桔梗、牛蒡子、甘草宣肺止咳，利咽消肿；淡竹叶、芦根甘凉清热，生津止渴。合而用之有辛凉解表，清热解毒之功。若热毒甚，症见高热，咽喉肿痛，加板蓝根、大青叶、野菊花、紫花地丁等清热解毒之品；胸闷、胸痛者，加牡丹皮、赤芍、丹参等活血化瘀之品；口干口渴甚者，加生地黄、玄参；若热盛耗气伤阴，症见神疲，气短，脉细数，或结代者，合生脉散益气养阴，敛心气。若感受湿热之邪，湿热侵心，症见心悸气短，胸闷胸痛，腹泻，腹痛，恶心呕吐，腹胀纳呆，舌质红，苔黄腻者，治当清热祛湿，芳香化浊，方选甘露消毒丹或葛根芩连汤加减。若热病后期，邪毒已去，气阴两虚者，治当益气养阴，方选生脉散加味。

六、转归预后

心悸的转归预后与病因、诱因、发展趋势及发作时对血流动力学的影响密切相关。心悸因受惊而起，其病程短，病势浅，全身情况尚好，一般在病因消除或经过适当治疗或休息之后便能逐渐痊愈；但亦有惊悸日久不愈，逐渐变成怔忡。若因脏腑受损，功能失调，气血阴阳亏虚所致心悸，则病程较长，病势较重，经积极合理治疗亦多能痊愈。如出现下列情况则预后较差：心悸而汗出不止，四肢厥冷，喘促不得卧，下肢水肿，面青唇紫，脉微欲绝者，属心悸喘脱证，预后严重；心悸而出现各种怪脉（严重心律失常之脉象）者；心悸突然出现昏厥抽搐者；心悸兼有真心痛者。以上情况皆是病情严重之证候,均应及时治疗和监护,密切观察病情变化。

七、临证要点

(1)在辨证论治基础上选加经现代药理研究有抗心律失常作用的中草药,可进一步提高疗效,如快速型心律失常加用益母草、苦参、黄连、莲子心、延胡索以及中成药“黄杨宁”等;缓慢型心律失常加用麻黄、细辛、熟附子、桂枝以及中成药“心宝”等。

(2)功能性心律失常,多为肝气郁结所致,特别是因情志而发者,当在辨证基础上加郁金、佛手、香附、柴胡、枳壳、合欢皮等疏肝解郁之品,往往取得良好效果。

(3)根据中医“久病必虚”“久病入络”的理论,心悸日久当补益与通络并用。

(4)临证如出现严重心律失常,如室上性心动过速、快速心房纤颤、三度房室传导阻滞、室性心动过速、严重心动过缓、病态窦房结综合征等,导致较严重的血流动力学异常者,当及时运用中、西医两法加以救治。

(5)病毒性心肌炎是20余年来发病率较高的一种心律失常性疾病,常危及青少年的身体健康,对于这种病毒感染性心肌炎症,中医药有显著的优势。在治疗中要把握以下三点:①咽炎一日不除,病毒性心肌炎一日不辍。②气阴两虚贯穿疾病的始终。③阳气易复,阴血难复。

(褚万峰)

第二节　胸　　痹

胸痹是指以胸部闷痛,甚则胸痛彻背,短气喘息不得卧为主要临床表现的一种病证。

胸痹临床表现或轻或重,轻者仅偶感胸闷如窒或隐痛,呼吸欠畅,病发短暂轻微;重者则有胸痛,呈压榨样绞痛,严重者心痛彻背,背痛彻心,疼痛剧烈。常伴有心悸、气短、呼吸不畅,甚至喘促、悸恐不安等。多由劳累、饱餐、寒冷及情绪激动而诱发,亦可无明显诱因或安静时发病。

胸痹的临床表现最早见于《内经》。《灵枢·五邪》篇指出:“邪在心,则病心痛。”《素问·藏气法时论》亦说:“心病者,胸中痛,胁支满,胁下痛,膺背肩胛间痛,两臂内痛”。《素问·缪刺论》又有“卒心痛”“厥心痛”之称。《素问·厥论》篇还说:“真心痛,手足青至节,心痛甚,旦发夕死,夕发旦死。”把心痛严重,并迅速造成死亡者,称为“真心痛”,亦即胸痹的重证。汉·张仲景在《金匮要略·胸痹心痛短气病脉证治》篇说:“胸痹之病,喘息咳唾,胸背痛,短气,寸口脉沉而迟,关上小紧数,瓜蒌薤白白酒汤主之。”“胸痹不得卧,心痛彻背者,瓜蒌薤白半夏汤主之。”正式提出了“胸痹”的名称,并进行专门的论述,把病因病机归纳为“阳微阴弦”,即上焦阳气不足,下焦阴寒气盛,认为乃本虚标实之证。宋金元时期,有关胸痹的论述更多。如《圣济总录·胸痹门》有“胸痹者,胸痹痛之类也……胸脊两乳间刺痛,甚则引背胛,或彻背膂”的症状记载。《太平圣惠方》将心痛、胸痹并列,在“治卒心痛诸方”“治久心痛诸方”“治胸痹诸方”等篇中,收集治疗本病的方剂较多,组方当中,芳香、辛散、温通之品,常与益气、养血、滋阴、温阳之品相互为用,标本兼顾,丰富了胸痹的治疗内容。到了明清时期,对胸痹的认识有了进一步提高。如《症因脉治·胸痛论》:“歧骨之上作痛,乃为胸痛”。“内伤胸痛之因,七情六欲,动其心火,刑及肺金;或怫郁气逆,伤其肺道,则痰凝气结;或过饮辛热,伤其上焦,则血积于内,而闷闷胸痛矣”。又如《玉机微义·心痛》中揭示胸痹不仅有实证，亦有虚证；尤其是对心痛与胃脘痛进行了明确的鉴别。

在治疗方面，《内经》提出了针刺治疗的穴位和方法，《灵枢·五味》篇还有“心病宜食薤”的记载；《金匮要略》强调以宣痹通阳为主；《世医得效方·心痛门》提出了用苏合香丸芳香温通的方法“治卒暴心痛”。后世医家总结前人的经验，又提出了活血化瘀的治疗方法，如《证治准绳·诸痛门》提出用大剂桃仁、红花、降香、失笑散等治疗死血心痛；《时方歌括》用丹参饮治心腹诸痛；《医林改错》用血府逐瘀汤治疗胸痹心痛等。这些方法为治疗胸痹开辟了广阔的途径。

现代医学的冠状动脉粥样硬化性心脏病（心绞痛、心肌梗死）、心包炎、二尖瓣脱垂综合征、病毒性心肌炎、心肌病、慢性阻塞性肺气肿等疾病，出现胸痹的临床表现时，可参考本节进行辨证论治。

一、病因病机

胸痹发生多与寒邪内侵、饮食失调、情志失节、劳倦内伤、年迈体虚等因素有关。其病机分虚实两端，实为气滞、寒凝、血瘀、痰浊，痹阻胸阳，阻滞心脉；虚为气虚、阴伤、阳衰，脾、肝、肾亏虚，心脉失养。

（一）寒邪内侵

素体阳虚，胸阳不振，阴寒之邪乘虚而入，寒主收引，寒凝气滞，抑遏阳气，胸阳不展，血行瘀滞不畅，而发本病。如《诸病源候论》曰：“寒气客于五脏六腑，因虚而发，上冲胸间，则胸痹。”《类证治裁·胸痹》曰：“胸痹，胸中阳微不运，久则阴乘阳位，而为痹结也。”阐述了本病由阳虚感寒而发作。

（二）情志失节

郁怒伤肝，肝失疏泄，肝郁气滞，甚则气郁化火，灼津成痰；忧思伤脾，脾失健运，津液不布，遂聚成痰。气滞、痰郁交阻，既可使血行失畅，脉络不利，而致气血瘀滞，又可导致胸中气机不畅，胸阳不运，心脉痹阻，心失所养，不通则痛，而发胸痹。《杂病源流犀烛·心病源流》曰：“总之七情之由作心痛，七情失调可致气血耗逆，心脉失畅，痹阻不通而发心痛。”

（三）饮食失调

饮食不节，嗜酒或过食肥甘生冷，以致脾胃损伤，运化失健，聚湿成痰，上犯心胸，痰阻脉络，胸阳失展，气机不畅，心脉闭阻，而成胸痹。

（四）劳倦内伤

思虑过度，心血暗耗，或肾阴亏虚，不能滋养五脏之阴，水不涵木，不能上济于心，心肝火旺，使心阴内耗，阴液不足，心火燔炽，不汲肾水，脉道失润；或劳倦伤脾，脾虚转输失职，气血生化乏源，无以濡养心脉，拘急而痛；或积劳伤阳，心肾阳微，阴寒痰饮乘于阳位，鼓动无力，胸阳失展，血行涩滞，而发胸痹。

（五）年迈体虚

久病体虚，暴病伤正；或中老年人，肾气不足，精血渐衰，以致心气不足，心阳不振，肾阳虚衰，不能鼓舞五脏之阳，血脉失于温煦，痹阻不畅，心胸失养而酿成本病。

胸痹的病位在心，然其发病多与肝、脾、肾三脏功能失调有关，如肾虚、肝郁、脾失健运等。

胸痹的主要病机为心脉痹阻，病理变化主要表现为本虚标实，虚实夹杂。本虚有气虚、血虚、阳虚、阴虚，又可阴损及阳，阳损及阴，而表现出气阴两虚，气血双亏，阴阳两虚，甚至阳微阴竭，心阳外越；标实为气滞、血瘀、寒凝、痰阻，且又可相兼为病，如气滞血瘀，寒凝气滞，痰瘀交阻等。本病多在中年以后发生,发作期以标实表现为主,并以血瘀为突出特点,缓解期主要见心、脾、肾气血阴阳之亏虚,其中又以心气虚最为常见。

二、诊断要点

(一)症状

(1)以胸部闷痛为主症,多见膻中或心前区憋闷疼痛,甚则痛彻左肩背、咽喉、胃脘部、左上臂内侧等部位;呈反复发作性或持续不解,常伴有心悸、气短、自汗,甚则喘息不得卧。

(2)胸闷胸痛一般持续几秒到几十分钟,休息或服药后大多可迅速缓解;严重者可见突然发病,心跳加快,疼痛剧烈,持续不解,汗出肢冷,面色苍白,唇甲青紫,或心律失常等证候,并可发生猝死。

(3)多见于中年以上,常因情志抑郁恼怒,操劳过度,多饮暴食,气候变化等而诱发。亦有无明显诱因或安静时发病者。

(二)检查

心电图检查可见 ST 段改变等阳性改变,必要时可做动态心电图、心功能测定、运动试验心电图等。周围血象白细胞总数、血沉、血清酶学检查,有助于进一步明确诊断。

三、鉴别诊断

(一)胃脘痛

心在脘上,脘在心下,故有胃脘当心而痛之称,以其部位相近。尤胸痹之不典型者,其疼痛可在胃脘部,极易混淆。但胸痹以闷痛为主,为时极短,虽与饮食有关,休息、服药常可缓解;胃痛发病部位在上腹部,局部可有压痛,以胀痛为主,持续时间较长,常伴有食少纳呆、恶心呕吐、泛酸嘈杂等消化系统症状。做 B 超、胃肠造影、胃镜、淀粉酶检查,可以鉴别。

(二)悬饮

悬饮、胸痹均有胸痛。但胸痹为当胸闷痛,可向左肩或左臂内侧等部位放射,常因受寒饱餐、情绪激动、劳累而突然发作,持续时间短暂;悬饮为胸胁胀痛,持续不解,多伴有咳唾,肋间饱满,转侧不能平卧,呼吸时疼痛加重,或有咳嗽、咳痰等肺系证候。

(三)胁痛

疼痛部位在两胁部,以右胁部为主,肋缘下或有压痛点。疼痛特点或刺痛不移,或胀痛不休,或隐隐作痛,很少短暂即逝,可合并厌油腻、发热、黄疸等症。肝胆 B 超、胃镜、肝功能、淀粉酶检查有助区分。

(四)真心痛

真心痛乃胸痹的进一步发展。症见心痛剧烈,甚则持续不解,伴有肢冷汗出,面色苍白,喘促唇紫,手足青至节,脉微欲绝或结代等危重急症。

四、辨证

胸痹首先辨别虚实,分清标本。发作期以标实为主,缓解期以本虚为主。

标实应区别气滞、血瘀、寒凝、痰浊的不同。闷重而痛轻,兼见胸胁胀满,憋气,善太息,苔薄白,脉弦者,多属气滞;胸部窒闷而痛,伴唾吐痰涎,苔腻,脉弦滑或弦数者,多属痰浊;胸痛如绞,遇寒则发,或得冷加剧,伴畏寒肢冷,舌淡苔白,脉细,为寒凝心脉;刺痛固定不移,痛有定处,夜间多发，舌紫暗或有瘀斑，脉结代或涩，由心脉瘀滞所致。

本虚又应区别阴阳气血亏虚的不同。心胸隐痛而闷，因劳累而发，伴心慌、气短、乏力，舌淡胖嫩，边有齿痕，脉沉细或结代者，多属心气不足；若绞痛兼见胸闷气短，四肢厥冷，神倦自汗，脉沉细，则为心阳不振；隐痛时作时止，缠绵不休，动则多发，伴口干，舌淡红而少苔，脉细而数，则属气阴两虚表现。

胸痹的疼痛程度与发作频率及持续时间与病情轻重程度密切相关。疼痛持续时间短暂，瞬息即逝者多轻；持续时间长，反复发作者多重；若持续数小时甚至数天不休者常为重症或危候。

一般疼痛发作次数多少与病情轻重程度呈正比。若疼痛遇劳发作，休息或服药后能缓解者为顺症；服药后难以缓解者常为危候。

(一)寒凝心脉

证候：卒然心痛如绞，心痛彻背，背痛彻心，心悸气短，喘不得卧，形寒肢冷，面色苍白，冷汗自出，多因气候骤冷或骤感风寒而发病或加重，苔薄白，脉沉紧或沉细。

分析：寒邪侵袭，阳气不运，气机阻痹，故见卒然心痛如绞，或心痛彻背，背痛彻心，感寒则痛甚；阳气不足，故形寒肢冷，面色苍白；胸阳不振，气机受阻，故见喘不得卧，心悸气短；苔薄白，脉沉紧或沉细，均为阴寒凝滞，阳气不运之候。

(二)气滞心胸

证候：心胸满闷，隐痛阵发，痛无定处，时欲太息，情绪波动时容易诱发或加重，或兼有脘痞胀满，得嗳气或矢气则舒，苔薄或薄腻，脉细弦。

分析：郁怒伤肝，肝失疏泄，气滞上焦，胸阳失展，心脉不和，故心胸满闷，隐痛阵发，痛无定处；情志不遂则气机郁结加重，故心痛加重，而太息则气机稍畅，心痛稍减；肝郁气结，木失条达，横逆犯脾，脾失健运则脘痞胀满；苔薄或薄腻，脉细弦为肝气郁结之象。

(三)心血瘀阻

证候：心胸剧痛，如刺如绞，痛有定处，甚则心痛彻背，背痛彻心，或痛引肩背，伴有胸闷心悸，日久不愈，可因暴怒、劳累而加重，面色晦暗，舌质暗红或紫暗，或有瘀斑，苔薄脉弦涩或促、结、代。

分析：气机阻滞，瘀血内停，络脉不通，不通则痛，故见心胸剧痛，如刺如绞，痛有定处，甚则心痛彻背，背痛彻心，或痛引肩背，伴有胸闷，日久不愈；瘀血阻塞，心失所养，故心悸不宁，面色晦暗；暴怒伤肝，气机逆乱，气滞血瘀更重，故可因暴怒而加重；舌质暗红或紫暗，或有瘀斑，苔薄，脉弦涩或促、结、代均为瘀血内阻之候。

(四)痰浊闭阻

证候：胸闷重而心痛，痰多气短，倦怠肢重，遇阴雨天易发作或加重，伴有纳呆便溏，口黏恶心，咯吐痰涎，舌体胖大且边有齿痕，苔白腻或白滑，脉滑。

分析：痰浊内阻，胸阳失展，气机痹阻，故胸闷重而疼痛，痰多气短；阴雨天湿气更甚，故遇之易发作或加重；痰浊困脾，脾气不运，故倦怠肢重，纳呆便溏，口黏恶心；咯吐痰涎，舌体胖大，有齿痕，苔白腻或滑，脉滑，均为痰浊闭阻之象。

(五)心肾阴虚

证候：心痛憋闷，灼痛心悸，五心烦热，潮热盗汗，或头晕耳鸣，腰膝酸软，口干便秘，舌红少津，苔薄或剥，脉细数或促代。

分析：心肾不交，虚热内灼，气机不利，血脉不畅，故心痛时作，灼痛或憋闷；久病或热病伤阴，暗耗心血，血虚不足以养心，则心悸；阴虚生内热，则五心烦热，潮热盗汗；肾阴虚，则见头晕耳鸣，腰膝酸软；口干便秘，舌红少苔，脉细数或促代，均为阴虚有热之象。

（六）心肾阳虚

证候：心悸而痛，胸闷气短，自汗，动则更甚，神倦怯寒，面色㿠白，四肢不温或肿胀，舌质淡胖，苔白或腻，脉沉细迟。

分析：阳气虚衰，胸阳不振，气机痹阻，血行瘀滞，血脉失于温煦，故见胸闷心痛，心悸气短，自汗，动则耗气更甚；阳虚不足以温运四肢百骸，则神倦怯寒，面色㿠白，四肢不温；肾阳虚，不能制水，故四肢肿胀；舌质淡胖，苔白或腻，脉沉细迟均为阳气虚衰之候。

（七）气阴两虚

证候：心胸隐痛，时作时休，胸闷气促，心悸自汗，动则喘息益甚，倦怠懒言，面色少华，舌质淡红，苔薄白，脉虚细缓或结代。

分析：思虑伤神，劳心过度，损伤心气，阴血亏耗，血瘀心脉，故见胸闷隐痛，时作时休，心悸气促，倦怠懒言等；心气虚，则自汗；气血不荣于上，则面色少华；淡红舌，脉虚细缓，均为气阴两虚之征。

五、治疗

本病的治疗原则应先治其标，后治其本，先从祛邪入手，然后再予扶正，必要时可根据虚实标本的主次，兼顾同治。标实当泻，针对气滞、血瘀、寒凝、痰浊而疏理气机，活血化瘀，辛温通阳，泄浊豁痰，尤重活血通脉治法；本虚宜补，权衡心脏阴阳气血之不足，有无兼见肺、肝、脾、肾等脏之亏虚，补气温阳，滋阴益肾。

（一）中药治疗

1.寒凝心脉

治法：辛温散寒，宣通心阳。

处方：枳实薤白桂枝汤合当归四逆汤加减。

两方皆能辛温散寒，助阳通脉。前方重在通阳理气，用于胸痹阴寒证，心中痞满，胸闷气短者；后方则以温经散寒为主，用于血虚寒厥证，见胸痛如绞，手足不温，冷汗自出，脉沉细者。方中桂枝、细辛温散寒邪，通阳止痛；薤白、瓜蒌化痰通阳，行气止痛；当归、芍药养血活血；芍药与甘草相配，缓急止痛；枳实、厚朴、理气通脉；大枣养脾和营。共成辛温散寒，通阳止痛之功。

随症加减：若阴寒极盛之胸痹重症，胸痛剧烈，心痛彻背，背痛彻心，痛无休止，当用温通散寒之法，予乌头赤石脂丸加荜茇、高良姜、细辛等治疗。方中以乌头雄烈刚燥，散寒通络止痛；附子、干姜温阳逐寒；蜀椒温经下气开郁；为防药物过于辛散，配赤石脂入心经，而固摄收涩阳气。若痛剧而四肢不温，冷汗自出，可含化苏合香丸或麝香保心丸，以芳香化浊，温通开窍，每获即速止痛效果。

另外，可选用苏冰滴丸，每次2～4粒，每日3次。

2.气滞心胸

治法：疏调气机，活血通络。

处方：柴胡疏肝散加减。

本方疏肝理气，适用于肝气郁结、气滞上焦、胸阳失展、血脉失和之胸胁疼痛。方用四逆散去枳实，加香附、枳壳、川芎、陈皮行气疏肝，和血止痛。其中柴胡与枳壳相配可升降气机；白芍与甘草同用可缓急舒脉止痛；香附、陈皮以增强理气解郁之功；川芎为血中之气药，既可活血又能调畅气机。全方共奏疏调气机、和血通脉之功效。根据需要，还可选用木香、沉香、降香、檀香、延胡索、砂仁、厚朴等芳香理气及破气之品，但不可久用，以免耗散正气。

随症加减：若气郁日久化热，出现心烦易怒，口干便秘，舌红苔黄，脉弦数等证者，用丹栀逍遥散疏肝清热；便秘严重者，用当归龙荟丸以泻郁火；如胸闷、心痛明显，为气滞血瘀之象，可合用失笑散，以增强活血行瘀，散结止痛之作用。

另外，可选用冠心苏合丸，每次 3 g，每日 2 次。

3.心血瘀阻

治法：活血化瘀，通脉止痛。

处方：血府逐瘀汤加减。

本方祛瘀通脉，行气止痛，用于胸中瘀阻，血行不畅，心胸疼痛，痛有定处，胸闷、心悸之胸痹。方中当归、川芎、桃仁、红花、赤芍活血化瘀，疏通血脉；柴胡、桔梗与枳壳、牛膝配伍，升降结合，调畅气机，开胸通阳，行气活血；生地黄养阴而调血燥。诸药共成祛瘀通脉、行气止痛之剂。

随症加减：若瘀血痹阻重症，胸痛剧烈，可加乳香、没药、丹参、郁金、降香等加强活血理气之力；若血瘀、气滞并重，胸闷痛甚者，加沉香、檀香、荜茇等辛香理气止痛药物；若寒凝血瘀或阳虚血瘀者，症见畏寒肢冷，脉沉细或沉迟者，加肉桂、细辛、高良姜、薤白等温通散寒之品，或人参、附子等温阳益气之品；若伴有气短乏力、自汗、脉细缓或结代，乃气虚血瘀之象，当益气活血，用人参养荣汤合桃红四物汤加减，重用人参、黄芪等益气祛瘀之品。

还可选用三七、苏木、泽兰、鸡血藤、益母草、水蛭、王不留行、牡丹皮等活血化瘀药物，加强祛瘀疗效。但破血之品应慎用，且不可久用、多用，以免耗伤正气。在应用活血、破血类药物时，必须注意有无出血倾向或征象，一旦发现，立即停用，并予以相应处理。

另外，可选用活心丸，每次含服或吞服，1～2 丸。

4.痰浊阻闭

治法：通阳化浊，豁痰宣痹。

处方：瓜蒌薤白半夏汤合涤痰汤加减。

随症加减：两方均能温通豁痰，前方通阳行气，用于痰阻气滞，胸阳痹阻者；后方健脾益气，豁痰开窍，用于脾虚失运，痰阻心窍者。方中瓜蒌、薤白化痰通阳，行气止痛；半夏、胆南星、竹茹清热化痰；人参、茯苓、甘草健脾益气；石菖蒲、陈皮、枳实理气宽胸。全方共奏通阳化饮、泄浊化痰、散结止痛之功。

随症加减：若痰浊郁而化热，症见咳痰黄稠，便干，苔黄腻者，可用黄连温胆汤加郁金清化痰热而理气活血；痰热兼有郁火者，加海浮石、海蛤壳、黑栀子、天竺黄、竹沥化痰火之胶结；大便干结，加生大黄通腑逐痰；痰瘀交阻，证见胸闷如窒，心胸隐痛或绞痛阵发，苔白腻，舌暗紫或有瘀斑，当通阳化痰散结，加血府逐瘀汤；若瘀浊闭塞心脉，卒然剧痛，可用苏合香丸。

5.心肾阴虚

治法：滋阴清热，养心和络。

处方：天王补心丹合炙甘草汤。

两方均为滋阴养心之剂；前方以养心安神为主，治疗心肾两虚，阴虚血少者；后方以养阴复脉见长，用于气阴两虚，心动悸，脉结代之症。方中以生地黄、玄参、天冬、麦冬滋水养阴以降虚火；人参、炙甘草、茯苓益助心气；桂枝、大枣补气通阳，寓从阳引阴之意；柏子仁、酸枣仁、五味子、远志交通心肾，养心安神，化阴敛汗；丹参、当归身、芍药、阿胶滋养心血而通心脉；桔梗、辰砂为引使之品。本方能使心阴复，虚火平，血脉利，则心胸灼痛得解。

随症加减：若阴不敛阳，虚火内扰心神，心烦不寐，舌尖红少津者，可用酸枣仁汤清热除烦安神；若不效者，再予黄连阿胶汤，滋阴清火，宁心安神。若兼见风阳上扰，用珍珠母、灵磁石、石决明、琥珀等重镇潜阳之品，或用羚角钩藤汤加减；心肾阴虚者，兼见头晕耳鸣，腰膝酸软，遗精盗汗，口燥咽干，用左归饮补益肾阴，填精益髓，或河车大造丸滋肾养阴清热；若心肾真阴欲竭，当用大剂西洋参、鲜生地黄、石斛、麦冬、山茱萸等急救真阴，并佐用生牡蛎、乌梅肉、五味子、甘草等酸甘化阴，且敛其阴。

另外，可选滋心阴口服液，每次 10 mL，每日 2 次。

6.心肾阳虚

治法：温振心阳，补益阳气。

处方：参附汤合右归饮加减。

两方均能补益阳气，前方大补元气，温补心阳；后方温肾助阳，补益精气。方中人参、姜、枣、炙甘草大补元气，以益心气复脉；附子辛热，温补真阳；肉桂振奋心阳；熟地黄、山茱萸、枸杞子、杜仲、山药为温肾助阳、补益精气之要药。

随症加减：若兼肾阳虚，可合金匮肾气丸，或用六味地黄丸滋阴固本，从阴引阳，共为温补肾阳之剂；心肾阳衰，不能化气行水，水饮上凌心肺，加用真武汤；若阳虚欲脱厥逆者，用四逆加人参汤，温阳益气，回阳救逆；若阳虚寒凝而兼气滞血瘀者，可选用薤白、沉香、降香、檀香、香附、鸡血藤、泽兰、川芎、桃仁、红花、延胡索、乳香、没药等偏于温性的理气活血药物。

另外，可选用麝香保心丸，每次含服或吞服 1～2 粒。

7.气阴两虚

治法：益气养阴，活血通脉。

处方：生脉散合人参养荣汤加减。

上方皆能补益心气。生脉散长于益心气，敛心阴，适用于心气不足，心阴亏耗者；人参养荣汤补气养血，安神宁心，适用于胸闷气短，头昏神疲。方中人参、黄芪、炙甘草大补元气，通经利脉；肉桂通心阳，散寒气，疗心痛，纳气归肾；麦冬、五味子滋养心阴，收敛心气；熟地黄、当归、白芍养血活血。配茯苓、白术、陈皮、远志，补后天之本，滋气血生化之源，以宁心定志。

随症加减：若兼见神疲乏力，纳呆，失眠多梦等，可用养心汤加半夏曲、茯苓以健脾和胃，补益心脾，养心安神；若气阴两虚，兼见口燥咽干，心烦失眠，舌红，用生脉散合归脾汤加减；兼有气滞血瘀者，可加川芎、郁金以行气活血；兼见痰浊之象者，可用茯苓、白术、白蔻仁以健脾化痰。

另外，可选用补心气口服液，每日 10 mL，每日 2 次；或滋心阴口服液，每次 10 mL，每日 2 次。

（二）针灸治疗

1.基本处方

心俞、巨阙、膻中、内关、郄门。

心俞、巨阙属俞募相配，膻中、心俞前后相配，通调心气；内关、郄门同经相配，宽胸理气，缓急止痛。

2.加减运用

（1）寒凝心脉证：加厥阴俞、通里、气海以温经散寒、宣通心阳。背俞穴、气海可加灸，余穴针用平补平泻法。

(2)气滞心胸证:加阳陵泉、太冲以疏肝理气、调畅气机,针用泻法。余穴针用平补平泻法。若脘痞胀满甚者,加中脘以健脾和中、疏导中州气机,针用平补平泻法。

(3)心血瘀阻证:加膈俞、血海、阴郄以活血化瘀、通脉止痛。诸穴针用平补平泻法。

(4)痰浊阻闭证:加太渊、丰隆、足三里、阴陵泉以通阳化浊、豁痰宣痹。诸穴针用平补平泻法。

(5)心肾阴虚证:加肾俞、太溪、三阴交、少海以滋阴清热、养心和络,针用补法。余穴针用平补平泻法。

(6)心肾阳虚证:加肾俞、气海、关元、百会、命门以振奋心肾之阳。诸穴针用补法,关元、气海、命门、背俞穴可加灸。

(7)气阴两虚证:加足三里、气海、阴郄、少海以益气养阴、活血通脉。诸穴针用补法。

3.其他

(1)耳针疗法:取胸、神门、心、肺、交感、皮质下,每次选 3～5 穴,用捻转手法强刺激,一般每穴捻 1～2 分钟,留针 15～20 分钟,可以每隔 5 分钟捻转 1 次。

(2)电针疗法:取内关、神门、胸上段夹脊穴,通电刺激 5～15 分钟,采用密波,达到有麻、电放射感即可。

(3)穴位注射疗法:取内关、郄门、间使、少海、心俞、足三里、三阴交,用复方当归(10%葡萄糖稀释)、维生素 B_{12} 0.25 mg、复方丹参注射液等,每次选 2～3 穴,每穴注射 0.5～1 mL,隔天 1 次。

(4)皮内针疗法:取内关、心俞、厥阴俞、膈俞,每次选 1 对,埋针 1～3 天,冬天可延长到5～7 天。

(满忠慧)

第三节 心　衰

心衰是由不同病因引起心脉气力衰竭,心体受损,心动无力,血流不畅,逐渐引起诸脏腑功能失调,以心悸、喘促、尿少、水肿等为主要临床表现的危重病证。心衰在临床有急慢之分。其急者表现怔忡,气急,不能平卧,呈坐位,面色苍白,汗出如雨,口唇青紫,阵咳,咯出粉色泡沫样痰,脉多疾数。慢者表现心悸,短气不足以息,夜间尤甚,不能平卧或睡中憋醒,胸中如塞,口唇、爪甲青紫,烦躁,腹胀,右肋下癥块,下肢水肿。

心衰的病位在心,但与肺、脾、肝、肾有关。其发生可源于心脏本身,也可源于其他四脏,其病机关键为心肾阳虚,肺肝血瘀,为本虚标实之疾,其本虚有气虚、阳损、阴伤,或气阴两虚,或阴阳俱损。标实为气滞、血瘀、水结。治疗当标本兼治,急则治标,缓则治本。治本不外益气温阳敛阴,治标为化瘀、利水、逐饮。中医治疗在改善症状、提高生命质量、减少再住院率、降低病死率等方面具有优势。

西医学中称为心功能不全,据国外统计,人群中心衰的患病率为 1.5%～2.0%,65 岁以上可达6%～10%,且在过去的 40 年中,心衰导致的死亡人数增加了 3～6 倍。我国对 35～74 岁城市居民共15 518人随机抽样调查的结果:心衰患病率为 0.9%,按计算约有 400 万名心衰患者,其中男性为 0.7%,女性为1.0%,女性高于男性。随着年龄增高,心衰的患病率显著上升,城市高于农村,北方明显高于南方。心功能不全具备上述临床表现者,均可以参考本节辨证论治。

一、病因

(一)原发病因

1.源于心

久患心脏之疾,如心悸、心痹、心痛、克山病、心肌炎及先天性心脏病等,导致心气内虚,日久心体肿胀,若再遇外邪侵袭,或情绪刺激,或因过劳,进一步损伤心体,侵蚀心阳,心阳不振,心力乏竭,不能鼓动血液运行,使瘀血阻滞,心脉不通。一则脏腑、肌腠缺血而失养,二则迫使血中水津外渗,进而出现脏腑功能失调,水饮凌心射肺或停积局部及水湿泛溢肌肤之证候,发为心衰。

2.源于肺

久咳、久喘、久哮等肺系慢性疾病反复发作,迁延或失治,痰浊潴留,伏着于肺,肺气壅塞不畅,痰瘀阻于肺管气道,使肺气胀满不能敛降,导致肺之体用俱损,病变首先在肺,继则影响脾、肾,后期病及于心。因肺朝百脉,肺气辅佐心脏运行血脉,肺伤则不能助心主治节,致使血行不畅,血瘀肺脉,肺气更加壅塞,造成气虚血滞、血滞气郁,由肺及心,心血瘀阻不通,日久心力乏竭,心体受损,发为心衰。

3.源于肝

久患肝脏之疾,或暴怒伤肝,导致肝失疏泄之机和条达之性,肝所藏之血不能施泄于外,血结于内,引起肝气滞心气乏,鼓动无力,血循不畅,瘀阻于心,引发血中水津外渗而致水肿、喘咳等证候,发为心衰。

4.源于肾

肾为精血之源,又为水火既济之脏,肾脉上络于心,久患肾脏之疾,则肾体受损,肾阳受伤,命火不足,相火不发,不能蒸精化液生髓,髓少不能生血,血虚不能上奉于心,心体失养,心阳亏乏,心气内脱,心动无力,则血行不畅,瘀结于心,导致心体胀大,发为心力衰竭。

5.源于脾胃

脾胃之脉络于心,心气之源受之于脾,脾又为统血之脏。食气入胃,浊气归心。因此久患脾胃之疾,或思虑过度,或饮食不节(肥甘滋腻及长期饮酒、咸食),损伤脾胃,致使中气虚衰,中轴升降无力,引起水谷精微不能奉养于心主。元气不能上充于心,则心气内乏,鼓动无力,血瘀在心,日久心体胀大,或津血不足,心体失养,体用俱损,发为心力衰竭。

(二)诱因

1.外感

多由外感六淫之邪,袭卫束表,内迫于肺,肺失宣降,痰浊内蕴,影响辅心以治节功能,使心不主血脉,加重心力衰竭。

2.过劳

劳则气耗,心气受损,发为心力衰竭。

3.药物

某些药物如过于苦寒,过于辛温,或输液过速等均导致心气耗散,诱发心力衰竭。

二、病机

(一)发病

多以起病缓慢,逐渐加重为特点。初起见劳累后心悸,气短,疲乏无力,休息后可缓解,逐渐发展为休息时仍觉心悸不宁，喘促难卧，尿少，水肿，口唇爪甲青紫等。少数发病急，突然气急，端坐呼吸，不得卧，面色苍白，汗出如雨，口唇青黑，阵咳，咯吐粉红色泡沫样痰，脉多疾数。

（二）病位

在心，为心之体用俱病，与肺、脾、肝、肾密切相关。

（三）病性

为本虚标实之疾。虚者，以气虚、阳虚为本。病初多为气虚，病久则见阳虚，根据患者体质及原发疾病不同，少数患者可见血虚或阴虚。病变过程中，逐渐形成病理产物，为饮、为痰、为瘀、为浊，阻滞气机，发展为气滞血瘀水结之标实之疾。最终为心肾阳虚，肺肝血瘀，虚实夹杂。

（四）病势

缓慢发病者，初起时症状较轻，仅见劳累后心悸，气短，乏力，休息后症状可减轻或消失。随病情加重，出现休息状态下仍觉心悸不宁，喘促难卧，腹胀尿少，水肿，甚至神昏等。发病急骤者，突然气急呈端坐呼吸，面色苍白，汗出如雨，咯吐血色泡沫痰，唇青肢冷，救治及时，尚可转安，稍有延误，则昏厥死亡。

（五）病机转化

多种原因导致心气虚，心动无力，久之则心力内乏，乏久必竭。心气虚衰而竭，则血行不畅，引起机体内外血虚和血瘀的病理状态。血行不畅则五脏六腑失其濡养，心失所养则心气更虚，瘀阻更甚，日久则心体胀大；子盗母气，心体胀大日久则累及于肝，血瘀在肝，则肝体肿大，失其疏泄之职，气机不畅，影响脾胃升降之机，见腹胀，纳呆，便溏或便秘；瘀血在肾，则水道不通，开阖不利，形成水肿；瘀血在肺，则上焦不宣，肺气郁闭，壅塞不畅，故见咳喘，呼吸困难。

津血同源，血瘀日久导致阴津不足，出现气阴两虚，故患者表现口干，心烦。由于心气不足，血不能行全身以濡养诸脏，肾失所养而导致肾虚，肾阳虚则膀胱失其气化，水渎失司。另外，心肾阳虚，不能温煦脾胃，可使中焦运化无权，湿浊内蕴。同时“血不利则为水”，水邪内泛外溢，凌心射肺，则悸喘不宁。心阳根于肾阳，阳气衰竭，心气外脱，心液随气外泄，故见喘悸不宁，烦躁不安，汗出如雨如油，四肢厥冷，尿少水肿等症。

总之，心力衰竭是全身性疾病，病初以气虚阳虚为主，偶见阴虚；病变过程中，因气虚无力运血或阴虚脉道不充，则成血瘀；阳气不足，水津失于气化，形成水肿；病延日久者，正气日衰，五脏俱败，正不胜邪，最终可致心气衰微，心阳欲脱之险证。虚和瘀贯穿疾病的始终，虚有气虚、阴虚、阳虚。瘀有因虚致瘀、因实致瘀，虚越甚，瘀越重。水是疾病发展过程中的病理产物，病越重，水越盛。

所以心肾阳虚为病之本，血瘀水停为病之标，本虚标实。又因心力衰竭患者内脏俱病，正气虚衰，每易罹受外邪，新感引动宿疾，使心力衰竭反复而逐年加重。

（六）证类病机

心力衰竭过程是因虚致实，实又可致更虚的恶性循环，以气虚阳虚为本，发展为气阴两虚、气虚血瘀、阴阳两虚、阳虚水泛、阳衰气脱等不同病理过程。

1.心气（阳）虚证

由于年老体弱，久患心脏之疾或他脏之疾累于心，使心气亏耗。心气内乏，无力帅血，心神涣散而不藏，故见心悸不安；动则气耗，故见乏力，气短不足以息，动则益甚。汗为心之液，气不固护，见汗液自出。脉道鼓动无力，则见脉弱或结或代。此候为心力衰竭早期表现。

2.气阴两虚证

心居胸中，为宗气所聚，心气亏虚，气不生津，津随气耗，出现阴虚；或心气亏乏，不能固护，营阴不能内守；或气(阳)虚日久，阳损及阴，出现气阴两虚。也可见于急性或慢性心力衰竭反复发作之人久用温阳利水之剂，耗竭阴津，致心之气阴两虚。由于心气不足，气不布津，津液不能上承，故出现口干；心阴亏虚，虚火内生，蒸津外泄，故见盗汗；扰动心神，则心烦，少寐多梦。舌红少津，脉细弱。

3.气虚血瘀证

心气虚无力推动血液运行，导致血行迟滞而形成瘀；因心肺气血不畅，上焦不宣，引起中焦枢机不转，脾失运化之力，胃失腐熟水谷之能，致使升降功能呆滞，肝之疏泄功能受阻，水渎功能不畅，而致气滞血瘀水泛。此候为心力衰竭发展的中晚期阶段，由心及于肺、脾(胃)、肾、肝、三焦，气血阴阳亏虚，瘀、水、气(滞)、痰互结。血行不利，脉络瘀滞，见口唇爪甲青紫，胁下积块；脾不运化，则纳呆，腹胀；水渎不利，则尿少水肿；水饮凌心则怔忡；射肺则咳喘不宁。本愈虚标愈实，心阳、脾阳、肾阳皆虚，患者表现畏寒肢冷，汗多，易外感；津血不行，阴液枯竭，虚热内生，则见口干不欲饮或欲饮冷，烦躁不安。舌红少津或舌淡胖，脉细涩。

4.阳虚水泛证

由于心阳不振，无力温运水湿，可致湿浊内蕴；随疾病进展，脾阳受损，不能健运，复加肺气亏虚，水道失其通调，水湿内停；后期肾阳虚衰，膀胱气化不利，水饮内泛；心阳根于肾阳，心肾阳虚，肾不纳气，心阳外越，故见心悸气喘，动则益甚；母病及子，脾失阳助，则脾不制水而反侮，中轴不运，见腹部膨胀，纳少脘闷，恶心欲吐；膀胱气化失司，津不化气而为水，见尿少水肿。阳虚不能温于四末，故见四肢厥冷。

5.阳衰气脱证

疾病发展末期，诸脏之阳皆亏，阴盛于内，阳脱于外，虚阳外越，故见喘急而悸；动荡心神，则见烦躁不安；阳虚则寒，见四肢厥冷，且逆而难复；汗为心之液，心阳衰竭，不能固守营阴，真津外泄，故见汗出如珠如油。舌脉均见阴阳离决之象。

三、诊断标准

(一)中医诊断标准

病史：原有心脏疾病，如心痛，心悸，肺心同病等，多因外感、过劳而复发或加重。

主症：心悸气短，活动后加重，乏力。

次症：咳喘不能平卧，尿少，水肿、下肢肿甚，腹胀纳呆，面色晦暗或颧紫，口唇紫暗，颈静脉怒张，胁下癥块，急者咯吐粉红色泡沫样痰，面色苍白，汗出如雨，四肢厥冷，更甚者昏厥，脉象数疾、雀啄、促、结代、屋漏、虾游。

具备病史、主症，可诊断为心衰之轻症。若在病史，主证的基础上，兼有次症 2 项者，可明确诊断。

(二)西医诊断标准

目前诊断标准尚不统一，也无特异性检查指标，但根据临床表现，呼吸困难和心源性水肿的特点，以及无创性和(或)有创性辅助检查及心功能测定，一般即可做出诊断。临床诊断应包括心脏病的病因、病理解剖、病理生理、心律及心功能分级等诊断。

1.心衰的定性诊断指标

主要标准：①夜间阵发性呼吸困难或端坐呼吸；②劳累时呼吸困难和咳嗽；③颈静脉怒张；④肺部啰音；⑤心脏肥大；⑥急性肺水肿；⑦第三心音奔马律；⑧静脉压升高＞1.57 kPa

(16 cmH_2O)；⑨肺循环时间>25 秒；⑩肝颈静脉回流征阳性。

次要标准：①踝部水肿；②夜间咳嗽；③活动后呼吸困难；④肝大；⑤胸腔积液；⑥肺活量降低到最大肺活量的 1/3；⑦心动过速(心率>120 次/分)。

主要或次要标准：治疗中 5 天内体重下降≥4.5 kg。

确诊必须同时具有以上 2 项主要标准，或者具有 1 项主要或 2 项次要标准。

2.心功能的分级标准

参照美国纽约心脏病学会 NYHA 1994 年第 9 次修订心脏病心分级而制定。

(1)心功能Ⅰ级：患有心脏病，但体力活动不受限制，一般体力活动不引起过度的疲乏、心悸、呼吸困难或心绞痛，通常称心功能代偿期。

(2)心功能Ⅱ级：患有心脏病，体力活动轻度限制，静息时无不适，但一般体力活动可出现疲乏、心悸、呼吸困难或心绞痛，也称Ⅰ度或轻度心力衰竭。

(3)心功能Ⅲ级：患有心脏病，体力活动明显受限，休息时尚感舒适，但稍有体力活动就会引起疲乏、心悸、呼吸困难或心绞痛，也称Ⅱ度或中度心力衰竭。

(4)心功能Ⅳ级：患有心脏病，体力活动能力完全丧失，休息状态下也可有心力衰竭或心绞痛症状，任何体力活动后均可加重不适，也称Ⅲ度或重度心力衰竭。

四、鉴别诊断

(一)哮病

急性左心衰竭者，原有心脏之疾，如心悸(心肌炎)、真心痛等，由某种诱因引发(如过劳、情绪激动、外感等)。临床以猝然心悸，喘急不能平卧，汗出烦躁，常伴咯吐粉红色血沫痰为特征，而哮病患者多无心脏病史，多有过敏史，以反复发作为特征，发作时喉间哮鸣有声，咯出大量痰涎后则喘止。

(二)喘病

慢性心衰在活动后往往见呼吸急促，但多以短气不足以息为特征，休息可减轻或缓解，而喘病患者多有肺病史，多因外感而诱发，多伴咳嗽、咳痰。

(三)肾性水肿

慢性心衰重症阶段出现尿少，水肿，而水肿呈下垂性，卧位时腰骶部水肿，兼有纳呆、腹胀、右下腹胀痛等胃肠道症状。而肾性水肿多与外感风寒、风热有关，起病较急，面目先肿，兼有尿少、腰痛，或兼头胀头痛，借助尿常规检查可发现蛋白尿或血尿，血中尿素氮、肌酐增高。

五、证候诊断

(一)心气(阳)虚证

心悸，气短，乏力，活动后明显，休息后可减轻，纳少，头晕，自汗，畏寒，舌质淡，苔薄白，脉细弱无力。

(二)气阴两虚证

心悸气喘，动则加重，甚则倚息不得卧，疲乏无力，头晕，自汗盗汗，两颧发红，五心烦热，口干咽燥，失眠多梦，舌红，脉细数。

(三)阳虚水泛证

心悸气喘，畏寒肢冷，腰酸，尿少水肿，腹部膨胀，纳少脘闷，恶心欲吐，舌体淡胖有齿痕，脉沉细或结代。

(四)气虚血瘀证

心悸气短，活动后加重，左胸憋闷或疼痛，夜间痛甚，两颧暗红，口唇青紫，胁下癥块，舌紫暗，苔薄白，脉沉涩或结代。

(五)阳衰气脱证

喘悸不休，烦躁不安，汗出如雨或如油，四肢厥冷，尿少水肿，面色苍白，舌淡苔白，脉微细欲绝或疾数无力。

六、辨证论治

(一)辨证思路

1.辨急性与慢性

心力衰竭在临床上有急慢之分。急者可见怔忡，气急，不能平卧、呈坐状，面色苍白，汗出如雨，口唇青黑，阵咳，咯吐粉红泡沫样痰，脉多疾数。慢者可见心悸，短气不足以息，夜间尤甚，不能平卧或夜间憋醒，胸中如塞，口唇、爪甲青紫，烦躁，腹胀，右胁下癥块，下肢水肿。

2.辨原发病证

既往有无能引发心衰之病，如胸痹心痛、心痹、肺心同病、心悸、瘿病、肾脏之疾、消渴等。

原有胸痹心痛者，在心衰证候基础上常伴有胸闷，左胸膺部疼痛，向左肩背部放射，疼痛多短暂，但反复发作。多发于年老之人，平素经常胸闷，时有左胸膺部疼痛，持续时间较短，服用芳香开窍药物可缓解，多因过劳、情绪激动、饱食或寒冷刺激而诱发。或伴心悸，逐渐出现喘促不能平卧，尿少水肿，夜间憋醒，舌质青紫、苔腻、脉沉弦。

原有肺胀病者，有长期反复咳喘的病史，心衰加重多与感受外邪有关，颜面、口唇、爪甲青紫暗明显，稍有外感则咳喘发作，痰多，胸满，心悸，尿少水肿，腹胀，纳呆，口唇、颜面及爪甲紫黑，苔厚腻、脉滑数。本病病变早期在肺，继则影响脾、肾。

3.辨诱因

心衰最常见诱因为感受外邪。如出现恶寒发热，咳嗽，咯白痰者，多外感寒邪；如发热重，咯黄痰者，多感受热邪。有些药物可诱发心衰，如抗心律失常药、药物过敏、输液反应、输液速度过快等。另外，过劳及情绪刺激也可诱发心衰。

4.辨标本虚实

本虚有气虚、阳损、阴伤、气阴两虚、阴阳俱损之分。气虚者，多为心衰之初期，症见气短，乏力，活动后心悸加重；阳损者，在气虚的基础上见畏寒，肢冷，面色青灰，下肢水肿，多为心衰中期表现；阴伤者，可见形体消瘦，两颧暗红，口干，手足心热，心烦等；气阴两虚者为气虚证与阴伤证并见，多见于心肌炎之心衰；阴阳俱损为阴伤与阳损并见，为心衰之重证。标实为气滞、血瘀、水结。气滞者，症见胸闷，胁腹胀满，脘胀纳呆；血瘀者，症见面色晦暗，口唇、爪甲及舌质青紫，脉促、结、代，或涩；水结者，症见面浮水肿，呕恶脘痞，喘悸难卧，舌体胖大，边有齿痕。另外，患者反复心衰或经常应用利尿剂，使阴阳俱损，阳虚水泛，阴虚生热，水热互结，出现尿赤少、水肿、心烦、口渴、喜冷饮等寒热错杂证。

5.辨病位

心衰病位虽然在心，但常见二脏或数脏同病，虚实错杂。不论先为心病而后及于他脏，或先有肺、肾、肝、脾之病而后及心，病至心衰，多见五脏俱病，但仍以心为主，因“心为五脏六腑之大主”。心肺气虚，肾不纳气，则见心悸，咳嗽，气喘，倚息不得卧等症状；心肾阳虚，则见畏寒肢冷，水肿，心悸，短气，喘促，动则更甚等证候；心肺阴虚可见心悸，咳嗽，咯吐血痰，口干，盗汗等证候；心脾两虚可见心悸，乏力，血虚，腹胀，纳呆，不寐，便溏等证候；若肺肝脾肾同病，则形成气滞血瘀水结证候。

6.辨病情

心衰以悸、喘、肿为三大主症，其中以心悸、怔忡贯穿始终，如果单纯表现为心悸、乏力、气短者，病情相对较轻；如见有咳嗽、咳白痰者，或外邪引动内饮，或有水邪射肺，如咳粉红泡沫样痰，多为急性左心衰竭，病情危重；心衰出现喘或喘不能平卧者，源于病久及肺作喘或肾虚不能纳气作喘，属心衰发展至中晚期；如喘与水肿同时出现，多为心衰晚期，三焦同病，五脏受损，病情较重。

7.辨舌脉

舌体胖大或有齿痕者，多为阳虚兼水湿内蕴；舌体瘦小，质干或有裂纹，为阳衰阴竭；舌紫暗或隐青，为阳气虚衰，血行瘀阻；如兼有热象，可见红绛舌；舌苔一般为薄白苔，兼有痰饮者多为白腻苔，肺有痰热者多见黄腻或灰黄腻苔，痰湿重者可见灰腻苔。脉象沉细数或结代，为气阴两虚；脉沉数而疾无力，或涩而沉，或结或促或代，或雀啄、鱼翔，为气(阳)虚血瘀；脉微细而数，或结代、雀啄，为阳衰气脱；脉微欲绝散涩，或浮大无根，为阴竭阳绝危证。

因此治疗当标本兼顾，急则治标，缓则治本。治本不外益气温阳敛阴，治标为化瘀、利水、逐饮。

(二)分证论治

1.心气(阳)虚

症舌脉：心悸，气短，乏力，活动时明显，休息后可减轻，纳少，头晕，自汗，畏寒，舌质淡、苔薄白、脉细弱无力。

病机分析：此证型常见于各种心脏之疾导致心衰之早期，或中重度心衰经过治疗之恢复阶段，相当于心功能Ⅰ、Ⅱ级。本证主要临床表现为心悸、气短，无论是各种心脏病本身，还是他脏之疾，如肺系之疾，饮食伤脾，肝脏或肾脏之疾，首先损伤心气，使心气力不足。心气帅血以动，营运周身，今气虚不能帅血，使周身失其血之濡养，故见乏力、头晕等症。病位主要在心，可及于肺、脾。

治法：补心益气。

常用方：保元汤(《博爱心鉴》)加减。黄芪、人参、肉桂、甘草、淫羊藿、补骨脂、茯苓。

随症加减：出现胸闷胸痛者，多由于气虚血行不畅，心脉不通所致，加丹参、川芎、赤芍或加桃红四物汤(《医宗金鉴》)、黄芪桂枝五物汤(《金匮要略》)、补阳还五汤(《医林改错》)等；形寒肢冷，胸痛者，为心阳不足，加附子、干姜、桂枝、薤白；胸胁胀满者，为气虚气滞，加醋柴胡、醋青皮；患者除心悸、气短，还见有头晕、健忘者，用归脾汤(《济生方》)；心悸重，脉结代者，用炙甘草汤(《伤寒论》)；动则心悸汗多者，加桂枝甘草龙骨牡蛎汤(《伤寒论》)。

常用中成药：补心气口服液每次10 mL，每日3次。补益心气，活血理气止痛，适用于心气心阳不足又兼血瘀、痰浊之心衰。复方黄芪口服液每次10～20 mL，每日2次。益气固表，利水消肿，补中益气，适用于心气亏虚之心衰。人参片每次4片，每日2次。大补元气，补益肺脾。适用于以心气不足为主要症状的心衰。黄芪注射液20 mL加入5%葡萄糖注射液或0.9%氯化钠注射液250 mL中，静脉滴注，每日1次。补益肺脾，益气升阳。适用于症见气短、乏力等气虚之象者。

体针：常取心俞、神门、内关、间使、胆俞、阳陵泉、足三里、曲池等穴，每次取穴 3～5 个，每日 1 次，7 天为 1 个疗程，以补法为主。

耳针：常取心、定喘、肺、肾、神门、交感、内分泌等穴，可用针刺、按压、埋针等方法，每次 3～4 个穴位。

临证参考：心气虚贯穿于心衰的全过程，因此补益心气是此证型的主要治疗大法，补气药物首推参、芪。《万病回春》言人参"扶元气，健脾胃，进饮食，润肌肤，生精脉，补虚羸，固真气，救危急"。不同品种的人参制品，如红参、西洋参、生晒参均具强心的作用，其中红参的效果最好，一般调理每日可用 3～5 g，病情明显可用 10 g，严重者可用 15～20 g，危重患者可用到 30 g。如气虚血瘀时，黄芪与活血药同用，可起到活血而不伤血，并有养血之功。此外白术不单健脾益气，还可化痰、燥湿、行水，因此在气虚为主的心衰患者中也是常用中药。此证型常见于心衰初期或慢性心衰经治疗病情相对稳定，相当于心功能Ⅰ、Ⅱ级患者，若不伴有反复心动过速或心房纤颤，可不使用洋地黄类药物，以中药益气活血为主，可改善心功能，提高患者生活质量。

2.气阴两虚

症舌脉：心悸气喘，动则加重，甚则倚息不得卧，疲乏无力，头晕，自汗盗汗，两颧发红，五心烦热，口干咽燥，失眠多梦，舌红、少苔、脉细数或沉细。

病机分析：此证型多见于慢性反复发作之心衰患者，长期应用利尿剂或抗生素治疗，利尿剂直伤阴津，抗生素乃苦寒之品。由于阴阳相互依存，心衰日久，由气虚而损及于阴；或久用、过用温燥而伤阴；或水肿患者应用利尿之剂，使阴液亏耗。两颧红，五心烦热为阴亏虚阳上扰之证。有些患者甚则出现口干渴，渴而喜冷饮，此非实热，乃心衰日久，多脏虚损，脾不能为胃行其津液，阴虚燥热所致；津伤肠燥，还可出现大便秘结不行。

治法：益气养阴。

常用方：生脉散(《内外伤辨惑论》)加减。生晒参、麦冬、五味子、黄芪、黄精、玉竹、生地黄、阿胶、白芍。

随症加减：若见阴阳两虚，畏寒、肢冷者，加附子、干姜、桂枝；气虚重者，重用黄芪；水肿者加泽泻、车前子、白术；腹胀者加厚朴、大腹皮、莱菔子、砂仁；心烦者加黄连；脉结代者，用炙甘草汤(《伤寒论》)。

常用中成药：参麦注射液 40～60 mL 加入 5%葡萄糖注射液 250 mL 中，静脉滴注，每日 1 次。益气固脱，滋阴生津，养心复脉。用于气阴两虚之心衰。生脉注射液 40 mL 加入 5%葡萄糖注射液 250 mL 中，静脉滴注，每日 1 次。补气养阴，生津复脉，益气强心。用于气虚津伤，脉微欲绝之心衰。补心气口服液、滋心阴口服液：每次各 10 mL，每日 3 次。两者合用益气养阴，活血通脉。用于气阴两虚之心衰。

体针：常取心俞、神门、内关、间使、厥阴俞、阳陵泉、足三里、三阴交等穴，每次取穴 3～5 个，每日 1 次，7 天为 1 个疗程，以补法为主。慢性肺心病，常取肺俞、肾俞、膻中、气海、足三里。心慌加内关。

耳针：常取心、定喘、肺、肾、神门、交感、内分泌等穴，每次 3～4 个穴位，可用针刺、按压、埋针等方法。慢性肺心病，常取心、神门、交感、肾、肾上腺等穴。

临证参考：益气养阴多用参、麦，所以人参、麦冬是本证型必不可缺的常用药物。《日华子本草》言麦冬"治五劳七伤，安魂定魄"，《本草汇言》言其"主心气不足，惊悸怔忡，健忘恍惚，精神失守"。

本证型虽为气阴两虚，但气虚为始，阴虚为渐，气虚为本，故治疗上，即使阴虚较重，也不能舍其气而单补阴，益气温阳贯彻始终。此外，心阳失敛更易外散，故益气养阴之中应配以酸收，常用麦冬、五味子，一使阳气内守，温运心脉，二可防止温阳化气药物辛温伤阴散气。阴虚生热，患者常见心烦，可加黄连、生地黄。大量或长期应用利尿剂的患者，常出现口干渴而喜冷饮，可用白虎加人参汤以清热益气生津，生石膏用量可加大。大便干结者，可加大黄、元明粉急下存阴。养阴多以甘寒之品，不可过于滋腻。

3.阳虚水泛

症舌脉：心悸气喘，畏寒肢冷，腰酸，尿少水肿，咳逆倚息不得卧，腹部膨胀，或胁下积块，纳少脘闷，恶心欲吐，颈脉动，口唇爪甲青紫，舌体淡胖有齿痕、脉沉细或结代。

病机分析：本证型属本虚标实，为疾病发展至中晚期之征，相当于临床上心功能Ⅲ、Ⅳ级。心居胸中，为阳中之阳，心气心阳亏虚，出现心悸、怔忡，动则气喘。在此阳虚不单心阳虚，脾阳、肾阳皆虚，土不制水而反克，肾不制水而妄行，水邪泛滥，内蓄外溢，外溢肌肤则面浮肢肿；上凌心肺则加重心悸、喘促，甚则咳逆倚息；聚留胸腹则出现胸腹水。诸脏皆病，三焦气化不利，津聚不行，瘀血内停，瘀于心脉则见胸中隐痛，咳唾血痰，唇甲紫暗，颈部及舌下青筋显露；瘀于肺，则短气喘促、呼吸困难；瘀于肝，则胁下积块。瘀血水饮虽继发于心气亏虚，但一旦形成又可进一步损伤阳气，形成由虚致实、由实致虚的恶性病理循环。

治法：温阳利水。

常用方：五苓散合真武汤(《伤寒论》)加减。桂枝、制附子、茯苓、白术、白芍、生姜、泽泻、猪苓、车前子、丹参、红花、益母草。

随症加减：喘促甚者加葶苈子、桑白皮、地龙或加葶苈大枣泻肺汤(《金匮要略》)；中阳不足兼痰饮者，可用苓桂术甘汤(《金匮要略》)；腹胀者加大腹皮、莱菔子、厚朴；恶心呕吐者加生姜汁、半夏、旋覆花。

常用中成药：参附注射液 10～20 mL 加入 5%葡萄糖注射液 250～500 mL 中，静脉滴注，每日1 次。回阳救逆，益气固脱。用于心阳不振，症见四肢不温，尿少水肿者。福寿草片每次 1 片，每日2 次。强心，利尿，镇静。用于治疗心衰水肿患者。补益强心片每次 4 片，每日 3 次。益气养阴，化瘀利水。用于治疗气阴两虚，血瘀水停所致心衰。强心力胶囊每次 4 粒，每日 3 次。温阳益气，化瘀利水。用于治疗阳气虚乏，血瘀水停所致心衰。

针灸：取心俞、神门、内关、间使、通里、少府、足三里、膻中、气海、中脘等穴，每次取穴 3～5 个，每日1 次，7 天为 1 个疗程，以补法为主。水肿者配太溪、三阴交。

临证参考：在此证型中，阳虚是其病机关键，喘促、水肿是其主要的临床表现，温阳是本证的主要治法。温阳药中首推刚燥之附子，因附子性温有小毒，含乌头碱，故应炙用，用时先煎30 分钟。肺心病心衰时，因为心肌纤维肥大、间质水肿，对乌头碱比较敏感，临床易出现中毒，故用量宜小，但风湿性心脏病患者剂量可加大。附子温阳，大多与干姜配伍，“附子无姜不热”，但如果心动过速，阴虚有热者不用干姜。附子可与桂枝相配，可以宣通阳气，以利于化水气。阳虚不单心阳不振，脾阳、肾阳也衰，但不同患者的病理转归不同，又各有偏倚。阳虚水盛而兼腹胀明显者，偏于脾阳虚，应选苓桂术甘汤(《金匮要略》)，桂枝不仅能宣通阳气、利水，还能活血，用量一般 10～15 g。水肿且咳逆者，可宣肺利水，加用葶苈子。此证候虽以“水”为标实之象，但利水之法各有不同，根据不同症状表现，可以配合化瘀以利水，可以行气以利水。

此证型多相当于心功能为Ⅲ、Ⅳ级的心衰患者，当水肿较重时，可配合西药强心、利尿之品治疗，当病情减轻后，再逐渐减少利尿剂用量，直至停药。现代药理研究表明很多中药具强心功效，如枳实、葶苈子、万年青、北五加皮、福寿草等，可在辨证的基础上酌情加用，但北五加皮具有强心苷作用，易出现洋地黄中毒，使用时剂量宜小。

4.气虚血瘀

症舌脉：心悸气短，活动后加重，左胸憋闷或疼痛，夜间痛甚，两颧潮红，口唇青紫，胁下癥块，或有小便少，下肢微肿，舌紫暗、苔薄白、脉沉涩或结代。

病机分析：心主血脉，血脉运行全赖心中阳气之推动，诚如《医学入门》所说："血随气行，气行而行，气止则止，气湿则滑，气寒则凝"。气为血之帅，血为气之母，因此心衰患者自出现之始，即也存在着血行不畅，脉道不利，因虚致瘀是心衰出现瘀象的主要病机，但也可由于津液亏虚致瘀或水不行而为瘀或气滞血瘀。随病情进展，心衰反复发作，诸脏失血之濡润，首先肝血不藏，肝体不柔，出现胁下积块；心气亏虚，络脉失充，心脏失养，心脉不通，不通则痛，见胸痛；瘀血阻络，肺失宣降，则可出现胸闷、咳喘。瘀血阻碍气机，进一步加重脏腑之虚，表现为本虚标实。

治法：益气化瘀。

常用方：补阳还五汤(《医林改错》)加减。黄芪、当归、赤芍、地龙、桃仁、川芎、红花、泽兰、益母草。

随症加减：瘀象较重者，可合用桂枝茯苓丸；心痛甚者加全瓜蒌、薤白、郁金或合用芳香化瘀类药物，如速效救心丸、心可舒、银杏叶片等；胁下癥块，加三棱、莪术。

常用中成药：冠心安口服液每次 10 mL，每日 2～3 次。宽胸散结，活血行气。用于治疗冠心病气滞血瘀型心衰。舒心口服液每次 20 mL，每日 2 次。补益心气，活血化瘀。用于治疗气虚血瘀心衰患者。丹红注射液 20 mL 加入 5%葡萄糖注射液 250 mL 中，静脉滴注，每日 1 次。益气化瘀止痛。用于治疗心血瘀阻证型各种心脏病。疏血通注射液 6 mL 加入 5%葡萄糖注射液250 mL 中，静脉滴注，每日 1 次。活血化瘀通络。用于治疗各种血瘀型心脏病。苦碟子注射液 40 mL 加入 5%葡萄糖注射液 250 mL 中，静脉滴注，每日 1 次。化瘀止痛，用于治疗血瘀型冠心病。

针灸：取心俞、神门、内关、间使、厥阴俞、膈俞、膻中、太冲等穴，每次取穴 3～5 个，每日 1 次，7 天为1 个疗程，以泻法为主。

临证参考：心力衰竭的患者均存在微循环改变及红细胞变形、血浆黏稠、血管外周阻力明显增高等现象，而现代研究已证实活血化瘀类中药能改善上述状况，常用药物有丹参、川芎、红花、益母草、赤芍、三七、鸡血藤等。而配伍应用具有活血化瘀功效的注射剂能明显改善心功能，如丹参注射液、川芎嗪注射液、蝶脉灵注射液、银杏叶提取物注射液等。但对于血瘀较重，见胁下积块的患者，不宜用大量破瘀之品，以免络破血溢，出现咯血、便血等变证。

5.阳衰气脱

症舌脉：喘悸不休，烦躁不安，汗出如雨或如油，四肢厥冷，尿少水肿，面色苍白，舌淡苔白、脉微细欲绝或疾数无力。

病机分析：此证型多见心衰患者发展至终末阶段，也可见于暴受温邪、心脉闭塞等导致心阳暴脱，如急性感染性心肌炎、急性大面积心肌梗死等。患者不单阳衰，阴亦竭，故常表现躁动不安，乃阴不敛阳，虚阳外越之象。

治法：回阳救逆，益气固脱。

常用方：急救回阳汤(《医林改错》)加减。人参、附子、炮姜、白术、炙甘草、桃仁、红花。

随症加减：阴竭阳绝，兼舌干而萎，口渴者，可改用阴阳两救汤，病情转安后，可用生脉散(《内外伤辨惑论》)调治；肢冷，汗多，喘而脉微欲绝者，选参附龙牡汤(《伤寒论》)或加麻黄根、浮小麦、山茱萸。

常用中成药：参附注射液 20～50 mL 加入 5％葡萄糖注射液 100 mL 中，静脉滴注，每日 1～2 次，肢冷汗出脉微者，可直接静脉推注。益气回阳固脱。用于治疗阳衰气脱型心衰患者。

针灸：取心俞、神门、内关、三阴交、足三里、膻中、气海、关元等穴，每次取穴 3～5 个，每日 1 次，7 天为 1 个疗程，以补法并灸为主。

临证参考：此证型多属各种急慢性心衰发展至终末阶段，病情危笃，需立即急救。中西医结合治疗，优于单纯西医治疗。在强心药的应用上，虽然许多中药含有强心苷，如北五加皮等，但此时患者对上述强心药的耐受程度差异很大，不易掌握剂量，容易引起中毒，故强心剂的应用不如西药洋地黄类。在利尿剂的应用上，虽然中药利尿效果不如西药见效快，但此时由于患者心力衰竭，心排血量下降，肾血流量不足，单纯西药利尿已无效，如果配合大剂量通阳利水或化瘀利水之品，则明显增强利尿效果。阳衰气脱，出现汗出肢冷，患者往往进入休克阶段，少尿或无尿，血压下降，单纯应用西药升压药，如多巴胺、间羟胺，大剂量应用使肾血管收缩，出现尿少，四肢厥冷，长期应用还存在药物依赖，此时如配合中药参附注射液，回阳救逆，其升压作用明显增强，可减少西药升压药用量，减轻药物依赖，且增加末梢血循环，使四肢变暖，尿量增加。

七、按主症辨证论治

(一)心悸

心悸是心衰患者始终存在的症状，往往与气短并见，听诊时心率可增快，可闻及奔马律，可有心律不齐。脉诊可见促、结、代、疾、数等脉象。初期多以心气亏虚为主，疾病恢复期多以阴虚、阳浮或痰火、水饮为主。

1.心气(阳)虚

临床表现：心中悸动不安，气短，动则加剧，乏力，自汗，舌质淡或隐青、苔白滑、脉多沉细而结或代或涩。上述表现为心气不足之象，如见形寒不足，面色苍白，脉见沉迟，则为心阳不足之象。心电图多见心律不齐，各种期前收缩或传导阻滞。

辨证要点：心悸，气短，乏力，形寒。

治法：益气温阳止悸。

常用方：桂枝甘草龙骨牡蛎汤(《伤寒论》)。桂枝、炙甘草、生龙骨、生牡蛎。

随症加减：乏力、气短明显者，可加人参、黄芪；心中空虚而悸，脉沉迟，形寒肢冷甚者，可用麻黄附子细辛汤(《伤寒论》)；心虚胆怯，神不自主而悸者，可用安神定志丸(《医学心悟》)。

常用中成药：灵宝护心丹每次 3～4 丸，每日 3～4 次。强心益气、通阳复脉、芳香开窍、活血镇痛，用于缓慢型心律失常及心功能不全。

针灸：主穴内关、通里、郄门、三阴交，心神不宁加神门、间使，心阳虚衰灸关元、神阙。

临证参考：心悸是伴随心衰始终之症状，有虚实之分。言其虚，多因心气、心阴、心血之不足。心悸，乏力，气短者，属心气不足，重用参、芪。人参入脾肺二经，有大补元气、固脱生津及安神之功效。现代药理研究证实人参有强心作用，对心脏病患者，人参可通过改善心肌营养代谢而使心功能改善。黄芪入肺、脾二经，不但可以补气固表，还可利水消肿，对于心衰出现自汗、水肿者尤宜。现代药理研究证明黄芪可加强心肌收缩力，增加心排血量，减慢心率，还可直接扩张血管，利尿，减轻心脏负荷，故为救治心衰不可缺少的药物。

2.阴虚火旺

临床表现：心中悸动不安，心烦，少寐多梦，口干，脉多疾数。心电图表现多为快速型心律失常。

辨证要点：心悸，心烦，脉细数。

治法：滋阴清热，宁心安神。

常用方：天王补心丹（《摄生秘剖》）加减。生地黄、五味子、当归、天冬、麦冬、柏子仁、酸枣仁、人参、玄参、丹参、白茯苓、远志、桔梗、朱砂。

随症加减：若热象明显者，可加黄连；心烦重者，加栀子；若阴不敛阳者，可用三甲复脉汤（《温病条辨》）。

常用中成药：稳心颗粒每次 1 包，每日 3 次。益气养阴，定悸复脉，活血化瘀。适用于各种快速性心律失常。利心丸每次 3 g，每日 2 次。养心安神。用于快速性心律失常。

针灸：体针取穴内关、迎香、厥阴俞，强刺激。耳针取心、神门、交感，中等至强刺激。

临证参考：心衰患者在疾病发展过程中常伴有心悸不宁，临床查体时发现各种心律不齐，心阴不足患者以室性期前收缩及快速心律失常多见，此时治疗仍以纠正心衰为主，在辨证的基础上佐以安神之品。因心衰患者之阴虚多先源于气虚，故治疗时当气阴双补，以生脉散或炙甘草汤为主方。心烦少寐者，加酸枣仁、苦参或黄连之类，可泻心火，除湿热。现代药理研究认为黄连、苦参均有良好的抗期前收缩作用。

3.水饮凌心

临床表现：心悸而喘咳，眩晕，胸脘痞满，尿少或水肿，舌苔白滑，脉多弦滑。听诊双肺可闻及水泡音，心率多快，可闻及奔马律。

辨证要点：心悸，咳喘不得卧，尿少水肿。

治法：振奋心阳，化气行水。

常用方：葶苈大枣泻肺汤（《伤寒论》）。葶苈子、大枣。

随症加减：如水饮上逆，恶心呕吐者，加半夏、陈皮、生姜以和胃降逆；如肾阳虚衰，不能制水，水气凌心，症见心悸喘咳，不能平卧，四肢不温者，选真武汤（《伤寒论》）；头晕，小便不利，水肿甚者，选苓桂术甘汤（《伤寒论》）。

针灸：肺俞、合谷、三焦俞、肾俞、水分、足三里、三阴交、复溜等穴，补泻兼施。

临证参考：此证型多为心衰之重证，心悸乃由于阳虚水邪上犯于心，心阳不振，营阴内虚，水在心下，阳不归根，故头眩身动。可采用苓桂术甘汤纳气宁心的治法。温阳同时不忘利水，可加防己、车前草、木通；宗气无根，则气不归原，故应加龙骨以镇浮阳，牡蛎以抑上逆之水气；阳虚寒水所困，使血凝滞，则加泽兰、茺蔚子化瘀行水，但不宜用化瘀重剂。

（二）喘促

心衰往往伴有气促，甚则短气不足以息，故首先要辨虚实。《素问·调经论》提出："气有余则喘咳上气，不足则息不利少气。"《景岳全书·杂证谟·喘促》说："实喘者有邪，邪气实也；虚喘者无邪，元气虚也。实喘者长而有余，虚喘者气短而不续。实喘者胸胀气粗，声高息涌，膨膨然若不能容，唯呼出为快也；虚喘者慌张气怯，声低息短，惶惶然若气欲断，提之若不能升，吞之若不相及，劳动则甚，而唯急促似喘，但得引长一息为快也。"从以上论述看，心衰之气喘当属虚喘，乃责于肺肾，但也有由于水饮凌心射肺使肺实作喘者。

1.痰饮上凌于肺

临床表现：咳喘不能平卧，喉中痰鸣，胸高息粗，咳嗽大量黏痰或涎液，尿少水肿，舌苔多腻，脉滑数。查体双肺可闻及干湿啰音。

辨证要点:咳喘不能平卧,喉中痰鸣,咳嗽大量黏痰或涎液。

治法:祛痰利气化饮。

常用方:二陈汤(《太平惠民和剂局方》)合葶苈大枣泻肺汤(《金匮要略》)加减。半夏、陈皮、茯苓、甘草、葶苈子、瓜蒌、款冬花。

随症加减:若痰黄者加黄芩、黄连、栀子、川贝母;痰有腥味者加鱼腥草、金荞麦;痰白清稀,形寒肢冷者可合真武汤(《伤寒论》)。

针灸:定喘、列缺、尺泽、合谷、膻中、中脘、丰隆、肾俞、太溪等穴,可用泻法。

临证参考:本证型多见于慢性心衰合并肺内感染患者或急性左心衰患者,最常见于肺心病心衰患者。外邪犯肺,肺失宣降,痰浊内蓄,或久病脾虚失运,聚湿生痰,上渍于肺,或肾阳虚衰,水无所主,上凌于肺。总之,痰与饮皆为有形之实邪,故治疗当急则治标,治痰治水。

2.肺肾气虚

临床表现:喘促,气不得续,动则益甚,汗多,心悸,形寒肢冷,或尿少水肿,舌质淡、苔薄或滑,脉沉弱。

辨证要点:喘促,气不得续,动则益甚。

治法:补肾纳气。

常用方:金匮肾气丸(《金匮要略》)合生脉饮(《内外伤辨惑论》)。制附子、桂枝、熟地黄、山茱萸、山药、茯苓、牡丹皮、泽泻、人参、麦冬、五味子。

随症加减:若尿少水肿明显者,可加牛膝、车前子;若咳喘者,可加葶苈子、生龙骨、生牡蛎;若腹胀者,加厚朴、枳实。

针灸:肺俞、定喘、膏肓俞、太渊、足三里、肾俞、气海、太溪等穴,多用补法,并灸。

临证参考:此证型多见慢性心衰患者经过治疗,病情相对稳定,但心功能较差,动则喘促,甚则尿量减少,双下肢水肿。从其脉证分析,当属虚喘范畴,治从其肾,可酌用淫羊藿、胡桃肉、补骨脂、紫石英、沉香等温肾纳气,镇摄平喘之品。心肺肾气已亏极,血行多不畅,故本证多兼瘀,可酌加桃仁、红花、川芎、泽兰、丹参等以活血。另外,病情发展至此,多属顽疾,用药宜久,故可根据病情配制成丸散之剂服用。

(三)水肿

临床表现:尿少,水肿,从下而上,多与心悸、喘促并见,形寒肢冷,苔白滑,脉沉滑。

辨证要点:悸、喘、肿,形寒肢冷。

治法:温阳利水。

常用方:五苓散(《伤寒论》)合真武汤(《伤寒论》)。桂枝、制附子、茯苓、白术、泽泻、猪苓、白芍、干姜。

随症加减:腹胀者,加冬瓜皮、大腹皮;水肿较甚,有胸腹水者,可加牵牛子或商陆以攻逐水邪。

针灸:腰以上肿取肺俞、三焦俞、列缺、合谷、阴陵泉,用泻法;腰以下肿取肾俞、脾俞、水分、复溜、足三里、三阴交,用补法。

临证参考:水肿的基本病机是阳气虚衰不能化水,故通阳利水是基本治法,用药宜动不宜静,宜走不宜守,宜辛温不宜阴柔。通阳利水之品首推桂枝,桂枝可宣通全身之阳气,常与茯苓配伍,代表方为五苓散(《伤寒论》)。健脾通阳应选苓桂术甘汤(《金匮要略》),白术不仅能健脾益气,还能化痰、燥湿、行水。如心衰因感受外邪而引发水肿者,应宜通肺卫以利水,选防己茯苓汤(《金匮要略》)。气虚明显而水肿者,可选春泽汤(《医方集结》)。血瘀水结者,可选桂枝茯苓丸(《金匮要略》)化瘀利水。利水药物常选利水而不伤阴之品,如茯苓、泽泻、芍药、白术等。如水邪上犯,凌于心肺者,当泻水逐饮,选葶苈大枣泻肺汤(《金匮要略》)或已椒苈黄丸(《金匮要略》),葶苈子可化痰、平喘、泻肺,防己有显著的利水作用,但近年实验研究发现防己对肾脏有毒性,故应慎用。"血不行则为水",无论气虚还是阳虚,瘀象伴随始终,化瘀可利水,常用药物如益母草、泽兰。

心衰长期应用利水药包括西药利尿剂,导致阴津枯竭,此时水肿与伤阴并见,水热互结,利尿剂已无效,滋阴有助水邪之弊,利水又恐伤阴,治疗当育阴清热利水,可用猪苓汤(《伤寒论》)。心衰后期,五脏功能均受损,水瘀互结,使三焦气机不畅,故配以行气之品,调畅三焦气机,行气以利水,可酌情加厚朴、枳壳等。

(四)多汗

临床表现:心衰患者自汗多见,在活动后如进食、排便等,大汗淋漓;也可见盗汗或冷汗。

辨证要点:汗自出或盗汗。

治法:调和营卫。

常用方:气虚自汗者,可加用玉屏风散(《丹溪心法》,黄芪、白术、防风);心阳虚者,可加用桂枝加附子汤(《伤寒论》,桂枝、附子、芍药、甘草、生姜、大枣);阴虚盗汗者,可加用当归六黄汤(《兰室秘藏》,当归、生地黄、熟地黄、黄芪、黄芩、黄连、黄柏)。

随症加减:自汗多者,可加用浮小麦、麻黄根;阳虚明显,大汗淋漓,汗出欲脱者,用大剂参附龙牡汤;阴虚明显者,可重用山茱萸,加五味子、五倍子、乌梅等以酸收。

临证参考:心衰患者汗多,乃由于心气阳虚,汗液不能自敛之故,或心阳暴脱,真津外泄所致。如出现额部冷汗如珠,四肢不温,多为脱证(心源性休克)先兆,应密切监测血压、脉搏变化。

(五)腹胀

临床表现:腹胀,食则加剧,按之较硬或按之柔软,大便干结或无。

辨证要点:腹胀,食则加剧。

治法:实则通利,虚则健运。

常用方:实证用已椒苈黄汤(《金匮要略》,防己、椒目、葶苈子、大黄);或中满分消丸(《兰室秘藏》,厚朴、枳实、黄连、黄芩、知母、半夏、陈皮、茯苓、猪苓、泽泻、砂仁、干姜、姜黄、人参、白术、炙甘草)。虚证者用甘草泻心汤(《伤寒论》,甘草、半夏、黄芩、干姜、黄连、大枣)。

针灸:膻中、内关、气海、阳陵泉、足三里、太冲等穴,补泻兼施。

临证参考:心衰患者多伴腹胀,当辨虚实。实则多因于中焦气机不畅,痰饮、水湿、瘀血内阻,患者表现"心下痞坚",临诊多见肋下肝大或腹水等;虚则由于中阳不足,脾不健运,自觉腹胀大,但按之柔软,相当于虚痞证。故在治疗时不要一见腹胀,就用大量行气消导之品,以免破气耗气。

八、变证治疗

心衰患者常出现咯血变证,依其临床表现可见下列 3 种证型。

(一)心肾阳虚

症舌脉:咯稀血痰,心悸胸闷,咳喘,肢冷自汗,水肿,舌淡苔白、脉沉细或结代。

病机分析:由于心肾阳虚,阴阳不相为守,卫气虚散,阴血妄行,即"阳虚阴必走"。

治法:温通阳气,收敛止血。

常用方:桂枝甘草龙骨牡蛎汤(《伤寒论》)加白及、仙鹤草、白茅根。

桂枝、甘草、龙骨、牡蛎、白及、白茅根、仙鹤草。

(二)阴虚火旺

症舌脉：咯血鲜红，心悸心烦不得眠，口干咽燥，头晕耳鸣，腰膝酸软，舌红少苔、脉细数。

病机分析：心衰日久，阳虚阴竭，阴虚于下，火亢于上，灼伤血络，故出现咯血。

治法：滋阴降火，凉血止血。

常用方：黄连阿胶汤(《伤寒论》)加侧柏叶、茜草、白茅根。

黄连、阿胶、白芍、鸡子黄、侧柏叶、茜草、白茅根。

(三)瘀血阻络

症舌脉：咯血紫暗或血块，心悸气喘，胸闷胸痛，口干，两颧潮红，唇甲发绀，舌红、脉涩。

病机分析：心衰患者因虚致瘀，瘀血阻塞脉道，血流不通，溢于脉外，则引起咯血。

治法：活血降逆止血。

常用方：血府逐瘀汤(《医林改错》)加三七、花蕊石、藕节、旋覆花。

生地黄、桃仁、红花、枳壳、赤芍、柴胡、川芎、桔梗、牛膝、甘草、三七、花蕊石、藕节、旋覆花。

九、疗效评定标准

(一)心功能疗效判定标准

按 NYHA 分级方法评定心功能疗效。

(1)显效：心功能基本控制或心功能提高 2 级以上者。

(2)有效：心功能提高 1 级，但不足 2 级者。

(3)无效：心功能提高不足 1 级者。

(4)恶化：心功能恶化 1 级或 1 级以上。

(二)心衰计分法疗效判定标准(Lee 计分系统)

(1)显效：治疗后积分减少≥75％者。

(2)有效：治疗后积分减少在 50％～75％者。

(3)无效：治疗后积分减少＜50％者。

(4)加重：疗前积分。

(三)中医证候疗效判定标准

疗前评分与疗后评分百分数折算法：(治疗前评分－治疗后评分)/治疗前评分×100％。

(1)显效：主次症基本或完全消失，证候积分为 0 或减少≥70％。

(2)有效：治疗后证候积分减少≥30％。

(3)无效：治疗后证候积分减少不足 30％。

(4)加重：治疗后积分超过治疗前的积分。

十、古训今释

(一)病名溯源

《内经》虽没有心力衰竭的病名，但有关心力衰竭时不同阶段的症状表现已有所论述。如《素问・平人气象论》曰："颈脉动，喘疾咳，曰水，……足胫肿曰水。"最早提出了与心力衰竭有关的临床表现，并名之为"水"。汉代张仲景在《金匮要略・水气病脉证并治》中明确提出"心水"之名，症见身体乏力而沉重，下肢水肿，气短，不足以息，甚则喘不得卧，心烦躁扰不安，肝大等一系列表现，在《内经》的基础上进一步认识到，其心力衰竭是由水气客于心所致。在后世的论述中，多见有心悸、怔忡、心劳、心胀的描述，如宋代陈言在《三因极一病证方论·心小肠经虚实寒热证治》说："心气郁结，忪悸，噎闷，四肢水肿，上气，喘急。"此忪悸也即怔忡。罗芷园《芷园医话·怔忡》曰："此症原因，不外心脏衰弱……治不得法，多取死亡之转归。"明确指出怔忡是由心脏功能衰竭所致，若治疗不当，可导致死亡之危重疾病。清代何梦瑶在《医碥·悸》又说："悸者，心筑筑之惕惕然，动而不安也。俗名心跳……一由于停饮，水停心下，心火为水所逼，不能下达而上浮，故动而不安也。必有气喘之证。肾水上浮凌心，义亦如之。"又根据其症状表现，命之为"心气虚""心气不足"。可见历代对于心水、心悸、怔忡、心劳、心胀等的描述与现代心力衰竭的症状类似。

关于"心衰"一词首见于唐代，唐代孙思邈在《备急千金要方·心脏门》中首次提出"心衰"一词，曰"心衰则伏"，之后，《圣济总录·心脏门》提出"心衰则健忘"，《医述·脏腑》中有"心主脉，爪甲色不华，则心衰矣"的论述。《医方辨难大成》还说："人身主宰者心……心之气尤贵充足……人身运用者心，心之血固贵滋荣……否则，心先受病……即如怔忡之证……而心系悬悬者，即心脏之衰败也。"诸家所提到的"心衰"与今日之心衰是否同病？首先来解读孙思邈所说的"伏"之义，黄蕴兮《脉确》认为："阴盛阳衰，四肢厥逆，六脉俱伏。"朱栋隆《四海回春》认为："心脉无力之中，又带迟伏之脉，是心脉不足而又寒矣，即断以怔忡。"《金匮要略·水气病脉证并治》说："热止相搏，名曰伏；沉伏相搏名曰水。沉则脉络虚，伏则小便难，虚难相搏，水走皮肤，即为水矣"，是指热留于内，与水相搏，阳气不化而小便难少，出现水肿。可见"伏"，一是指心阳虚衰、阴寒内盛所致；二是热水相搏出现水肿，均符合心衰之心阳虚损，鼓动无力，四肢失于温煦，小便难之表现。古人亦认为"伏"是怔忡之候、健忘之义，《圣济总录·健忘》："健忘之本，本于心衰，血气衰少。"陈文治《诸证提纲》指出："怔忡日久则生健忘。"皇甫中《明医指掌·惊悸怔忡健忘证》曰怔忡"日久不已，精神短少，心气空虚，神不清而生痰，痴迷心窍，则遇事多忘。……名曰健忘"，符合心脏病日久不愈，心功能逐渐衰退而发展为心衰的病理转化过程；爪甲不华为心衰患者之爪甲青暗、发绀之表现，是从"心脏外证"之所见，论述心脏之衰。

以上所述对心衰症状的描述，与西医学所述心衰表现类似，但并非所有古人有关心衰的论述都等同于西医学所说的心力衰竭，如《圣济总录·心脏门》提出"心衰则健忘，不足则胸腹胁下与腰背引痛，少颜色，舌本强"，并非心衰特征性改变，其他疾病如中风等内科疾病均可见到上述症状，故阅读古书时要仔细辨别。

(二)医论撮要

1.证候

"心衰"的主症为"怔忡"，如《素问·至真要大论》曰："心澹澹大动，胸胁胃脘不安，…病本于心。"《灵枢·经脉》进一步描写为"心惕惕如人将捕之"。上述表现，古医家称之为"怔忡"，为心悸之严重者，即在无惊恐、过劳等诱因的情况下，自觉心中跳动不安，作无休止，程度严重。怔忡是患者的自觉症状，从外在表现上可见左乳下搏动应衣，如《素问·平人气象论》曰："胃之大络，名曰虚里，贯膈络肺，出于左乳下，其动应手，脉宗气也。盛喘数绝者，则病在中，结而横，有积矣；绝不至曰死。乳之下，其动应衣，宗气泄也。"虚里在左乳下乳根穴处，为心尖冲动之处，其跳动轻者可以应手，为气血循行如常之证，其跳动剧甚，疾数并伴有中断而应衣者，是气血运行失常，精气外泄之表现，也为怔忡之外在表现。

心衰患者除怔忡外，还可见身重水肿，少气不足以息，甚则喘促不能平卧，右胁下瘕块等。如《素问·水热穴论》说："水病下为胕肿大腹，上为喘呼不得卧。"巢元方在《诸病源候论·水病诸候·二十四水候》中说："夫水之病……令遍体肿满，喘息上气……目裹水肿，颈脉急动……小便不通。"这些症状描述与心衰时出现的喘不得卧，尿少，水肿相同。《金匮要略·水气病脉证并治》中"心下坚，大如盘，边如旋杯"之描述极符合今之心衰引起肝脏瘀血肿大。另外，宋《太平圣惠方·治风惊悸诸方》中又补充"心气不足，惊悸汗出，烦闷……咽喉痛，口唇黑"，与现代口唇发绀之体征相符。从上述诸医家的论述可确认：心衰虽以心悸气短为主症，还伴有尿少水肿，喘促不能平卧，口唇发绀，颈脉动，虚里搏动应衣，触及疾数或有不齐，足胫肿，严重者可见腹水，或见烦躁多汗。结合病名的论述，还可伴有咽干、善噫等症。

心衰的脉象变化也各不相同，有"参伍不调者"(《素问·三部九候论》)，有"乍数乍疏"者(《灵枢·根结》)。《素问·平人气象论》言："人一呼脉一动，一吸脉一动，曰少气，人一呼脉三动，一吸脉三动而躁，……人一呼脉四动以上曰死，脉绝不至曰死，乍疏乍数曰死。"我们发现心力衰竭患者不但可出现窦性心动过速，还可见各种心律失常，如各种期前收缩，房室或室内传导阻滞等，与上述脉象描述极其吻合。

2.病因

(1)邪痹心脉论：反复外感六淫及温热邪毒，循经入心，寒则伤阳，热则耗散，心气受伤，久伤不复则损，久损不复则衰。《素问·痹论》曰："风寒湿三气杂至，合而为痹……脉痹不已，复感于邪，内舍于心。"在六淫中，古人更重视寒邪伤人对心病发生的重要作用，《素问·举痛论》中"寒气客于冲脉，冲脉起于关元，随腹直上，寒气客则脉不通，脉不通则气因之，故喘动应手矣"，为感受外邪，损于心脉而引起心悸、喘促等心衰表现。

(2)情志内伤论：猝受惊恐，或思虑过度，所愿不遂可引发惊悸、怔忡，心气不足，心神涣散，继而发展为心衰。明代虞抟在《医学正传·怔忡惊悸健忘证》中说："夫怔忡惊悸之候，或因怒气伤肝，或因惊气人胆……又或遇事繁冗，思想无穷，则心君亦为之不宁，故神明不安而怔忡悸之证作矣。"在惊恐、忧思的基础上，又提出恼怒可使心君不宁而发为怔忡。

(3)水饮凌心论：心主火，主血脉，血液在脉道内正常循行，必赖于心阳之温煦与鼓动。水火相克，水饮上凌于心，必损心之阳气，上凌于肺，则肺失宣降，故见怔忡、喘促、水肿等。正如《素问·逆调论》载："夫不得卧，卧则喘者，是水气之客也。"《金匮要略·水气病脉证并治》认为，"水在心""水停心下"可出现"心下坚筑、短气、恶心不欲饮"及暴喘满……甚者则悸，微则短气等心衰之证候，并由此而提出"心水"之名。后世医家有"心有水气""水气乘心"等相同的论述。

(4)虚损论：衰即虚损衰竭之意。心衰为久患心系疾病，渐积而成。在疾病的慢性演变过程中，必损及正气，心气虚则心动无力，久则心力内乏，乏久必竭。故心衰初期，多见心气不足，如《金匮要略·惊悸吐衄下血胸满瘀血病脉证治》言："寸口脉动而弱，动即为惊，弱则为悸。"《中藏经·虚实大要论》《脉经》中有相同记载，《诸病源候论·五脏六腑病诸候·心病候》中又说："心气不足则胸腹大，胁下与腰背相引痛，惊悸恍惚，少颜色，舌本强，善忧悲，是为心气之虚也。"《圣济总录·心脏门》也云："心虚之状，气血衰少，面黄烦热，多恐悸不乐，心腹痛，难以言，时出清涎，心膈胀满，梦寝不宁，精神恍惚，皆手少阴经虚寒所致。"从上述条文可见，古人认为心气虚是心衰发生的原因之一。

综上，引起心衰的病因较多，且错综复杂，感受外邪可致正虚，正虚之人易感外邪；情志不遂使气机不畅，日久亦伤正气，或产生水饮、痰浊、血瘀等病理产物；劳倦过度，损及正气及病后失治、误治等均可单独或合并为病。

3.病机学说

(1)心脉痹阻学说：心主血脉，不论何种病因损及于心，使心不能主持脉道，运血而行，必使心之用受损，心之体受伤，体用俱损，则必见衰竭之象。如《医学衷中参西录·医论》在“论心病治法”条中说：“有非心机亢进而若心机亢进者，怔之证是也。心之本体，原长发动以运行血脉，然无病之人初不觉其动也，惟患怔仲者则时觉心中跳动不安。……此其脉象多微细，或脉搏兼数……有因心体肿胀，或有瘀滞，其心房之门户变为窄小，血之出入致有激荡之力。而心遂因之觉动者。此似心机亢进而亦非心机亢进也。其脉恒为涩象，或更兼迟。”此所论怔忡者，心跳动剧烈似心机亢进，而实则脉微细或迟，为气(阳)阴亏损之虚证，并在本虚的基础上出现“瘀滞”之病理，“脉涩曰痹”(《素问·平人气象论》)，从其所见脉象也为心脉痹阻。且心衰者多伴水肿，汪昂在《医方集解》说：“水肿有痰阻、食积、血瘀。何以证明心衰为血脉被阻?”王焘在《外台秘要·脉极论》曰：“手少阴气绝则脉不通。手少阴者，心脉也，心者，脉之合也，脉不通则血不流，血不流则发色不泽，故面黑如漆紫，则血脉先死。”从中医理论已知，“气”可代表脏腑之功能，绝为衰也。可见“手少阴气绝”即心功能衰竭，其临床见面黑唇暗，为血流不畅之“瘀”象。

(2)阳虚水泛学说：古人认为心衰的病变过程与“水”有关，由“水气乘心”所致。而水之来源，多因阳气亏虚。张介宾在《景岳全书·杂证谟·肿胀》说：“若病在水分则多为阴证，何也？盖水之与气，虽为同类，但阳旺则气化而水即为精，阳衰则气不化，而精即为水。故凡水病者，水即身中之血气，但其为邪为正，总在化与不化耳。水不能化，因气之虚，岂非阴中无阳乎？此水肿之病，所以多属阳虚也。……而气竭于上，所以下为肿满，上为喘急，标本俱病，危斯极矣。”水为阴邪，赖气以动，阳气虚损，气化不健，气血不归正化而为水，水气上凌心肺则怔忡、喘急，渗于肌肤则肿满。故见本虚(气阳虚)、标实(水饮内犯外溢)之危证。故成无已在《伤寒明理论》说：“心悸之由，不越二种：一者，气虚也；两者，停饮也。”

(3)脏腑失常学说：心衰是心系疾病后期，心之体用损伤严重时所表现的证候群。因“心为一身之主”，在心病演变过程中，必累及于他脏，或他脏病变也可累及于心。如陈士铎在《辨证玉函·上症下症辨·怔忡》说：“怔忡之症，本是心气之虚，如何分为上下？……肺脉属于心之上，肺气有养则清肃之令下行，足以制肝木之旺，肝木不敢下克脾土，脾土得令，自能运化以分津液而上输于心，而后心君安静无为，何致有怔忡不定之病耶？此所谓上症之源流也。因肺金失令，则肝木寡畏，以克脾土，脾土为肝所制，事肝木之不暇，又安能上奉于心乎？心无脾土之输，而木又旺，自已尊大，不顾心君之子。此心所以摇摇靡定而怔忡之症起矣。但怔忡之病，何以知之，其症必兼咳嗽，而饮食能食而不能消者是也。……其下病奈何？其症吐痰如清水，饮食知味而苦不能多，……此病乃肾水耗竭，不能输于肝木，而肝木自顾不遑，又安能上养于心乎？心血既耗，又安能下通于肾？心肾交困，怔忡时生不止。”由此可见，心衰的病变过程中，除心气内乏外，肺、脾、肝、肾均随之受累。王叔和在《脉经·手少阴经病证》曰：“病先发于心者。……一日之肺，喘咳，三日之肝，胁痈之满，五日之脾，闭塞不通，身痛体重。三日不已，死。”肺气失宣，郁闭不畅，津液不布，水道不通，则咳喘，甚则喘急，咳痰，尿少水肿；脾气受损，气机呆滞，运化失常，则食而不消，痰如清水；肝气不疏，藏血而不泄，故胁胀痛，胁下癥块；肾司开阖，主司二便，肾阳不足，蒸化无力，水津不化而为饮，水饮上凌于心则加重心衰，水湿泛于肌肤则水肿，水湿内停则少尿。

十一、现代研究

(一)病证名称与定义

近代医家已经提出心衰的病名，对此病的治疗报道也颇多，但多以西医病名论之，如检索近十年中医关于本病的报道多以西医“充血性心力衰竭”“慢性心衰”等病名，另外也有人将此病分散于中医的"心悸""怔忡""喘证""水肿"等病证中论述。从最早张伯臾主编的《中医内科学》到目前几经改版的国家规范化教材都没有将心衰作为独立疾病来讲述，只是根据其症状表现散见于心悸病的水饮凌心候、喘病的喘脱候、水肿病的脾肾阳虚候等。在中国中医研究院广安门医院主编的《中医诊疗常规》一书中提出"心水"之名，认为心水是指心病而引起的水肿，但与肺脾肾关系密切，这是近代对心衰给予明确病名的书，但并没有得到公认。国家中医药管理局医政司胸痹急症协作组 1992 年在厦门召开的全国胸痹病(冠心病)学术研讨会上，提出"胸痹心水"之名，相当于冠心病心力衰竭，但此病名仅局限于冠心病心衰，不能囊括所有心脏病的心衰，因此未得以推广。最近有人将心衰的中医病名概之为"悸-喘-水肿联证"，这种提法虽有一定见解，但也未得到推广。有学者在《悬壶漫录》中提出心衰病名，认为"本病是临床常见、多发之疾，又是危及生命之患。其临床表现为急者昏厥，气急，不能平卧，呈坐状，面色苍白，汗出如雨，口唇青黑，阵咳，咯出粉色血沫痰，脉多疾数。慢者短气不足以息，夜间尤甚，不能平卧，胸中如塞，口唇爪甲青紫，烦躁，下肢水肿。"这是近代首见冠以"心衰"之名的著作，且对其症状的描述与西医的心力衰竭完全吻合。

(二)病因病机研究

综合各家对心衰的认识，有学者强调心衰的主要病因是内虚。主要分为心气心阳虚衰，不能运血；肺气虚衰，不能通调水道；脾虚失运，水湿内停；肾阳虚衰，膀胱气化不利等。反复发病，则形成本虚标实，产生痰、瘀、水等病理产物，故心衰的病机可用"虚、瘀、水"三者来概括。有学者认为心衰之本为心肾阳虚，而血瘀水停等则是在虚的基础上产生的病理结果，尽管心衰有左右之别，症状有喘憋、水肿之异，而其基本病机则是一致的，即虚、瘀、水，三者互为因果，由虚致实，虚实夹杂，致使虚者更虚，实者更实，形成了心衰逐渐加重的病理链，而心肾阳气亏虚是心衰各个阶段的基本病机。

有的医家从整体观出发，认为诸脏相互联系、相互影响而致心衰。有学者认为心衰发病机制以脏腑功能失调，心、肺、脾、肾阳气不足为主要病机，脏腑失调是心衰的病因，又是机体多种病变的结果。从本病的临床发展过程看，属病久沉痼，耗伤阳气，为本虚标实之疾。有学者认为心衰病位在心，但不局限于心。五脏是一个相互关联的整体，在心衰发生发展过程中，肺、脾、肾、肝都起着一定的作用，将心孤立起来就不可能正确地认识心衰的病因病机。

还有的医家认为本病发生不但阳虚，而且存在阴虚。有学者认为本病发生不单气虚阳虚，临床亦有阴血不足，不能荣养心脉，而致心功能减退者。由于慢性心功能不全多日久难愈，常存在阳损及阴，即使临床没有明显的阴虚症状，也可存在阳损及阴的潜在病机，且在病理发展过程中，因心气不能主血脉，多有瘀血滞脉、瘀血不利化水的病理改变。

总之，心衰是一本虚标实之疾，虚不外气血阴阳亏虚，大多数医家认为以心肾阳虚为主，其病变脏腑始于心及于五脏，其病理产物不外瘀、饮、痰、水。

(三)证候学与辨证规律研究

1.证候学研究

在《中医急诊医学》一书中，陈佑帮、王永炎认为心力衰竭是五脏亏虚，本虚标实之证。心悸是心衰最常见和最早出现的临床表现。心衰之喘，咳嗽短气，动则尤甚，重则喘逆倚息不得卧，呼吸短促难续，深吸为快，咯吐稀白泡沫痰，甚则粉红泡沫样痰，脉沉细或结代。心衰起病缓慢，反复出现，肿势自下而上，常兼咳喘、心悸、气短、腹胀、纳呆、乏力、肢冷。心衰患者开始以心悸为主，而后期则心悸、喘息、水肿并见。

有学者认为心衰的临床表现应有急、慢之分。急者见昏厥、气急、不能平卧，呈坐状，面色苍白，汗出如雨，口唇青黑，阵咳，咯出粉红色血沫痰，脉多疾数。慢者短气不足以息，夜尤甚，不能平卧，胸中如塞，口唇爪甲青紫，烦躁，下肢水肿。

有学者对其临床症状的观察颇为详细。柯氏认为，心衰的水肿来势比较缓慢，患者长期有轻度水肿，其水肿大多起于足跗，渐及身半以上，或早上面肿，下午足肿，卧床者主要肿于腰骶部，水肿处按之凹陷而不起。心衰的气喘有 3 个临床特点：平卧时无病，劳则甚；呼气吸气都感不足，声低息短，若气欲断，慌张气怯；一般情况下，咳嗽不多，痰吐甚少。柯氏除对上述三个症状进行详细描述外，还对其他症状、体征进行了辨析。如口唇发绀是心衰常见征象，原来发绀不明显，突然加重是病危重征象，而肺心病患者发绀较多，面色苍白者病情较重。风心病二尖瓣病变患者多见面颧殷红，病情加重时红色加深，切勿误认为是病情好转。危重患者临终前面红如妆，额汗如油，并非心衰所独有，但心衰出现这种现象，如及早治疗，尚有转机。心衰患者有腹部痞块，乃气滞血瘀表现。如出现指趾欠温是阳气虚衰的征象，如出现四肢冷，则阳虚较严重，如四肢逆冷过腕，达膝则更为严重。头眩与心悸并见，提示心功能欠佳。如出现恶心呕吐，可能是阳气严重虚衰，中焦阳气无力运转，阳不制阴，阴邪上逆所致，或为水饮、瘀血严重阻滞，中焦气机阻塞不通，属危重之象。出现烦躁，可能是真阳衰败、阴邪内盛、虚阳浮越的表现，是十分危重的证候。

心衰的舌脉变化多变，以柯雪帆观察最为细致。有学者认为心衰舌多胖大或有齿痕，瘦小者少见，反映心衰多有水气停留，气虚阳衰；舌面大多润滑，亦水气停留之象；如兼热象或损伤津液者，可见舌面干燥，但这并不否定其气虚阳衰的存在；舌多紫暗，大多偏淡，这是阳气虚衰，血行瘀阻的表现，如兼有热象可以出现紫红舌。舌苔一般为薄白苔，兼有痰饮者多为白腻苔，肺有痰热者，多见黄腻苔或灰黄腻苔，痰湿重者可见灰腻苔。心衰已控制而痰湿、痰热依然存在者，其腻苔仍不能化。对于心衰的脉象，有微细沉伏几乎不能按得的，有弦搏长大按之弹指的；有脉来迟缓，甚至一息不足三至的；有脉来数疾，几乎难以计数，心衰出现脉律不齐者颇多，促、结、代均可出现，更有乍疏乍数、乍大乍小，三五不调者亦颇多见。心衰的脉象与其原发心脏病关系密切。如高血压性心脏病多见弦脉、弦紧脉；肺心病多见弦滑而数的脉象；风心病二尖瓣狭窄者多见微细脉；主动脉瓣闭锁不全者脉象多见来盛去衰；冠心病大多弦而重按无力。另外，柯氏对心衰的脉象细致观察研究后认为还有一些怪脉，如“釜沸”“弹石”“偃刀”“解索”“麻促”“鱼翔”“虾游”“雀啄”脉等，心衰如见到人迎脉明显盛大，而寸口脉却很细弱，两者差别较大甚至 4 倍以上者，多为危重病证。有学者认为心衰而感邪之脉象应见浮象，而阴竭阳绝危证之舌脉表现为舌绛而萎，脉微欲绝，或散涩，或浮大无根。有学者认为心衰的脉象最常见的有四类：①脉象微细而沉，非重取不能按得；②脉象虚弱；③脉象弦搏且虚大弹指；④脉象迟、数、结、代，乍疏乍数，乍大乍小，除此以外还可见到“屋漏”“雀啄”“虾游”等绝脉；李氏还根据脉象判断预后，脉象由数转为缓和，是病好转的标志，若虚大、弦长、弹指重按则无，此乃胃根动摇，胃气将绝之兆，治之较难，数极而人迎盛大者为难治之象。

2.辨证规律研究

目前中医对于心衰的辨证分型还没有统一的标准，卫健委 2002 年编辑出版的《中药新药临床研究指导原则》一书中，将心力衰竭分为 5 个证型：①心气阴虚证；②心肾阳虚证；③气虚血瘀证；④阳虚水泛证；⑤心阳虚脱证。

总结近 10 年医家对心衰的临床辨证分型发现大致分为心气不足、心阳亏虚、心肺气虚、肾不纳气、心肾阳虚、脾肾阳虚、心阴虚损、气阴两虚、气虚血瘀、痰饮阻肺、心肝瘀血、阳气虚脱、阴阳俱衰等，对上述分型进行归纳，以心肾阳虚、脾肾阳虚、阳虚水泛、气滞血瘀、阴竭阳脱为最常见。其共同点是以脏腑辨证为中心，参以八纲及气血津液辨证。如在八纲辨证中，强调表证可加重里证（心衰），心衰过程是因虚致实，实又可致更虚的恶性循环，强调阳虚为主，日久可致阴阳两虚。在气血津液辨证中，因心肾气（阳）虚，可致水液代谢及血行失常，从而痰饮、瘀血由生。各医家辨证虽各有不同，各有侧重，但总不离乎脏腑及气血津液两个方面。

（四）治则治法研究

1.治则

心衰是急、重、危之疾，对其病理变化，诸家皆趋向于"本虚标实"，故治疗应"急则治标，缓则治本"，这一治疗法则得到大家的共识。有学者本着《难经·十四难》所说"损其心者，调其营卫"的原则，认为"心衰急者，先治其标，缓者，治其本。所谓治其标者，即是调其营卫，祛邪为务，故先用辅而治之，以善呼吸之能，使清气能入，浊气能出，以利于心"。

2.治法

因本病是以气虚、阳虚、血瘀、水停为主要病机，故基本治法可概括为益气、温阳、化瘀、利水几个方面。

（1）益气活血法：益气活血法是目前治疗心衰最常用的治法。益气法可增强心肌收缩力，改善心脏泵功能，活血可改善血液流变学状态，从而降低前负荷，两者配合使用，具有协同改善心功能的作用，这一点不仅符合中医基础理论，而且经实验研究证实。在益气药中首推人参、黄芪。

（2）温阳利水法：温阳法是治疗心衰的常用法，诸多医家在温阳益气的基础上临证变能。赵锡武治心衰，心肾阳虚、痰湿阻滞者，用温阳利水、蠲饮化湿之法；心肾阳衰、肺气失宜者，用温阳纳气、清肺定喘之法；阳虚水逆、上凌心肺、肺气不宣者，治以温阳行气、养心宣肺之法。在温阳利水法治疗心衰的临床报道中，多以真武汤为主方加减治疗，常以附子、桂枝、干姜为主药。

（3）益气养阴法：有学者在治疗充血性心力衰竭时，认为患者在临床上常表现为阳气虚衰，一方面阳虚可导致阴虚，另一方面长期使用利尿药物可导致阴虚，表现少气、干咳、心烦、舌红少津等，故治疗心衰时每辅以滋阴之味。有学者认为治疗心衰重点必须调补心脾之气血阴阳，温心阳和养心阴为治疗心衰的基本原则。益气养阴主要以生脉散为主方加减。

（4）泻肺逐水法：主要用于肺水肿较重的患者，为急则治标的方法。常用药物有葶苈子、桑白皮、汉防己。此类药物大多药效峻猛，常与其他法合用，较少单独使用，对体弱者慎用。

因心衰的病理变化是一个复杂的过程，故治疗并非单守于一法，往往根据不同时期不同的病理变化选用不同的治法。

（五）辨证用药研究

1.辨证论治

根据近年发表的临床资料分析，在辨证治疗心衰的中药使用上，大多以经方为主加减，心肺气虚则多以保元汤为主，气阴两虚者多以生脉散、炙甘草汤为主，阳虚水泛者多以五苓散、真武汤、苓桂术甘汤加减，气虚血瘀者多选用补阳还五汤，水饮犯心肺者多以葶苈大枣泻肺汤为主。

2.病证结合

有学者对于心衰的治疗强调必须病证结合，灵活变通，根据心衰的不同病因适当调整治疗方案。如冠心病心衰多见气虚夹痰，痰瘀互结者可用温胆汤加人参、白术、豨莶草、田三七等；若属阴虚则用温胆汤合生脉散加减。风湿性心脏病者多有风寒湿邪伏留，反复发作特点，宜在原方基础上多加威灵仙、桑寄生、豨莶草、防己、鸡血藤、桃仁、红花。肺源性心脏病者可配合三子养亲汤、猴枣散以及海浮石等。高血压心脏病者则配合平肝潜阳之法，常用药物有决明子、石决明、代赭石、龟甲、牡蛎、钩藤、牛膝等。原有糖尿病或甲亢者以生脉散加味。

有学者认为风湿性心脏病心衰，多伴房颤，容易出现不同部位的栓塞表现，治疗上要加用活血化瘀之品以防止血栓形成，有风湿活动时还要加用祛风胜湿、宣痹止痛之剂；肺源性心脏病心衰，多伴呼吸衰竭，而低氧血症所致的口唇发绀、颜面晦暗等症属瘀血范畴，因此临证时要痰瘀同治，同时肺心病心衰多以肺部感染为诱因，故酌情应用清热解毒药物，另外肺心病心衰水肿的患者不能过度应用利尿剂，以免使痰液黏稠难以咯出，多选用利水不伤阴之品，如猪苓、茯苓、泽泻、冬瓜皮、车前子、葶苈子等；冠心病心衰多伴有高脂血症，临证当加用具有降脂作用的药物，如山楂、葛根、泽泻、决明子、首乌、枸杞子、丹参、三七等。

3.中成药研究

目前很多医家根据多年临床经验，创立了很多有效的治疗心衰的方剂，且取得了较好疗效。

还有许多医家研制出各种剂型成药治疗慢性心衰，相对汤剂服用更方便，适合慢性心衰患者长期服用。有学者研制的暖心胶囊治疗气虚血瘀型心衰(由人参、附子、薏苡仁、茯苓、法半夏、橘红、三七组成)。有学者采用温肾益心丹(由真武汤加红参、丹参组成)治疗慢性心衰。有学者根据心衰的发病特点，研制了强心冲剂(由西洋参、桂枝、丹参、汉防己、葶苈子、益母草、枳壳组成)治疗慢性心衰。有学者应用强心复脉丸(由人参、附子、黄芪、当归、川芎、丹参、五味子等组成)治疗慢性心衰。有学者应用强心胶囊(由黄芪、附片、生晒参、桂枝、血竭、益母草、三七、泽兰、桑白皮、葶苈子、五加皮、关木通、车前子、枳实组成)治疗慢性心衰。上述临床研究报道均采用随机对照观察方法，其科学性较强，可信度较高。

目前有许多治疗心衰的中成药被推向了市场，且疗效肯定，尤其是在改善心功能，提高生活质量方面，优于西药治疗。如补益强心片、强心力胶囊、心宝丸等。另外，用于纠正心功能常用的注射剂有黄芪注射液、生脉注射液、参附注射液、川芎嗪注射液等。

(六)康复

慢性心衰是一种以运动能力下降、疲劳和劳力性呼吸困难为特点的综合征，以往运动训练是心衰患者的绝对禁忌证，强调心衰患者需要限制体力活动、严格卧床休息，然而长期安静休息可引起骨骼肌萎缩、运动耐力下降甚至静脉血栓形成，导致发生肺栓塞等严重并发病。近年来，对运动训练在心衰康复中的作用有了新的认识，有许多试验研究确定了运动训练的临床效果和安全性，认为运动训练是心衰综合治疗方案的一部分。运动训练早已成为心肌梗死、冠脉搭桥和心脏移植患者恢复的常规程序，目前应用于心衰患者，也取得一定效果。研究报道运动训练通过改善内皮功能和骨骼肌的生物化学和组织特征而减轻临床症状、降低心功能分级、提高运动贮量、降低再住院率，而无明显不利影响。虽然运动训练不降低心衰患者的发病率和病死率，但对于某些患者进行运动训练是有益的，许多试验的结果均显示了运动训练在心衰患者康复中的积极作用。有学者报道对慢性心衰患者在常规药物治疗基础上实行综合康复治疗，心肺功能明显改善，步行距离延长，心肌耗氧量降低，同时减低外周血管阻力，增加骨骼肌的血流量及周围血管摄氧能力，有效地改善了运动能力，减轻了慢性心衰患者疲劳和呼吸困难的感觉，也调节焦虑、抑郁情绪，提高生存率。另外，也有研究发现，心衰患者运动后炎性细胞因子和氧化应激显著高于正常人,有学者研究证明心衰患者血浆可溶性黏附分子水平较正常升高,6 分钟步行运动试验升高心衰患者血浆sICAM-1、sVCAM-1 水平,接近日常生活活动强度的运动训练可降低两者水平。

(黄 鹏)

第四节 真 心 痛

真心痛是指以突然发作的剧烈而持久的胸骨下部后方或心前区压榨性、闷胀性或窒息性疼痛为临床表现特点的一种严重病症,是胸痹的进一步发展。疼痛可放射到左肩、左上肢前内侧及无名指和小指,一般持续时间较长,常伴有心悸、水肿、肢冷、喘促、面色苍白、汗出、焦虑和恐惧感等症状,甚至危及生命。多因劳累、情绪激动、饱食、受寒等因素诱发。《灵枢·厥病》篇描述了真心痛的发作和预后,称:“真心痛,手足青至节,心痛甚,旦发夕死,夕发旦死。”

现代医学的冠状动脉粥样硬化性心脏病、心肌梗死、心律失常、心源性休克等,出现真心痛的临床表现时,可参考本节进行辨证论治。

一、病因病机

真心痛病因病机和“胸痹”类同,与年老体衰,阳气不足,七情内伤,气滞血瘀,痰浊化生,寒邪侵袭,血脉凝滞等因素有关。如寒凝气滞,血瘀痰浊,闭阻心脉,心脉不通,可出现心胸疼痛(胸痹),严重者部分心脉突然闭塞,气血运行中断,可见心胸猝然大痛,而发为真心痛。

真心痛之病位在心,其本在肾。总的病机是本虚标实,本虚是发病基础,标实是发病条件,急性发作时以标实为主,总由心之气血失调、心脉痹阻不畅而致。

二、诊断要点

(一)症状

突然发作胸骨后感心前区剧痛,呈压榨性或窒息性疼痛。疼痛常可放射至左肩背和前臂,持续时间可长达数小时或数天,可兼心悸、恶心、呕吐等。

(二)检查

1.心电图检查

根据 ST 段或 T 波的异常变化来判断心肌缺血的部位及程度,同时根据相应导联所出现病理性 Q 波及 ST 段抬高的表现,来确定心肌梗死的部位。

2.胸部 X 线平片

胸部 X 线平片以及冠状动脉造影有助于诊断。

三、辨证

本病病位在心,其本在肾,本虚标实是其发病的主要机制,而在急性期则以标实为主。

若心气不足,运血无力,心脉瘀阻,或心血亏虚,气血运行不利,可见心动悸,脉结代(心律失常);若心肾阳虚,水邪泛滥,水饮凌心射肺,可出现心悸、水肿、喘促(心力衰竭),或亡阳厥脱,亡阴厥脱(心源性休克),或阴阳俱脱,最后导致阴阳离决。

(一)气虚血瘀

证候:心胸刺痛,胸部闷窒,动则加重,伴短气乏力,汗出心悸,舌体胖大,边有齿痕,舌质暗淡或瘀点瘀斑,舌苔薄白,脉弦细无力。

分析:元气素虚,无力推动血液运行,血行缓慢而滞涩,闭阻心脉,心脉不通,则心胸刺痛,胸部闷窒;动则耗气更甚,故短气乏力,汗出;气虚心搏加快,故心悸;舌体胖大,边有齿痕,苔薄白为气虚之象;舌质暗淡,有瘀点瘀斑为血瘀之征。

(二)寒凝心脉

证候:胸痛彻背,胸闷气短,心悸不宁,神疲乏力,形寒肢冷,舌质淡暗,苔白腻,脉沉迟,迟缓或结代。

分析:寒邪内侵,阳气不运,气机阻痹,故见胸痛彻背;胸阳不振,气机不利,故见胸闷气短,心悸不宁;阳气不足,上不荣头面,外不达四肢,故面色苍白,形寒肢冷;舌淡暗,苔白腻,脉沉迟缓或结代,均为寒凝心脉、阳气不运之候。

(三)正虚阳脱

证候:心胸绞痛,胸中憋闷或有窒息感,喘促不宁,心慌,面色苍白,大汗淋漓,烦躁不安或表情淡漠;重则神志昏迷,四肢厥冷,口开目合,手撒尿遗,脉疾数无力或脉微欲绝。

分析:阳气虚衰,胸阳不运,痹阻气机,血行瘀滞,故见胸憋闷、绞痛或有窒息感;少气不续,不能维持正常心搏,故心慌,喘促不宁;大汗淋漓,烦躁不安或表情淡漠,乃为阳脱阴竭;阳气消乏,清阳不升,或失血过多,血虚不能上承,故见神志昏迷;气血不能达四末,则四肢厥冷;营阴内衰,正气不固,故口开目合,手撒遗尿;脉疾数无力或脉微欲绝,乃亡阳伤阴之征。

四、治疗

本病在发作期必须选用有速效止痛作用之药物,以迅速缓解心痛症状。疼痛缓解后予以辨证施治,常以补气活血、温阳通脉为法。

(一)中药治疗

1.气虚血瘀

治法:益气活血,通脉止痛。

处方:保元汤合血府逐瘀汤加减。

方中人参、黄芪补气益心;桃仁、红花、川芎活血祛瘀;赤芍、当归、牛膝养血活血;柴胡、枳壳、桔梗行气豁痰宽胸;生地黄、肉桂敛汗温阳定悸;甘草调和诸药。

另外,可选用速效救心丸,每日 3 次,每日 4～6 粒,急性发作时每次 10～15 粒。

2.寒凝心脉

治法:温补心阳,散寒通脉。

处方:当归四逆汤加减。

方中当归补血活血;芍药养血和营;桂枝温经散寒;细辛祛寒除痹止痛;炙甘草、大枣益气健脾,通行血脉。

本证寒象明显,可加干姜、蜀椒、荜茇、高良姜;气滞加白檀香;痛剧急予苏合香丸,每服 1～4 丸。

3.正虚阳脱

治法:回阳救逆,益气固脱。

处方：四味回阳饮加减。

方中以红参大补元气；附子、炮姜回阳；可加肉桂、山茱萸、龙骨、牡蛎温助心阳，敛汗固脱；加玉竹配炙甘草养阴益气。阴竭亡阳，合生脉散。

另外，可选用丹参滴丸，10～15 粒，每日 3 次。或用参附注射液 100 mL 加 5% 葡萄糖注射液250 mL，静脉滴注。

（二）针灸治疗

1.基本处方

内关、郄门、阴郄、膻中。

内关、郄门同经相配，郄门、阴郄二郄相配，更和心包之募膻中，远近相配，共调心气。

2.加减运用

（1）气虚血瘀证：加脾俞、足三里、气海以益气通络。诸穴针用补法。

（2）寒凝心脉证：加心俞、厥阴俞、命门以温经祛寒、通络止痛。诸穴针用补法，或加灸法。

（3）正虚阳脱证：重灸神阙、关元以回阳救逆固脱。余穴针用补法。

3.其他

（1）耳针疗法：取心、神门、交感、皮质下、内分泌，每次选 3～4 穴，强刺激，留针 30～60 分钟。

（2）电针疗法：取膻中、巨阙、郄门、阴郄，用连续波，快频率刺激 20～30 分钟。

（3）穴位注射疗法：取心俞、厥阴俞、郄门、足三里，每次选 2 穴，用复方丹参注射液或川芎嗪注射液，每穴注射 2 mL，每日 1 次。

（4）头针疗法：取额旁 1 线，平刺激，持续捻转 2～3 分钟，留针 20～30 分钟。

（黄　鹏）

第五节　不　寐

不寐，即一般所谓“失眠”，古代文献中亦有称为“不得卧”或“不得眠”者，是以经常不易入寐为特征的一种病证。不寐的证情不一，有初就寝即难以入寐；有寐而易醒，醒后不能再寐；亦有时寐时醒，寐而不稳，甚至整夜不能入寐等。

不寐的原因很多，如思虑劳倦，内伤心脾；阳不交阴，心肾不交；阴虚火旺，肝阳扰动；心胆气虚以及胃中不和等，均可影响心神而导致不寐。张景岳将其概括为“有邪”与“无邪”二类。他说：“寐本乎阴，神其主也。神安则寐，神不安则不寐；其所以不安者，一由邪气之扰，一由营气之不足耳。有邪者多实，无邪者皆虚。”张氏所称的“有邪”“无邪”，主要是指由于机体内在气血、精神、脏腑功能的失调，或痰热的影响而言。因此，不寐的治疗原则，应着重在内脏的调治，如调补心脾、滋阴降火、益气宁神、和胃化痰等。

本病常兼见头晕、头痛、心悸、健忘，以及精神异常等证。凡以不寐为主证的为本节讨论范围，其并见于其他疾病过程中的不寐则从略。

一、病因病机

(1)思虑劳倦,伤及心脾,心伤则阴血暗耗,神不守舍,脾伤则无以生化精微,血虚难复,不能上奉于心,致心神不安,而成不寐。正如张景岳所说:“劳倦思虑太过者,必致血液耗亡,神魂无主,所以不眠。”《类证治裁》也说:“思虑伤脾,脾血亏损,经年不寐。”可见心脾不足而致失眠的,关键在于血虚。所以失血不复、妇人产后、久病虚弱,以及老人的不寐,大都与血虚有关。

(2)禀赋不足,房劳过度,或久病之人,肾阴耗伤,不能上承于心,水不济火,则心阳独亢;或五志过极,心火内炽,不能下交于肾,故肾阴虚则志伤,心火盛则神动,心肾失交而神志不宁,因而不寐。正如徐东皋所说:“有因肾水不足,真阴不升,而心火独亢,不得眠者。”《金匮要略》所举的“虚烦不得眠”,当亦属于此类。此外,也有肝肾阴虚,肝阳偏盛,相火上亢,心君受扰,神魂不安于宅而致不寐者。

(3)心胆虚怯,遇事易惊,神魂不安,亦能导致不寐。形成心胆虚怯的原因有二:一为体质柔弱,心胆素虚,善惊易恐,夜寐不安,如《沈氏尊生书》所说,“心胆俱怯,触事易惊,睡梦纷纭,虚烦不寐”;一为暴受惊骇,情绪紧张,终日惕惕,渐致胆怯心虚而不寐。二者又每每相互为因。

(4)饮食不节,肠胃受伤,宿食停滞,或积为痰热,壅遏中宫,致胃气不和而卧不得安。这就是《内经》所说:“胃不和则卧不安。”《张氏医通》更具体指出:“脉滑数有力不眠者,中有宿滞痰火,此为胃不和则卧不安。”

综上所述,导致不寐的原因虽多,总与心脾肝肾诸脏有关。因血之来源,由于水谷精微所化,上奉于心,则心得所养;受藏于肝,则肝体柔和;统摄于脾,则生化不息;调节有度,化而为精,内藏于肾,肾精上承于心,心气下交于肾,则神安志宁。若思虑、忧郁、劳倦等,伤及诸脏,精血内耗,彼此影响,每多形成顽固性的不寐性的不寐。

二、辨证施治

不寐有虚实之分,证候表现也各有不同,当审其邪正虚实而施治。大抵虚证多由于阴血不足,重在心脾肝肾;宜补益气血,壮水制火。实证多因食滞痰浊,责在胃腑;当消导和中,清降痰火。实证病久,则精神委顿,食欲缺乏,亦可转成虚证。

(一)心脾血亏

主证:多梦易醒,心悸健忘,体倦神疲,饮食无味,面色少华,舌淡苔薄,脉象细弱。

证候分析:由于心脾亏损,血少神不守舍,故多梦易醒,健忘心悸。血不上荣,故面色少华而舌质色淡。脾失健运,则饮食无味。生化之源不足,血少气衰,故四肢倦怠,精神萎疲而脉见细弱。

治法:补养心脾以生血气。

方药:归脾汤为主,养血以宁心神,健脾以畅化源。不效,可与养心汤同用,方中五味子、柏子仁有助于宁神养心。如兼见脘闷纳呆,舌苔滑腻者,乃脾阳失运,湿痰内生,可选用半夏、陈皮、茯苓、肉桂等(肉桂对脉涩者尤为相宜),温运脾阳而化内湿,然后再用前法调补。

(二)阴亏火旺

主证:心烦不寐,头晕耳鸣,口干津少,五心烦热,舌质红,脉细数;或有梦遗、健忘、心悸、腰酸等证。

证候分析:肾水不足,心火独亢,故心烦不寐,健忘,心悸,腰酸。口干津少,五心烦热,舌红，脉细数，均是阴亏于下，虚火上炎之征。肝肾阴亏，相火易动，故见眩晕、耳鸣、梦遗等证。

治法：壮水制火，滋阴清热。

方药：黄连阿胶汤、朱砂安神丸、天王补心丹等，随证选用。三方同为清热安神之剂，黄连阿胶汤重在滋阴清火，适用于阴虚火旺及热病后之心烦失眠；朱砂安神丸亦以黄连为主，方义相似，做丸便于常服；天王补心丹重在滋阴养血，对阴虚而火不太旺者最宜。如由于肝火偏盛的，可用琥珀多寐丸，方以羚羊角、琥珀为主，有清肝安神之功。

（三）心胆气虚

主证：心悸多梦，时易惊醒，舌色淡，脉象弦细。

证候分析：心虚则神摇不安，胆虚则善惊易恐，故心悸多梦而易醒。舌色淡，脉弦细，亦为气血不足之象。

治法：益气镇惊，安神定志。

方药：安神定志丸、酸枣仁汤随证选用。前方以人参益气，龙齿镇惊为主。后者重用枣仁，酸能养肝，肝与胆相为表里，养肝亦所以补胆之不足；知母能清胆而宁神。证情较重者，二方可以同用。

（四）胃中不和

主证：失眠，脘闷嗳气，腹中不舒，苔腻脉滑，或大便不爽，脘腹胀痛。

证候分析：脾胃运化失常，食滞于中，升降之道受阻，故脘闷嗳气，舌苔腻，腹中不舒，因而影响睡眠。宿滞内停，积湿生痰，因痰生热，故脉见滑象。便燥腹胀，亦是热结之征。

治法：消导和胃为主，佐以化痰清热。

方药：先用保和汤以消导积滞。如食滞已化，而胃气不和，不能成寐者，可用半夏秫米汤以和胃安神。如兼见痰多胸闷，目眩口苦，舌苔黄腻，脉滑数者，乃痰热内阻，可用温胆汤以化痰清热；如心烦，舌尖红绛，热象较著者，再加栀子、黄连以清火宁神。

此外，若病后虚烦不寐，形体消瘦，面色㿠白，容易疲劳，舌淡，脉细弱，或老年人除一般衰弱的生理现象外，夜寐早醒而无虚烦之证的，多属气血不足，治宜养血安神，一般可用归脾汤。亦有病后血虚肝热而不寐的，宜用琥珀多寐丸。心肾不交，心火偏旺者，可用交泰丸，方中以黄连清火为主，反佐肉桂之温以人心肾，是引火归元之意。

本证除上述药物治疗外，可配合气功、针灸等疗法，则效果更佳。此外，患者还必须消除顾虑及紧张情绪，心情应该舒畅，寡嗜欲，戒烦恼，临睡前宜少谈话、少思考、避免烟酒浓茶等品，每天应有适当的体力劳动或体育锻炼，这些都是防治不寐的有效方法。单独依靠药物，而不注意精神及生活方面的调摄，往往影响疗效。

（蔡　霞）

第六节　健　　忘

健忘是指以记忆力减退，遇事善忘为主要临床表现的一种病证，亦称“喜忘”“善忘”“多忘”等。

关于本病的记载，《素问·调经论》有载：“血并于下，气并于上，乱而喜忘。”《伤寒论·辨阳明病脉证并治》有载:“阳明证,其人善忘者,必有蓄血,所以然者,本有久瘀血。”自宋代《圣济总录》中称“健忘”后,本病名沿用至今。

历代医家认为本证病位在脑,与心脾肾虚损、气血阴精不足密切相关,亦有因气血逆乱、痰浊上扰所致。

宋·陈无择《三因极一病证方论·健忘证治》曰:“脾主意与思,意者记所往事,思则兼心之所为也……今脾受病,则意舍不清,心神不宁,使人健忘,尽心力思量不来者是也。”

元代《丹溪心法·健忘》认为:“健忘精神短少者多,亦有痰者”。

清·林佩琴《类证治裁·健忘》指出:“人之神宅于心,心之精依于肾,而脑为元神之府,精髓之海,实记性所凭也。”明确指出了记忆与脑的关系。

清·汪昂《医方集解·补养之剂》曰:“人之精与志,皆藏于肾,肾精不足则肾气衰,不能上通于心,故迷惑善忘也。”

清·陈士铎《辨证录·健忘门》亦指出:“人有气郁不舒,忽忽有所失,目前之事,竟不记忆,一如老人之健忘,此乃肝气之滞,非心肾之虚耗也。”

现代医学的神经衰弱、神经官能症、脑动脉硬化等疾病,出现健忘的临床表现时,可参考本节进行辨证论治。

一、病因病机

本病多由心脾不足,肾精虚衰所致。

盖心脾主血,肾主精髓,思虑过度,伤及心脾,则阴血损耗;房事不节,精亏髓减,则脑失所养,皆能令人健忘。高年神衰,亦多因此而健忘。

故本病证以心、脾、肾虚损为主,但肝郁气滞、瘀血阻络、痰浊上扰等实证亦可引起健忘。

二、诊断要点

脑力衰弱,记忆力减退,遇事易忘。现代医学的神经衰弱,脑动脉硬化及部分精神心理性疾病中出现此症状者,亦可作为本病的诊断依据。

三、辨证

健忘可见虚实两大类,虚证多见于思虑过度,劳伤心脾,阴血损耗,生化乏源,脑失濡养,或房劳,久病年迈,损伤气血阴精,肾精亏虚,导致健忘;实证则见于七情所伤,久病入络,致瘀血内停,痰浊上蒙。临床以本虚标实,虚多实少,虚实兼杂者多见。

(一)心脾不足

证候:健忘失眠,心悸气短,神倦纳呆,舌淡,脉细弱。

分析:思虑过度,耗心损脾。心气虚则心悸气短;脾气虚则神倦纳呆;心血不足,血不养神则健忘失眠;舌淡,脉细为心脾两虚之征。

(二)痰浊上扰

证候:善忘嗜卧,头重胸闷,口黏,呕恶,咳吐痰涎,苔腻,脉弦滑。

分析:喜食肥甘,损伤脾胃,脾失健运,痰浊内生,痰湿中阻,则胸闷,咳吐痰涎,呕恶;痰浊重着黏滞,故嗜卧,口黏;痰浊上扰,清阳闭阻,故善忘;苔腻,脉弦滑为内有痰浊之象。

(三)瘀血闭阻

证候：突发健忘，心悸胸闷，伴言语迟缓，神思欠敏，表现呆钝，面唇暗红，舌质紫暗，有瘀点，脉细涩或结代。

分析：肝郁气停，瘀血内滞，脉络被阻，气血不行，血滞心胸，心悸胸闷；神识受攻，则突发健忘，神思不敏；脉络血瘀，气血不达清窍，则表现迟钝；唇暗红，舌紫暗，有瘀点，脉细涩或结代均为瘀血闭阻之象。

(四)肾精亏耗

证候：遇事善忘，精神恍惚，形体疲惫，腰酸腿软，头晕耳鸣，遗精早泄，五心烦热，舌红，脉细数。

分析：年老精衰，或大病，纵欲致肾精暗耗，髓海空虚，则遇事善忘，精神恍惚；精衰则血少，上不达头，则头晕耳鸣；下不荣体，则形体疲惫；肾虚则腰酸腿软；精亏则遗精早泄；五心烦热，舌红，脉细数均为肾之阴精不足之象。

四、治疗

本病以本虚标实，虚多实少，虚实夹杂者多见。治疗当以补虚泻实，以补益为主。

(一)中药治疗

1.心脾不足

治法：补益心脾。

处方：归脾汤加减。

方义：本方具有补益心脾作用，用于心脾不足引起的健忘。方中人参、炙黄芪、白术、生甘草补脾益气；当归身、龙眼肉养血和营；茯神、远志、酸枣仁养心安神；木香调气，使补而不滞。

2.痰浊上扰

治法：降逆化痰，开窍解郁。

处方：温胆汤加减。

方义：方中半夏、苍术、竹茹、枳实化痰泄浊；白术、茯苓、甘草健脾益气；加石菖蒲、郁金开窍解郁。

3.瘀血痹阻

治法：活血化瘀。

处方：血府逐瘀汤加减。

方义：方中桃仁、红花、当归、生地黄、赤芍、牛膝、川芎化瘀养血活血；柴胡、枳壳、桔梗行气以助血行；甘草益气扶正。

4.肾精亏耗

治法：补肾益精。

处方：河车大造丸加减。

方义：方中紫河车大补精血；熟地黄、杜仲、龟甲、牛膝益精补髓；天门冬、麦门冬滋补阴液；人参益气生津；黄柏清相火。加石菖蒲开窍醒脑；酸枣仁、五味子养心安神。

(二)针灸治疗

1.基本处方

四神聪透百会、神门、三阴交。

四神聪透百会，穴在巅顶，百会属督脉，督脉入络脑，针用透刺法，补脑益髓，养神开窍；神门为心之原穴，三阴交为足三阴经交会穴，二穴相配，补心安神，以助记忆。

2.加减运用

(1)心脾不足证：加心俞、脾俞、足三里以补脾益心。诸穴针用补法。

(2)痰浊上扰证：加丰隆、阴陵泉以蠲饮化痰，针用平补平泻法。余穴针用补法。

(3)瘀血闭阻证：加合谷、血海以活血化瘀，针用平补平泻法。余穴针用补法。

(4)肾精亏耗证：加心俞、肾俞、太溪、悬钟以填精益髓。诸穴针用补法。

(三)其他针灸疗法

1.耳针疗法

取心、脾、肾、神门、交感、皮质下，每次取2～3穴，中等刺激，留针20～30分钟，隔天1次，10次为1个疗程，或用王不留行籽贴压，每隔3～4天更换1次，每天按压数次。

2.头针疗法

取顶颞后斜线、顶中线、颞后线、额旁1线、额旁2线、额旁3线、枕上旁线，平刺进针后，快速捻转，120～200次/分，留针15～30分钟，间歇运针2～3次，每天1次，10～15次为1个疗程。

3.皮肤针疗法

取胸部夹脊穴，用梅花针由上至下叩刺，轻中等度刺激，每天或隔天1次，10次为1个疗程。

五、转归预后

针刺和中药治疗本病有较好的疗效，如配合心理治疗则效果更佳。对老年人之健忘，疗效一般。本节所述健忘，是指后天失养，脑力渐至衰弱者，先天不足，生性愚钝的健忘不属于此范围。

(蔡　霞)

第九章

肺系病证的中医内科诊疗

第一节 感　　冒

感冒是感受触冒风邪，邪犯卫表而导致的常见外感疾病，临床表现以鼻塞、流涕、喷嚏、咳嗽、头痛、恶寒、发热、全身不适、脉浮为其特征。

本病四季均可发生，尤以春冬两季为多。病情轻者多为感受当令之气，称为伤风、冒风、冒寒；病情重者多为感受非时之邪，称为重伤风。在一个时期内广泛流行、病情类似者，称为时行感冒。

早在《内经》即已有外感风邪引起感冒的论述，如《素问·骨空论》载："风者百病之始也……风从外入，令人振寒，汗出头痛，身重恶寒。"《素问·风论》也说："风之伤人也，或为寒热。"汉代张仲景《伤寒论·辨太阳病脉证并治》篇论述太阳病时，以桂枝汤治表虚证，以麻黄汤治表实证，提示感冒风寒有轻重的不同，为感冒的辨证治疗奠定了基础。

感冒病名出自北宋《仁斋直指方·诸风》篇。元代朱丹溪《丹溪心法·中寒二》提出："伤风属肺者多，宜辛温或辛凉之剂散之。"明确本病病位在肺，治疗应分辛温、辛凉两大法则。

及至明清，多将感冒与伤风互称，并对虚人感冒有进一步的认识，提出扶正达邪的治疗原则。至于时行感冒，隋·巢元方《诸病源候论·时气病诸候》中即已提示其属"时行病"之类，具有较强的传染性。如所述："时行病者，春时应暖而反寒，冬时应寒而反温，非其时而有其气。是以一岁之中，病无长少，率相近似者，此则时行之气也。"即与时行感冒密切相关。

至清代，不少医家进一步强化了本病与感受时行之气的关系，林佩琴在《类证治裁·伤风》中明确提出了"时行感冒"之名。徐灵胎在《医学源流论·伤风难治论》说："凡人偶感风寒，头痛发热，咳嗽涕出，俗谓之伤风……乃时行之杂感也。"指出感冒乃属触冒时气所致。

凡普通感冒（伤风）、流行性感冒（时行感冒）及其他上呼吸道感染而表现感冒特征者，皆可参照本节内容进行辨证论治。

一、病因病机

感冒是因六淫、时行之邪，侵袭肺卫；以致卫表不和，肺失宣肃而为病。

（一）病因

感冒是由于六淫、时行病毒侵袭人体而致病。以风邪为主因，因风为六淫之首，流动于四时之中，故外感为病，常以风为先导。

但在不同季节，每与当令之气相合伤人，而表现力不同证候，如秋冬寒冷之季，风与寒合，多为风寒证；春夏温暖之时，风与热合，多见风热证；夏秋之交，暑多夹湿，每又表现为风暑夹湿证候。但一般以风寒、风热为多见，夏令亦常夹暑湿之邪。至于梅雨季节之夹湿，秋季兼燥等，亦常可见之。再有遇时令之季，如旱天其情为火为热为燥，伤阴津，耗五脏之阴气血，其证为干燥竭液证，治多以润、清、凉育之，如冬旱、春旱、夏秋之旱都常出现，应按此调之。

若四时六气失常，非其时而有其气，伤人致病者，一般较感受当令之气为重。而非时之气夹时行疫毒伤人，则病情重而多变，往往相互传染，造成广泛的流行，且不限于季节性。正如《诸病源候论·时气病诸候》所言："夫时气病者，此皆因岁时不和，温凉失节，人感乖戾之气而生，病者多相染易。"

（二）病机

外邪侵袭人体是否发病，关键在于卫气之强弱，同时与感邪的轻重有关。《灵枢·百病始生》曰："风雨寒热不得虚，邪不能独伤人"。

若卫外功能减弱，肺卫调节疏解，外邪乘袭卫表，即可致病。如气候突变，冷热失常，六淫时邪猖獗，卫外之气失于调节应变，即每见本病的发生率升高。或因生活起居不当，寒温失调以及过度疲劳，以致腠理不密，营卫失和，外邪侵袭为病。

若体质虚弱，卫表不固，稍有不慎，即易见虚体感邪。它如肺经素有痰热、痰湿，肺卫调节功能低下，则更易感受外邪，内外相引而发病。加素体阳虚者易受风寒，阴虚者易受风热、燥热，痰湿之体易受外湿。正如清·李用粹《证治汇补·伤风》篇说："肺家素有痰热，复受风邪束缚，内火不得疏泄，谓之寒暄。此表里两因之实证也。有平昔元气虚弱；表疏腠松；略有不慎，即显风证者。此表里两因之虚证也。"

外邪侵犯肺卫的途径有二，或从口鼻而入，或从皮毛内侵。风性轻扬，为病多犯上焦。故《素问·太阴阳明论》篇曰："伤于风者，上先受之。"肺处胸中，位于上焦，主呼吸，气道为出入升降的通路，喉为其系，开窍于鼻，外合皮毛，职司卫外，为人身之藩篱。故外邪从口鼻、皮毛入侵，肺卫首当其冲，感邪之后，随即出现卫表不和及上焦肺系症状。因病邪在外、在表，故尤以卫表不和为主。

由于四时六气不同，以及体质的差异，临床常见风寒、风热、暑湿三证。若感受风寒湿邪，则皮毛闭塞，邪郁于肺，肺气失宣；感受风热暑燥，则皮毛疏泄不畅，邪热犯肺，肺失清肃。如感受时行病毒则病情多重，甚或变生它病。在病程中亦可见寒与热的转化或错杂。

一般而言，感冒预后良好，病程较短而易愈，少数可因感冒诱发其他宿疾而使病情恶化。对老年、婴幼儿、体弱患者以及时感重症，必须加以重视，防止发生传变，或同时夹杂其他疾病。

二、诊查要点

（一）诊断依据

（1）临证以卫表及鼻咽症状为主，可见鼻塞、流涕、多嚏、咽痒、咽痛、周身酸楚不适、恶风或恶寒，或有发热等。若风邪夹暑、夹湿、夹燥，还可见相关症状。

（2）时行感冒多呈流行性，在同一时期发病人数剧增，且病证相似，多突然起病，恶寒、发热（多为高热）、周身酸痛、疲乏无力，病情一般较普通感冒为重。

（3）病程一般 3～7 天，普通感冒一般不传变，时行感冒少数可传变入里，变生它病。

(4)四季皆可发病,而以冬、春两季为多。

(二)病证鉴别

1.感冒与风温

本病与诸多温病早期症状相类似,尤其是风热感冒与风温初起颇为相似,但风温病势急骤,寒战发热甚至高热,汗出后热虽暂降,但脉数不静,身热旋即复起,咳嗽胸痛,头痛较剧,甚至出现神志昏迷、惊厥、谵妄等传变入里的证候。而感冒发热一般不高或不发热,病势轻,不传变,服解表药后,多能汗出热退,脉静身凉,病程短,预后良好。

2.普通感冒与时行感冒

普通感冒病情较轻,全身症状不重,少有传变。在气候变化时发病率可以升高,但无明显流行特点。若感冒1周以上不愈,发热不退或反见加重,应考虑感冒继发它病,传变入里。时行感冒病情较重,发病急,全身症状显著,可以发生传变,化热入里,继发或合并它病,具有广泛的传染性、流行性。

(三)相关检查

本病通常可做血白细胞计数及分类检查,胸部X线检查。部分患者可见白细胞总数及中性粒细胞升高或降低。有咳嗽、痰多等呼吸道症状者,胸部X线摄片可见肺纹理增粗。

三、辨证论治

(一)辨证要点

本病邪在肺卫,辨证属表、属实,但应根据证情,区别风寒、风热和暑湿兼夹之证,还需注意虚体感冒的特殊性。

(二)治疗原则

感冒的病位在卫表肺系,治疗应因势利导,从表而解,遵《素问·阴阳应象大论》“其在皮者,汗而发之”之义,采用解表达邪的治疗原则。风寒证治以辛温发汗;风热证治以辛凉清解;暑湿杂感者,又当清暑祛湿解表。

(三)证治分类

1.风寒束表证

恶寒重,发热轻,无汗,头痛,肢节酸疼,鼻塞声重,或鼻痒喷嚏。时流清涕,咽痒,咳嗽,咳痰稀薄色白,口不渴或渴喜热饮,舌苔薄白而润,脉浮或浮紧。

证机概要:风寒外束,卫阳被郁,腠理闭塞,肺气不宣。

治法:辛温解表。

代表方:荆防达表汤或荆防败毒散加减。两方均为辛温解表剂,前方疏风散寒,用于风寒感冒轻证;后方辛温发汗,疏风祛湿,用于时行感冒,风寒夹湿证。

常用药:荆芥、防风、紫苏叶、豆豉、葱白、生姜等解表散寒;杏仁、前胡、桔梗、甘草、橘红宣通肺气。

随症加减:若表寒重,头痛身痛,憎寒发热,无汗者,配麻黄、桂枝以增强发表散寒之功效;表湿较重,肢体酸痛,头重头胀,身热不扬者,加羌活、独活祛风除湿,或用羌活胜湿汤加减;湿邪蕴中,脘痞食少,或有便溏,苔白腻者,加藿香、苍术、厚朴、半夏化湿和中;头痛甚,配白芷、川芎散寒止痛;身热较著者,加柴胡、薄荷疏表解肌。

2.风热犯表证

身热较著,微恶风,汗泄不畅,头胀痛,面赤,咳嗽,痰黏或黄,咽燥,或咽喉乳蛾红肿疼痛,鼻塞,流黄浊涕,口干欲饮,舌苔薄白微黄,舌边尖红,脉浮数。

证机概要:风热犯表,热郁肌腠,卫表失和,肺失清肃。

治法:辛凉解表。

代表方:银翘散或葱豉桔梗汤加减。两方均有辛凉解表,轻宣肺气功能,但前者长于清热解毒,适用于风热表证热毒重者,后者重在清宣解表,适用于风热袭表,肺气不宣者。

常用药:金银花、连翘、黑栀子、豆豉、薄荷、荆芥辛凉解表,疏风清热;竹叶、芦根清热生津;牛蒡子、桔梗、甘草宣利肺气,化痰利咽。

随症加减:若风热上壅,头胀痛较甚,加桑叶、菊花以清利头目;痰阻于肺,咳嗽痰多,加贝母、前胡、杏仁化痰止咳;痰热较盛,咳痰黄稠,加黄芩、知母、瓜蒌皮;气分热盛,身热较著,恶风不显,口渴多饮,尿黄,加石膏、黄芩清肺泻热;热毒壅阻咽喉,乳蛾红肿疼痛,加青黛、玄参清热解毒利咽;时行感冒热毒较盛,壮热恶寒,头痛身痛,咽喉肿痛,咳嗽气粗,配大青叶、蒲公英、鱼腥草等清热解毒;若风寒外束,入里化热,热为寒遏,烦热恶寒,少汗,咳嗽气急,痰稠,声哑,苔黄白相兼,可用石膏和麻黄内清肺热,外散表寒;风热化燥伤津,或秋令感受温燥之邪,伴有呛咳痰少,口、咽、唇、鼻干燥,苔薄,舌红少津等燥象者,可酌配南沙参、天花粉、梨皮清肺润燥,禁用伍辛温之品。

3.暑湿伤表证

身热,微恶风,汗少,肢体酸重或疼痛,头昏重胀痛,咳嗽痰黏,鼻流浊涕,心烦口渴,或口中黏腻,渴不多饮,胸闷脘痞,泛恶,腹胀,大便或溏,小便短赤,舌苔薄黄而腻,脉濡数。

证机概要:暑湿遏表,湿热伤中,表卫不和,肺气不清。

治法:清暑祛湿解表。

代表方:新加香薷饮加减。本方功能清暑化湿,用于夏月暑湿感冒,身热心烦,有汗不畅,胸闷等症。

常用药:金银花、连翘、鲜荷叶、鲜芦根清暑解热;香薷发汗解表;厚朴、扁豆化湿和中。

随症加减:若暑热偏盛,可加黄连、栀子、黄芩、青蒿清暑泄热;湿困卫表,肢体酸重疼痛较甚,加豆卷、藿香、佩兰等芳化宣表;里湿偏盛,口中黏腻,胸闷脘痞,泛恶,腹胀,便溏,加苍术、白蔻仁、半夏、陈皮和中化湿;小便短赤加滑石、甘草、赤茯苓清热利湿。

感冒小结:体虚感冒应选参苏饮、血虚宜不发汗等补血解表。

四、西医治疗

呼吸道病毒感染目前无特异性抗病毒药物,治疗着重在减轻症状,休息,多饮水,戒烟,室内保持一定的温度和湿度,缩短病程,防止继发细菌感染和并发症的发生为主。

(一)对症治疗

发热、头痛可选用阿司匹林、对乙酰氨基酚或一些抗感冒制剂,也可选用中成药。咽痛可选用咽漱液或咽含片。声音嘶哑可用雾化吸入。鼻塞流涕可用1%麻黄素滴鼻液等。

(二)抗菌药物治疗

一般患者不必用抗菌药物,如年幼体弱、有慢性呼吸道炎症或细菌感染时,可根据临床情况及病原菌选择抗菌药物,临床常首选青霉素、磺胺类、大环内酯类或第一代头孢菌素。

(三)抗病毒药物治疗

早期应用抗病毒药物有一定效果,并可缩短病程。利巴韦林对流感病毒、副流感病毒和呼吸道合胞病毒有较强的抑制作用。奥司他韦对甲、乙型流感病毒有效。也可选用金刚烷胺、吗啉胍或抗病毒中成药。

五、预防调护

(一)在流行季节须积极防治

(1)生活上应慎起居,适寒温,在冬春之际尤当注意防寒保暖,盛夏亦不可贪凉露宿。

(2)注意锻炼,增强体质,以御外邪。

(3)常易患感冒者,可坚持每日按摩迎香穴,并服用调理防治方药。冬春风寒当令季节,可服贯众汤(贯众、紫苏、荆芥各 10 g,柴胡 10 g,甘草 3 g);夏令暑湿当令季节,可服藿佩汤(藿香、佩兰各 10 g,薄荷3 g,鲜者用量加倍);如时邪毒盛,流行广泛,可用贯众、板蓝根、生甘草煎服。

(4)在流行季节,应尽量少去人口密集的公共场所,防止交叉感染,外出要戴口罩。室内可用食醋熏蒸,每立方米空间用食醋 5~10 mL,加水 1~2 倍,加热熏蒸 2 小时,每日或隔天 1 次,做空气消毒,以预防传染。

(二)治疗期间应注意护理

(1)发热者须适当休息。

(2)饮食宜清淡。

(3)对时感重症及老年、婴幼儿、体虚者,须加强观察,注意病情变化,如高热动风、邪陷心包、合并或继发其他疾病等。

(4)注意煎药和服药方法。汤剂煮沸后 5~10 分钟即可,过煮则降低药效。趁温热服,服后避风覆被取汗,或进热粥、米汤以助药力。得汗、脉静、身凉为病邪外达之象,无汗是邪尚未祛。出汗后尤应避风,以防复感。

(马　妍)

第二节　咳　嗽

咳嗽是由六淫之邪侵袭肺系,或脏腑功能失调,内伤及肺,肺气不清,失于宣肃所成,临床以咳嗽,咳痰为主症的疾病。咳指有声无痰,嗽指有痰无声,咳嗽则是有声有痰之症也。

《素问·宣明五气论》言:“五气所病……肺为咳。”《素问·咳论》载:“五脏六腑皆令人咳,非独肺也。”《河间六书·咳嗽论》曰:“咳谓无痰而有声,肺气伤而不清也,嗽为无声有痰,脾湿动而为痰也,咳嗽谓有声有痰……”。《景岳全书》云:“咳嗽之要,止惟二证,何有二证?一曰外感,一曰内伤,而尽之矣。”

本病证相当于现代医学上的呼吸道感染,肺炎,急、慢性支气管炎,支气管扩张,肺结核,肺气肿等肺部疾病。

一、病因病机

(一)外感咳嗽

六淫外邪,侵袭肺系,多因肺的卫外功能减弱或失调,以致在天气寒暖失常、气温突变的情况下,邪从口鼻或皮毛而入,均可使肺气不宣,肃降失司而引起咳嗽。由于四时主气的不同,因而感受外邪亦有区别。风为六淫之首,其他外邪多随风邪侵袭人体,所以,外感咳嗽有风寒、风热和燥热之分。

(二)内伤咳嗽

内伤致咳的原因甚多,有因肺的自身病变;有因其他脏腑功能失调,内邪干肺所致。他脏及肺的咳嗽,可因嗜好烟酒,过食辛辣,熏灼肺胃;或过食肥甘,脾失健运,痰浊内生,上干于肺致咳;或由情志刺激,肝失条达,气郁化火,火气循经上逆犯肺,引起咳嗽。因肺脏自病者,常因肺系多种疾病迁延不愈,肺脏虚弱,阴伤气耗,肺的主气及宣降功能失常,而致气逆为咳。

外感咳嗽与内伤咳嗽可相互影响。外感咳嗽如迁延失治,邪伤肺气,更易反复感邪,咳嗽屡发,肺气日损,渐转为内伤咳嗽;而内伤咳嗽患者,由于脏腑虚损,肺脏已病,表卫不固,因而易受外邪而使咳嗽加重。

二、诊断与鉴别诊断

(一)诊断

1.病史

有肺系病史或有其他脏腑功能失调伤及肺脏病史。

2.临床表现

以咳嗽为主要症状。

(二)鉴别诊断

1.哮病、喘证

哮病、喘证、咳嗽均有咳嗽的表现。哮病以喉中哮鸣有声,呼吸困难气促,甚则喘息不能平卧为主症,发作与缓解均迅速。喘证以呼吸困难,甚则张口抬肩,不能平卧为主要临床表现。咳嗽则以咳嗽、咳痰为主症。

2.肺胀

肺胀除咳嗽外,还伴有胸部膨满,咳喘上气,烦躁心慌,甚则面目紫暗,肢体水肿,病程反复难愈。

3.肺痨

肺痨以咳嗽、咯血、潮热、盗汗、消瘦为主症的肺脏结核病,具有传染性。X 线可见斑片状或空洞、实变等表现。

4.肺癌

肺癌以咳嗽、咯血、胸痛、发热、气急为主要表现的恶性疾病,X 线可见包块,细胞学检查可见癌细胞。

三、辨证

(一)辨证要点

首先辨外感与内伤。外感咳嗽多是新病,发病急,病程短,常伴肺卫表证,属于邪实,治疗当以宣通肺气，疏散外邪为主，根据脉象、舌苔、痰色、痰质及咳痰难易等情况，辨明风寒、风热、燥热之不同，治以发散风寒，疏散风热，清热润燥等法。内伤咳嗽多为久病，常反复发作，病程长，可伴见其他脏腑病证，多属邪实正虚，治疗当以调理脏腑，扶正祛邪，分清虚实主次处理。

(二)治疗要点

外感咳嗽治宜疏散外邪，宣通肺气为主。内伤咳嗽治宜调理脏腑为主，健脾、清肝、养肺补肾，对虚实夹杂者应标本兼治。

四、辨证论治

(一)风寒袭肺

1.临床表现

咽痒咳嗽声重，咳痰稀薄色白；鼻塞流涕、头痛，肢体酸痛，恶寒发热，无汗；舌苔薄白，脉浮或浮紧。

2.治疗原则

疏风散寒，宣肺止咳。

3.代表处方

杏苏散：茯苓 20 g，杏仁、紫苏叶、法半夏、枳壳、桔梗、前胡、生甘草各 10 g，陈皮 5 g，大枣 5 枚，生姜 3 片。

4.加减应用

(1)咳嗽甚者加矮地茶、金沸草各 10 g，祛痰止咳。

(2)咽痒者加葶苈子、蝉蜕各 10 g。

(3)鼻塞声重者加辛夷花、苍耳子各 10 g。

(4)风寒咳嗽兼咽痛，口渴，痰黄稠(寒包火)，加天花粉 20 g，黄芩、桑白皮、牛蒡子各 10 g。

(二)风热咳嗽

1.临床表现

咳嗽频剧，咳声粗亢；痰黄稠，咳嗽汗出，咳痰不爽；发热恶风，喉干口渴，舌苔薄黄，脉浮数。

2.治疗原则

疏风清热，宣肺止咳。

3.代表处方

桑菊饮：芦根 20 g，桑叶、菊花、薄荷、杏仁、桔梗、连翘、生甘草各 10 g。

4.加减应用

(1)肺热内盛者加黄芩、知母各 10 g，以清泻肺热。

(2)咽痛、声嗄者配射干、赤芍各 10 g。

(3)口干咽燥，舌质红，加南沙参、天花粉各 20 g。

(三)风燥伤肺

1.临床表现

新起咳嗽，咳声嘶哑，咽喉干痛；干咳无痰或痰少而粘连成丝状，不易咳出或痰中带血丝；或初起伴鼻塞、头痛、微寒、身热等表证，舌质红干而少苔、苔薄白或薄黄，脉浮数或细数。

2.治疗原则

疏风清肺，润燥止咳。

3.代表处方

桑杏汤:沙参、梨皮各 20 g,浙贝母 15 g,桑叶、豆豉、杏仁、栀子各 10 g。

4.加减应用

(1)津伤甚者加麦冬、玉竹各 20 g。

(2)热重者加石膏(先煎)20 g,知母 10 g。

(3)痰中带血丝加白茅根 20 g,生地黄 10 g。

(4)另有凉燥证乃由燥证加风寒证而成,可用杏苏散加紫菀、款冬花、百部各 10 g 治之,以达温而不燥,润而不凉。

(四)痰湿蕴肺

1.临床表现

咳嗽反复发作,咳声重浊,胸闷气憋,痰色白或带灰色;伴体倦、脘痞、食少,腹胀便溏;苔白腻,脉濡滑。

2.治疗原则

燥湿化痰、理气止咳。

3.代表处方

二陈汤合三子养亲汤。①二陈汤:茯苓 20 g,法半夏、陈皮、生甘草各 10 g。②三子养亲汤:苏子15 g,白芥子 10 g,莱菔子 20 g。

4.加减应用

(1)寒痰较重者,痰黏白如泡沫者,加干姜、细辛各 10 g,温肺化痰。

(2)脾虚甚者加党参 20 g,白术 10 g,健脾益气。

(五)痰热郁肺

1.临床表现

咳嗽、气息粗促或喉中有痰声,痰稠黄、咳吐不爽或有腥味或吐血痰;胸胁胀满,咳时引痛,面赤身热,口干引饮,舌红,苔薄黄腻,脉滑数。

2.治疗原则

清热肃肺,化痰止咳。

3.代表处方

清金化痰汤:茯苓 20 g,浙贝母 15 g,黄芩、栀子、知母、麦冬、桑白皮、瓜蒌、桔梗、生甘草各 10 g,橘红 6 g。

4.加减应用

(1)痰黄而浓有热腥味者,加鱼腥草、冬瓜子各 20 g。

(2)胸满咳逆、痰多、便秘者,加葶苈子、生大黄各(先煎)10 g。

(六)肝火犯肺

1.临床表现

气逆咳嗽,干咳无痰或少痰;咳时引胁作痛,面红喉干;舌边红,苔薄黄,脉弦数。

2.治疗原则

清肝泻火,润肺止咳化痰。

3.代表处方

黛蛤散加黄芩泻白散。①黛蛤散:海蛤壳 20 g,青黛(包煎)10 g。②黄芩泻白散:黄芩、桑白皮、地骨皮、粳米、生甘草各 10 g。

4.加减应用

(1)火旺者加冬瓜子 20 g,栀子、牡丹皮各 10 g,以清热豁痰。

(2)胸闷气逆者加葶苈子 10 g,瓜蒌皮 20 g,以理气降逆。

(3)胸胁痛者加郁金、丝瓜络各 10 g,以理气和络。

(4)痰黏难咳加浮海石、浙贝母、冬瓜仁各 20 g,以清热豁痰。

(5)火郁伤阴者加北沙参、百合各 20 g,麦冬 15 g,五味子 10 g,以养阴生津敛肺。

(七)肺阴虚损

1.临床表现

干咳少痰或痰中带血或咯血;潮热,午后颧红,盗汗,口干;舌质红、少苔,脉细数。

2.治疗原则

滋阴润肺,化痰止咳。

3.代表处方

沙参麦冬汤:沙参、玉竹、天花粉、扁豆各 20 g,桑叶、麦冬、生甘草各 10 g。

4.加减应用

(1)咯血者加白及 20 g,三七 15 g,侧柏叶、仙鹤草、阿胶(烊服)、藕节炭各 10 g,以止血。

(2)午后潮热,颧红者加银柴胡、地骨皮、黄芩各 10 g。

(3)肾不纳气,久咳不愈,咳而兼喘者可用参蚧散加熟地黄、五味子各 10 g。

五、其他治法

(一)中成药疗法

(1)麻黄止嗽丸、小青龙糖浆适用于风寒袭肺咳嗽。

(2)桑菊感冒片、蛇胆川贝液适用于风热咳嗽。

(3)秋燥感冒冲剂、二母宁嗽丸适用于风燥咳嗽。

(4)半贝丸、陈夏六君丸适用于痰湿蕴肺咳嗽。

(5)琼玉膏、玄麦甘桔冲剂适用于肺阴虚损咳嗽。

(6)千金化痰丸、三蛇胆川贝末适宜用于肝火犯肺咳嗽。

(7)双黄连口服液、清金止嗽化痰丸适用于痰热郁肺咳嗽。

(二)针灸疗法

(1)选肺俞、脾俞、合谷、丰隆等穴,以平补平泻手法,每日 1 次,适用于脾虚痰湿咳嗽。

(2)选肺俞、足三里、三阴交等穴,针用补法,每日 1 次,适用于肺阴虚损咳嗽。

(3)选肺俞、列缺、合谷等穴,毫针浅刺用泻法,每日 1 次,适用于外感咳嗽。

(4)选肺俞、尺泽、太冲、阳陵泉等穴,以平补平泻手法,每日 1 次,适用于肝火犯肺咳嗽。

(三)饮食疗法

(1)以薏苡仁、山药各 60 g,百合、柿饼各 30 g,同煮米粥,每早晚温热服食,适用于脾虚痰湿咳嗽。

(2)大雪梨 1 个,蜂蜜适量,去梨核入蜂蜜,放炖盅内蒸熟,每晚睡前服 1 个,适用于肺阴虚损咳嗽。

(3)新鲜芦根(去节)100 g,粳米 50 g 同煮粥,每日 2 次温服,适用于肺热咳嗽。

(4)百合 30 g,糯米 50 g,冰糖适量,煮粥早晚温服,适用于肺燥咳嗽。

六、预防调摄

(1)平素应注意气候变化,防寒保暖,预防感冒。
(2)易感冒者可服玉屏风散。
(3)加强锻炼,增强抗病能力。
(4)咳嗽患者饮食不宜过于肥甘厚味、辛辣刺激。
(5)内伤久咳者,应戒烟。

(黄　鹏)

第三节　哮　　病

哮病是由于宿痰伏肺,遇诱因引触,导致痰阻气道,气道挛急,肺失肃降,肺气上逆所致的发作性痰鸣气喘疾病。发时喉中哮鸣有声,呼吸气促困难,甚则喘息不能平卧。

一、病因病机

哮病的发生,乃宿痰内伏于肺,复因外感、饮食、情志、劳倦等诱因引触,以致痰阻气道,气道挛急,肺失肃降,肺气上逆所致。

(一)外邪侵袭

外感风寒或风热之邪;未能及时表散,邪气内蕴于肺,壅遏肺气,气不布津,聚液生痰而成哮病之因。

(二)饮食不当

饮食不节致脾失健运,饮食不归正化,水湿不运,痰浊内生,上干于肺,壅阻肺气而发哮病。

(三)情志失调

情志不遂。肝气郁结,木不疏土;或郁怒伤肝,肝气横逆,木旺乘土均可致脾失健运,失于转输,水湿蕴成痰浊,上干于肺,阻遏肺气,发生哮病。

(四)体虚病后

素体禀赋薄弱,体质不强,或病后体弱(如幼年患麻疹、顿咳,或反复感冒,咳嗽日久等)导致肺、脾、肾虚损,痰浊内生,成为哮病之因。若肺气耗损,气不化津,痰饮内生;或阴虚火盛,热蒸液聚,痰热胶固;脾虚水湿不运,肾虚水湿不能蒸化,痰浊内生,均成为哮病之因。

哮病的病理因素以痰为根本,痰的产生责之于肺不能布散津液,脾不能转输精微,肾不能蒸化水液,以致津液凝聚成痰,伏藏于肺,成为哮病发生的"夙根"。此后每遇气候突变、饮食不当、情志失调、劳累过度等诱因导致气机逆乱而发作。

二、辨证论治

(一)辨证要点

1.辨已发未发

哮病发作期和缓解期临床表现不同,发作期以喉中哮鸣有声,呼吸气促困难,甚则喘息不能平卧等为典型临床表现。缓解期无典型症状，若病程日久，反复发作，导致身体虚弱，平时可有轻度哮症，而以肺、脾、肾虚损为主要表现，或肺气虚，或肺气阴两虚，或脾气虚、肾气虚、肺脾气虚、肺肾两虚等。

2.辨证候虚实

哮病属邪实正虚之证，发作时以邪实为主，证见呼吸困难，呼气延长，喉中痰鸣有声，痰黏量少，咯吐不利，甚则张口抬肩，不能平卧，端坐俯伏，胸闷窒塞，烦躁不安，或伴寒热，苔腻，脉实。未发时以正虚为主，肺虚者，气短声低，咳痰清稀色白，喉中常有轻度哮鸣音，自汗恶风；脾虚者，食少，便溏，痰多；肾虚者，平素短气息促，动则为甚，吸气不利，腰酸耳鸣。

3.辨痰性质

发作期痰阻气道，气道挛急，肺失肃降，以邪实为主，痰有寒痰、热痰、痰湿之异，分别引起寒哮、热哮、痰哮。一般寒哮内外皆寒，其证喉中哮鸣如水鸡声，咳痰清稀，或色白如泡沫，口不渴，舌质淡，苔白滑，脉浮紧；热哮痰热壅盛，其证喉中痰鸣如吼，胸高气粗，咳痰黄稠胶黏，咯吐不利，口渴喜饮，舌质红，苔黄腻，脉滑数。寒热征象不明显，喘咳胸满，但坐不得卧，痰涎涌盛，喉如曳锯，咯痰黏腻难出者，为痰哮。

(二)类证鉴别

喘证：与哮病的病因病机不同，喘证由外感六淫，内伤饮食、情志，或劳欲、久病，致邪壅于肺，宣降失司所致，或肺不主气，肾失摄纳而成；哮病乃宿痰伏肺，遇诱因引触，致痰阻气道，气道挛急，肺失肃降而成。临床表现亦有明显区别，哮病与喘证都有呼吸急促的表现，但哮必兼喘，而喘未必兼哮。哮指声响言，喉中有哮鸣声，是一种反复发作的独立性疾病；喘指气息言，为呼吸气促困难，是多种急慢性疾病的一个症状。

(三)治疗原则

发时治标，平时治本为哮病治疗的基本原则。发时攻邪治标，祛痰利气，寒痰宜温化宣肺，热痰当清化肃肺，痰浊壅肺应去壅泻肺，风痰当祛风化痰，表证明显者兼以解表；反复日久，正虚邪实者又当攻补兼顾，不可拘泥；平时扶正治本，阳气虚者应温补，阴虚者宜滋养，分别采取补肺、健脾、益肾等法，以冀减轻、减少或控制其发作。

(四)分证论治

1.发作期

(1)寒哮。

证候：呼吸急促，喉中哮鸣有声，胸膈满闷如塞。咳不甚，痰少咯吐不爽，或清稀呈泡沫状，口不渴，或渴喜热饮，面色晦暗带青，形寒怕冷。或小便清，天冷或受寒易发，或恶寒、无汗、身痛。舌质淡、苔白滑。脉弦紧或浮紧。

治法：温肺散寒，化痰平喘。

方药：射干麻黄汤。若病久，本虚标实，当标本同治，温阳补虚，降气化痰，用苏子降气汤。

(2)热哮。

证候：气粗息涌，喉中痰鸣如吼，胸高胁胀。咳呛阵作，咳痰色黄或白，黏浊稠厚，咯吐不利，烦闷不安，不恶寒，汗出，面赤，口苦，口渴喜饮。舌质红，舌苔黄腻，脉滑数或弦滑。

治法：清热宣肺，化痰定喘。

方药：定喘汤。若病久痰热伤阴，可用麦门冬汤加沙参、冬虫夏草、川贝母、天花粉。

(3)痰哮。

证候:喘咳胸满,但坐不得卧,痰涎涌盛,喉如曳锯,咯痰黏腻难出。呕恶,纳呆。口黏不渴,神倦乏力,或胃脘满闷,或便溏,或胸胁不舒,或唇甲青紫。舌质淡或淡胖,或舌质紫暗或淡紫,舌苔厚浊,脉滑实或带弦、涩。

治法:化浊除痰,降气平喘。

方药:二陈汤合三子养亲汤。如痰涎涌盛者,可合用葶苈大枣泻肺汤泻肺除壅;若兼意识朦胧,似清似昧者,可合用涤痰汤涤痰开窍。

2.缓解期

(1)肺虚。

证候:气短声低,咯痰清稀色白,喉中常有轻度哮鸣音,每因气候变化而诱发。面色㿠白,平素自汗,怕风,常易感冒,发前喷嚏频作,鼻塞流清涕。舌质淡,苔薄白。脉细弱或虚大。

治法:补肺固卫。

方药:玉屏风散。

(2)脾虚。

证候:气短不足以息,少气懒言,平素食少脘痞,痰多,便溏,倦怠无力,面色萎黄不华,或食油腻易腹泻,或泛吐清水,畏寒肢冷,或少腹坠感,脱肛。舌质淡,苔薄腻或白滑,脉象细软。

治法:健脾化痰。

方药:六君子汤。若脾阳不振,形寒肢冷,便溏者,加桂枝、干姜或合用理中丸以振奋脾阳;若中气下陷,见便溏,少腹下坠,脱肛等,则可改用补中益气汤。

(3)肾虚。

证候:平素短气息促,动则为甚,吸气不利,劳累后喘哮易发。腰酸腿软,脑转耳鸣。或畏寒肢冷,面色苍白;或颧红,烦热,汗出黏手。舌淡胖嫩,苔白;或舌红苔少。脉沉细或细数。

治法:补肾摄纳。

方药:金匮肾气丸或七味都气丸。阴虚痰盛者,可用金水六君煎滋阴化痰。

(马凡民)

第四节 喘 证

喘证以呼吸困难,甚则张口抬肩,鼻翼翕动,难以平卧为特征,是肺系疾病常见症状之一,多由邪壅肺气,宣降不利或肺气出纳失常所致。

西医学中的喘息性支气管炎、肺部感染、肺气肿、慢性肺源性心脏病、心源性哮喘等,均可参照本节进行辨证治疗。

一、病因病机

(一)外邪犯肺

外感风寒、风热之邪,或肺素有痰饮,复感外邪,卫表闭塞,肺气壅滞,宣降失常,肺气上逆而喘。

(二)痰浊内蕴

恣食肥甘油腻,过食生冷或嗜酒伤中,脾失健运,湿浊内生,聚湿成痰,上渍于肺,阻遏气道,肃降失常,气逆而喘。

(三)久病劳欲

久病肺虚,劳欲伤肾,肺肾亏损,气失所主,肾不纳气,肺气上逆而喘。

二、辨证论治

喘证的辨证,重在辨虚实寒热。实喘一般起病急,病程短,呼吸深长有余,气粗声高,脉有力;虚喘多起病缓慢,病程长,呼吸短促难续,气怯声低,脉无力;热喘胸高气粗,痰黄黏稠难咯,面赤烦躁、唇青鼻煽,舌红苔黄腻、脉数;寒喘面白唇青,痰涎清稀,舌苔白、脉迟。

治疗原则:实证祛邪降逆平喘;虚证培补摄纳平喘。

(一)实喘

1.风寒束肺

(1)证候:咳喘胸闷,痰稀色白,初起多兼恶寒发热,头痛无汗,身痛等表证,舌苔薄白,脉浮紧。

(2)治法:祛风散寒,宣肺平喘。

(3)方药:麻黄汤加减。方中麻黄、桂枝辛温发汗,散寒解表,宣肺平喘;杏仁、甘草降气化痰。

随症加减:若表寒不重,可去桂枝,即为宣肺平喘之三拗汤;痰白清稀量多起沫加细辛、生姜温肺化痰;痰多胸闷甚者加半夏、陈皮、白芥子理气化痰。

2.风热袭肺

(1)证候:喘促气粗,痰黄而黏稠,身热烦躁,口干渴,汗出恶风,舌质红,苔薄黄,脉浮数。

(2)治法:祛风清热,宣肺平喘。

(3)方药:麻杏石甘汤加减。方中麻黄、石膏相使为用疏风清热,宣肺平喘;杏仁、甘草化痰利气。

随症加减:若痰多黏稠、烦闷者加黄芩、桑白皮、知母、瓜蒌皮、鱼腥草,增强清热泻肺化痰之力;大便秘结者加大黄、枳实泻热通便;喘甚者加葶苈子、白果化痰平喘。

3.痰浊壅肺

(1)证候:喘咳痰多,胸闷,呕恶,纳呆,口黏不渴,舌淡胖有齿痕,苔白厚腻,脉缓滑。

(2)治法:燥湿化痰,降逆平喘。

(3)方药:二陈汤合三子养亲汤加减。方中陈皮、半夏、茯苓、甘草燥湿化痰,理气和中;莱菔子、紫苏子、白芥子化痰降逆平喘,二方合用效专力宏。

随症加减:若痰涌、便秘、喘不能卧加葶苈子、大黄涤痰通便。

(二)虚喘

1.肺气虚

(1)证候:喘促气短,咳声低弱,神疲乏力,自汗畏风,痰清稀,舌淡苔白,脉缓无力。

(2)治法:补肺益气定喘。

(3)方药:补肺汤合玉屏风散加减。方中人参、黄芪补益肺气;白术、甘草健脾补中助肺;五味子、紫菀、桑白皮化痰止咳,敛肺定喘;防风助黄芪益气护表。若兼见痰少质黏,口干,舌红少津,脉细数者,为气阴两虚。治宜益气养阴,敛肺定喘。方用生脉散加沙参、玉竹、川贝母、桑白皮、百合养阴益气滋肺。

2.肾气虚

(1)证候：喘促日久，气不得续，动则尤甚，甚则张口抬肩，腰膝酸软，舌淡苔白，脉沉弱。

(2)治法：补肾纳气平喘。

(3)方药：七味都气丸合参蛤散加减。方中熟地黄、山茱萸、山药、牡丹皮、泽泻、茯苓、五味子补肾纳气；人参大补元气，蛤蚧肺肾两补，纳气平喘。

3.喘脱

(1)证候：喘逆加剧，张口抬肩，鼻煽气促，不能平卧，心悸，烦躁不安，面青唇紫，汗出如珠，手足逆冷，舌淡苔白，脉浮大无根。

(2)治法：扶阳固脱，镇摄纳气。

(3)方药：参附汤送服黑锡丹。方中人参、附子回阳固脱、救逆；黑锡丹降气定喘。

三、针灸治疗

(一)实喘

尺泽、列缺、天突、大柱，针刺，用泻法。

(二)虚喘

鱼际、定喘、肺俞，针刺，用补法，可灸。

(三)喘脱

定喘、肺俞、关元、神阙，灸法。

四、护理与预防

饮食宜清淡而富有营养，忌油腻酒醪及辛热助湿生痰动火食物。室内空气要保持新鲜，避免烟尘刺激。痰多者要注意排痰，保持呼吸道通畅。慎起居，适寒温，节饮食，薄滋味，戒烟酒，节房事。适当参加体育活动，增强体质。保持良好的心态。

(马凡民)

第五节 肺 痨

肺痨是由于正气不足，感染痨虫，侵蚀肺脏所致的具有传染性的一种慢性虚弱性疾病，以咳嗽、咯血、潮热、盗汗及身体逐渐消瘦为其主要临床特征。因痨虫蚀肺，劳损在肺，故称肺痨。

肺痨之疾，历代医家命名甚多，概而言之有以其具有传染性而命名的，如“尸注”“虫疰”“劳疰”“传尸”“鬼疰”等，《三因极一病证方论》言：“以疰者，注也，病自上注下，与前人相似，故曰疰”；有根据症状特点而命名者，如《外台秘要》称“骨蒸”、《儒门事亲》谓“劳嗽”等，而《三因极一病证方论》的“痨瘵”称谓则沿用直至晚清，因病损在肺较常见故后世一般多称肺痨。

历代医籍对本病的论述甚详，早在《内经》，对本病的临床特点即有较具体的记载，如《素问·玉机真脏论》云：“大骨枯槁，大肉陷下，胸中气满，喘息不便，内痛引肩项，身热，脱肉破䐃……肩体内消。”《灵枢·玉版》篇云：“咳，脱形，身热，脉小以疾”，均生动地描述了肺痨的主症及其慢性消耗表现，而将其归属于“虚劳”范围。汉代张仲景《金匮要略·血痹虚劳病脉证并治》篇正式将其归属于“虚劳”病中，并指出本病的一些常见合并症，指出“若肠鸣、马刀挟瘿者，皆为劳得之。”华佗《中藏经·传尸》的“传尸者……问病吊丧而得，或朝走暮游而逢……中此病死之全，染而为疾”，已认识到本病具有传染的特点，认为因与患者直接接触而得病。唐代王焘《外台秘要·传尸》则进一步说明了本病的危害：“传尸之候……莫问老少男女，皆有斯疾……不解疗者，乃至灭门。”唐宋时期，并确立了本病的病因、病位、病机和治则。如唐代孙思邈《备急千金药方》认为“劳热生虫在肺”，首先提出了病邪为“虫”，把“尸注”列入肺脏病篇，明确病位主要在肺。与此同期的王焘《外台秘要》也提出“生肺虫，在肺为病”，认识到肺痨是由特殊的“肺虫”引起的。病机症状方面宋代许叔微《普济本事方·诸虫尸鬼注》提出本病“肺虫居肺叶之内，蚀入肺系，故成瘵疾，咯血声嘶”。《三因极一病证方论》《济生方》则都提出了“痨瘵”的病名，明确地将肺痨从一般虚劳和其他疾病中独立出来，更肯定其病因“内非七情所伤，外非四气所袭”“多由虫啮”的病机。至元代朱丹溪倡“痨瘵至乎阴虚”之说，突出了病机重点。葛可久的《十药神书》收载了治痨十方，为我国现存的第一部治痨专著。明代《医学入门》归纳了肺痨常见的咳嗽、咯血、潮热、盗汗、遗精、腹泻等六大主症，为临床提出了诊断依据。《医学正传》则提出了“杀虫”和“补虚”的两大治疗原则，至此使肺痨的病因、病机、症状、治则、治法、方药已趋于完善。

根据本病临床表现及其传染特点，肺痨与西医学的肺结核基本相同，故凡诊断肺结核者可参照本病辨证论治。

一、病因病机

肺痨的致病因素，不外内外两端。外因系指传染痨虫，内因则为正气虚弱，两者相互为因，痨虫传染是不可或缺的外因，正虚是发病的基础。痨虫蚀肺后，耗损肺阴，进而演变发展，可致阴虚火旺，或导致气阴两虚，甚则阴损及阳。

（一）感染“痨虫”

痨虫感染是引起本病的主要病因，而传染途径是经口鼻到肺脏，本病具有传染性。当与患者直接接触，问病看护或与患者同室寝眠、朝夕相处，都可致痨虫侵入人体为害。痨虫侵袭肺脏，腐蚀肺叶，肺体受损，耗伤肺阴，肺失滋润，清肃失调而发生肺痨咳嗽；如损伤肺中络脉，血溢脉外则咯血；阴虚火旺，迫津外泄，则潮热、盗汗。《三因极一病证方论·痨瘵诸证》指出：“诸证虽曰不同，其根多有虫。”明确提出痨虫传染是形成本病的唯一因素。

（二）正气虚弱

禀赋不足，或后天嗜欲无度，酒色不节，忧思劳倦，损伤脏腑，或大病久病之后失于调治，如麻疹、外感久咳及产后等，耗伤气血精液，或营养不良，体虚不复，均可致正气亏虚，抗病力弱，使痨虫乘虚袭入，侵蚀肺体而发病。《古今医统·痨瘵》云：“凡人平素保养元气，爱惜精血，瘵不可得而传，惟夫纵欲多淫，苦不自觉，精血内耗，邪气外乘。”并提出“气虚血痿，最不可入痨瘵之门……皆能乘虚而染触”即是此意。

总之，本病病因是感染痨虫为患，而正虚是发病的关键。正气旺盛，虽然感染痨虫但可不一定发病，正气虚弱则感染后易于致病。另一方面感染痨虫后，正气的强弱不仅决定了病情的轻重，又决定病变的转归，这也是有别于其他疾病的特点。

本病的病位在肺。肺主气，司呼吸，受气于天，吸清呼浊。若肺脏本体虚弱，卫外不固，或因其他脏腑病变损伤肺脏，导致肺虚，则“痨虫”极易犯肺，侵蚀肺脏而发病。病机性质以阴虚为主，故临床上多见干咳，咽燥，以及喉痛声嘶等肺系症状。由于脏腑之间有互相资生和制约的关系，肺脏亏虚日久，必然会影响其他脏腑，其中与脾肾关系最为密切，同时也可涉及心肝。脾为肺之母，肺虚耗夺母气以自养，则致脾虚；脾虚不能化水谷为精微而上输以养肺，则肺脏益弱，故易致肺脾同病，土不生金，肺阴虚与脾气虚两候同时出现，症见神疲懒言、四肢乏力、食少便溏、身体消瘦等脾虚症状。肺肾相生，肾为肺之子，肺阴虚肾失滋生之源，或肾阴虚相火灼金，上耗母气，则可致肺肾两虚，相火内炽，常伴见骨蒸、潮热、咯血、男子遗精、女子月经不调等症状。若肺虚不能治肝，肾虚不能养肝，肝火偏旺，上逆侮肺，可见性急善怒，胁肋掣痛，并加重咳嗽、咯血。如肺虚心火乘客，肾虚水不济火，可伴见虚烦不寐、盗汗等症，甚则肺虚不能佐心治节血脉之运行，而致气虚血瘀，出现气短、心慌、唇紫等症。概括而言，初起肺体受损，肺阴耗伤，肺失滋润，病位在肺，继而肺脾同病，导致气阴两伤，或肺肾同病，而致阴虚火旺。后期脾肺肾三脏皆损，阴损及阳，元气耗伤，阴阳两虚。

二、诊断

(1)咳嗽、咯血、潮热、盗汗、身体明显消瘦为典型表现。不典型者诸症可以不必具见，初起仅微有咳嗽、疲乏无力，身体逐渐消瘦，食欲缺乏，偶或痰中夹有少量血丝等。

(2)常有与肺痨患者的长期接触史。

三、相关检查

(1)肺部病灶部位呼吸音减弱，或闻及支气管呼吸音及湿啰音。

(2)X线胸片、痰涂片或培养结核菌、血沉、结核菌素试验等检查有助于诊断。

四、鉴别诊断

(一)虚劳

同属于虚损类疾病的范围，病程较长。肺痨具有传染性，是一个独立的慢性传染性疾病；虚劳是由于脏腑亏损，元气虚弱而致的多种慢性疾病虚损证候的总称，不具传染性。肺痨病位主要在肺，病机主在阴虚，而虚劳五脏并重，以脾肾为主，病机以气血阴阳亏虚为要。肺痨是由正气亏虚，痨虫蚀肺所致，有其发生发展及演变规律，以咳嗽、咯血、潮热、盗汗为特征；而虚劳缘由内伤亏损，为多脏气血阴阳亏虚，临床特征表现多样，病情多重。

(二)肺痿

肺痿是肺部多种慢性疾病后期转归而成，如肺痈、肺痨、久嗽、久喘等导致肺叶痿弱不用，俱可成痿，临床以咳吐浊唾涎沫为主症，不具传染性；而肺痨是以咳嗽、咳血、潮热、盗汗为特征，由传染痨虫所致具有传染性，但少数肺痨后期迁延不复可以转为肺痿。

(三)肺痈

肺痨和肺痈都有咳嗽、发热、汗出。但肺痈是肺叶生疮，形成脓疡，临床以咳嗽、胸痛、咯吐腥臭浊痰，甚则脓血相兼为主要特征的一种疾病，发热较高，为急性病，病程较短，病机是热壅血瘀，属实热证；而肺痨的临床特点是有咳嗽、咳血、潮热、盗汗四大主症，起病缓慢，病程较长，为慢性病，病机是以肺阴亏虚为主，具有传染性。

(四)肺癌

肺癌与肺痨都有咳嗽、咯血、胸痛、发热、消瘦等症状。但肺痨多发于中青年，若发生在40岁以上者，往往在青少年时期有肺痨史；而肺癌则好发于40岁以上的中老年男性，多有吸烟史，表现为呛咳、顽固性干咳，持续不愈，或反复咯血，或顽固性胸痛、发热，伴进行性消瘦、疲乏等。肺痨经抗结核治疗有效，肺癌经抗结核治疗则病情继续恶化。此外，借助西医诊断方法，有助于两者的鉴别。

五、辨证论治

(一)辨证要点

1.辨病机属性

本病的辨证，须按病机属性，结合脏腑病机进行，故宜区别阴虚、阴虚火旺、气虚的不同，掌握与肺与脾肾的关系。临床一般以肺阴亏虚为主为先，如进一步演变发展，则表现为阴虚火旺，或气阴耗伤，甚或阴阳两虚。病变主脏在肺，以阴虚为主，阴虚火旺者常肺肾两虚，并涉及心肝；气阴耗伤者多肺脾同病；久延病重，由气及阳，阴阳两虚者厉肺脾肾三脏皆损。

2.辨病情轻重

一般初起病情多轻，微有咳嗽，偶或痰中有少量血丝，咽干低热，疲乏无力，逐渐消瘦；继而咳嗽加剧，干咳少痰或痰多，时时咳血，甚则大量咯血，胸闷气促，午后发热，或有形寒，两颧红艳，唇红口干，盗汗失眠，心烦易怒，男子梦遗失精，女子月经不调或停闭，如病重而未能及时治疗，可出现音哑气喘，大便溏泄，肢体水肿，面唇发紫，甚至大骨枯槁，大肉陷下，骨髓内消，肌肤甲错。

3.辨证候顺逆

肺痨顺证表现为虽肺阴亏虚但元气未衰，胃气未伤，饮食如恒，虚能受补，咳嗽日减，脉来有根，无气短不续，无大热或低热转轻，无痰壅咯血，消瘦不著。逆证表现为骨蒸发热，持续不解；胃气大伤，食少纳呆，便溏肢肿；大量咯血，反复发作，短气不续，动则大汗，大肉脱陷，声音低微；虚不受补，脉来浮大无根，或细而数疾。

(二)治疗原则

本病的治疗原则是补虚培元和治痨杀虫，正如《医学正传·劳极》所提出的“一则杀其虫，以绝其根本，一则补其虚，以复其真元”为其两大治则。根据患者体质强弱而分别主次，但尤需重视补虚培元，增强正气，以提高抗痨杀虫的能力。调补脏腑重点在肺，并应重视脏腑整体关系，同时兼顾补脾益肾。治疗大法应根据“主乎阴虚”的病机特点，以滋阴为主，火旺者兼以降火，如合并气虚、阳虚见证者，又当同时兼以益气或温阳。杀虫主要是针对病因治疗，选用具有抗痨杀虫作用的中草药。

(三)分证论治

1.肺阴亏损

主症：干咳，咳声短促，咳少量黏痰，或痰中有时带血，如丝如点，色鲜红。

兼次症：午后自觉手足心热，皮肤干灼，咽干口燥，或有少量盗汗，胸闷乏力。

舌脉：舌边尖红，苔薄少津；脉细或兼数。

分析：痨虫蚀肺，损伤肺阴，阴虚肺燥，肺失滋润，清肃失调故干咳少痰，咳声短促，胸闷乏力；肺损络伤，故痰中带血如丝如点，色鲜红；阴虚生热，虚热内灼，故手足心热，皮肤灼热；阴虚津少，无以上承则口燥咽干，皮肤干燥；舌红，苔薄少津，脉细或兼数，为阴虚有热之象。

治法：滋阴润肺，清热杀虫。

方药：月华丸加减。本方功在补虚杀虫，养阴止咳，化痰止血，是治疗肺痨的基本方。方中沙参、麦冬、天冬、生地黄、熟地黄滋阴润肺；百部、川贝母润肺止咳，兼能杀虫；阿胶、三七止血和营；桑叶、菊花清肃肺热；山药、茯苓甘淡健脾益气，培土生金，以资生化之源。可加百合、玉竹滋补肺阴。

随症加减：若咳嗽频而痰少质黏者，可合甜杏仁、蜜紫菀、海蛤壳以润肺化痰止咳；痰中带血较多者，宜加白及、仙鹤草、白茅根、藕节等以和络止血；若低热不退，可配银柴胡、地骨皮、功劳叶、胡黄连等以清退虚热，兼以杀虫；若久咳不已，声音嘶哑者，于前方中加诃子皮、木蝴蝶、凤凰衣等以养肺利咽，开音止咳。

2.阴虚火旺

主症：咳呛气急，痰少质黏，反复咯血，量多色鲜。

兼次症：五心烦热，两颧红赤，心烦口渴，骨蒸潮热，盗汗量多，形体日益消瘦，或吐痰黄稠量多，或急躁易怒，胸胁掣痛，失眠多梦，或男子遗精，女子月经不调。

舌脉：舌红绛而干，苔薄黄或剥；脉细数。

分析：肺虚及肾，肺肾阴伤，虚火内迫，气失润降而上逆，故咳呛、气急；虚火灼津，炼液成痰，故痰少质黏；若火盛热壅痰蕴，则咳痰黄稠量多；虚火伤络，迫血妄行故反复咯血，色鲜量多；肺肾阴虚，君相火旺，故午后潮热、颧红骨蒸、五心烦热；营阴夜行于外，虚火迫津外泄故盗汗；肾阴亏虚，肝失所养，心肝火盛故性急易怒、失眠多梦；肝经布两胁穿膈入肺，肝肺络脉失养，则胸胁掣痛；相火偏旺，扰动精室则梦遗失精；阴血亏耗，冲任失养则月经不调；阴精亏损，不能充养身体则形体日瘦；舌红绛而干，苔黄或剥，脉细数，乃阴虚火旺之征。

治法：补益肺肾，滋阴降火。

方药：百合固金汤合秦艽鳖甲散加减。百合固金汤功能滋养肺肾，用于阴虚阳浮，肾虚肺燥，咳痰带血，烦热咽干者。本方用百合、麦冬、玄参、生地黄滋阴润肺生津，当归、白芍、热地养血柔肝，桔梗、贝母、甘草清热化痰止咳。秦艽鳖甲散滋阴清热除蒸，用于阴虚骨蒸，潮热盗汗等证。方中秦艽、青蒿、柴胡（用银柴胡）、地骨皮退热除蒸，鳖甲、知母、乌梅、当归滋阴清热，另加百部、白及止血杀虫。

随症加减：若火旺较甚，热象明显者，当增入胡黄连、黄芩苦寒泻火、坚阴清热；若咳痰黄稠量多，酌加桑白皮、竹茹、海蛤壳、鱼腥草等以清热化痰；咯血较著者，加牡丹皮、藕节、紫珠草、醋制大黄等，或配合十灰散以凉血止血；盗汗较著，加五味子、瘪桃干、糯稻根、浮小麦、煅龙骨、煅牡蛎等敛阴止汗；胸胁掣痛者，加川楝子、延胡索、广郁金等以和络止痛；烦躁不寐加酸枣仁、夜交藤、龙齿宁心安神；若遗精频繁，加黄柏、山茱萸、金樱子泻火涩精。服本方碍脾腻胃者可酌加佛手、香橼醒脾理气。

3.气阴耗伤

主症：咳嗽无力，痰中偶夹有血，血色淡红，气短声低。

兼次症：神疲倦怠，食少纳呆，面色㿠白，午后潮热但热势不剧，盗汗颧红，身体消瘦。

舌脉：舌质嫩红，边有齿印，苔薄，或有剥苔；脉细弱而数。

分析：本证为肺脾同病，阴伤及气，清肃失司，肺不主气则咳嗽无力；气阴两虚，肺虚络损则痰中夹血，虚火不著故血色淡红；肺阴不足，阴虚内热，则午后潮热、盗汗、颧红；子盗母气，脾气亏损，肺脾两虚，宗气不足，故气短声低，神疲倦怠，面色㿠白；脾虚失运，故食少纳呆，聚湿成痰，则咳痰色白；舌质嫩红，边有齿印，脉细弱而数，苔薄或剥为肺脾同病，气阴两虚之象。

治法：养阴润肺，益气健脾。

方药：保真汤加减。本方功能补气养阴，兼清虚热。药用太子参、黄芪、白术、茯苓补益肺脾之气，麦冬、天冬、生地黄、五味子滋养润肺之阴，当归、白芍、熟地黄滋补阴血；陈皮理气运脾；知母、黄柏、地骨皮、柴胡滋阴清热。

随症加减：可加冬虫夏草、百部、白及以补肺杀虫；若咳嗽痰白者，可加姜半夏、橘红等燥湿化痰；咳嗽痰稀量多，可加白前、紫菀、款冬、紫苏子温润止咳；咯血色红量多者加白及、仙鹤草、地榆等凉血止血药，色淡红者，可加山茱萸、阿胶、仙鹤草、参三七等，配合补气药，共奏补气摄血之功；若骨蒸盗汗者，酌加鳖甲、牡蛎、五味子、地骨皮、银柴胡等以益阴除蒸敛汗；如纳少腹胀，大便溏薄者，加扁豆、薏苡仁、莲肉、山药、谷芽等甘淡健脾之品，并去知母、黄柏苦寒伤中及地黄、当归、阿胶等滋腻碍胃之品。

4.阴阳两虚

主症：咳逆喘息少气，痰中或夹血丝，血色暗淡，形体羸弱，劳热骨蒸，面浮肢肿。

兼次症：潮热，形寒，自汗，盗汗，声嘶或失音，心慌，唇紫，肢冷，或见五更泄泻，口舌生糜，大肉尽脱，男子滑精阳痿，女子经少、经闭。

舌脉：舌质光红少津，或淡胖边有齿痕；脉微细而数，或虚大无力。

分析：久痨不愈，阴伤及阳，则成阴阳俱损，肺、脾、肾多脏同病之证，为本病晚期证候，病情较为严重。精气虚损，无以充养形体，故形体羸弱，大肉尽脱；肺虚失降，肾虚不纳，则咳逆、喘息、少气；肺虚失润，金破不鸣故声嘶或失音；肺肾阴虚，虚火内盛，则劳热骨蒸、潮热盗汗；虚火上炎则口舌生糜；脾肾两虚，水失运化，外溢于肌肤则面浮肢肿；病及于心，心失所养，血行不畅则心慌、唇紫；“阳虚生外寒”则自汗、肢冷、形寒；脾肾两虚，肾虚不能温煦脾土，则五更泄泻；精亏失养，命门火衰，故男子滑精阳痿；精血不足，冲任失充，故女子经少、经闭；舌质光红少津，或淡胖边有齿痕，脉微细而数，或虚大无力，乃阴阳俱衰之象。

治法：温补脾肾，滋阴养血。

方药：补天大造丸加减。本方功在温养精气，培补阴阳，用于肺痨五脏俱伤，真气亏损之证。方中人参、黄芪、白术、山药、茯苓补益肺脾之气；枸杞子、熟地黄、白芍、龟甲培补肺肾之阴；鹿角胶、紫河车、当归滋补精血以助阳气；酸枣仁、远志宁心安神。

随症加减：可加百合、麦冬、阿胶、山茱萸滋补肺肾；若肾虚气逆喘息者，配冬虫夏草、蛤蚧、紫石英、诃子摄纳肾气；心慌者加丹参、柏子仁、龙齿镇心安神；见五更泄泻，配煨肉蔻、补骨脂补火暖土，并去地黄、阿胶等滋腻碍脾之品；阳虚血瘀、唇紫水停肢肿者，加红花、泽兰、益母草、北五加皮温阳化瘀行水，咳血不止加云南白药。

总之，阴阳两虚证是气阴耗伤的进一步发展，因下损及肾，阴伤及阳而致，病情深重，当注意温养精气，以培根本。

六、转归预后

肺痨的转归预后主要取决于患者正气的盛衰、病情的轻重和治疗是否及时。若肺损不著，正气尚盛，或诊断及时，早期治疗，可逐渐康复；若邪盛正虚，正不胜邪，或误诊失治，邪气壅盛，病情可加重，甚至恶化，由肺虚渐及脾、肾、心、肝，由阴及气及阳，形成五脏皆损。若正气亏虚，正邪相持，可致病情慢性迁延。从证候而言，初期主要为阴虚肺燥，若失治误治，一则向气阴耗伤转化，久治不愈阴损及阳，可成阴阳两虚，此时多属晚期证候；另有少数阴虚火旺者，伤及肺络，大量咯血可生气阴欲脱危候，预后不良。正如《明医杂著》言：“此病治之于早则易，若到肌肉消灼，沉困着床，脉沉伏细数，则难为矣。”

（黄　鹏）

第六节 肺 痈

肺痈是指由于热毒血瘀，壅滞于肺，以致肺叶生疮，形成脓疡的一种病证。临床表现以咳嗽，胸痛，发热，咯吐腥臭浊痰，甚则脓血相兼为主要特征。

一、病因病机

本病主要是风热火毒，壅滞于肺，热盛血瘀，蕴酿成痈，血败肉腐化脓，肺络损伤而致本病。病位在肺，病理性质属实属热。热壅血瘀是成痈化脓的病理基础。

(一)感受外邪

多为风热毒邪，经口鼻或皮毛侵袭肺脏；或因风寒袭肺，未得及时表散，内蕴不解，郁而化热，邪热熏肺，肺失清肃，肺络阻滞，以致热壅血瘀，蕴毒化脓而成痈。

(二)痰热内盛

平素嗜酒太过，或嗜食辛辣煎炸厚味，蕴湿蒸痰化热，熏灼于肺，或原有其他宿疾，肺经及他脏痰浊瘀热，蕴结日久，熏蒸于肺，以致热盛血瘀，蕴酿成痈。

二、辨证论治

(一)辨证要点

辨病程阶段，初期辨证总属实证，热证。一般按病程的先后划分为初期、成痈期、溃脓期、恢复期四个阶段。初期痰白或黄，量少，质黏，无特殊气味；成痈期痰呈黄绿色，量多、质黏稠有腥臭；溃脓期为脓血痰，其量较多，质如米粥，气味腥臭异常；恢复期痰色较黄，量减少，其质清稀，臭味渐轻。

(二)类证鉴别

风温：风温起病多表现为发热、恶寒、咳嗽、气急、胸痛等，但肺痈之寒战、高热、胸痛、咯吐浊痰明显，且喉中有腥味，与风温有别。且风温经正确及时治疗，一般邪在气分而解，多在一周内身热下降，病情向愈。如病经一周，身热不退或更盛，或退而复升，咯吐浊痰，喉中腥味明显，应进一步考虑有肺痈之可能。

(三)治疗原则

肺痈属实热证，治疗以祛邪为总则，清热解毒，化瘀排脓是治疗肺痈的基本原则。初期治以清肺散邪；成痈期则清热解毒，化瘀消痈；溃脓期治疗应排脓解毒；恢复期对阴伤气耗者治以养阴益气，如久病邪恋正虚者，当扶正祛邪，补虚养肺。

(四)分证论治

1.初期

(1)证候：恶寒发热，咳嗽，胸痛，咳时尤甚。咯吐白色黏痰，痰量由少渐多，呼吸不利，口干鼻燥。舌质淡红，舌苔薄黄或薄白少津。脉浮数而滑。

(2)治法：疏散风热，清肺散邪。

(3)方药：银翘散加减。

2.成痈期

(1)证候:身热转甚,时时振寒,继则壮热,胸满作痛,转侧不利,咳吐黄稠痰,或黄绿色痰,自觉喉间有腥味。咳嗽气急,口干咽燥,烦躁不安,汗出身热不解。舌质红,舌苔黄腻。脉滑数有力。

(2)治法:清肺解毒,化瘀消痈。

(3)方药:千金苇茎汤合如金解毒散加减。

3.溃脓期

(1)证候:咳吐大量脓血痰,或如米粥,腥臭异常,有时咯血,胸中烦满而痛,甚则气喘不能卧。身热,面赤,烦渴喜饮。舌质红或绛,苔黄腻,脉滑数。

(2)治法:排脓解毒。

(3)方药:加味桔梗汤加减。

4.恢复期

(1)证候:身热渐退,咳嗽减轻,咯吐脓血渐少,臭味不甚,痰液转为清稀。精神渐振,食欲渐增,或见胸胁隐痛,不耐久卧,气短,自汗,盗汗,低热,午后潮热,心烦,口燥咽干,面色不华,形体消瘦,精神萎靡;或见咳嗽,咯吐脓血痰日久不净,或痰液一度清稀而复转臭浊,病情时轻时重,迁延不愈。舌质红或淡红,苔薄。脉细或细数无力。

(2)治法:养阴益气清肺。

(3)方药:沙参清肺汤或桔梗杏仁煎加减。

(金灵燕)

第七节　肺　　胀

肺胀是指以胸部膨满,憋闷如塞,喘息气促,咳嗽痰多,烦躁,心慌等为主要临床表现的一种病证。日久可见面色晦暗,唇甲发绀,脘腹胀满,肢体水肿。其病程缠绵,时轻时重,经久难愈,重者可出现神昏、出血、喘脱等危重证候。多种慢性肺系疾病反复发作,迁延不愈,导致肺气胀满,不能敛降。

现代医学的慢性阻塞性肺部疾病,常见如慢性支气管炎、支气管哮喘、支气管扩张、重度陈旧性肺结核等合并肺气肿以及慢性肺源性心脏病、肺源性脑病等,出现肺胀的临床表现时,可参考本节进行辨证论治。

一、病因病机

本病的发生,多因久病肺虚,痰浊潴留,而至肺失敛降,肺气胀满,又因复感外邪诱使病情发作或加剧。

(一)久病肺虚

因内伤久咳、久哮、久喘、支饮、肺痨等慢性肺系疾病,迁延失治,以致痰浊潴留,壅阻肺气,气之出纳失常,还于肺间,日久导致肺虚,肺体胀满,张缩无力,不能敛降而成肺胀。

(二)感受外邪

久病肺虚,卫外不固,腠理疏松,六淫之邪每易反复乘袭,诱使本病发作,病情日益加重。

肺胀病变首先在肺,继则影响脾、肾,后期病及于心。外邪从口鼻、皮毛入侵,每多首先犯肺,导致肺气上逆而为咳,升降失常而为喘,久则肺虚,主气功能失常。若子耗母气,肺病及脾,脾失健运,则可导致肺脾两虚。母病及子,肺虚及肾,肺不主气,肾不纳气,则气喘日益加重,呼吸短促难续,尤以吸气困难,动则更甚。且肾主水,肾衰则不能化气行水,水邪泛溢肌表则肿,上凌心肺则喘咳心悸。肺与心脉相通,肺虚不能调节心血的运行,气病及血,则血瘀肺脉,肺病及心,临床可见心悸、发绀、水肿、舌质暗紫等症。心阳根于命门真火,肾阳不振,进一步导致心肾阳衰,可出现喘脱危候。

肺胀的病理因素主要为痰浊、水饮与血瘀。痰的产生,病初由肺气郁滞,脾失健运,津液不归正化而成;渐因肺虚不能化津,脾虚不能转输,肾虚不能蒸化,痰浊潴留益甚,喘咳持续难已。三种病理因素之间又可互相影响和转化,如痰从寒化则成饮;饮溢肌肤则为水;痰浊久留,肺气郁滞,心脉失畅则血滞为瘀;瘀阻血脉,"血不利则为水"。一般早期以痰浊为主,渐而痰瘀并见,终至痰浊、血瘀、水饮错杂为患。

肺胀的病性多属本虚标实,但有偏实、偏虚的不同,且多以标实为急。外感诱发时偏于邪实,平时偏于本虚。早期多属气虚、气阴两虚,病位以肺、脾、肾为主。晚期气虚及阳,或阴阳两虚,纯属阴虚者少见,病位以肺、肾、心为主。正虚与邪实多互为因果,阳虚致卫外不固,易感外邪,痰饮难蠲;阴虚致外邪、痰浊易从热化,故虚实诸候常夹杂出现,每致愈发愈频,甚则持续不已。

二、辨证论治

(一)辨证要点

1.症状

以咳逆上气,痰多,喘息,胸部膨满,憋闷如塞,动则加剧,甚则鼻煽气促,张口抬肩,目胀如脱,烦躁不安等为主症。日久可见面色晦暗,面唇发绀,脘腹胀满,肢体水肿,甚或出现喘脱等危重证候。病重可并发神昏、动风或出血等症。有长期慢性咳喘病史,常因外感而诱发,病程缠绵,时轻时重;发病者多为老年,中青年少见。

2.检查

体检可见桶状胸,胸部叩诊呈过清音,心肺听诊肺部有干湿性啰音,且心音遥远。X线检查见胸廓扩张,肋间隙增宽,膈降低且变平,两肺野透亮度增加,肺血管纹理增粗、紊乱,右下肺动脉干扩张,右心室增大。心电图检查显示右心室肥大,出现肺型P波等。血气分析检查可见低氧血症或合并高碳酸血症,PaO_2 降低,$PaCO_2$ 升高。血液检查红细胞和血红蛋白可升高。

(二)类症鉴别

肺胀与哮病、喘证均以咳而上气,喘满为主症,其区别如下。

1.哮证

哮证是一种反复发作性的痰鸣气喘疾病,以喉中哮鸣有声为特征,常突然发病,迅速缓解,久病可致肺胀,而肺胀以喘咳上气、胸膺膨满为主要表现,为多种慢性肺系疾病日久积渐而成。

2.喘证

喘证以呼吸困难,甚至张口抬肩,不能平卧为主要表现,可见于多种急慢性疾病的过程中。而肺胀是由多种慢性肺系疾病迁延不愈发展而来,喘咳上气,仅是肺胀的一个症状。

(三)分证论治

肺胀为多种肺病迁延不愈,反复发作而致,总属标实本虚,感邪发作时偏于标实,缓解时偏于本虚。偏实者须分清痰浊、水饮、血瘀。早期以痰浊为主,渐而痰瘀并重。后期痰瘀壅盛,正气虚衰,本虚与标实并重。偏虚者当区别气(阳)虚、阴虚。早期以气虚或气阴两虚为主,病位在肺、脾、肾。后期气虚及阳,甚则阴阳两虚,病变部位在肺、肾、心。

本病的治疗当根据标本虚实不同,有侧重地选用扶正与祛邪的不同治则。标实者,根据病邪的性质,分别采取祛邪宣肺,降气化痰,温阳利水,活血祛瘀,甚或开窍、息风、止血等法。本虚者,当以补养心肺,益肾健脾为主,或气阴兼调,或阴阳双补。正气欲脱时则应扶正固脱,救阴回阳。

1.痰浊壅肺

证候:胸膺满闷,短气喘息,稍劳即重,咳嗽痰多,色白黏腻或呈泡沫,晨风自汗,脘痞纳少,倦怠无力,舌暗,苔薄腻或浊腻,脉稍滑。

分析:肺虚脾弱,痰浊内生,上逆于肺,肺失宣降,则胸膺满闷,咳嗽、痰多色白黏腻;痰从寒化饮,则痰呈泡沫状;肺气虚弱,复加气因痰阻,放短气喘息,稍劳即重;肺虚卫表不固,则畏风、自汗;肺病及脾,脾虚健运失常,故见脘痞纳少,倦怠无力;舌质暗,苔薄腻或浊腻,脉滑为痰浊壅肺之征。

治法:化痰降气,健脾益肺。

方药:苏子降气汤合三子养亲汤。二方均能降气化痰平喘,但苏子降气汤偏温,以上盛下虚,寒痰喘咳为宜;三子养亲汤偏降,以痰浊壅盛,肺实喘满,痰多黏腻为宜。其中,苏子、前胡、白芥子化痰降逆平喘;半夏、厚朴、陈皮燥湿化痰,行气降逆;白术、茯苓、甘草运脾和中。

随症加减:若痰多,胸满不能平卧,加葶苈子、莱菔子泻肺祛痰平喘;症见短气乏力,易出汗,痰量不多者为肺脾气虚,酌加党参、黄芪、防风健脾益气,补肺固表;若因外感风寒诱发,痰从寒化为饮,喘咳,痰多黏白泡沫,见表寒里饮证者,宗小青龙汤意加麻黄、桂枝、细辛、干姜散寒化饮;饮郁化热,烦躁而喘,脉浮用小青龙加石膏汤兼清郁热。

2.痰热郁肺

证候:咳逆,喘息气粗,胸部膨满,烦躁不安,痰黄或白,黏稠难咯,或伴身热微恶寒,微汗,口渴,溲黄便干,舌边尖红,苔黄或黄腻,脉滑数。

分析:痰浊内蕴,感受风热或郁久化热,痰热壅肺,故痰黄、黏白难咯;肺热内郁,清肃失司,肺气上逆,则喘咳气逆息粗,胸满;热扰于心,则烦躁;风热犯肺则发热微恶寒,微汗;痰热伤津,则口渴,溲黄,便干;舌红,苔黄或黄腻,脉数或滑数均为痰热内郁之象。

治法:清肺化痰,降逆平喘。

方药:越婢加半夏汤或桑白皮汤。越婢加半夏汤宣泄肺热,用于饮热郁肺,外有表邪,喘咳上气,目如脱状,身热,脉浮大者;桑白皮汤清肺化痰,用于痰热壅肺,喘急胸满,咳吐黄痰或黏白稠厚者。

随症加减:若痰热内盛,痰黄胶黏,不易咯出者,加瓜蒌皮、鱼腥草、海蛤粉、浙贝母、桑白皮等清热化痰利肺;痰鸣喘息,不得平卧者,加射干、葶苈子泻肺平喘;便秘腹满者,加大黄、芒硝,通腑泄热以降肺平喘;痰热伤津,口舌干燥,加天花粉、知母、芦根以生津润燥;阴伤而痰量已少者,酌减苦寒之品,加沙参、麦门冬等养阴。

3.痰蒙神窍

证候:神志恍惚,表情淡漠,谵妄烦躁,撮空理线,嗜睡神昏,或肢体瞤动,抽搐,咳逆喘促,咯痰不爽,舌质暗红或淡紫,苔白腻或淡黄腻,脉细滑数。

分析:痰迷心窍,蒙蔽神机,故见神志恍惚,表情淡漠,谵妄烦躁,撮空理线,嗜睡神昏;肝风内动,则肢体瞤动抽搐;痰浊阻肺,肺虚痰蕴,故咳逆喘促而咯痰不爽;舌质暗红或淡紫,乃心血瘀阻之征;苔白腻或淡黄腻,脉细滑数皆为痰浊内蕴之象。

治法:涤痰开窍,息风醒神。

方药:涤痰汤。本方可涤痰开窍,息风止痉。方中用二陈汤理气化痰;用胆南星清热涤痰,息风开窍;竹茹、枳实清热化痰利膈;石菖蒲开窍化痰;人参扶正防脱。

随症加减:若痰热较盛,烦躁身热,神昏谵语,舌红苔黄者,加黄芩、葶苈子、天竺黄、竹沥以清热化痰;肝风内动,抽搐加钩藤、全蝎、另服羚羊角粉以凉肝息风;瘀血明显,唇甲青紫加桃仁、红花、丹参活血通脉;如热伤血络,见紫斑、咯血,便血色鲜者,配清热凉血止血药,如水牛角、白茅根、生地黄、牡丹皮、紫珠草、地榆等。另外,可选用安宫牛黄丸清心豁痰开窍,每次 1 丸,日服 2 次。

4.阳虚水泛

证候:心悸,喘咳,咯痰清稀,面浮肢肿,甚则一身悉肿,腹部胀满有水,脘痞食欲缺乏,尿少,畏寒,面唇青紫,舌胖质暗,苔白滑,脉沉细。

分析:久病喘咳,肺脾肾亏虚,肾阳虚不能温化水液,水邪泛滥,则面浮肢肿,甚则一身悉肿,腹部胀满有水;水液不归州都之官,则尿少;水饮上凌心肺,故心悸,喘咳,咯痰清稀;脾阳虚衰,健运失职则脘痞食欲缺乏;脾肾阳虚,不能温煦则畏寒;阳虚血瘀,则面唇青紫;舌胖质暗,苔白滑,脉沉细为阳虚水泛之征。

治法:温肾健脾,化饮利水。

方药:真武汤合五苓散。真武汤温阳利水,五苓散健脾渗湿利水使水湿由小便而解,两方配伍,可奏温肾健脾,利尿消肿之功。方中用附子、桂枝温肾通阳;茯苓、白术、猪苓、泽泻、生姜健脾利水;赤芍活血化瘀。

随症加减:若水肿势剧,上凌心肺,见心悸喘满,倚息不得卧者,加沉香、牵牛子、川椒目、葶苈子行气逐水;血瘀甚,发绀明显者,加泽兰、红花、丹参、益母草、北五加皮化瘀行水。

5.肺肾气虚

证候:呼吸浅短难续,声低气怯,甚则张口抬肩,倚息不能平卧,咳嗽,痰白如沫,咯吐不利,心慌胸闷,形寒汗出,面色晦暗,舌淡或暗紫,脉沉细数无力,或结代。

分析:久病咳喘,肺肾两虚,故呼吸浅短难续,声低气怯,甚则张口抬肩,倚息不能平卧;寒饮伏肺,肾虚水泛,则咳嗽痰白如沫,咯吐不利;肺病及心,心气虚弱,故心慌胸闷;阳气虚,则形寒;腠理不固,则汗出;气虚血行瘀滞,则面色晦暗,舌淡或暗紫,脉沉细数无力,或有结代。

治法:补肺纳肾,降气平喘。

方药:平喘固本汤合补虚汤。平喘固本汤补肺纳肾,降气化痰,补虚汤重在补肺益气。方中用党参、人参、黄芪、炙甘草补肺;冬虫夏草、熟地黄、胡桃肉、坎脐益肾;五味子敛肺气;灵磁石、沉香纳气归元;紫菀、款冬、苏子、法半夏、橘红化痰降气。

随症加减:若肺虚有寒,怕冷,舌质淡,加肉桂、干姜、钟乳石温肺散寒;气虚瘀阻,颈脉动甚,面唇发绀明显者,加当归、丹参、苏木活血化瘀通脉;若肺气虚兼阴伤,低热,舌红苔少者,可加麦冬、玉竹、生地黄、知母等养阴清热。如见面色苍白,冷汗淋漓,四肢厥冷,血压下降,脉微欲绝等喘脱危象者，急用参附汤送服蛤蚧粉或黑锡丹补气纳肾，回阳固脱。病情稳定阶段，可常服皱肺丸。

另外，可选用验方：紫河车 1 具，焙干研末，装入胶囊，每服 3 g，适于肺胀之肾虚者。百合、枸杞子各 250 g，研细末，白蜜为丸，每服 10 g，日 3 次，适于肺肾阴虚的肺胀。

三、针灸治疗

(一)基本处方

肺俞、太渊、膻中。

肺俞、太渊为俞原配穴法，宣通肺气，止咳平喘；气会膻中，调气降逆。

(二)加减运用

1.痰浊壅肺证

加中脘、足三里、丰隆以健脾和中、运化痰湿。诸穴针用平补平泻法。

2.痰热郁肺证

加大椎、曲池、丰隆以清化痰热，大椎、曲池针用泻法。余穴针用平补平泻法。

3.痰蒙神窍证

加水沟、心俞、内关以涤痰开窍、息风醒神，针用泻法。余穴用平补平泻法。

4.阳虚水泛证

加肾俞、关元、阴陵泉以振奋元阳、化饮利水。诸穴针用补法，或加灸法。

5.肺肾气虚证

加肾俞、太溪、气海、足三里以滋肾益肺。诸穴针用补法，或加灸法。

(三)其他

1.耳针疗法

取交感、平喘、肺、心、肾上腺、胸，每次取 2～3 穴，毫针刺法，中等刺激，每次留针 15～30 分钟，每日或隔天 1 次，10 次为 1 个疗程。

2.保健灸法

经常艾灸足三里、关元、肺俞、脾俞、肾俞等穴，可增强抗病能力。

（黄　鹏）

第十章
脾胃系病证的中医内科诊疗

第一节 嘈 杂

一、概念

嘈杂俗名"嘈心""烧心症",是指胃中空虚,似饥非饥,似辣非辣,似痛非痛,胸膈懊憹,莫可名状的一种病症,常兼有嗳气、吐酸等,亦可单独出现,常见于西医学的功能性消化不良、反流性食管炎、慢性胃炎和消化性溃疡等疾病中。因胃癌、胆囊炎等疾病引起的嘈杂不在本病证讨论范围。

二、病因病机

嘈杂主要由饮食不节、情志不和、脾胃虚弱和营血不足等因素导致痰热、肝郁、胃虚、血虚,从而发生嘈杂。

(一)病因

1.饮食不节

饮食不节,暴饮暴食,损伤脾胃;或过食辛辣香燥,醇酒肥甘,或生冷黏滑难消化之食物,积滞中焦,痰湿内聚,郁而化热,痰热内扰而成嘈杂。

2.情志不和

肝主疏泄,若忧郁恼怒,使肝失条达,横逆反胃,致肝胃不和,气失顺降而致嘈杂。

3.脾胃虚弱

由于脾胃素虚,或病后胃气未复,阴分受损,或过食寒凉生冷,损伤脾阳,以致胃虚气逆,扰乱中宫而致嘈杂。

4.营血不足

由于素体脾虚,或思虑过度,劳伤心脾,或因失血过多,皆能造成营血不足,使胃失濡润,心失所养,致嘈杂萌生。

(二)病机

1.病因病机脾胃虚弱为本,胃失和降为发病关键

脾胃虚弱,可导致痰饮内生,或土虚木乘,若湿热或痰热久恋,日久阴液暗耗,或热病之后津液受戕,胃阴不足,濡润失司,致和降无能;或体质素弱,形瘦胃薄,复加生冷伤胃,饥饱伤脾,中气

更馁，运化无力，水饮留滞，亦可导致嘈杂发生。嘈杂的病因病机脾胃虚弱为本，痰湿、热邪、气郁等为标，胃失和降为发病关键。

2.嘈杂病位在胃，其发病与脾、肝关系密切

脾主运化，胃主受纳，脾为胃运化水谷精微，脾宜升则健，胃宜降则和，而脾胃土的健运又有赖于肝木的正常疏泄。大凡经常饥饱不一或饮食不节，日积月累，脾胃运化失常，致湿热或痰热中阻，胃失通降之职；或性格内向，常常郁郁寡欢，致肝失条达，横逆犯胃，肝胃不和，胃失和降，均可引发嘈杂。

三、诊断与病证鉴别

（一）诊断依据

（1）胃脘部空虚感，似饥非饥，似辣非辣，似痛非痛，胸膈懊憹等症状，可伴有上腹部压痛。

（2）可伴有泛酸、嗳气、恶心、食欲缺乏、胃痛等上消化道症状。

（3）多有反复发作病史，发病前多有明显的诱因，如天气变化、情志不畅、劳累、饮食不当等。

（4）胃镜、上消化道钡餐等理化检查有明确的胃十二指肠疾病，并排除其他引起上腹部疼痛的疾病。

（二）辅助检查

电子胃镜、上消化道钡餐，可做急、慢性胃炎，胃十二指肠溃疡病等的诊断，并可与胃癌做鉴别诊断；幽门螺杆菌（Hp）检测、血清胃泌素含量测定、血清壁细胞抗体测定、胃蛋白酶原测定及内因子等检查有利于慢性胃炎的诊断；肝功能、血尿淀粉酶、血脂肪酶化验和肝胆脾胰彩超、CT、MRI 等检查可与肝、胆、胰疾病做鉴别诊断；血常规、腹部 X 线检查可与肠梗阻、肠穿孔等做鉴别诊断。

（三）病证鉴别

1.嘈杂与胃痛

嘈杂是指胃内似饥非饥、似痛非痛，莫可名状的证候，常兼有嗳气、恶心、吐酸、干哕、胃痛等症。胃痛是指胃脘部感觉有隐痛、胀痛、刺痛、灼痛等不适的证候。嘈杂与胃痛的共同点是两者均属于胃脘部不适之证，其病因病机为饮食劳倦、肝气犯胃等以致损伤脾胃而发病。而鉴别的关键在于能否准确表达出症状，也就是说，嘈杂者无法清楚地说明自己的痛苦，但一般比疼痛症状较轻，也可发生于疼痛的前期；而胃痛则能准确表达清楚其部位、性质，一般发病较急，时好时犯。

2.嘈杂与吞酸

《张氏医通·嘈杂》曰："嘈杂与吞酸一类，皆由肝气不舒……中脘有饮则嘈，有宿食则酸。"指出嘈杂与吞酸病位相同，并具有相同的肝气不舒的病机，区别在于病因不同：嘈杂为饮邪所致，而吞酸的关键在于有宿食留滞。从临床实践来看，两者的临床表现明显不同，后者常自觉有酸水上泛，前者主要是胃中空虚，似饥非饥之状，但两者也可同时出现。引起嘈杂、吞酸的原因很多，也有由同一原因的不同表现。

四、辨证论治

（一）辨证思路

1.辨虚实

本病首先当分虚实。实证分为胃热（痰热）证与肝胃不和证，虚证又可分为胃气虚、脾胃虚寒、胃阴虚及血虚。胃热者，嘈杂而兼恶心吐酸，口渴喜冷，舌质红，舌苔黄或干，脉多滑数；肝胃不和者，胃脘

嘈杂如饥，似有烧灼感，胸闷懊憹，嗳气或泛酸，两胁不舒，发作与情绪关系较大，舌红，苔薄白，脉细弦；胃气虚者，嘈杂时作时止，兼口淡无味，食后脘胀，体倦乏力，舌淡，苔白，脉虚；脾胃虚寒者，嘈杂，多见泛吐清水或酸水，或兼恶心，呕恶，食少，腹胀，便溏，甚则形寒，舌淡，苔白，脉细弱；胃阴虚者，嘈杂时作时止，饥而不欲食，口干舌燥，舌质红，少苔或无苔，脉细数；血虚者，嘈杂而兼血虚征象。

2.辨寒热

次当辨寒热，胃热（痰热）证属实热证，胃阴虚证阴虚化热时，可出现五心烦热等而形成虚热证，胃气虚进一步发展，可见畏寒肢冷等而形成脾胃虚寒证。

3.辨脏腑

嘈杂痛病位主要在胃，但与肝、脾关系密切。辨证时要注意辨别病变脏腑的不同。如肝郁气滞致病导致肝胃不和嘈杂，其发病多与情志因素有关，痛及两胁，心烦易怒、嗳气频频；胃气虚证及脾气虚弱，中阳不振所致嘈杂，常伴食欲缺乏、便溏，面色少华，舌淡脉弱等脾胃虚弱或虚寒之征象；口苦、泛酸，食油腻后加重者，多为胃热（痰热）证。

4.辨病势缓急轻重顺逆

凡嘈杂起病急骤者，病程较短，多由饮食不节，过食生冷，暴饮暴食，饮酒恼怒、情绪激动诱发，致寒伤中阳，食滞不化，肝气郁结，胃失和降而致嘈杂；凡嘈杂起病缓慢，疼痛渐发，病程较长。多由脾胃虚弱，失于调治，或重病大病，损伤脾胃，造成中气不足，升降失司，脾虚不能运化滞浊，胃气不和而致嘈杂。

嘈杂经过正确的治疗，病邪祛除，正气未衰，嘈杂可很快好转，嘈杂持续时间缩短，复发减少，多为顺象。若治疗不能坚持，或延误诊治，或复感新病邪，急性嘈杂发展为慢性嘈杂，经常复发，间隔时间缩短，嘈杂时间可长达数年。嘈杂若失治则可延为便闭、三消、噎膈之症，故应及时诊治，谨防恶变可能。

（二）治疗原则

脾胃位居中焦，胃气宜通、宜降、宜和，通则胃气降，降则气机和，和则纳运正常，纳运和，则嘈杂自陈，故治疗嘈杂应抓住通、降、和三法。在治疗嘈杂的过程中，应时时注意顾护胃气。

（三）分证论治

1.胃热（痰热）证

症状：嘈杂而兼恶心吐酸，口渴喜冷，心烦易怒，或胸闷痰多，多食易饥，或似饥非饥，胸闷不思饮食，舌质红，舌苔黄或干，脉多滑数。

病机分析：胃热嘈杂，多由饮食伤胃，湿浊内留，积滞不化；或肝气失畅，郁而化热，气机不利，痰热内扰中宫，故出现心烦易怒、口渴，胸闷吞酸等症状；舌红苔黄，脉滑数，为热邪犯胃之象。

治法：清胃降火，和胃除痰。

代表方药：黄连温胆汤加减。方中以黄连、半夏为君，黄连直泻胃火，半夏降逆和胃化痰，与黄连配伍辛开苦降，宣通中焦；以寒凉清降的竹茹、枳实为臣清胆胃之热，降胆胃之逆，既能泻热化痰，又可降逆和胃；佐以陈皮理气燥湿，茯苓健脾渗湿，使湿祛而痰消；取少量生姜辛以通阳，甘草益脾和胃，调和诸药，共为使药。此方应去大枣不用，因大枣性味甘温，有滋腻之性。诸药合用，可使痰热清，胆胃和，诸症可愈。

随症加减：胃痛者加延胡索、五灵脂；腹胀者加川厚朴、莱菔子；嗳气者加代赭石、旋覆花；泛酸者加瓦楞子、海螵蛸；纳呆者加山楂、神曲；便秘者加大黄；舌红郁热者加黄芩；苔腻湿重者加苍术、佩兰；热盛者，可加黄芩、栀子等，以增强其清热和胃功效。

2.肝胃不和证

症状:胃脘嘈杂如饥,似有烧灼感,胸闷懊憹,嗳气或泛酸,两胁不舒,发作与情绪关系较大。妇女可兼经前乳胀,月经不调,舌质红,苔薄白,脉细弦。

病机分析:肝主疏泄,若忧郁恼怒,使肝失条达,横逆犯胃,致肝胃不和,气失顺降,而致嘈杂。

治法:抑木扶土。

代表方药:四逆散加减。方中佛手、枳壳、白芍、绿萼梅疏肝抑木,石斛、白术、茯苓、甘草健脾胃补中气,瓦楞子、蒲公英抑酸护膜清热。

随症加减:妇女兼经前乳胀,月经不调者,可予丹栀逍遥散,两胁胀痛明显者,可加香橼、延胡索以增强疏肝理气作用。

3.胃气虚证

症状:嘈杂时作时止,兼口淡无味,食后脘胀,体倦乏力,舌淡,苔白,脉虚。

病机分析:胃者水谷之海,五脏六腑皆禀气于胃,如因素体虚弱,劳倦或饮食所伤,以致胃虚气逆,扰乱中宫,故见嘈杂。

治法:补益胃气。

代表方药:四君子汤加味。方中党参、白术、茯苓、甘草长于补中气,健脾胃,怀山药、白扁豆增强健脾之效。

随症加减:兼气滞者,加木香、砂仁调气和中;胃寒明显者,加干姜温胃散寒。

4.脾胃虚寒证

症状:嘈杂,多见泛吐清水或酸水,或兼恶心,呕恶,食少,腹胀,便溏,甚则形寒,中脘冰冷感,水声辘辘。面色萎黄或少华,舌质淡,苔白,脉细弱。

病机分析:脾胃虚弱,失于调治,或重病大病,损伤脾胃,造成中气不足,升降失司,脾虚不能运化滞浊,胃气不和而致嘈杂。

治法:温中健脾,理气和胃。

代表方药:四君子汤合二陈汤加减。方中党参、白术、茯苓、甘草、怀山药、黄芪等益气健脾;陈皮、半夏、木香、砂仁理气和胃;炒薏苡仁、白扁豆健脾渗湿。

随症加减:若寒痰停蓄胸膈,或为胀满少食而为嘈杂者,宜和胃二陈煎,或和胃饮;若脾胃虚寒,停饮作酸嘈杂者,宜温胃饮,或六君子汤;若脾肾阴分虚寒,水泛为饮,作酸嘈杂者,宜理阴煎,或金水六君煎。

5.胃阴虚证

症状:嘈杂时作时止,饥而不欲食,食后饱胀,口干舌燥,大便干燥,舌质红,少苔或无苔,脉细数。

病机分析:胃阴不足,胃失濡养,胃失和降,胃虚气逆,故见嘈杂,饥而不欲食,食后饱胀,口干舌燥,大便干燥,舌红,少苔或无苔,脉细数为胃阴不足之象。

治法:滋养胃阴。

代表方药:益胃汤加减。方中沙参、麦冬、生地黄、玉竹、石斛、冰糖甘凉濡润,益胃生津,冀胃阴得复而嘈杂自止。

随症加减:胃脘胀痛者,可加玫瑰花、佛手、绿萼梅、香橼等理气而不伤阴之品;食后堵闷者,可加鸡内金、麦芽、炒神曲等以消食健胃;大便干燥者,加瓜蒌仁、火麻仁、郁李仁等润肠通便;阴虚化热者,可加天花粉、知母、黄连等清泄胃火;泛酸者,可加煅瓦楞子、海螵蛸等以制酸。

6.血虚证

症状:嘈杂而兼面黄唇淡,心悸头晕,夜寐多梦,善忘,舌质淡,苔薄白,脉细弱。

病机分析:营血不足,心脾亏虚,胃失濡养,故见嘈杂。心失血养,故心悸,夜寐梦多;脑失血濡,故头晕,善忘;面黄唇淡,舌淡,脉细弱均为血虚之征。

治法:益气补血,补益心脾。

代表方药:归脾汤加减。方中取四君子汤补气健脾,使脾胃强健而气血自生,乃补血不离健脾之意;木香理气,生姜、大枣调和营卫,龙眼、酸枣仁、远志养心安神,用于血虚嘈杂,甚为合拍。

随症加减:兼气虚者,可加黄芪、党参、白术、茯苓以健脾益气;泛吐清水者加吴茱萸、高良姜;便溏甚者加薏苡仁;腹胀明显者加枳壳、厚朴。

(四)其他疗法

1.单方验方

(1)煅瓦楞 30 g,炙甘草 10 g,研成细粉末,每次 3 g,每日 3 次口服。

(2)海螵蛸 15 g,浙贝母 15 g,研成细粉末,每次 2 g,每日 3 次口服。

(3)煅瓦楞 15 g,海螵蛸 15 g,研成细粉末,每次 2 g,每日 3 次口服。

(4)鸡蛋壳去内膜洗净,炒黄,研成细粉末,每次 2 g,每日 2 次口服。

(5)龙胆草 1.5 g,炙甘草 3 g,水煎 2 次,早晚分服。

2.常用中成药

(1)香砂养胃丸。①功效主治:温中和胃。适用于胃脘嘈杂,不思饮食,胃脘满闷或泛吐酸水。②用法用量:每次 3 g,每日 3 次。

(2)胃复春。①功效主治:健脾益气,活血解毒。适用于脾胃虚弱之嘈杂。②用法用量:每次 4 片,每日 3 次。

(3)养胃舒。①功效主治:滋阴养胃,行气消导。适用于口干、口苦、食欲缺乏、消瘦等阴虚嘈杂证。②用法用量:每次 1～2 包,每日 3 次。

(4)小建中颗粒。①功效主治:温中补虚,缓急止痛。适用于脾胃虚寒,脘腹疼痛,喜温喜按,吞酸的嘈杂。②用法用量:每次 15 g,每日 3 次。

3.针灸疗法

胃热者选穴:足三里、梁丘、公孙、内关、中脘、内庭;脾胃虚寒者选穴:足三里、梁丘、公孙、内关、中脘、气海、脾俞;胃寒者选穴:足三里、梁丘、公孙、内关、中脘、梁门;肝郁者选穴:足三里、梁丘、公孙、内关、中脘、期门、太冲;胃阴不足者选穴:足三里、梁丘、公孙、内关、中脘、三阴交、太溪。

操作:毫针刺,实证用泻法,虚证用补法,胃寒及脾胃虚寒宜加灸。

4.外治疗法

(1)取吴茱萸 25 g,将吴茱萸研末,过 200 目筛,用适量食醋和匀,外敷涌泉穴,每日 1 次,每次30 分钟。

(2)取吴茱萸 5 g,白芥子 3 g,研为细末,用纱布包扎,外敷中脘穴,每次 20 分钟,并以神灯(TDP 治疗仪)照射。

五、临证参考

(一)明确诊断,掌握预后

明确诊断是采取正确治疗的前提。嘈杂所对应的相关疾病整体预后较好,但萎缩性胃炎、胃溃疡等疾病为胃癌前状态性疾病，有潜在恶变的可能性，应根据病变的轻重程度，及时复查，明确病情的转归，及时更改治疗方案。慢性胃炎伴重度异型增生患者需及时行内镜或手术治疗；消化性溃疡注意有无合并出血、幽门梗阻或癌变者，如出现这些合并症，当中西医结合治疗。

（二）判断病情的特点，注意辨证辨病相结合

嘈杂治疗上应注意辨证辨病相结合，辨证时必须注意辨别病情的轻重缓急、病性的寒热虚实，审察气血阴阳，观察整个病程中的症情转化，做到随证化裁。同时，采用理化检查以明确疾病诊断，病证结合，进一步判断疾病的特点，既不延误病情，又能针对性地指导治疗。如对于消化性溃疡，考虑到其致病因素主要为胃酸，在辨证施治的基础上可配合使用制酸护膜、生肌愈疡的药物，如白及、乌贼骨、瓦楞子、浙贝母等；对于萎缩性胃炎，应注意濡润柔养，兼以活血通络，切勿刚燥太过；对于胃食管反流病，则应注意泄肝和胃降逆。

（三）结合胃镜及组织病理特点选用药物

胃镜及组织病理检查为中医辨证施治提供了更客观、更丰富的临床资料，治疗时应不忘结合胃镜病理特点治疗。如伴有 Hp 感染的患者，特别是根除失败的患者，在西医标准三联根除 Hp 治疗方案的基础上，我们可以配合黄连、黄芩、黄芪、党参等扶正清热解毒中药治疗，以冀提高 Hp 的根除率；对于慢性萎缩性胃炎伴有肠上皮化生或异性增生者，在辨证论治的基础上，可予健脾益气，活血化瘀中药，并适当选用白花蛇舌草、半枝莲、半边莲、藤梨根等抗癌中药，并告知患者定期复查胃镜及组织病理；伴有食管、胃黏膜糜烂者，在配伍三七粉、白及、乌贼骨、煅瓦楞等制酸护膜药物。

六、预防调护

(1)注意在气候变化的季节里及时添加衣被，防寒保暖。

(2)一日三餐定时定量，细嚼慢咽，避免进食过烫、过冷的食物和辛辣刺激性食品，避免进食过咸、过酸及甜腻的食物，戒烟酒等。

(3)慎用对胃黏膜有损伤的药物，如非甾体抗炎药、糖皮质激素、红霉素等。

(4)保持心情舒畅，保持正常的生活作息规律，避免劳累过度。

（马凡民）

第二节　胃　　缓

一、概念

胃缓是由于长期饮食失调，或劳倦过度等，使中气亏虚，脾气下陷、肌肉瘦削不坚，固护升举无力，以致胃体下坠。以脘腹坠胀作痛，食后或站立时加重为主症的病证。本病主要指西医学中的胃下垂。各种慢性病中出现的胃肠功能障碍等类似病症者不在本病证范围。

二、病因病机

胃缓主要由饮食不节，内伤七情，劳倦过度，或先天禀赋薄弱等因素导致脾胃虚弱，中气下陷,升降失和,使形体瘦削,肌肉不坚所引起。

(一)病因

1.饮食不节,损伤脾胃

饮食不节,暴饮暴食,饥饱无常,损伤脾胃;或五味过极,辛辣无度,肥甘厚腻,过嗜烟酒,蕴湿生热,伤脾碍胃;或嗜食寒凉生冷,损伤脾阳,水谷不能化生精微,停痰留饮。均可因脾胃失和而致胃缓。

2.情志失调,内伤脾胃

情志拂逆,木郁不达,横逆犯胃,以致肝胃不和;忧思伤脾,脾失健运,胃失和降,升降失和致胃缓。

3.禀赋不足,脾胃虚弱

素体禀赋不足,或劳倦内伤、或久病产后等原因损伤脾胃,脾胃虚弱,中阳不足,虚寒内生,胃失温养;或因热病伤阴,或因胃热火郁,灼伤胃阴,或久服香燥之品,耗伤胃阴,或汗吐下太过,胃阴受损,胃失濡养;纳食减少,味不能归于形,形体瘦削,肌肉不坚而形成胃缓。

(二)病机

1.病机关键为脾胃失和,升降失常

脾主升,胃主降;脾主运化,胃主受纳,脾胃失和即表现为脾胃这一对矛盾的功能紊乱,或为脾气下陷,或为胃气上逆,或脾不运化,或胃不受纳。饮食不节,损伤脾胃,湿热痰饮内生;或情志失调,内伤脾胃;或禀赋不足,劳倦内伤、久病产后损伤脾胃,胃失温养或濡养,导致脾胃虚弱,中气下陷,升降失和而形成胃缓。

2.病位在胃,与肝脾肾密切相关

本病病位在胃,与肝、脾、肾相关。脾胃同居中焦,互为表里,共为后天之本。生理上两者纳运互用,升降协调,燥湿相济,阴阳相合,病理上也相互影响。肝与胃是木土乘克的关系,若肝气郁滞,势必克脾犯胃,致气机郁滞,胃失通降;肝气久郁,或化火伤阴,或成瘀入络,或伤脾生痰,使胃缓缠绵难愈。肾为胃之关,脾胃运化腐熟,全赖肾阳之温煦,若肾阳不足,可致脾肾阳虚,中焦虚寒,胃失温养;若肾阴亏虚不能上济于胃,则胃失于濡养。

3.病理性质有虚实寒热之异,且可相互兼夹

胃缓,本为虚证,脾胃气虚,脾肾阳虚或脾胃阴虚,脾胃脏腑功能失调,常导致气滞、热郁、血瘀、食积、湿阻、饮停,临床多见虚实夹杂。本病主要的病理因素气滞、热郁、血瘀、食积、湿阻、饮停等,可单一致病,又可相兼为病,亦可相互转化,出现如气病及血等情况。

三、诊断与病证鉴别

(一)诊断依据

(1)不同程度的上腹部饱胀感,食后尤甚,腹胀可于餐后、站立过久和劳累后加重,平卧时减轻,腹部疼痛呈隐痛或胀痛,无周期性及节律性。

(2)常伴有厌食、嗳气、便秘、腹痛及消瘦、头晕、乏力等胃肠功能失调的症状及全身虚弱表现。

(3)起病缓慢,多发生于瘦长体形,经产妇及消耗性疾病进行性消瘦等。饮食不节、情志不畅、劳累等均为诱发因素。

(4)上消化道X线钡餐造影检查可见胃小弯角切迹、胃幽门管低于髂嵴连线水平;胃呈长钩

形或无张力型，上窄下宽，胃体与胃窦靠近，胃角变锐。胃的位置及张力均低，整个胃几乎位于腹腔左侧。

根据站立位胃角切迹与两侧髂嵴连线的位置，将胃下垂分为3度：轻度角切迹的位置低于髂嵴连线下1～5 cm；中度角切迹的位置位于髂嵴连线下5.1～10 cm；重度角切迹的位置低于髂嵴连线下10 cm以上。

（二）辅助检查

上消化道钡餐是目前诊断的主要方法，饮水B超检查也具有辅助诊断作用。电子胃镜、上消化道钡餐，可排除胃黏膜糜烂，胃十二指肠溃疡病，胃癌等病变并明确诊断；肝功能、淀粉酶化验和B超、CT、MRI等检查可与肝、胆、胰疾病做鉴别诊断；血常规、腹部X线检查可与肠梗阻、肠穿孔等做鉴别诊断；血糖、甲状腺功能检查可与糖尿病、甲状腺疾病做鉴别诊断。

（三）病证鉴别

1.胃缓与胃痞

胃缓与胃痞均以脘腹痞满为主症，但胃缓的脘腹痞满多见于饭后，同时可兼见胀急疼痛，或胃脘部常有形可见，与一般的痞满不同。

2.胃缓与胃痛

胃缓可见脘腹痞满及疼痛，但胃缓之胃脘疼痛多为坠痛，餐后、站立过久和劳累后加重，平卧时减轻，呈隐痛或胀痛，无周期性及节律性，与一般胃痛不难鉴别。

四、辨证论治

（一）辨证思路

1.辨虚实

脾胃气虚者，病势绵绵，多伴有食欲缺乏，纳后脘胀，神疲乏力，舌淡胖有齿印，脉弱；脾虚气陷者，脘腹重坠作胀，食后益甚，或便意频数，肛门重坠，或脱肛，或小便混浊，或久泄不止；脾肾阳虚者，脘腹胀满，食后更甚，喜温喜按，食少便溏，畏冷肢凉，胃中振水，呕吐清水，腰酸，舌淡胖，苔白滑，脉沉弱。脾虚阴损者，胃脘痞满，食后更显，神疲乏力，气短懒言，咽干口燥，烦渴欲饮，午后颧红，小便短少，大便干结，舌体瘦薄，苔少而干，脉虚数。脾胃脏腑功能失调，常导致气滞、热郁、血瘀、食积、湿阻、饮停；气滞者，痛无定处，时发时止，胃痛且胀，多由情志诱发；热郁者，舌红苔黄，口臭泛酸，得热则甚，脉数；血瘀者，病久痛有定处，痛如针刺，入夜尤甚，舌紫暗或有瘀斑，脉涩。食积者，多有饮食不节史，可伴嗳腐泛酸，大便秘结；湿阻者，苔厚而腻，脉滑；饮停者，胃中振水，泛吐涎沫或呕吐清水，舌淡胖，苔白滑；临床多见虚实夹杂，相兼为病。

2.辨寒热

脾虚气陷，脾肾阳虚多见虚寒征象，表现为病程较久，脘腹痞满，隐隐而痛，喜温喜按，伴泛吐清水，遇寒痛甚，得温痛减，饮食喜温，舌苔白滑，脉象弦紧或舌淡苔薄，脉弱等特点；气滞郁而化热，湿阻或食积久而化热，阴液不足等均可见热之征象，如脘腹胀满，按之不适，口苦，厌食，舌苔黄腻或咽干口燥，午后颧红，小便短少，大便干结，舌体瘦薄，苔少而干，脉虚数。

3.辨脏腑

胃缓病位主要在胃，但与肝、脾、肾密切相关，辨证时要注意辨别病变脏腑的不同。脾胃虚弱，中气下陷所致胃缓，常见脘腹重坠作胀，食后益甚，或便意频数，肛门重坠，或脱肛；脾肾阳虚胃缓，常伴喜温喜按，食少便溏，畏冷肢凉，胃中振水，呕吐清水，腰膝酸软；肝郁气滞、肝胃郁热等致病多与情志因素有关，脘腹胀满，胸胁满闷，心烦易怒，嗳气频频。

(二)治疗原则

根据胃缓的病机，其治疗原则以益气升阳，行气降逆为主。凡脾气虚弱，治以健脾益气；脾气不升或中气下陷，宜益气升阳；胃失和降，气机不利，上逆为呕、为哕，则宜行气降逆；胃缓多为虚中夹实，因脾阳不足而痰饮内停，治以温化痰饮；因气机阻滞，久而入络有瘀血者，治以活血化瘀；因脾胃升降失调，寒热夹杂或湿热蕴结者，治宜辛开苦泄。

(三)分证论治

1.脾虚气陷证

症状：脘腹重坠作胀，食后益甚，或便意频数，肛门重坠，或脱肛，或小便混浊，或久泄不止，神疲乏力，食少，消瘦，便溏，眩晕，舌淡，脉弱。

病机分析：脾胃气虚，升降失司，中气下陷，故脘腹重坠作胀，食后益甚，或便意频数，肛门重坠，或脱肛，或久泄不止；脾虚运化无力，故食少便溏；脾胃为气血生化之源，脾主四肢，脾失健运，清阳不升，生化不足，故神疲乏力，消瘦，眩晕；舌淡，脉弱亦为脾虚之征。

治法：补气升陷。

代表方药：补中益气汤合升陷汤加减。黄芪、党参、白术、当归、炙甘草益气健脾生血，柴胡、升麻、桔梗升举清阳，枳壳、陈皮理气和胃降逆。

随症加减：兼肝郁气滞，加柴胡、香附、厚朴、槟榔；泛酸，加左金丸、乌贼骨、煅瓦楞；瘀血阻滞，加丹参、蒲黄、五灵脂、三七；湿热中阻，加茵陈、佩兰、豆蔻、黄连；食积纳呆，加焦山楂、麦芽、谷芽、神曲；泄泻便溏，加仙鹤草、炒山药、芡实、莲子。

2.脾肾阳虚证

症状：脘腹胀满，食后更甚，喜温喜按，食少便溏，畏冷肢凉，胃中振水，呕吐清水，腰酸，舌淡胖，苔白滑，脉沉弱。

病机分析：脾主运化，脾主四肢，脾肾阳虚，运化失司，故脘腹胀满，食后更甚，喜温喜按，食少便溏；四肢失于温煦，故畏冷肢凉；脾胃虚寒，痰饮内生，胃失和降故胃中振水，呕吐清水；腰为肾之府，肾阳虚衰故腰酸；舌淡胖，苔白滑，脉沉弱亦为脾肾阳虚，痰饮内停之征。

治法：温补脾肾。

代表方药：附子理中汤合苓桂术甘汤加减。干姜、附子、党参温补脾肾，桂枝、白术、炙甘草、茯苓以温化水饮。

随症加减：腰酸明显，加杜仲、牛膝、淫羊藿、续断；呕吐清水，加陈皮、半夏；久泄不止，加石榴皮(壳)、煨诃子、罂粟壳、芡实、莲子。

3.脾虚阴损证

症状：胃脘痞满，食后更显，神疲乏力，气短懒言，咽干口燥，午后颧红，小便短少，大便干结，舌体瘦薄，苔少而干，脉虚数。

病机分析：脾胃气阴两虚，脾胃气虚，健运失常，故胃脘痞满，食后更显，神疲乏力，气短懒言；胃津不足，津液不能上承，故咽干口燥；阴虚内热，故午后颧红；阴液亏虚，化源不足，大肠失于濡润，故小便短少，大便干结；舌体瘦薄，苔少而干，脉虚数均为气阴亏虚，虚中有热之征。

治法：补脾益胃。

代表方药：参苓白术散合益胃汤加减。太子参、生黄芪、炙甘草、山药补脾益气，玉竹、麦冬、石斛益胃生津，佛手、桔梗理气和胃。

随症加减:失眠多梦,加夜交藤、酸枣仁、柏子仁、茯神;大便干结,加火麻仁、冬瓜仁、瓜蒌、杏仁。

(四)其他疗法

1.单方验方

(1)苍术 15 g,加水武火煮沸 3 分钟,改用文火缓煎 20 分钟,亦可直接用沸水浸泡,少量频饮,用于脾虚湿阻者。

(2)枳实 12 g,水煎服,用于脾虚气滞者。

(3)黄芪 30 g,砂仁(布包)10 g,乌鸡半只,共煲至烂熟,去砂仁,加盐调味,饮汤吃肉,用于脾虚气陷者。

(4)黄芪 30 g,陈皮 9 g,猪肚 1 只,猪肚洗净,将黄芪、陈皮用纱布包好放入猪肚中,麻线扎紧,加水文火炖煮,熟后去掉药包,趁热食肚饮汤,用于中气不足、脾胃虚弱者。

(5)桂圆肉 30 g,加水煮沸后备用,将鸡蛋 1 个打入碗内,用煮好的桂圆肉水冲入蛋中搅匀,煮熟食用,每日早、晚各 1 次,用于脾胃阳虚者。

(6)乌龟肉 250 g、炒枳壳 15 g,共煲汤,加盐调味,吃肉饮汤,用于胃阴亏虚者。

2.常用中成药

(1)补中益气丸。①功效主治:补中益气,升阳举陷。适用于脾胃虚弱、中气下陷所致的体倦乏力、食少腹胀、便溏久泻、肛门下坠。②用法用量:每次 6 g,每日 3 次。

(2)枳术宽中胶囊。①功效主治:健脾和胃,理气消痞。适用于脾虚气滞引起的脘胀、呕吐、反胃、纳呆、反酸等。②用法用量:饭后服用。每次 3 粒,每日 3 次。

(3)香砂养胃丸。①功效主治:温中和胃。适用于不思饮食,胃脘满闷或泛吐酸水。②用法用量:每次 3 g,每日 3 次。

(4)胃苏颗粒。①功效主治:理气消胀,和胃止痛。适用于胃脘胀痛。②用法用量:每次 15 g,每日 3 次。

(5)保和丸。①功效主治:消食,导滞,和胃。适用于食积停滞,脘腹胀满,嗳腐吞酸,不欲饮食。②用法用量:每次 8 粒,每日 2 次。

(6)理中丸。①功效主治:温中祛寒,补气健脾。适用于胃下垂属脾胃虚寒者。②用法用量:每次 9 g,每日 2~3 次。

(7)金匮肾气丸。①功效主治:温补肾阳,化气行水。适用于肾阳虚损引起的脘腹胀满,腰膝酸软,小便不利,畏寒肢冷。②用法用量:每次 6 g,每日 2 次。

(8)胃乐宁。①功效主治:养阴和胃。适用于胃阴亏虚引起的痞满,腹胀。②用法用量:每次 1 片,每日 3 次。

(9)达立通颗粒。①功效主治:清热解郁,和胃降逆,通利消滞。适用于肝胃郁热所致痞满证,症见胃脘胀满、嗳气、食欲缺乏、胃中灼热、嘈杂泛酸、脘腹疼痛、口干口苦;运动障碍型功能性消化不良见上述症状者。②用法用量:温开水冲服,1 次 1 袋,1 天 3 次。于饭前服用。

3.针灸疗法

(1)针刺:针足三里、中脘、关元、中极、梁门、解溪、脾俞、胃俞等穴。

(2)灸法:灸足三里、天枢、气海、关元等穴。

(3)耳针:用毫针柄在耳郭的胃肠区按压,寻找敏感点,然后在此点上加压 2~3 分钟,每日 1 次。

4.外治疗法

(1)外敷法:①取升麻研粉与石榴皮适量捣烂,制成1枚直径1 cm的药球,置于患者神阙穴,胶布固定。患者取水平卧位,将水温60 ℃的热水袋熨敷肚脐,每次半小时以上,每日3次。②用蓖麻子仁98%、五倍子末2%,按此比例打成烂糊,制成每颗约10 g,直径1.5 cm的药饼备用。用时在百会穴剃去与药饼等大头发1块,将药饼紧贴百会穴上,纱布绷带固定,每日早、中、晚各1次,每次10分钟左右,以感觉温热而不烫痛皮肤为度。

(2)推拿疗法:患者先取俯卧位,医师双手由患者T_3～L_5两侧揉捏2～3遍,用右肘尖分别在脊柱两旁按压肝俞、胆俞、脾俞、胃俞等穴2～3遍,双手掌根同时由腰部向背部弹性快速推按4～5遍。转仰卧位,医师双手掌自下而上反复波形揉压腹部2～3遍,然后用拇指点压中脘、天枢、气海、关元、气冲、足三里、内关各1分钟,每次约按摩30分钟,每日1次,2个月为1个疗程。

五、临证参考

(一)以虚为主,虚中兼实

临床上胃缓多以虚为主,脾胃气虚是其发病的根本,临床常见脾虚气陷,脾肾阳虚,脾虚阴损等证型。但可因体质、药物、饮食、情志、气候等多种因素,在疾病发展过程中易出现痰饮、食积、气滞、血瘀等证候,治疗应善于抓主症,解决主要矛盾,因虚致实者当以补虚为主,佐以祛邪;以实为著者当以祛邪为主,佐以补虚。

(二)病在脾胃,涉及肝肾

生理上,脾胃同居中焦,脾以升为健;胃以降为和,两者升降相因,为气机升降之枢纽。病理情况下,脾胃气机升降失常,脾气不能升清,则胃气不能降浊;胃气失于和降,则脾的运化功能失常。治疗时注意调畅中焦气机,恢复脾胃受纳运化之职,以合“治中焦如衡,非平不安”的用药原则,常用方法有补中益气法、益胃养阴法、辛开苦降法等。肝属木,脾胃属土,土壅木郁,土虚木乘,临床上常见肝脾不和及肝胃不和,故从肝论治胃缓也十分重要。叶天士提出“醒胃必先制肝”“培土必先制木”的用药原则。在具体用药中,又当区分肝气郁滞、肝郁化火、肝阴不足等不同的病理机制,给予疏肝、清肝、泄肝、柔肝和平肝等治疗。肾为胃之关,脾胃运化腐熟,全赖肾阳之温煦,若肾阳不足,可致脾肾阳虚,中焦虚寒;若肾阴亏虚不能上济于胃,则胃失于濡养而脾虚阴损。胃缓久病勿忘补肾,适当参以补肾之品。

(三)内外兼治,综合治疗

胃缓多病程较长,以虚为主,患者餐后脘腹坠胀,食欲缺乏,消瘦,若单纯以汤药长期调养,患者的依从性较差。因此,治疗胃缓应内服与外治结合,内服以汤药浓煎,多次频服,或以膏散剂型;外治以敷贴、针灸、推拿,兼以自我锻炼。

(四)合理营养,增强信心

胃缓者多脘腹坠胀,食欲缺乏,消瘦,存在营养不良,久而影响康复的信心,出现焦虑或抑郁的情绪。膳食应荤素搭配,食材新鲜,营养合理,做工精细;忌肥甘厚腻、粗糙不易消化之物。也要注意调节患者的情绪,并得到患者家庭的支持,以增强康复的信心。

六、预防调护

(1)加强体育锻炼,如仰卧起坐、俯卧撑等可增加肌力,有助于防治本病。

(2)饮食营养丰富,烹调以蒸、煮、炖为主,宜少吃多餐,餐后宜平卧少许时间;进餐定时,细嚼慢咽，禁止暴饮暴食，避免进食不易消化的食物，如坚硬、粗糙、油腻及粗纤维的食品。

(3)经产多胎易致腹壁松弛，应计划生育，少生优生。

(4)保持心情舒畅，生活作息规律，避免过度劳累。

（马凡民）

第三节 胃 痛

胃痛是指以胃脘部近心窝处疼痛为主要临床表现的一种病证，又称胃脘痛。

《内经》对本病的论述较多，如《灵枢·邪气脏腑病形》曰："胃病者，腹䐜胀，胃脘当心而痛。"最早记载了"胃脘痛"的病名；又《灵枢·厥病》云："厥心痛，腹胀胸满，心尤痛甚，胃心痛也。"所论"厥心痛"的内容，与本病有密切的关系。

《内经》还指出造成胃脘痛的原因有受寒、肝气不舒及内热等，《素问·举痛论》曰："寒气客于肠胃之间、膜原之下，血不得散，小络急引故痛。"《素问·六元正纪大论》曰："木郁之发，民病胃脘当心而痛。"《素问·气交变大论》曰："岁金不及，炎火通行，复则民病口疮，甚则心痛。"迨至汉代，张仲景在《金匮要略》中则将胃脘部称为心下、心中，将胃病分为痞证、胀证、满证与痛证，对后世很有启发。如"心中痞，诸逆心悬痛，桂枝生姜枳实汤主之。""按之心下满痛者，此为实也，当下之，宜大柴胡汤"。书中所拟的方剂如大建中汤、大柴胡汤等，都是治疗胃脘痛的名方。《仁斋直指方》对胃痛的原因已经认识到"有寒，有热，有死血，有食积，有痰饮，有虫"等不同。《备急千金要方·心腹痛》在论述九痛丸功效时指出，其胃痛有虫心痛、疰心痛、风心痛、悸心痛、食心痛、饮心痛、寒心痛、热心痛、去来心痛九种。

对于胃脘痛的辨证论治，《景岳全书·心腹痛》分析极为详尽，对临床颇具指导意义，指出："痛有虚实……辨之之法，但当察其可按者为虚，拒按者为实；久痛者多虚，暴病者多实；得食稍可者为虚，胀满畏食者为实；痛徐而缓，莫得其处者多虚，痛剧而坚，一定不移者为实；痛在肠脏，中有物有滞者多实，痛在腔胁经络，不干中脏，而牵连腰背，无胀无滞者多虚。脉与证参，虚实自辨。"除此之外，还须辨其寒热及有形无形。《丹溪心法·心脾痛》在论述胃痛治法时指出"诸痛不可补气"的观点，对后世影响很大，而印之临床，这种提法尚欠全面，后世医家逐渐对其进行纠正和补充。

《证治汇补·胃脘痛》对胃痛的治疗提出"大率气食居多，不可骤用补剂，盖补之则气不通而痛愈甚。若曾服攻击之品，愈后复发，屡发屡攻，渐至脉来浮大而空者，又当培补"，值得借鉴。

古代文献中所述胃脘痛，在唐宋以前医籍多以"心痛"代之，宋代之后，医家对胃痛与心痛相混谈提出质疑，至金元《兰室秘藏》首立"胃脘痛"一门，明确区分了胃痛与心痛，至明清时期胃痛与心痛得以进一步区别开来。如《证治准绳·心痛胃脘痛》就指出："或问丹溪言心痛即胃脘痛然乎？曰：心与胃各一脏，其病形不同，因胃脘痛处在心下，故有当心而痛之名，岂胃脘痛即心痛者哉！"《医学正传·胃脘痛》亦云："古方九种心痛……详其所由，皆在胃脘，而实不在于心也。"

现代医学的急、慢性胃炎，消化性溃疡，胃神经官能症，胃癌等疾病，以及部分肝、胆、胰疾病，出现胃痛的临床表现时，可参考本节进行辨证论治。

一、病因病机

胃痛的发生，主要责之于外邪犯胃、饮食伤胃、情志不畅和先天脾胃虚弱等，致胃气郁滞，胃失和降，不通则痛。

(一)外邪犯胃

外邪之中以寒邪最易犯胃，夏暑之季，暑热、湿浊之邪也间有之。邪气客胃，胃气受伤，轻则气机壅滞，重则和降失司，而致胃脘作痛。寒主凝滞，多见绞痛；暑热急迫，常致灼痛；湿浊黏腻，常见闷痛。

(二)饮食伤胃

若纵恣口腹，过食肥甘，偏嗜烟酒，或饥饱失调，寒热不适，或用伤胃药物，均可伐伤胃气，气机升降失调而作胃痛。尤厚味及烟酒，皆湿热或燥热之性，易停于胃腑伤津耗液为先，久则损脾。

(三)情志不畅

情志不舒，伤肝损脾，亦致胃痛。如气郁恼怒则伤肝，肝失疏泄条达，横犯脾胃，而致肝胃不和或肝脾不和，气血阻滞则胃痛；忧思焦虑则伤脾，脾伤则运化失司，升降失常，气机不畅也致胃痛。

(四)脾胃虚弱

身体素虚，劳倦太过，久病不愈，可致脾胃不健，运化无权，升降转枢失利，气机阻滞，而致胃痛；或因胃病日久，阴津暗耗，胃失濡养，或伴中气下陷，气机失调；或因脾胃阳虚，阴寒内生，胃失温养，均可导致胃痛。

胃痛与胃、肝、脾关系最为密切。胃痛初发多属实证，病位主要在胃，间可及肝；病久常见虚证，其病位主要在脾；亦有虚实夹杂者，或脾胃同病，或肝脾同病。

胃痛病因虽有上述不同，病性尚有虚实寒热、在气在血之异，但其发病机制有其共性，即所谓“不通则痛”。胃为阳土，喜润恶燥，主受纳、腐熟水谷，以降为顺。胃气一伤，初则壅滞，继则上逆，此即气滞为病。其中首先是胃气的壅滞，无论外感、食积均可引发；其次是肝胃气滞，即肝气郁结，横逆犯胃所造成的气机阻滞。另外，气为血帅，气行则血行，气滞日久，必致血瘀，也即久患者络之意；“气有余便是火”，气机不畅，可蕴久化热，火能灼伤阴津，或出血之后，血脉瘀阻而新血不生，致阴津亦虚，均可致胃痛加重，每每缠绵难愈。脾属阴土，喜燥恶湿，主运化，输布精微，以升为健，与胃互为表里，胃病延久，可内传于脾。脾气受伤，轻则中气不足，运化无权；继则中气下陷，升降失司；再则脾胃阳虚，阴寒内生，胃络失于温养。若胃痛失治误治，血络损伤，还可见吐血、便血等证。

二、诊断要点

(一)症状

胃脘部疼痛，常伴有食欲缺乏，痞闷或胀满，恶心呕吐，吞酸嘈杂等。发病常与情志不遂、饮食不节、劳累、受寒等因素有关。起病或急或缓，常有反复发作的病史。

(二)检查

上消化道X线钡餐造影、纤维胃镜及病理组织学检查等，有助诊断。

三、鉴别诊断

(一)胃痞

二者部位同在心下，但胃痞是指心下痞塞，胸膈满闷，触之无形，按之不痛的病证。胃痛以痛为主，胃痞以满为患，且病及胸膈，不难区别。

（二）真心痛

心居胸中，其痛常及心下，出现胃痛的表现，应高度警惕，防止与胃痛相混。典型真心痛为当胸而痛，其痛多刺痛、剧痛，且痛引肩背，常有气短、汗出等症，病情较急，如《灵枢·厥病》曰："真心痛，手足青至节，心痛甚，旦发夕死，夕发旦死。"中老年人既往无胃痛病史，而突发胃脘部位疼痛者，当注意真心痛的发生。胃痛部位在胃脘，病势不急，多为隐痛、胀痛等，常有反复发作史。X线、胃镜、心电图及生化检查有助鉴别。

四、辨证

胃痛的主要部位在上腹胃脘部近心窝处，往往兼见胃脘部痞满、胀闷、嗳气、吐酸、纳呆、胁胀、腹胀，甚至出现呕血、便血等症。常反复发作，久治难愈。至于临床辨证，当分虚实两类。实证多痛急拒按，病程较短；虚证多痛缓喜按，缠绵难愈，这是辨证的关键。

（一）寒邪客胃

证候：胃痛暴作，得温痛减，遇寒加重；恶寒喜暖，口淡不渴，或喜热饮，舌淡，苔薄白，脉弦紧。

分析：寒凝胃脘，气机阻滞，则胃痛暴作，得温痛减，遇寒加重；阳气被遏，失去温煦，则恶寒喜暖，口淡不渴，或喜热饮；舌淡，苔薄白，脉弦紧，为内寒之象。

（二）饮食伤胃

证候：胃脘疼痛，胀满拒按，嗳腐吞酸，或呕吐不消化食物，其味腐臭，吐后痛减，不思饮食，大便不爽，得矢气及便后稍舒，舌苔厚腻，脉滑。

分析：饮食积滞，阻塞胃气，则胃脘疼痛，胀满拒按；食物不化，胃气上逆，则嗳腐吞酸，或呕吐不消化食物，其味腐臭，吐后痛减；胃失和降，腑气不通，则不思饮食，大便不爽，得矢气及便后稍舒；舌质淡，苔厚腻，脉滑，为饮食内停之征。

（三）肝气犯胃

证候：胃脘胀痛，连及两胁，攻撑走窜，每因情志不遂而加重，善太息，不思饮食，精神抑郁，夜寐不安，舌苔薄白，脉弦滑。

分析：肝气郁结，横逆犯胃，肝胃气滞，故胃脘胀痛；胁为肝之分野，故胃痛连胁，攻撑走窜；因情志不遂加重气机不畅，故以息为快；胃失和降，受纳失司，故不思饮食；肝郁不舒，则精神抑郁，夜寐不安；舌苔薄白，脉弦滑为肝胃不和之象。

（四）湿热中阻

证候：胃脘灼热而痛，得凉则减，遇热加重。伴口干喜冷饮，或口臭不爽，口舌生疮。甚至大便秘结，排便不畅，舌质红，苔黄少津，脉滑数。

分析：胃气阻滞，日久化热，故胃脘灼痛，得凉则减，遇热加重，口干喜冷饮或口臭不爽，口舌生疮；胃热久积，腑气不通，故大便秘结，排便不畅；舌质红，苔黄少津，脉象滑数，为胃热蕴积之象。

（五）瘀血停胃

证候：胃脘疼痛，状如针刺或刀割，痛有定处而拒按，入夜尤甚。病程日久，胃痛反复发作而不愈，面色晦暗无华，唇暗，舌质紫暗或有瘀斑，脉涩。

分析：气滞则血瘀，或吐血、便血之后，离经之血停积于胃，胃络不通，而成瘀血，瘀血停胃，故疼痛状如针刺或刀割，固定不移，拒按；瘀血不净，新血不生，故面色晦暗无华，唇暗；舌质紫暗，或有瘀点、瘀斑，脉涩，为血脉瘀阻之象。

（六）胃阴亏耗

证候：胃脘隐痛或隐隐灼痛，伴嘈杂似饥，饥不欲食，口干不思饮，咽干唇燥，大便干结，舌体瘦，质嫩红，少苔或无苔，脉细而数。

分析：气郁化热，热伤胃津，或瘀血积留，新血不生，阴津匮乏，阴津亏损则胃络失养，故见胃脘隐痛；若阴虚有火，则可见胃中灼痛隐隐；胃津亏虚则胃纳失司，故嘈杂似饥，知饥而不欲纳食；阴液亏乏，津不上承，故咽干唇燥；阴液不足则肠道干涩，故大便干结；舌体瘦舌质嫩红，少苔或无苔，脉细而数，皆为胃阴不足而兼虚火之象。

（七）脾胃虚寒

证候：胃脘隐痛，遇寒或饥时痛剧，得温或进食则缓，喜暖喜按。伴面色不华，神疲肢怠，四末不温，食少便溏，或泛吐清水。舌质淡而胖，边有齿痕，苔薄白，脉沉细无力。

分析：胃病日久，累及脾阳。脾胃阳虚，故胃痛绵绵，遇寒或饥时痛剧，得温熨或进食则缓，喜暖喜按；气血虚弱，故面色不华，神疲肢怠；阳气虚不达四末，故四肢不温；脾虚不运，转输失常，故食少便溏；脾阳不振，寒湿内生，饮邪上逆，故泛吐清水；舌质淡而胖，边有齿痕，苔薄白，脉沉细无力，为脾胃虚寒之象。

五、治疗

治疗以理气和胃止痛为主，审证求因，辨证施治。邪盛以祛邪为急，正虚以扶正为先，虚实夹杂者，则当祛邪扶正并举。虽有“通则不痛”之说，但决不能局限于狭义的“通”法，要从广义的角度理解和运用“通”法。属于胃寒者，散寒即所谓通；属于血瘀者，化瘀即所谓通；属于食停者，消食即所谓通；属于气滞者，理气即所谓通；属于热郁者，泻热即所谓通；属于阴虚者，益胃养阴即所谓通；属于阳虚者，温运脾阳即所谓通。

（一）中药治疗

1.寒邪客胃

治法：温胃散寒，行气止痛。

处方：香苏散合良附丸加减。

方义：方中高良姜、吴茱萸温胃散寒；香附、乌药、陈皮、木香行气止痛。

随症加减：如兼见恶寒、头痛等风寒表证者，可加苏叶、藿香等以疏散风寒，或内服生姜汤、胡椒汤以散寒止痛；若兼见胸脘痞闷，胃纳呆滞，嗳气或呕吐者，是为寒夹食滞，可加枳实、神曲、鸡内金、制半夏、生姜等以消食导滞，降逆止呕。若寒邪郁久化热，寒热错杂，可用半夏泻心汤辛开苦降，寒热并调。

中成药可选用良附丸、胃痛粉等。

2.饮食伤胃

治法：消食导滞，和胃止痛。

处方：保和丸加减。

方义：方中神曲、山楂、莱菔子消食导滞；茯苓、半夏、陈皮和胃化湿；连翘散结清热。

随症加减：若脘腹胀甚者，可加枳实、砂仁、槟榔等以行气消滞；若胃脘胀痛而便闭者，可合用小承气汤或改用枳实导滞丸以通腑行气；胃痛急剧而拒按，伴见苔黄燥，便秘者，为食积化热成燥，则合用大承气汤以泻热解燥，通腑荡积。

中成药可选用加味保和丸、枳实消痞丸等。

3.肝气犯胃

治法:疏肝解郁,理气止痛。

处方:柴胡疏肝散加减。

方义:方中柴胡、芍药、川芎、郁金、香附疏肝解郁;陈皮、枳壳、佛手、甘草理气和中。

随症加减:若胃痛较甚者,可加川楝子、延胡索以加强理气止痛作用;嗳气较频者,可加沉香、旋覆花以顺气降逆;泛酸者加乌贼骨、煅瓦楞子中和胃酸。痛势急迫,嘈杂吐酸,口干口苦,舌红苔黄,脉弦或数,乃肝胃郁热之证,改用化肝煎或丹栀逍遥散加黄连、吴茱萸以疏肝泻热和胃。

中成药可选用气滞胃痛冲剂、胃苏冲剂等。

4.湿热中阻

治法:清化湿热,理气和胃。

处方:清中汤加减。

方义:方中黄连、栀子清热燥湿;制半夏、茯苓、草豆蔻祛湿健脾;陈皮、甘草理气和中。

随症加减:湿偏重者加苍术、藿香燥湿醒脾;热偏重者加蒲公英、黄芩清胃泻热;伴恶心呕吐者,加竹茹、橘皮以清胃降逆;大便秘结不通者,可加大黄(后下)通下导滞;气滞腹胀者加厚朴、枳实以理气消胀;纳呆少食者,加神曲、谷芽、麦芽以消食导滞。

中成药可选用清胃和中丸。

5.瘀血停胃

治法:理气活血,化瘀止痛。

方药:失笑散合丹参饮加减。

方义:前方以五灵脂、蒲黄活血祛瘀、通利血脉以止痛;后方重用丹参活血化瘀,檀香、砂仁行气止痛。

随症加减:若因气滞而致血瘀,气滞仍明显时,宜加理气之品,但忌香燥太过;若血瘀而兼血虚者,宜合四物汤等养血活血之味;若血瘀而兼脾胃虚衰者,宜加炙黄芪、党参等健脾益气以助血行;若瘀血日久,血不循常道而外溢出血者,应参考吐血、便血章节内容处理。

中成药可选用九气拈痛丸。

6.胃阴亏耗

治法:滋阴益胃,和中止痛。

处方:益胃汤合芍药甘草汤加减。

方义:方中沙参、玉竹补益气阴;麦冬、生地黄滋养阴津;冰糖生津益胃;芍药、甘草酸甘化阴,缓急止痛。

随症加减:若气滞仍著时,加佛手、香橼皮、玫瑰花等轻清畅气而不伤阴之品;津伤液亏明显时,可加芦根、天花粉、乌梅等以生津养液;大便干结者,加火麻仁、郁李仁、瓜蒌仁等润肠之品。若兼肝阴亦虚,症见脘痛连胁者,可加白芍、枸杞子、生地黄等柔肝之品,也可用一贯煎化裁为治。

中成药可选用养胃舒胶囊。

7.脾胃虚寒

治法:温中健脾。

方药:黄芪建中汤加减。

方义:方中以黄芪补中益气、饴糖益气养阴为君;以桂枝温阳气、芍药益阴血为臣;以生姜温胃、大枣补脾为佐；炙甘草调和诸药，共奏温中健脾，和胃止痛之功。

随症加减：若阳虚内寒较重者，也可用大建中汤化裁，或加附子、肉桂、荜茇等温中散寒；兼泛酸者，可加黄连汁炒吴茱萸、煅瓦楞、海螵蛸等制酸之品；泛吐清水时，可予小半夏加茯苓汤或苓桂术甘汤合方为治；兼见血虚者，也可用归芪建中汤治之。若胃脘坠痛，证属中气下陷者，可用补中益气汤化裁为治。

此外，临床上胃强脾弱，上热下寒者也不少见，症状除胃脘疼痛以外，还可见恶心呕吐，嗳气，肠鸣便溏或大便秘结，舌质淡，苔薄黄腻，脉细滑等，治疗时，可选用半夏泻心汤、黄连理中汤或乌梅丸等以调和脾胃，清上温下。

中成药可选用人参健脾丸、参苓白术丸等。

(二)针灸治疗

1.基本处方

中脘、内关、足三里。中脘、足三里募合相配，内关属心包经，历络三焦，通调三焦气机而和胃，三穴远近结合，共同调理胃腑气机。

2.加减运用

(1)寒邪客胃证：加神阙、梁丘以散寒止痛，神阙用灸法。余穴针用平补平泻法。

(2)饮食伤胃证：加梁门、建里、璇玑以消食导滞。诸穴针用泻法。

(3)肝气犯胃证：加期门、太冲以疏肝理气，针用泻法。余穴针用平补平泻法。

(4)湿热中阻证：加阴陵泉、内庭以清利湿热，阴陵泉针用平补平泻法。余穴针用泻法。

(5)瘀血停胃证：加膈俞、阿是穴以化瘀止痛，针用泻法。余穴针用平补平泻法，或加灸法。

(6)胃阴亏耗证：加胃俞、太溪、三阴交以滋阴养胃。诸穴针用补法。

(7)脾胃虚寒证：加神阙、气海、脾俞、胃俞以温中散寒，神阙用灸法。余穴针用补法，或加灸法。

3.其他

(1)指针疗法：取中脘、至阳、足三里等穴，以双手拇指或中指点压、按揉，力度以患者能耐受并感觉舒适为度，同时令患者行缓慢腹式呼吸，连续按揉3～5分钟即可止痛。

(2)耳针疗法：取胃十二指肠、脾、肝、神门、下脚端，每次选用3～5穴，毫针浅刺，留针30分钟；或用王不留行籽贴压。

(3)穴位注射疗法：根据中医辨证，分别选用当归注射液、丹参注射液、参附注射液或生脉注射液等，也可选用维生素 B_1 或维生素 B_{12} 注射液，按常规取2～3穴，每穴注入药液2～4 mL，每日或隔天1次。

(4)埋线疗法。取穴：肝俞、脾俞、胃俞、中脘、梁门、足三里。方法：将羊肠线用埋线针植入穴位内，无菌操作，每月1次，连续3次。适用于慢性胃炎之各型胃痛症者。

(5)兜肚法：取艾叶30 g，荜茇、干姜各15 g，甘松、山柰、细辛、肉桂、吴茱萸、延胡索、白芷各10 g，大茴香6 g，共研为细末，用柔软的棉布折成15 cm直径的兜肚形状，将上药末均匀放入，紧密缝好，日夜兜于中脘穴或疼痛处，适用于脾胃虚寒胃痛。

(马凡民)

第四节 反 胃

反胃是以脘腹痞胀,宿食不化,朝食暮吐,暮食朝吐为主要临床表现的一种病。

一、历史沿革

反胃又称胃反。胃反之名,首见于汉代张仲景《金匮要略·呕吐哕下利病脉证治》篇。宋代《太平圣惠方·治反胃呕吐诸方》则称之为“反胃”。其后亦多以反胃名之。

《金匮要略·呕吐哕下利病脉证治》载:“趺阳脉浮而涩,浮则为虚,涩则伤脾;伤脾则不磨,朝食暮吐,暮食朝吐,宿谷不化,名为胃反。”明确指出本病的病机主要是脾胃损伤,不能腐熟水谷。有关治疗方面,提出了使用大半夏汤和茯苓泽泻汤,至今仍为临床所常用。

隋代巢元方在《诸病源候论·胃反候》对《金匮要略》之说有所发挥,将病因病机归纳为血气不足、胃寒停饮、气逆胃反,指出“荣卫俱虚,其血气不足,停水积饮,在胃脘则脏冷,脏冷则脾不磨,脾不磨则宿谷不化,其气逆而成胃反也”。

唐代王冰在《黄帝内经·素问》注文中更将本病精辟总结为“食入反出,是无火也”。宋代《圣济总录·呕吐门》也言:“食久反出,是无火也。”

金元时期,朱丹溪在《丹溪心法·翻胃》提出血虚、气虚、有热、有痰之说,治法方药则更趋丰富全面。

明代张景岳对于反胃的病因、病机、辨证、治法、方药等有了系统性的阐发,他在《景岳全书·反胃》一节中说:“或以酷饮无度,伤于酒湿,或以纵食生冷,败其真阳;或因七情忧郁,竭其中气;总之,无非内伤之甚,致损胃气而然。”又说:“反胃一证,本属火虚,盖食入于胃,使胃暖脾强,则食无不化,何至复出……然无火之由,则犹有上中下三焦之辨,又当察也。若寒在上焦,则多为恶心或泛泛欲吐者,此胃脘之阳虚也。若寒在中焦,则食入不化,每食至中脘,或少顷或半日复出者,此胃中之阳虚也。若寒在下焦,则朝食暮吐,暮食朝吐,乃以食入幽门,丙火不能传化,故久而复出,此命门之阳虚也”“虚在上焦,微寒呕吐者,惟姜汤为最佳,或橘皮汤亦可,虚在中焦而食入反出者,宜五君子煎、理中汤……虚在下焦而朝食暮吐……其责在阴,非补命门以扶脾土之母,则火无以化,土无以生,亦犹釜底无薪,不能腐熟水谷,终无济也。宜六味回阳饮,或人参附子理阴煎,或右归饮之类主之。此屡用之妙法,不可忽也”“反胃由于酒湿伤脾者,宜葛花解酲汤主之,若湿多成热,而见胃火上冲者,宜黄芩汤或半夏泻心汤之类主之。”其中补命门火之说是他对本病治疗上的一大创见。

明代李中梓根据临床实际,进一步丰富了反胃的辨证内容。他在《医宗必读·反胃噎嗝》中说:“反胃大都属寒,然不可拘也。脉大有力,当作热治,脉小无力,当作寒医。色之黄白而枯者为虚寒,色之红赤而泽者为实热,以脉合证,以色合脉,庶乎无误。”

清代李用粹的《证治汇补·反胃》对七情致病认识较为深刻。他说:“病由悲愤气结,思虑伤脾……皆能酿成痰火,妨碍饷道而食反出。”对反胃的病因病机,做了新的补充。清代陈士铎在《石室秘录·噎嗝反胃治法》说:“夫食入于胃而吐出,似乎病在胃也,谁知肾为胃之关门,肾病而胃始病。”这种看法,与张景岳补命门以扶脾土的观点基本相同。清代沈金鳌在《杂病源流犀烛·噎塞反胃关格源流》言："反胃原于真火衰微，胃寒脾弱，不能纳谷，故早食晚吐，日日如此，以饮食入胃，既抵胃之下脘，复返而出也。若脉数，为邪热不杀谷，乃火性上炎，多升少降也"。同时指出："亦有瘀血阻滞者，亦有虫而反出者，亦有火衰不能生土，其脉沉迟者。"进一步丰富了对反胃病因病机的认识。

以上所引各家之说，从不同的方面对反胃作了阐述，使本病的辨证论治内容日趋完善。

二、范围

西医学的胃十二指肠溃疡病，胃十二指肠憩室，急慢性胃炎，胃黏膜脱垂症，十二指肠郁积症，胃部肿瘤，胃神经症等，凡并发胃幽门部痉挛、水肿、狭窄，或胃动力紊乱引起胃排空障碍，而在临床上出现脘腹痞胀，宿食不化，朝食暮吐，暮食朝吐等症状者，均可参照本节内容辨证论治。

三、病因病机

反胃多由饮食不节，酒色过度，或长期忧思郁怒，损伤脾胃之气，并产生气滞、血瘀、痰凝阻胃，使水谷不能腐熟，宿食不化，导致脘腹痞胀，胃气上逆，朝食暮吐，暮食朝吐。

(一)脾胃虚寒

饥饱失常，嗜食寒凉生冷，损及脾阳，以致脾胃虚寒，不能消化谷食，终至尽吐而出。思虑不解，或久病劳倦多可伤脾，房劳过度则伤肾。脾伤则运化无能不能腐熟水谷，肾伤则命火衰微，不能温煦脾土，则脾失健运，谷食难化而反。

(二)痰浊阻胃

酒食不节、七情所伤、房室、劳倦等病因，均可损伤脾胃，因之水谷不能化为精微而成湿浊，积湿生痰，痰阻于胃，逐使胃腑失其通降下行之功效，宿食不化而成反胃。

(三)瘀血积结

七情所伤，肝胃气滞，或遭受外伤，或手术创伤等原因可导致气滞血瘀。胃络受阻，气血不和，胃腑受纳、和降功能不及，饮食积结而成反胃。

(四)胃中积热

多由于长期大量饮酒，吸烟，嗜食膏粱厚味，经常进食大量辣椒等辛烈之品，均可积热成毒，损伤胃气，而成反胃之证。抑或痰浊阻胃，瘀血积结，郁久化热。邪热在胃，火逆冲上，不能消化饮食，而见朝食暮吐，暮食朝吐。此即《素问·至真要大论》篇病机十九条中所说"诸逆冲上，皆属于火""诸呕吐酸……皆属于热"之意。

由此可见，本病病位在胃，脾胃虚寒、不能腐熟水谷是导致本病的最主要因素，但同时与肝、脾、肾等脏腑密切相关。除气滞、气逆外，还有痰浊、水饮、积热、瘀血等病理因素共同参与发病过程，而且各种病因病机之间往往相互转化。痰浊、水饮多为脾胃虚寒所致；痰浊、瘀血等可使气虚、气滞、食停，同时也可郁久化热；诸因均可久病入络，而成瘀血积结。

四、诊断与鉴别诊断

(一)诊断

1.发病特点

反胃在临床上较为常见，患者以成年人居多，男女性别差异不大，对老年患者要特别提高警惕，注意是否有癌肿等病存在。

2.临床表现

本病一般多为缓起,先有胃脘疼痛,吐酸,嘈杂,食欲缺乏,食后脘腹痞胀等症状,若迁延失治或治疗不当,病情则进一步加剧,逐渐出现脘腹痞胀加剧,进食后尤甚,饮食不能消化下行,停积于胃腑,终致上逆而呕吐。其呕吐的特点是朝食暮吐,暮食朝吐,呕出物多为未经消化的食物,或伴有痰涎血缕;严重患者亦可呕血。

患者每因呕吐而不愿进食,人体缺乏水谷精微之濡养,日见消瘦,面色萎黄,倦怠无力。由于饮食停滞于胃脘不能下行,按压脘部则感不适,有时并可触及包块;振摇腹部,可听到漉漉水声。

脉象,舌质,舌苔,则每随其或寒或热,或虚或实而表现不同,可据此作为进一步的辨证依据。

(二)鉴别诊断

1.呕吐

从广义言,呕吐可以包括反胃,而反胃也主要表现为呕吐。但一般呕吐多是食已即吐,或不食亦吐,呕吐物为食物、痰涎、酸水等,一般数量不多。反胃则主要是朝食暮吐,暮食朝吐,患者一般进食后不立即呕吐,但因进食后,食物停积于胃腑,不能下行,至一定时间,则尽吐而出,吐后始稍感舒畅。所吐出的多为未经消化的饮食,而且数量较多。

2.噎膈

噎膈是指吞咽时哽噎不顺,饮食在胸膈部阻塞不下,和反胃不同。反胃一般多无吞咽哽噎,饮食不下是饮食不能下通幽门,在食管则无障碍。噎膈则主要表现为吞咽困难,饮食不能进入贲门。噎膈虽然也会出现呕吐,但都是食入即吐,呕吐物量不多,经常渗唾痰涎,据此亦不难做出鉴别。

五、辨证

(一)辨证要点

1.注意呕吐的性质和呕吐物的情况

反胃的主要特征是朝食暮吐,暮食朝吐,因此在辨证中必须掌握这一特点。要详细询问病史,如呕吐的时间、呕吐的次数、呕吐物性状及多少等,这对于辨证很有价值。

2.要细辨反胃的证候

反胃的辨证可概括为寒、热、痰、瘀四个主要证型。除从呕吐物的性质内容判断外,其他症状、脉象、舌质、舌苔、患者过去和现在的病史、身体素质等,均有助于辨证。

(二)证候

1.脾胃虚寒

症状:食后脘腹胀满,朝食暮吐,暮食朝吐,吐出宿食不化及清稀水液,吐尽始觉舒适,大便溏少,神疲乏力,面色青白,舌淡苔白,脉细弱。甚者面色苍白,手足不温,眩晕耳鸣,腰膝酸软,精神萎靡。舌淡白,苔白滑,脉沉细无力。

病机分析:此证之主要病机是脾胃虚寒,即胃中无火。因胃中无火,胃失腐熟通降之职,不能消化与排空,乃出现朝食暮吐,暮食朝吐,宿食不化之症状,一旦吐出,消除停积,故吐后即觉舒适。《素问·至真要大论》篇云:“诸病水液,澄澈清冷,皆属于寒。”患者吐出清稀水液,故云属寒,大便溏少,神疲乏力,面色青白,亦属脾胃虚寒;舌淡白,脉弱,均为阳气虚弱之症。其严重者面色苍白,手足不温,舌质淡白,脉沉细无力,为阳虚之甚;腰膝酸软,眩晕耳鸣属肾虚;精神萎靡属肾精不足神气衰弱之征。这些表现,是由肾阳衰弱,命火不足,火不生土,脾失温煦而致,此属脾肾两虚之证,较前述之脾胃虚寒更为严重。

2.胃中积热

症状：食后脘腹胀满，朝食暮吐，暮食朝吐，吐出宿食不化及混浊酸臭之稠液，便秘，尿黄短，心烦口渴，面红。舌红干，舌苔黄厚腻，脉滑数。

病机分析：朝食暮吐，暮食朝吐，宿食不化，是属反胃之症。《素问·至真要大论》篇言："诸转反戾，水液浑浊，皆属于热。"今患者吐出混浊酸臭之液，故属于热证。内热消烁津液，故口渴便秘，小便短黄；内热熏蒸，故心烦，面红。舌红干，苔黄厚，脉滑数，皆为胃中积热之征。

3.痰浊阻胃

症状：经常脘腹胀满，食后尤甚，上腹或有积块，朝食暮吐，暮食朝吐，吐出宿食不化，并有或稠或稀之痰涎水饮，或吐白沫，眩晕，心下悸。舌苔白滑，脉弦滑，或舌红苔黄浊，脉滑数。

病机分析：有形痰浊，阻于中焦，故不论已食未食，常见脘腹胀满。呕吐白色痰涎水饮或白沫，乃痰浊之征；痰浊积于中焦，故可见上腹部积块；眩晕乃因痰浊中阻，清阳不升所致；心下悸为痰饮阻于心下；舌苔白滑，脉弦滑，是痰证之特征；舌红，苔黄浊，脉滑数者，是属痰郁化热的表现。

4.血瘀积结

症状：经常脘腹胀满，食后尤甚，上腹或有积块，朝食暮吐，暮食朝吐，吐出宿食不化，或吐黄沫，或吐褐色浊液，或吐血便血，上腹胀满刺痛拒按，上腹部积块坚硬，推之不移。舌质暗红或兼有瘀点，脉弦涩。

病机分析：有形之瘀血，阻于胃关，影响胃气通降下行，故不论已食未食，常见腹部胀满；吐黄沫或褐液，解黑便，皆由瘀血阻络，血液外溢所致；腹胀刺痛属血瘀；上腹积块坚硬，推之不移，舌暗有瘀点，脉涩等皆为血瘀之征。

六、治疗

（一）治疗原则

1.降逆和胃

以降逆和胃为基本原则，阳气虚者，合以温中健脾，阴液亏者，合以消养胃阴，气滞则兼以理气，有瘀血或痰浊者，兼以活血祛痰。病去之后，当以养胃气、胃阴为主。如此，方能巩固疗效，利于健康。

2.注意服药时机

掌握服药的时机，也是治疗反胃的一个关键。由于反胃患者，宿食停积胃腑，若在此时服药，往往不易吸收，影响药效。故反胃患者应在空腹时服药，或在宿食吐净后再服药，疗效较佳。

（二）治法方药

1.脾胃虚寒

治法：温中健脾，和胃降逆。

方药：丁蔻理中汤加减。方中以党参补气健脾，干姜温中散寒；寒多以干姜为君，虚多以党参为君；辅以白术健脾燥湿；甘草补脾和中，加白豆蔻之芳香醒胃，丁香之理气降浊，共奏温阳降浊之功。

随症加减：吐甚者，加半夏、砂仁，以加强降逆和胃作用；病久脾肾阳虚者，可在上方基础上，加入温补命门之药，如附子、肉桂、补骨脂、吴茱萸之类；如寒热错杂者，可用乌梅丸。

除上述方药之外，尚可用丁香透膈散或二陈汤加味。如《证治汇补·反胃》言："主以二陈汤，加藿香、蔻仁、砂仁、香附、苏梗；消食加神曲、麦芽；助脾加人参、白术；抑肝加沉香、白芍；温中加炮姜、益智仁;壮火加肉桂、丁香,甚用附子理中汤,或八味丸。”又介绍用伏龙肝水煎药以补土,糯米汁以泽脾,代赭石以镇逆。《景岳全书·反胃》用六味回阳饮,或人参附子理阴煎,或右归饮之类,皆经验心得之谈,可供临床参考。

2.胃中积热

治法:清胃泻热,和胃降浊。

方药:竹茹汤加减。方中竹茹、栀子清胃泻热,兼降胃气;半夏、陈皮、枇杷叶和胃降浊。

随症加减:热重可加黄芩、黄连;热积腑实,大便秘结,可加大黄、枳实、厚朴以降泄之。

久吐伤津耗气,气阴两虚,表现反胃而唇干口燥,大便干结,舌红少苔,脉细数者,宜益气生津养阴,和胃降逆,可用大半夏汤加味。《景岳全书·反胃》谓:“反胃出于酒湿伤脾者,宜葛花解酒汤主之;若湿多成热,而见胃火上冲者,宜黄芩汤,或半夏泻心汤主之。”亦可随宜选用。

3.痰浊阻胃

治法:涤痰化浊,和胃降逆。

方药:导痰汤加减。方中以半夏、南星燥湿化痰浊;陈皮、枳实以和胃降逆;茯苓、甘草以渗湿健脾和中。

随症加减:痰郁化热者,宜加黄芩、黄连、竹茹;若体尚壮实者可用礞石滚痰丸攻逐顽痰。痰湿兼寒者,可加干姜、细辛;吐白沫者,其寒尤甚,可加吴茱萸汤;脘腹痞满、吐而不净者可选《证治汇补》木香调气散(白豆蔻、丁香、木香、檀香、藿香、砂仁、甘草)行气醒脾、化浊除满。

吐出痰涎如鸡蛋清者,可加人参、白术、益智仁,以健脾摄涎。如《杂病源流犀烛·噎嗝反胃关格源流》云:“凡饮食入胃,便吐涎沫如鸡子白,脾主涎,脾虚不能约束津液,故痰涎自出,非参、术、益智不能摄也。”

4.瘀血积结

治法:祛瘀活血,和胃降浊。

方药:膈下逐瘀汤加减。方中以香附、枳壳、乌药理气和胃,气为血帅,气行则血行;复以川芎、当归、赤芍以活血;桃仁、红花、延胡索、五灵脂以祛瘀;牡丹皮以清血分之伏热。可再加竹茹、半夏以加强降浊作用。

随症加减:吐黄沫,或吐血,便血者,可加降香、田七以活血止血;上腹剧痛者可加乳香、没药;上腹结块坚硬者,可加鳖甲、牡蛎、三棱、莪术。

(三)其他治法

(1)九伯饼:天南星、人参、半夏、枯矾、枳实、厚朴、木香、甘草、豆豉为末,老米打糊为饼,瓦上焙干,露过,每服一饼,细嚼,以姜煎平胃散下,此方加阿魏甚效。

(2)壁虎(即守宫)1～2只(去腹内杂物捣烂),鸡蛋1个。用法:将鸡蛋一头打开,装入壁虎,仍封固蒸熟,每日服1个,连服数天。

(3)雪梨1个、丁香50粒,梨去核,放入丁香,外用纸包好,蒸熟食用。

七、转归及预后

反胃之证,可由胃痛、嘈杂、泛酸等证演变而来,一般起病缓慢,变化亦慢。临床所分四证,可以独见,亦可兼见。

病初多表现为单纯的脾胃虚寒或胃中积热,其病变在无形之气,温之清之,适当调治,较易治疗。

患病日久，反胃频繁，除影响进食外，还可损伤胃阴，常在脾胃虚寒的同时并见气血、阴液亏虚；同时多为本虚而标实，或见寒热错杂，或合并痰浊阻胃或瘀血积结，其病变在有形之积，耗伤气血更甚，较难治疗。此时治疗时应注重温清同进，补泻兼施，用药平稳，缓缓图之。

久治不效，应警惕癌变可能。年高体弱者，发病之时已是脾肾两亏，全身日见衰弱，四种证候可交错兼见，进而发展为真阴枯竭或真火衰微之危症，则预后多不良。

八、预防与护理

要注意调节饮食，戒烟酒刺激之品，保持心情舒畅，避免房事劳倦。出现胃痛、嘈杂、泛酸之证者，应及时诊治，尽量避免贪食竹笋和甜腻等食品，以免变生反胃。得病之后，饮食宜清淡流质，避免粗硬食物；患者呕吐之时，应扶助患者以利吐出。药汁宜浓缩，空腹服。中老年患者一旦出现反胃，应注意排除癌肿可能。

（马凡民）

第五节 噎 膈

噎膈是指以吞咽食物梗噎不顺，重则食物不能进入胃腑，食入即吐为主要临床表现的一种病证。噎，指吞咽时梗塞不顺；膈，指格拒，食物不能下，下咽即吐。噎较轻，是膈之前期表现，在临床中往往二者同时出现，故并称噎膈。

膈之病名，首见于《内经》。《素问·阴阳别论》篇指出“三阳结，谓之膈”。《灵枢·上膈》篇曰：“脾脉……微急为膈中，食饮之而出，后沃沫”。在《内经》的许多章节中还记述了本病证的病因、病位、传变及转归，认识到其发病与精神因素、阳结等有关，所病脏腑多在胃脘，对后世治疗启迪很大。隋朝对此病有进一步的认识，如巢元方在《诸病源候论·痞膈病诸候·气膈候》中认为：“此由阴阳不和，脏气不理，寒气填于胸膈，故气噎塞不通，而谓之气噎”。并将噎膈分为气、忧、食、劳、思五噎；忧、恚、气、寒、热五膈。唐宋以后将噎膈并称，孙思邈在《备急千金要方·噎塞论》引《古今录验》，对五噎的证候，做了详细描述：“气噎者，心悸，上下不通，噎哕不彻，胸胁苦满”。至明清时期对其病因病机的认识较为全面，如李用粹在《证治汇补·噎膈》篇中曰：“有气滞者，有血瘀者，有火炎者，有痰凝者，有食积者，虽有五种，总归七情之变，由气郁化火，火旺血枯，津液成痰，痰壅而食不化也”。这些理论至今仍有重要的指导意义。

现代医学的食管癌、贲门癌以及贲门痉挛、贲门弛缓、食管憩室、反流性食管炎、弥漫性食管痉挛、胃神经官能症等疾病，出现噎膈的临床表现时，可参考本节进行辨证论治。

一、病因病机

噎膈之病，主要为七情内伤，饮食不节，年老体弱等原因，致使气、痰、瘀相互交阻，日久津气耗伤，食管失于润养，胃失通降而见噎膈。

（一）七情内伤

由于忧思恼怒，情志不遂，肝郁气滞，肝气横犯脾胃，脾伤则气结，运化失司，水湿内停，滋生痰浊，痰气相搏，阻于食管，食管不利或狭窄而见噎膈；肝伤则气郁，气郁则血凝，瘀血阻滞食管，饮食噎塞难下而成噎膈。

(二)饮食不节

因过食肥甘辛辣燥热之品,或嗜酒过度,造成胃肠积热,则津伤血燥,以致食管干涩而成噎膈。或常食发霉、粗糙之品,损伤食管脾胃而致噎膈。

(三)久病年老

由于大病久病,或年老气虚,或阴损及阳,久则脾肾衰败,阳气虚衰,运化无力,浊气上逆,壅阻食管咽喉,则吞咽困难而成噎膈。

噎膈之病位在食管,属胃所主,其病变脏腑又与肝、脾、肾有密切关系,因三脏与胃、食管皆有经络联系。脾为胃行其津液,若脾失健运,可聚湿生痰,阻于食管。胃气之和降,赖于肝气之条达,若肝失疏泄,则胃失和降,气机郁滞,久则气滞血瘀,食管狭窄。中焦脾胃赖于肾阴的濡养和肾阳的温煦,若肾阴不足,失于濡养,或脾肾衰败,阳气虚弱,运化受阻,浊气上逆均可发为噎膈。

噎膈之病因病机复杂,但主要为七情内伤,饮食不节,日久则气郁生痰,气滞血阻,滞于食管而见噎膈;其次为年老体弱等原因,致阴津亏虚,气血枯燥,食管失于润养,干涩难下而见噎膈。但时常虚实交错,相互影响,互为因果,因而使病证极为复杂,病情缠绵难愈。

二、诊断要点

(一)症状

初起咽部或食管内有异物感,进食时有停滞感,继则咽下梗噎,重则食不得咽下或食入即吐。常伴有胃脘不适,胸膈疼痛,甚则形体消瘦,肌肤甲错,精神疲惫等。

(二)检查

口腔与咽喉检查,食管、胃的X线检查,食管与胃的内镜及病理组织学检查,食管脱落细胞检查以及CT检查有助于早期诊断。

三、鉴别诊断

(一)梅核气

噎膈与梅核气两者均见吞咽过程中梗塞不舒的症状。梅核气自觉咽喉中有物梗塞,吐之不出,咽之不下,但饮食咽下顺利,无噎塞感,是气逆痰阻于咽喉所致。噎膈则饮食咽下暗梗阻难下,甚则不通。

(二)反胃

噎膈与反胃两者均有食入复出的症状,但反胃饮食能顺利咽下入胃,经久复出,朝食暮吐,暮食朝吐,宿谷不化,病证较噎膈轻,预后较好。

四、辨证

首先辨清噎膈的虚实。气滞血瘀,痰浊内阻者为实;津枯血燥,气虚阳弱者为虚。新病多实,或实多虚少;久病多虚,或虚中夹实。吞咽困难,梗塞不顺,胸膈胀痛者多实;食管干涩,饮食难下,或食入即吐者多虚。然而临证时,多为虚实相杂,应注意详辨。噎膈以正虚为本,夹有气滞、痰阻、血瘀等为标实。初起以标实为主,可见梗塞不舒,胸膈胀满、疼痛等气血郁滞之证。后期以正虚为主,出现形体消瘦,皮肤枯燥,舌红少津等津亏血燥之候;面色㿠白,形寒气短,面浮足肿等气虚阳微之证。临证时应仔细辨明标本的轻重缓急，利于辨证施治。

（一）气滞痰阻

1.证候

咽食梗阻，胸膈痞满，甚则疼痛，随情志变化可加重或减轻，伴有嗳气呃逆，呕吐痰涎，口干咽燥，大便干涩，舌质红，苔薄腻，脉弦滑。

2.分析

由于气滞痰阻于食管，食管不利，则咽食困难，胸膈痞满，遇情绪舒畅可减轻，精神抑郁则加重；气结津液不能上承，且郁热伤津，故口干咽燥；津不下润则大便干涩；痰气交阻，胃气上逆，则嗳气呃逆，呕吐痰涎；舌质红，苔薄腻，脉弦滑，为气郁痰阻，兼有郁热伤津之象。

（二）瘀血阻滞

1.证候

吞咽梗阻，胸膈疼痛，食不得下，甚则滴水难进，食入即吐，或吐出物如赤豆汁，兼面色暗黑，肌肤枯燥，形体消瘦，大便坚如羊屎，或便血，舌质紫暗，或舌红少津，脉细涩。

2.分析

血瘀阻滞食管或胃口，道路狭窄，故吞咽困难，胸膈疼痛，食不得下，食入即吐；久病阴伤肠燥，故大便干结，坚如羊屎；久瘀伤络，血渗脉外，则吐物如赤豆汁，或便血；长期饮食不入，化源告竭，肌肤失养，故形体消瘦，肌肤枯燥；面色暗黑，为瘀血阻滞之征；舌质紫暗，少津，脉细涩为血亏瘀结之象。

（三）津亏热结

1.证候

进食时咽喉梗涩而痛，水饮可下，食物难进，或入食即吐，兼胸背灼痛，五心烦热，口干咽燥，形体消瘦，肌肤枯燥，大便干结，舌质红而干，或有裂纹，脉弦细数。

2.分析

由于胃津亏耗，不能上润，故进食时咽喉梗涩而痛；热结痰凝，阻塞食管，故食物反出；热结灼阴，津亏失润，则口干咽燥，大便干结；胃不受纳，无以化生精微，故五心烦热，形体消瘦，肌肤枯燥；舌红而干，或有裂纹，脉弦细而数，均为津亏热结之象。

（四）脾肾阳衰

1.证候

长期吞咽受阻，饮食不下，胸膈疼痛，面色㿠白，形瘦神衰，气短畏寒，面浮足肿，泛吐清涎，腹胀便溏，舌淡苔白，脉细弱。

2.分析

噎膈日久，阴损及阳，脾肾阳衰，饮食无以受纳和运化，浊气上逆，故吞咽受阻，饮食不下，泛吐涎沫；脾肾衰败，化源衰微，肌体失养，故面色㿠白，形瘦神衰；阳气衰微，寒湿停滞，气短畏寒，面浮肢肿，腹胀便溏；舌淡苔白，脉细弱，均为脾肾阳衰之象。

五、治疗

噎膈的治疗在初期重在治标，宜以行气化痰、活血祛瘀为主；中、后期重在治本，以滋阴润燥、补气温阳为主。但本病表现极为复杂，常常虚实交错，治疗时应根据病情区分主次，全面兼顾。

(一)中药治疗

1.气滞痰阻

(1)治法:化痰解郁,润燥降气。

(2)处方:启膈散(《医学心悟》)。方中丹参、郁金、砂仁理气化痰,解郁宽胸;沙参、贝母、茯苓润燥化痰,健脾和中;荷叶蒂和胃降逆;杵头糠治卒噎。

(3)随症加减:痰湿较重可加瓜蒌、天南星、半夏以助化痰之力;若津液耗伤加麦冬、石斛、天花粉以润燥;若郁久化热,心烦口干者,加黄连、栀子、山豆根;若津伤便秘者加桃仁、蜂蜜以润肠通便。

2.瘀血阻滞

(1)治法:活血祛瘀,滋阴养血。

(2)处方:通幽汤(《脾胃论》)。方中生地黄、熟地黄、当归身滋阴润肠,解痉止痛;桃仁、红花活血祛瘀,通络止痛;甘草益脾和中;升麻升清降浊。

(3)随症加减:若胸膈刺痛,酌加三七、丹参、赤芍、五灵脂活血祛瘀,通络止痛;胸膈闷痛,加海藻、昆布、贝母、瓜蒌软坚化痰,宽胸理气;若呕吐痰涎,加莱菔子、生姜汁以温胃化痰。

3.津亏热结

(1)治法:滋阴养血,润燥生津。

(2)处方:沙参麦冬汤(《温病条辨》)加减。方中沙参、麦冬、玉竹滋补津液;桑叶、天花粉养阴泻热;扁豆、甘草安中和胃;可加玄参、生地黄、石斛以助养阴之力;加栀子、黄连、黄芩以清肺胃之热。

(3)随症加减:若肠燥失润,大便干结,可加当归、瓜蒌仁、生首乌润肠通便;若腹中胀满,大便不通,胃肠热盛,可用人参利膈丸或大黄甘草汤泻热存阴,但应中病即止,以免耗伤津液;若食管干涩,口燥咽干,可用滋阴清膈饮以生津养胃。

4.脾肾阳衰

(1)治法:温补脾肾,益气回阳。

(2)处方:补气运脾汤(《统旨方》)加减。方中人参、黄芪、白术、茯苓、甘草补脾益气;砂仁、陈皮、半夏和胃降逆;加旋覆花降逆止呕;加附子、干姜温补脾阳;加枸杞子、杜仲温养肝肾,填充精血。若气阴两虚加石斛、麦冬、沙参以滋阴生津。

(3)随症加减:若中气下陷、少气懒言可用补中益气汤;若气血两亏、心悸气短可用十全大补汤加减。

在此阶段,阴阳俱竭,如因阳竭于上而水谷不入,阴竭于下而二便不通,称为关格,系开合之机已废,为阴阳离决的一种表现,当积极救治。

(二)针灸治疗

1.基本处方

取穴:天突、膻中、内关、上脘、膈俞、足三里、胃俞、脾俞。天突散结利咽,宽贲门;膻中、内关宽胸理气,降逆止吐;上脘和胃降逆,调气止痛;膈俞利膈宽胸;足三里、胃俞、脾俞和胃扶正。

2.加减运用

(1)气滞痰阻证:加丰隆、太冲以理气化痰,针用泻法。余穴针用平补平泻法。

(2)瘀血阻滞证:加合谷、血海、三阴交以行气活血,针用泻法。余穴针用平补平泻法。

(3)津亏热结证:加天枢、照海以滋补津液、泻热散结,针用补法。余穴针用平补平泻法。

(4)脾肾阳衰证:加命门、气海、关元以温补脾肾、益气回阳。诸穴针用补法,或加灸法。

3.其他

(1)耳针疗法:取神门、胃、食管、膈,用中等刺激,每日1次,10次为1个疗程,或贴压王不留行籽。

(2)穴位注射疗法:取足三里、内关,用维生素 B_1、维生素 B_6 注射液,每穴注射1 mL,每3天注射1次,10次为1个疗程。

(马凡民)

第六节 呃 逆

呃逆是以喉间呃呃有声,声短而频,不能自控为主要临床表现的一种病证。古称"哕",又称"哕逆",俗称打嗝。

呃逆在《内经》中称"哕",并阐发了其病机,《素问·宣明五气》篇曰:"胃气上逆,为哕。"同时记载了三种简便的治疗方法,如《灵枢·杂病》云:"哕,以草刺鼻,嚏而已;无息而立迎引之,立已;大惊之,亦可已。"至元代朱丹溪始称"呃",《丹溪心法·呃逆》篇曰:"古谓之哕,近谓之呃,乃胃寒所生,寒气自逆而呃上。亦有热呃,亦有其他病发呃者"。至明代统称"呃逆",《景岳全书·呃逆》篇曰:"而呃之大要,亦惟三者而已,则一曰寒呃,二曰热呃,三曰虚脱之呃。"对本病分类可谓提纲挈领。清代李用粹《证治汇补·呃逆》篇,将呃逆分为火、寒、痰、虚、瘀五种,并对每种呃逆的临床表现进行了较详细的论述,至今仍有一定的临床指导意义。

现代医学的单纯性膈肌痉挛、胃肠神经官能症、食管癌、胃炎、胃扩张、肝硬化晚期、脑血管病、尿毒症等疾病,以及胃、食管手术后或其他原因引起的膈肌痉挛,出现呃逆的临床表现时,可参考本节进行辨证论治。

一、病因病机

呃逆的病因多为饮食不当、情志不舒和正气亏虚等,或突然吸入冷空气而引发呃逆。其病机主要是胃失和降,胃气上逆,动膈冲喉。

(一)外感寒邪

外感寒邪,胃中吸入冷气,寒遏胃阳,气机不利,气逆动膈,上冲于喉,发出呃呃之声,不能自制。

(二)饮食不当

由于过食生冷,或因病而服寒凉药物过多,寒气蕴结中焦,损伤胃阳,胃失温煦,或过食辛辣煎炒之物,或醇酒厚味,或因病过用温补之剂,燥热内生,胃火炽盛,胃失和降,反作上逆,发生呃逆。

(三)情志不舒

因恼怒太过,肝失条达,气机不利,以致肝气横逆犯胃,胃失和降,气逆动膈。或因肝气郁结,不能助脾运化,聚湿生痰;或因忧思伤脾,脾失健运,滋生痰湿;或因气郁化火,灼津成痰;或素有痰饮内停,复因恼怒,皆可致逆气挟痰,上犯动膈而发生呃逆。

(四)体虚病后

禀赋不足,年老体弱,久病肾虚,或劳累太过耗伤中气,脾阳失温,胃气虚衰,清气不升,浊气不降,气逆动膈冲喉而发生呃逆。或过汗、吐、下,虚损误攻,妇人产后,或热病伤阴,使胃阴不足,失于润养，和降失职，虚火上炎动膈冲喉而发生呃逆。

呃逆之病位在膈，病变关键脏腑在胃，与肺、肝、脾、肾诸脏有关。膈位于肺胃之间，膈上为肺，膈下为胃，二脏与膈位置邻近，经脉又相连属。若肺失肃降或胃气上逆，皆可致膈间气机不利，逆气动膈，上冲喉间，发出呃呃之声。手太阴肺之经脉，起于中焦，下络大肠，还循胃口，上膈属肺，将胃、膈、肺三者紧密相连。另外，胃之和降，还赖于肝之条达，若肝气郁滞，横逆犯脾胃，气逆动膈，亦成呃逆。肺胃之气的和降，又赖于肾气的摄纳，若久病伤肾，肾失摄纳，则肺胃之气不能顺降，上逆动膈而发呃逆。可见呃逆病机关键在于胃失和降，胃气上逆，动膈冲喉。胃气上逆，除胃本身病变外，同时与肺气肃降，肾气摄纳，肝气条达之功能紊乱等均有关系。

二、诊断要点

（一）症状

自觉气逆上冲，喉间呃呃连声，声短而频，不能自制为主证，其呃声或高或低，发作间隔或疏或密，间歇时间不定。伴有胸膈痞闷，胃脘不舒，嘈杂灼热，腹胀嗳气，心烦不寐等症状。多与受凉，过食寒凉、辛辣，或情志郁怒等诱发因素有关。偶发性的呃逆，或病危胃气将绝时之呃逆，为短暂症状，不列为呃逆病。

（二）检查

X 线胃肠钡透及内镜等检查有助于诊断。必要时检查肝、肾功能、B 超、心电图、CT 等有助于鉴别诊断。

三、鉴别诊断

（一）嗳气

嗳气与呃逆同属胃气上逆之证，嗳气声音低缓而长，可伴酸腐气味，气排出后自感舒适，病势较缓，多在饱食、情志不畅时发病。而不同于呃逆喉间呃呃连声，声短而频，不能自制。

（二）干呕

干呕与呃逆同属胃气上逆之证，干呕患者可见呕吐之状，但有声无物，或有少量痰涎而无食物吐出。干呕之声为呕声，也不同于呃逆的呃呃连声，声短而频。

四、辨证

辨证时首先要分清功能性呃逆、病理性呃逆。若因受寒或肝郁出现短暂的呃逆，又无明显兼症，可不治自愈。非器质性病变引起的呃逆为功能性疾病，经治可愈。若呃逆反复发作，并有明显的兼症，或出现在其他慢性病症的过程中，可视为病理性呃逆，当辨证治疗。首先辨清此病的寒热虚实。寒者呃声沉缓有力，得热则减，遇冷加重，伴胃脘不适，苔白脉缓；热者呃声洪亮，声高短促，伴口臭烦渴，便秘溲赤，苔黄脉大；虚者呃声低长，时断时续，体虚脉弱；实者呃声洪亮，连续发作，脉弦有力等。

（一）胃寒气逆

1.证候

呃逆声沉缓有力，得热则减，遇寒加重，喜食热饮，恶食冷饮，膈间及胃脘痞满不适，或有冷感，口淡不渴，舌质淡，苔白或白滑，脉象迟缓。多在过食生冷，受凉、受寒后发病。

2.分析

由过食生冷或受凉等，致寒积中焦，胃气为寒邪阻遏，胃失和降，上逆动膈冲喉而成呃逆；胃中实寒，故呃声沉缓有力；胃气不和，故脘膈痞闷不适。得热则减，遇寒更甚者，是因寒气得温则行，遇寒则凝之故；口淡不渴，舌苔白，脉迟缓者，均属胃中有寒之象。

(二)胃火上逆

1.证候

呃声洪亮，冲逆而出，口臭烦渴，多喜冷饮，尿黄便秘，舌红苔黄或黄燥，脉滑数。多在过食辛辣，或饮酒等后发病。

2.分析

由于嗜食辛辣烤制及醇酒厚味之品，或过用温补药物，或素体阳盛再加辛辣等品，久则胃肠积热化火，胃火上冲，故呃声洪亮，冲逆而出；阳明热盛，灼伤胃津，故口臭烦渴而喜冷饮；热邪内郁，肠间燥结，故大便秘结，小便短赤；舌苔黄，脉滑数，均为胃热内盛之象。

(三)气逆痰阻

1.证候

呃逆连声，呼吸不利，脘胁胀满，或肠鸣矢气，可伴恶心嗳气，头目昏眩，脘闷食少，或见形体肥胖，平时多痰，舌苔薄腻，脉象弦滑。常在抑郁恼怒后加重，情志舒畅时缓解。

2.分析

因七情所伤，肝气郁结，失于条达，横犯脾胃，胃气上冲动膈而成呃逆；肝郁气滞，故胸胁胀满不舒；气郁日久化火，灼津成痰，或因肝木克脾，脾失健运，聚湿成痰，痰气互结，阻于肺则呼吸不利，阻于胃则恶心嗳气，阻于肠则肠鸣矢气；清气不升，浊阴不降，故见头目昏眩；舌苔薄腻，脉象弦滑，皆为气逆痰阻之象。

(四)脾胃虚寒

1.证候

呃声低沉无力，气不得续，泛吐清水，面色苍白，手足欠温，伴有脘腹冷痛，食少乏力，或见腰膝无力，大便稀溏或久泻。舌淡苔白，脉沉细而弱。

2.分析

若饮食不节或劳倦伤中，使脾胃阳气受损；或素体阳虚，脾胃无力温养，脾胃升降失调，则胃气上逆，故呃声低弱无力，气不得续。脾胃俱虚，运化无力，则食少乏力；阳虚则水饮停胃，故泛吐清水；若久病及肾，肾阳衰微，则腰膝无力，便溏久泻；手足不温，舌淡苔白，脉沉而细，均为阳虚之象。

(五)胃阴不足

1.证候

呃声短促，气不连续，口干舌燥，烦渴少饮，伴不思饮食，或食后饱胀，大便干燥，舌质红少苔，或有裂纹，脉细而数。

2.分析

由于热病或郁火伤阴，或辛温燥热之品耗损津液，使胃中津液不足，胃失濡养，难以和降，气逆扰膈，故呃声短促，虚则气不连续；胃阴耗伤不能上润，则见口干舌燥，烦渴少饮；脾胃虚弱，运化无力，故见不思饮食，食后饱胀；津液耗伤，大肠失润，故大便干燥；舌质红，苔少而干，脉细数，均为阴虚之象。

五、治疗

呃逆治疗当以和胃、降逆、平呃为主。但要根据病情的寒热虚实之偏重不同,分别以寒则温之,热则清之,实则泻之,虚则补之。若重病中出现呃逆,治当大补元气,或滋阴养液以急救胃气。

(一)中药治疗

1.胃寒气逆

(1)治法:温中散寒,降逆止呃。

(2)处方:丁香散(《古今医统》)。方中丁香辛温,散寒暖胃为君,柿蒂味苦,下气降逆止呃为臣,二者相合,温中散寒,降逆止呃,两者相得益彰,疗效甚好,为临床治疗呃逆常用要药;佐以良姜温中散寒,宣通胃阳;使以炙甘草和胃益气。

(3)随症加减:若兼痰湿者,症见脘闷腹胀不舒,可加半夏、厚朴、陈皮等和降胃气,化痰导滞;兼表寒者,加苏叶、藿香以散寒解表,和胃降逆。

寒呃日久,中阳受伤可选用丁香柿蒂汤,以益气温中,降逆止呃;日久虚寒呃逆,可选用加味四逆汤,以补阳散寒,降逆止呃。

另可选用朴沉化郁丸,每次 9 g,每日 2 次,温开水送服;或用荜澄茄、良姜各等份,研末,加醋少许调服,每日 1 剂,连用 3 天。

2.胃火上逆

(1)治法:清热和胃,降逆止呃。

(2)处方:竹叶石膏汤(《伤寒论》)。方中竹叶、生石膏辛凉甘寒,清泻胃火为主药;佐以法半夏和胃降逆;人参、麦冬养胃生津;粳米、甘草益胃和中。

(3)随症加减:若胃气不虚者去人参,常加柿蒂、竹茹降逆止呃;便秘者则合小承气汤,用大黄、枳实、厚朴通利大便,釜底抽薪,此乃上病下治之法;若中焦积热日久伤阴,可选用清胃散以清泻胃火,凉血养阴,降逆止呃。

另可用左金丸,每次 9 g,每日 2 次,温开水送服;或用柿蒂、黄连各 10 g,水煎内服治疗热呃。

3.气逆痰阻

(1)治法:理气化痰,降逆止呃。

(2)处方:旋覆代赭石汤(《伤寒论》)方中旋覆花下气消痰,代赭石重镇降逆,二药相配,一轻一重,共成和降之功为主药;法半夏、生姜化痰和胃,佐以人参补中益气;甘草、大枣和中并引药归经。

(3)随症加减:如胃气不虚,可去人参、甘草、大枣,以防壅滞气机,加木香以行气止呃;若痰湿明显,可加陈皮、茯苓、浙贝以醒脾化痰;若兼热象,可加黄芩、竹茹以清热化痰。

本型还可选用木香顺气丸,每次 6 g,每日 2 次,温开水冲服;疏肝丸,每次 1 丸,每日 2 次,温开水送服。

4.脾胃虚寒

(1)治法:温补脾胃,和中降逆。

(2)处方:理中丸(《伤寒论》)加减。方中干姜温中祛寒为主药;辅以人参、白术、炙甘草健脾益胃;加入刀豆甘温,温中下气,善治呃逆;丁香、白豆蔻辛温芳香,行气暖胃,宽膈止呃。

(3)随症加减:若寒甚者,加附子温中祛寒;肾阳不足者加肉桂、山茱萸等以温肾补脾。本型也可选用附子理中丸,每次 1 丸,每日 2 次,温开水送服。

5.胃阴不足

(1)治法:益气养阴,和胃止呃。

(2)处方:益胃汤(《温病条辨》)加减。方中沙参、麦冬、玉竹、生地黄、冰糖甘润养阴益胃;可酌加柿蒂、刀豆、枇杷叶等顺气降逆。全方合用以达益气养阴、和胃止呃之效。

(3)随症加减:若神疲乏力,气阴两虚者,可加沙参、白术、山药;若食欲缺乏腹胀加炒麦芽、炒谷芽等;若阴虚火旺,咽喉不利加石斛、芦根以养阴清热。

本型也可选用枇杷膏,每次 10 g,每日 3 次,温开水冲服;或用大补阴丸,每次 1 丸,每日 2 次,温开水送服。

(二)针灸治疗

1.基本处方

取穴:膈俞、内关、膻中、中脘、足三里。

膈俞利膈止呃;内关宽胸利膈,畅通三焦气机;膻中宽胸理气,降逆止呃;中脘、足三里和胃降逆。

2.加减运用

(1)胃寒气逆证:加梁门、气海以温胃散寒、疏通膈气、降逆止呃,针用补法,或加灸法。余穴针用平补平泻法,或加灸法。

(2)胃火上逆证:加内庭以清泻胃火、降逆止呃。诸穴针用泻法。

(3)气逆痰阻证:加太冲、阴陵泉以降逆化痰。诸穴针用平补平泻法。

(4)脾胃虚寒证:加关元、命门以温补中焦、和胃止呃。诸穴针用补法,或加灸法。

(5)胃阴不足证:加胃俞、三阴交以养阴止呃。诸穴针用补法。

3.其他

(1)耳针疗法:取耳中、胃、神门、肝、心,毫针强刺激,留针 30 分钟,每日 1 次;也可采用耳针埋藏或用王不留行籽贴压法。

(2)拔罐法:取中脘、梁门、气海,或用膈俞、肝俞、胃俞,每次留罐 15~20 分钟,每日 1~2 次。

(3)穴位贴敷法:用麝香粉 0.5 g,放入神阙穴内,用伤湿止痛膏固定,适用于实证呃逆,尤其以肝郁气滞者取效更捷;或用吴茱萸 10 g,研细末,用醋调成膏状,敷于双侧涌泉穴,胶布或伤湿止痛膏固定,可引气火下行,适用于各种呃逆,对肝、肾气逆引起的呃逆尤为适宜。

(4)指压疗法:翳风、攒竹、内关、天突,任取 1 穴,用拇指或中指重力按压,以患者能耐受为度,连续按揉 1~3 分钟,同时令患者深吸气后屏住呼吸,常能立即止呃;或取 T_2~L_1 双侧夹脊穴、肺俞-肾俞的膀胱经,先用拇指或掌根摩揉,再提捏膀胱经 3~5 遍,后用拇指点按双侧膈俞 1~2 分钟。

(马凡民)

第十一章
肝胆系病证的中医内科诊疗

第一节　肝　　著

一、临床诊断

(一)症状与体征

(1)上腹右胁下部发生疼痛,有胀痛、刺痛、隐痛、剧痛等不同疼痛性质,可伴有右上腹部压痛。

(2)常伴食欲缺乏,厌食油腻,腹胀,恶心呕吐,嘈杂,泛酸,嗳气等上消化道症状。

(3)起病缓慢,多反复发作,发病多有诱因,如饱餐油腻,情绪焦躁、暴怒,过度劳累等。

(二)辅助检查

消化系彩超、CT、MRI、肝功能、肝炎系列、病毒定量检测等理化检查有明确的病毒性肝病、脂肪肝、胆囊炎等疾病,并排除其他引起上腹部疼痛的疾病。

二、病证鉴别

(一)肝著与真心痛

真心痛是心经病变所引起的心痛证,相当于西医学的急性冠脉综合征。真心痛多见于中老年人,有时可出现上腹痛,但多有高血压、糖尿病等病史,主要表现为起病较急,当胸而痛,且多为刺痛,有压榨感,动辄加重,痛引肩背,常伴心悸气短、汗出肢冷,病情危急。正如《灵枢·厥论》曰:“真心痛,手足青至节,心痛甚,旦发夕死,夕发旦死。”其病变部位、疼痛程度与特征、伴随症状及其预后等方面,与肝著有明显区别。

(二)肝著与腹痛

腹痛是以胃脘以下,耻骨毛际以上部位疼痛为主症,多相当于西医学的急、慢性胰腺炎以及外科急腹症(包括肠梗阻、腹膜炎、肠穿孔、宫外孕等),肝著以上腹部右胁下发生疼痛为主症,有胀痛、刺痛、隐痛、剧痛等不同疼痛性质,可伴有上腹部压痛。这就要从其疼痛的主要部位和如何起病来加以辨别。

(三)肝著与肠痈

肠痈(急性阑尾炎)病变初起,多表现为突发性胃脘部疼痛,随着病情的变化,很快由胃脘部转移至右下腹部疼痛为主，且痛处拒按，腹皮拘急，右腿屈曲不伸，转侧牵引则疼痛加剧，多可伴有恶寒、发热、便秘等症。肝著患者始终局限于右胁下，一般无发热。

（四）肝著与胃癌

胃癌多以胃痛为主要症状，可伴呕血、黑便、消瘦等证。如胃痛日久，反复发作，伴消瘦、呕血、黑便等症者，更需详细询问病史，注意体格检查（包括左锁骨上淋巴结的触诊），同时及时行上消化道钡餐造影和电子胃镜等检查以明确诊断。

（五）西医鉴别诊断

（1）经电子胃镜、上消化道钡餐检查，可与急、慢性胃炎，胃、十二指肠溃疡病，胃黏膜脱垂、胃癌做鉴别诊断。

（2）血常规、腹部X线检查可与肠梗阻、肠穿孔等做鉴别诊断。

（3）心肌酶谱、肌钙蛋白、心电图检查可与心绞痛、心肌梗死做鉴别诊断。

三、病机转化

肝著的病位主要在肝胆，其病因病机除气滞血瘀，直伤肝胆外，同时和脾胃、肾、心有关。实证以气滞、血瘀、湿热为主，虚证多属阴血亏损，肝失所养。

（一）肝气郁结

情志抑郁，或暴怒伤肝，肝失条达，疏泄不利，气阻络痹，而致肝著。

（二）瘀血停着

气郁日久，血流不畅，瘀血停积，胁络痹阻出现肝著；或强力负重，胁络受伤，瘀血停留，阻塞胁络，致使肝著。

（三）肝胆湿热

外湿内侵，或饮食所伤，脾失健运，痰湿中阻，气郁化热，肝胆失其疏泄，导致肝著。

（四）肝阴不足

久病或劳欲过度，精血亏损，肝阴不足，血虚不能养肝，使脉络失养，亦能导致肝著。

四、辨证论治

（一）辨证思路

1.辨虚实

一般来说，病程短，病势急，因肝郁气滞、血瘀痹阻或外感湿热之邪所致的肝著属实，证见疼痛剧烈，脉弦实有力。病程长、病势缓，因肝血不足、络脉失养所致属虚，证见疼痛隐隐，久久不解而喜按，脉弦细无力。

2.辨气血

一般来说，气滞以胀痛为主，且游走不定，痛无定处，时轻时重，症状的轻重每与情绪变化有关；血瘀以刺痛为主，且痛处不移，疼痛持续不已，局部拒按，入夜尤甚。

3.辨外感、内伤

外感是由湿热外邪侵犯肝胆，肝胆失于疏泄条达而致，伴有寒热表证，且起病急骤，同时可出现恶心、呕吐或目睛发黄、小便黄等症状，舌质红，苔黄腻，脉浮数或滑数；内伤是由肝郁气滞，瘀血内阻，或肝阴不足所引起，不伴有恶寒、发热的表证，且其病缓，病程长。

(二)治疗原则

肝著的治疗原则应根据“柔肝疏肝”“活血化瘀”“软坚散结”“清利湿热”“化痰”的理论,结合肝胆的生理特点,灵活运用。实证宜用理气、活血;虚证宜用滋阴、柔肝。

(三)分证论治

1.肝气郁结

(1)症状:以胀痛为主,走窜不定,疼痛每因情绪而增减,胸闷气短,食少纳呆,嗳气频作,苔薄,脉弦。

(2)病机分析:肝气失于条达,阻于脉络,故胁肋胀痛。气属无形,时聚时散,聚散无常,故疼痛走窜不定。情志变化与气之郁结关系密切,故疼痛随情志变化而有所增减。肝经气机不畅,故胸闷气短。肝气横逆,易犯脾胃,胃气上逆故食少嗳气。脉弦为肝郁之象。

(3)治法:疏肝理气。

(4)代表方药:柴胡疏肝散加减。方中柴胡疏肝,配香附、枳壳、陈皮以理气;川芎活血;芍药、甘草以缓急止痛。

(5)随症加减:胁痛重者,酌加青皮、川楝子、郁金以增强理气止痛的作用。若气郁化火,证见胁肋掣痛,心急烦躁,口干口苦,尿频便秘,舌红苔黄,脉弦数,可去川芎,加牡丹皮、栀子、黄连、川楝子、延胡索等以清肝理气、活血止痛。若气郁化火伤阴,证见胁肋隐痛,遇劳加重,心烦头晕,睡眠欠佳,舌红苔薄,少津,脉弦细数,可去川芎,加当归、何首乌、枸杞子、牡丹皮、栀子、菊花等以滋阴清热。若肝气横逆,脾失健运,证见胁痛肠鸣腹泻者,可加白术、泽泻、薏苡仁等以健脾止泻。若胃失和降,证见恶心呕吐者,可加陈皮、半夏、藿香、砂仁、紫苏叶、生姜等以降逆行气、和胃止呕。

2.瘀血停着

(1)症状:以刺痛为主,痛有定处,入夜更甚,胁下或见癥块,舌质紫暗,脉沉弦涩。

(2)病机分析:肝郁日久,气滞血瘀,或跌仆损伤,致瘀血停着,痹阻脉络,故胁痛如刺,痛处不移,入夜尤甚。郁结停滞,积久不散,则渐成癥块。舌质紫暗,脉沉弦涩,均属血瘀内停之征。

(3)治法:祛瘀通络。

(4)代表方药:旋覆花汤加减。方中茜草活血通经,旋覆花理气止痛。

(5)随症加减:方中可酌加郁金、桃仁、延胡索、归尾等以增强理气活血之力。若瘀血较重者,可用复原活血汤加减以活血祛瘀,通经活络。方中大黄、甲片、桃仁、红花破瘀散结、当归养血行瘀;柴胡疏肝行气,引药入经。若胁下有癥块,而正气未衰者,可加三棱、莪术、土鳖虫等以增强破瘀消坚之力。

3.肝胆湿热

(1)症状:胁痛,口苦,胸闷,纳呆,恶心、呕吐,目赤或目黄,身黄,小便黄赤,舌苔黄腻,脉弦滑数。

(2)病机分析:湿热蕴结于肝胆,肝络失和,胆不疏泄,故胁痛,口苦。湿热中阻,升降失常,故胸闷、纳呆,恶心、呕吐。肝开窍于目,肝火上炎,则目赤。湿热交蒸,胆汁不循常道而外溢,可出现目黄、身黄、小便黄赤。舌苔黄腻,脉弦滑数,均为肝胆湿热之征。

(3)治法:清热利湿。

(4)代表方药:龙胆泻肝汤加减。方中以龙胆草泻肝胆湿热,栀子、黄芩清热泻火,木通、泽泻、车前子清热利湿。

(5)随症加减:可酌加川楝子、青皮、郁金、半夏等以疏肝和胃,理气止痛。若发热黄疸者,可加茵陈、黄柏以清热利湿除黄。若湿热煎熬,结成砂石,阻滞胆道,证见胁肋剧痛,连及肩背者,可加金钱草、郁金、鸡内金、海金沙、乌药等以利胆排石。若热盛伤津,大便秘结,腹部胀满者,可加大黄、芒硝以泻热通便。

4.肝阴不足

(1)症状:胁肋隐痛,悠悠不休,遇劳加重,口干咽燥、心中烦热,失眠,头晕目眩,舌红少苔,脉弦细而数。

(2)病机分析:肝郁日久化热,耗伤肝阴,或久病体虚,精血亏损,不能濡养肝络,故胁肋隐痛,悠悠不休,遇劳加重。阴虚易生内热,故口干咽燥,心中烦热,失眠。精血亏虚,不能上荣,故头晕目眩。舌红少苔,脉弦细而数,均为阴虚内热之象。

(3)治法:养阴柔肝。

(4)代表方药:一贯煎加减。方中生地黄、枸杞子滋养肝肾以滋水涵木,沙参、麦冬滋养肺肾以扶金制木,当归养肝血,川楝子理肝气。

(5)随症加减:若心中烦热,失眠可加焦栀子、炒酸枣仁、柏子仁以清热安神;若头晕目眩可加黄精、女贞子、墨旱莲、菊花以益肾清肝。

(四)其他疗法

1.单方验方

(1)青黛、明矾,共研细末,装入胶囊,每次 2 粒,每日 3 次,口服,具有清热退黄的作用。可用于黄疸经久不退,特别是淤胆型肝炎的患者。

(2)大黄甘草汤:生甘草 10 g,生大黄(后下)15 g。水煎,每日 1 剂,分 2 次服。用于急性病毒性肝炎。

(3)茵板合剂:茵陈蒿 15 g,板蓝根 35 g。水煎 2 次,将药汁一起浓煎至 200 mL,加白糖,每次100 mL,每日 2 次。主治急性黄疸型肝炎。

(4)降酶合剂:贯众 15 g,牡丹皮 20 g,败酱草 30 g,茯苓 20 g。用于慢性肝炎谷丙转氨酶升高者。

(5)复方水飞蓟蜜丸:水飞蓟、五味子各半,制成蜜丸,每丸含生药 10 g,每次 1 丸,天 3 次。用于慢性肝炎 ALT 升高者。

(6)茅根木贼汤:白茅根 15 g,木贼草 15 g,板蓝根 30 g,水煎服。适用于小儿急性肝炎,梗阻性黄疸。

(7)木瓜冲剂:木瓜生药 15 g,加蔗糖制成粉末颗粒,包装成药品备用。每次 1~2 包。主治急性黄疸型肝炎。

(8)泥鳅数条,放烘箱内烘干(温度 100 ℃为宜),研成粉末。每服 10~12 g,每日 3 次,饭后服。功能清热祛湿,退黄解毒。适用于急性黄疸型肝炎。

(9)柳芽 10 g,开水冲泡代茶频饮。具有清热、利尿、解毒功效。适用于黄疸型肝炎。

(10)车前草 30 g,煎服,每日 1 剂。用治于急性黄疸型肝炎。

(11)田基黄、蟛蜞菊,煎服,每日 1 剂。用于急性肝炎、慢性活动性肝炎。

(12)鸡骨草 30~60 g,煎服。适用于黄疸。

(13)垂盆草 30 g,水煎服,每日 1 次,连服 2 周为 1 个疗程。适用于各型肝炎引起的胁痛。

2.针灸疗法

(1)实证:取厥阴、少阳经穴为主。毫针刺用泻法。

处方:期门、支沟、阳陵泉、足三里、太冲。

方义:肝与胆为表里,厥阴、少阳之脉,同布于胁肋。故取期门、太冲循经远取支沟、阳陵泉以疏肝胆经气,使气血畅通,奏理气止痛之功。佐以足三里和降胃气而消痞。

(2)虚证:取背俞穴和足厥阴经穴为主。毫针刺用补法,或平补平泻。

处方:肝俞、肾俞、期门、行间、足三里、三阴交。

方义:肝阴血不足,取肝俞、肾俞,用补法可充益肝肾之阴。期门为肝之募穴,近取以理气。行间为肝之荥穴,用平泻法以泻络中虚热。配足三里、三阴交扶助脾胃,以滋生化之源。

(满忠慧)

第二节 肝 癖

一、临床诊断

(一)症状与体征

(1)肝区疼痛或胀闷,或仅有右侧胁肋部轻微不适感。

(2)常伴疲乏,腹胀不适,纳呆,口黏口苦,恶心,嗳气,泛酸等消化系统症状,形体多肥胖。

(3)起病多缓慢,多有过食肥甘厚腻,长期饮酒,体力劳动及体育锻炼较少等不良生活习惯。

(4)右肋下可触及稍肿大之肝脏,表面光滑,触痛不明显。

(5)实验室检查可有血脂增高及肝功能异常,肝脏B超及CT提示脂肪肝,肝活检组织学改变符合脂肪性肝病的病理学诊断标准。

(二)辅助检查

肝组织学检查(简称肝活检)是目前本病诊断及分类鉴别最可靠手段,可准确判断肝组织脂肪贮积、炎症和纤维化程度。而影像学检查是目前诊断本病常用的检查方法,其中B超已作为拟诊脂肪肝的首选方法,B超检查可大致判断肝内脂肪浸润的有无及其在肝内的分布类型,但B超检查对肝内脂肪浸润程度的判断仍不够精确,并且对肝内炎症和纤维化的识别能力极差。而CT腹部平扫对脂肪肝的诊断有很高的敏感性,局灶性脂肪肝有其特征性CT表现,可用于评估药物防治脂肪肝的效果。目前尚无一种定性或定量诊断脂肪性肝病的实验室检查指标,但血液实验室检查对于判断脂肪肝的病因、可能的病理阶段及其预后有一定的参考价值。包括肝功能、血脂、血糖、血清纤维化指标等检查。此外,身高、体重、腰围、臀围、体重指数(BMI)(BMI=体重/身高^2)、腰臀比(WHR)(WHR=腰围/臀围)也与本病发病密切相关。

二、病证鉴别

(一)肝癖与胁痛

肝癖与胁痛均可出现胁肋部疼痛不适症状,但胁痛多不伴胁下积块,起病可急可缓,发作时多伴有情志不舒,胁痛病因除饮食、情志、劳欲等内因外,尚有外感湿热、跌仆损伤等外因,多对应于西医学的急、慢性肝炎，胆系疾病，肋间神经痛及胁肋部外伤等；而肝癖可出现胁下痞块，起病缓慢，除肥胖外早期可无明显临床症状，病因多为内伤所致，对应于西医学的脂肪肝。

(二)肝癖与肝著

肝癖又名肝胀。肝著病名出自《金匮要略·五脏风寒积聚病脉证并治》："肝着，其人常欲蹈其胸上，先未苦时，但欲饮热，旋覆花汤主之。"肝著是因肝热病、肝瘟等之后，肝脏气血郁滞，著而不行，以右胁痛，右胁下肿块，用手按捺捶击稍舒，肝功能异常等为主要表现疾病。本病主要指西医学所说的慢性肝炎，包括慢性迁延性肝炎和慢性活动性肝炎。以胸胁部痞闷不舒，甚或胀痛，用手按捺捶击稍舒，并喜热饮，一般有急性发病史，体型多不胖，肝功能异常，血清病毒学及B超等检查可资鉴别。

(三)肝癖与肝积

肝积是以右胁痛，或胁下肿块，腹胀纳少及肝瘀证候为主要表现的积聚类疾病。《脉经·平五脏积聚脉证》曰："诊得肝积，脉弦而细，两胁下痛……身无膏泽……爪甲枯黑。"肝积多由肝著发展而来，而且可进展为鼓胀、肝癌。对应于西医学的肝硬化，相应的血液及影像学检查可确诊。肝癖虽同样有胁痛，胁下肿块及消化道症状，但一般无明显消瘦及淤血、出血征象，血脂升高及影像学检查发现脂肪肝有助于鉴别。

(四)肝癖与肝痨

肝痨是因痨虫侵及肝脏，阻碍疏泄，耗吸营养，蚀耗肝阴。以右胁痛，右胁下肿块，潮热，盗汗，消瘦等为主要表现的痨病类疾病，对应于西医学的肝结核。既往结核病史或肝外结核发现对诊断有提示作用，相应结核相关检查和对抗结核药物治疗有效有助于确诊。肝癖多形体肥胖，无结核病史，不会出现结核中毒症状。

(五)肝癖与肝瘤、肝癌

肝瘤、肝癌B超及CT等检查可见局限性占位性病变，而非弥漫性肝大。

三、病机转化

肝癖多因饮食不节、劳逸失度、情志失调、久病体虚、禀赋不足等因素导致脾失健运、肝失疏泄、肾失气化，痰浊、瘀血内生，日久互结于胁下。

(一)病机关键

病机关键在于脏腑功能失调，气血津液运行失常，痰浊瘀血蕴结于肝，饮食不节，劳逸失度，伤及脾胃，脾失健运，或情志失调，肝气郁结，肝气乘脾，脾失健运，或久病体虚，脾胃虚弱，脾失健运，导致湿浊内停；湿邪日久，郁而化热，而出现湿热内蕴；禀赋不足或久病及肾，肾精亏损，气化失司，痰浊不化，蕴结于内，阻滞气机，气滞血瘀，瘀血内停，阻滞脉络，最终导致痰瘀互结。

(二)病位在肝，涉及脾、肾、胆、胃等脏腑

肝的疏泄功能正常，则气机调畅，气血和调，津液敷布。若失其疏泄，则气机不畅，水道不利，气津不化，气血津液输布代谢障碍，水停饮聚，凝而成痰成脂，阻于经络，聚于脏腑。同时，肝的疏泄功能正常，是脾胃正常升降的重要条件，肝主疏泄，脾主运化，两者关系密切，相互协调。正所谓"肝木疏土，脾土荣木，土得木而达之，木赖土以培之"。若肝之疏泄功能失常，直接影响脾的运化升清功能。表现为肝失疏泄，脾失健运，精微不布，聚湿生痰，壅于肝脏，日久渐积，终致肝癖。

此外，肝之疏泄功能还体现在胆汁的分泌与排泄方面。而胆汁正常分泌和排泄，有助于脾胃的运化功能，若肝失疏泄，胆不能正常泌输胆汁，净浊化脂，则浊脂内聚于肝，也可形成肝癖。

饮食入胃，其消化吸收过程虽然在胃和小肠内进行，但必须依赖于脾的运化功能，才能将水谷化为精微，再经脾的转输和散精功能把水谷精微"灌溉四旁"，布散周身。脾的运化功能健旺，津液上升，糟粕下降，就能防止气血津液发生不正常的停滞，阻止痰湿浊瘀等病理产物的生成；反之，则导致气血津液停滞，痰湿膏脂内蕴。

肾主体内五液，有维持体内水液平衡的功能。肾中阳气亏虚，气化失司，不能温煦脾阳，则津液内停，清阳不升，浊阴不降，清从浊化，津液内停化为痰浊。若肾阳不足，气化功能减弱，不能蒸化津液，液聚脂凝而成肝癖。若房事不节，暗耗肾精，或久病伤阴途穷归肾，或热入下焦，劫耗肾精，皆可致肾阴亏虚。肝肾同源，肾阴受伐，水不涵木，肝之阴血愈亏，阴虚火旺灼津成痰成瘀，或阴损及阳，气化失司，津液内停，或肝失疏泄，脾失健运，浊瘀停聚于肝而成肝癖。

(三)病理性质属本虚标实，以脾肾亏虚为本，痰浊血瘀为标

盖肝主疏泄，脾主运化，肾司气化，人之一身气血津液有赖于肝、脾、肾等脏腑的功能协调有节，否则，必然会引起气血津液的代谢失常，滋生本病。故其虚为本，其实为标，"本虚标实"是本病的重要特征。就邪实而言，主要是痰湿热瘀阻于经络，结于胁下而成。痰之为物，随气升降，无处不到。若流注经络，则脉络阻滞；结于局部，则成痰核积聚。痰来自津，瘀本乎血。痰浊停滞，脉道不利，瘀血滋生，可致痰瘀互结。肝癖患者每有痰湿阻滞，气机不利，血行不畅，则瘀血阻络蕴而不散，津液涩渗，蓄而不去，积于胁下则伤肝。痰浊瘀血蕴结，日久化热；或肝炎后治疗不彻底，湿热未清，加以肥甘油腻、酒食过多皆能助湿生热，最终导致痰湿热瘀蕴结肝胆，形成肝癖。

(四)病程有早、中、晚之分，在气在血之别

肝癖早、中期，以痰湿偏盛为主，痰湿可以热化；随着病情进展，血瘀之征渐露；晚期以血瘀居多，痰湿少见。早期肝气不疏为主，肝郁可以化火，也可以出现肝胆湿热；继之为气滞血瘀，日久则可出现肾气亏虚；郁热、湿热及痰热又可耗伤阴血。对于脏腑虚实的转化，早期多见脾气虚、肝气郁结，继之肝郁气滞、脾虚益甚，日久肝脾肾俱虚，既有肝脾气血亏虚，又伴肾精耗损。

(五)病延日久，变证丛生

肝癖迁延日久，久病入络，可致痰瘀阻络，气、血、津液运行障碍，水湿停蓄体内，而生鼓胀、水肿等变证。或瘀血阻络，血不循经，而出现呕血、便血等血证之表现。或气滞血瘀痰凝日久，内结于腹中，而成积聚之证。

四、辨证论治

(一)辨证思路

1.辨虚实

本病病性属本虚标实，临床表现为虚实夹杂之证，故首先应辨别本虚与标实之轻重。以标实为主者，体质多较壮实，胁肋部胀满疼痛较明显，苔多浊腻，脉多弦而有力；而以正虚为主者，病程较长，多见羸弱、神疲乏力、纳呆腹胀、腰膝酸软、胁肋部隐痛不适等症，舌质暗，脉多细弱无力。

2.辨气血

本病初期多以气滞为主，多见胁肋部胀满疼痛，情志不舒，遇忧思恼怒加重，喜叹息，得嗳气、矢气稍舒，舌淡红，脉弦；日久可见气滞血瘀或痰瘀阻络，症见胁肋部隐痛，痛势绵绵或为刺痛，痛处固定，胁下痞块，伴面色晦暗，舌暗，脉弦涩等。

3.辨邪气

本病以气滞、血瘀、痰湿、郁热为标，临床尚须仔细辨别邪气的种类。以气滞为主要表现者，多见胁肋部胀痛，胸闷，喜叹息，烦躁易怒，脉弦等。以血瘀为主要表现者，多见胁下痞块，刺痛或钝痛，面色晦暗，舌质紫暗或有瘀点、瘀斑，脉涩等。以痰湿为主者，多见形体肥胖，胁肋部胀闷不适，胸闷腹胀，纳呆便溏，头昏乏力，苔腻，脉滑等。郁热为主者，多见口干口苦，身目发黄，大便不爽，小便短赤，舌红苔黄，脉数等。

4.辨脏腑

本病到后期多有正气亏虚表现，临床以肝、脾、肾三脏的亏虚尤为多见，故临床还须结合脏腑辨证以确定治疗的重点。以肝之阴血不足为主要表现者，多有眩晕，两目干涩，胁肋部隐痛，口干，急躁易怒等。脾虚多见阳气的亏虚，可出现腹胀，纳呆，呕恶，便溏，四肢不温等表现。肾主一身之阴阳，临床可表现为肾阴或肾阳的不足，其中以肾阳虚临床较为多见，表现为腰膝冷痛，畏寒喜暖，下肢乏力，反应迟钝，面色㿠白，舌淡胖，边有齿痕，脉沉细等。

肝癖早期邪气不盛，正气尚足，治疗以祛邪和调理脏腑功能为主，通过适当的调治可完全康复；若失治、误治，病情进展，痰瘀互结，正气渐虚，则治疗颇为棘手，需攻补兼施，疗程较长且病情易于反复，但只要调治得当，持之以恒，仍有可能完全康复；肝癖晚期，正气大衰，邪气留着，治疗则应以扶正为主，兼以祛邪，而且"肝癖"后期可发展为肝积、鼓胀等病证，并可出现水肿、血证、神昏等危重变证，治疗困难，预后不佳。

(二)治疗原则

肝癖的病机关键为脏腑功能失调，气血津液运行失常，痰浊瘀血蕴结于肝，因此治疗应以祛邪为主，可以采用化痰祛瘀之法，同时注意调理脏腑(肝、脾、肾)功能，既有利于痰瘀等邪气的祛除，又可防止产生新的病邪，达到治病求本的目的。另外，还应重视病因治疗，如嗜酒者戒酒，喜食肥甘厚腻者应改为清淡饮食，肥胖者进行必要的体育锻炼以消耗脂肪，减轻体重等。

(三)分证论治

1.肝郁气滞

(1)症状：肝区不适，两胁胀痛，抑郁烦闷，胸闷、喜叹息。时有嗳气，纳食减少，大便不调，月经不调，乳房胀痛。舌质红，苔白而薄，脉弦滑或弦细。

(2)病机分析：情志不舒导致肝失疏泄，气机郁滞，则可出现肝区不适，两胁胀痛，胸闷，乳房胀痛，抑郁烦闷，喜叹息等；脾胃升降失调，胃气上逆则可出现嗳气，脾失健运则可见纳呆食少，大便不调；肝失疏泄还可导致月经不调，脉呈弦象。

(3)治法：疏肝理气。

(4)代表方药：柴胡疏肝散加减，药用醋柴胡、枳壳、泽泻、陈皮、法半夏、郁金、白芍、大黄、山楂、生甘草。

(5)随症加减：气郁化火而见舌红苔黄、头晕目眩，急躁易怒者，加夏枯草、青黛、牡丹皮、栀子等泻肝经实火；伴阴血亏虚，口干，五心烦热，腰膝酸软者，加当归、生地黄、制首乌、枸杞子等滋阴清热，养血柔肝。

2.肝郁脾虚

(1)症状：胁肋胀闷，抑郁不舒，倦怠乏力，腹痛欲泻。腹胀不适，食欲缺乏，恶心欲吐，时欲太息。舌质淡红，苔薄白或白，有齿痕，脉弦细。

(2)病机分析：因忧思不解，可致肝失疏泄，脾失健运，气机郁滞故见胁肋胀闷，抑郁不舒，时欲太息;运化不及则可见腹胀、纳呆,恶心欲吐;肝气乘脾,故见腹痛欲泻;舌淡边有齿痕为脾虚之象,而脉弦则为肝郁之征。

(3)治法:疏肝健脾。

(4)代表方药:逍遥散加减,药用醋柴胡、炒白术、薄荷、炒白芍、当归、茯苓、山楂、生姜、生甘草。

(5)随症加减:肝郁明显者加香附、郁金、川楝子疏肝理气;脾虚明显者加山药、白扁豆、党参等益气健脾;血虚头晕、心悸、失眠者可加生熟地黄、枸杞子、酸枣仁等或以归脾汤为主方养血安神;有血瘀者加川芎、丹参、蒲黄、五灵脂等活血化瘀。

3.痰湿内阻

(1)症状:体态肥胖,右胁不适或胀闷,周身困重,大便黏滞不爽。脘腹胀满,倦怠无力,食欲缺乏,头晕恶心。舌质淡,舌苔白腻,脉沉滑。

(2)病机分析:素体肥胖者形有余而气不足,脾胃运化无力,痰湿内生,阻遏气机,肝气不舒,故见右胁不适或胀闷;清阳不升,浊阴不降故见头晕恶心,腹胀纳呆;湿邪阻遏,阳气不得敷布,故见周身困重,倦怠无力;舌淡,苔白腻,脉沉滑均为痰湿内阻之象。

(3)治法:健脾益气,化痰祛湿。

(4)代表方药:二陈汤加减,药用法半夏、陈皮、茯苓、泽泻、莱菔子、山楂、葛根、黄精、生白术、藿香、甘草。

(5)随症加减:痰湿郁而化热,症见口干、口苦,舌红、苔黄腻者,加茵陈、胆南星、竹茹等清热化湿;腹胀明显者加苍术、厚朴、枳实等燥湿醒脾,理气消胀;脾虚倦怠乏力,面色无华,纳食呆滞者加党参、山药、黄芪、神曲、炒二芽等益气健脾,消食和胃。

4.湿热蕴结

(1)症状:右胁肋部胀痛,周身困重,脘腹胀满或疼痛,大便黏腻不爽。身目发黄,小便色黄,口中黏滞,口干口苦。舌质红,舌苔黄腻,脉弦滑或濡数。

(2)病机分析:过食肥甘厚腻及辛辣炙煿可致湿热内生,或病后湿热未清,蕴结于中焦,熏蒸肝胆,故见胁肋胀痛,身目发黄;湿热壅滞,中焦气机不利,故见腹胀,周身困重,口中黏腻,口干口苦;湿热下注,故见大便黏腻不爽,小便色黄;舌红,苔黄腻,脉弦滑或濡数均为湿热内蕴之象。

(3)治法:清热利湿。

(4)代表方药:茵陈蒿汤加减,药用茵陈、栀子、大黄、虎杖、厚朴、车前草、茯苓、生白术、猪苓、泽泻。

(5)随症加减:胁痛明显者加柴胡、郁金、延胡索、川楝子等加强疏肝理气止痛之效;兼有血瘀而见胁肋刺痛,舌质紫暗者加土鳖虫、王不留行、甲片或配合膈下逐瘀汤以活血通络;湿热伤阴而见腰膝酸软,口干咽燥,五心烦热,舌红少苔者,加麦冬、枸杞子、天花粉、石斛滋阴润燥。

5.痰瘀互结

(1)症状:胁肋刺痛或钝痛,胁下痞块,面色晦暗,形体肥胖。胸脘痞满,咳吐痰涎,纳呆厌油,四肢沉重。舌质暗红、有瘀斑,舌体胖大,边有齿痕,苔腻,脉弦滑或涩。

(2)病机分析:痰浊蕴结日久,气血运行郁滞,痰瘀互结于胁下,故见胁肋刺痛,胁下痞块;痰湿内蕴,脾胃运化失常,故见胸脘痞满,纳呆厌油,咳吐痰涎;气血不畅,难以通达头面四肢,故见面色晦暗,肢体困重;舌体胖大色暗,苔腻,脉弦滑或涩均为痰瘀内阻之象。

(3)治法:活血化瘀,祛痰散结。

(4)代表方药:膈下逐瘀汤合二陈汤加减,药用柴胡、当归、桃仁、五灵脂、甲片、牡丹皮、赤芍、大腹皮、茯苓、生白术、陈皮、半夏、枳实。

(5)随症加减:痰热明显,症见咳痰黄稠,胸闷心烦,大便秘结者加竹茹、胆南星、全瓜蒌、大黄等清热化痰,通腑泄浊;胁腹部胀满较甚者加香附、川楝子、槟榔、厚朴等理气消胀;兼有肝肾亏虚,腰膝酸软,头晕眼花者,可配合一贯煎合六味地黄丸加减以滋补肝肾。

(四)其他疗法

1.单方验方

(1)丹参 20 g,陈皮 6 g,加水微煎代茶饮。适用于气滞血瘀者。

(2)佛手、香橼各 6 g,加水微煎代茶饮。适用于肝郁气滞者。

(3)丹参、山楂各 15 g,檀香 9 g,炙甘草 3 g,加水微煎代茶饮。适用于瘀血阻络者。

(4)赤小豆、薏苡仁各 50 g,加水熬粥,适量温服。适用于湿邪困脾者。

(5)山楂 10 g,毛冬青 20 g,水煎服。适用于痰瘀互结者。

(6)生山楂、麦芽各 10 g,水煎服。适用于痰湿内蕴兼有食积者。

(7)茵陈 15 g,水煎代茶饮。适用于湿热蕴结者。

(8)山楂 30 g,葛根 15 g,明矾 1.2 g,水煎服。适用于痰湿内蕴者。

(9)半夏 5 g,瓜蒌皮 5 g,生山楂 5 g,丹参 5 g,生麦芽 5 g,水煎服。适用于痰湿阻滞者。

(10)何首乌 6 g,桑寄生 18 g,黄精 10 g,水煎服。适用于肝肾不足者。

2.中成药疗法

(1)强肝胶囊:每次 3 粒,每日 3 次。适用于脾虚气滞、湿热内阻证。

(2)逍遥散:每次 6~9 g,每日 1~2 次。适用于肝郁脾虚证。

(3)桑葛降脂丸:每次 4 g,每日 3 次。适用于脾肾亏损,痰湿瘀阻证。

(4)茵栀黄颗粒:每次 1 袋,每日 3 次。适用于湿热内蕴证。

(5)大黄䗪虫丸:每次 5 g,每日 3 次。适用于痰瘀互结者。

(6)绞股蓝总苷片(胶囊):每次 2~3 片(粒),每日 3 次。适用于气虚痰阻证。

(7)壳脂胶囊:每次 5 粒,每日 3 次。适用于痰湿内阻、气滞血瘀或兼有肝肾不足郁热证。

(8)血脂康胶囊:每次 2 粒,每日 2~3 次。适用于脾虚痰瘀阻滞证。

3.针灸疗法

针灸具有降脂、阻断胰岛素抵抗及过氧化反应的功效,一般取穴丰隆、足三里、太冲、肝俞、三阴交等,根据患者的情况采取不同手法及方式,或补或泻,或针或灸,或采用其他穴位刺激法。同时,根据辨证加减,肝郁气滞者加行间,用泻法;肝肾两虚者加太溪、照海、复溜,用补法;瘀血内阻者加血海、地机,用泻法;痰湿困脾者加公孙、商丘,用泻法。每次取 6~7 个穴位,留针 30 分钟,期间行针 1 次,15 次为 1 个疗程。另外还可选用穴位注射法:复方丹参注射液 2 mL,实证选双侧丰隆、阳陵泉交替穴位注射,虚证选双侧三阴交、足三里交替穴位注射。也可选用穴位埋线法:穴位埋线是将羊肠线埋入穴位,利用羊肠线对穴位的持续刺激作用治疗疾病的方法。9 号注射针针头作套管,28 号 2 寸长的毫针剪去针尖作针芯,00 号羊肠线。埋线多选肌肉比较丰满的部位的穴位,以背腰部及下肢穴位最常用。但取穴要精简,每次埋线 1~3 穴,可双侧取穴,可间隔 15~20 天治疗 1 次。

4.外治疗法

(1)行气消瘀膏:川芎 12 g,香附 10 g,柴胡、芍药、青皮、枳壳各 6 g。将上述药物研细末,调拌麻油或其他辅料贴于大包、期门、章门等穴位处，可消胁下积块，适用于肝脾大者。

(2)朱代群等采用DSG-Ⅰ生物信息电脑肝病治疗仪联合自拟中药(茵陈蒿、栀子、大黄、丹参、虎杖、泽泻、垂盆草、陈皮等，白醋浸泡备用)和肝清解液湿巾，外敷照射区，将中药离子导入肝络治疗脂肪肝，取得了不错的疗效。

(满忠慧)

第三节 胁痛

一、临床诊断

(一)症状与体征

(1)以一侧或两侧胁肋部疼痛为主要临床表现，疼痛性质可表现为胀痛、窜痛、刺痛、隐痛，多为拒按，间有喜按者。

(2)可伴见胸闷、腹胀、嗳气、呃逆、急躁易怒、口苦纳呆、厌食恶心等症。

(3)常有情志不舒，跌仆损伤，饮食不节，久病耗伤，劳倦过度，或外感湿热等病因。

(4)血常规、肝功能、胆囊造影、B超等实验室检查，有助于诊断。

(二)辅助检查

胁痛以右侧为主者，多与肝胆疾病相关。肝功能、乙肝五项、甲肝抗体、丙肝抗体、戊肝抗体、自身免疫性肝病抗体、肝脏病理等检查可以作为诊断肝炎的指标；腹部B超、CT、MRI等检查可做肝硬化，肝胆结石，急、慢性胆囊炎，脂肪肝，胆道蛔虫，肝脓肿等疾病的诊断依据。检测血中的甲胎蛋白、碱性磷酸酶及超声造影、CT、MRI增强扫描可以与肝癌相鉴别；电子胃镜、上消化道钡餐可与胃病相鉴别；血常规、腹部X线检查可与肠梗阻、肠穿孔等做鉴别诊断；胸部X线、CT等检查可与胸膜炎相鉴别。

二、病证鉴别

(一)胁痛与悬饮

胁痛发病与情志不遂、饮食不节、跌仆损伤、久病体虚有关，其病机为肝络失和，主要表现为一侧或两侧胁肋部疼痛。悬饮多因素体虚弱，时邪外袭，肺失宣通，饮停胸胁，而致络气不和，其表现为饮停胸胁，胸胁咳唾引痛，呼吸或转侧加重，患侧肋间饱满，叩诊呈浊音，或兼见发热。

(二)胁痛与胃痛

两者疼痛主要部位不同。胁痛是以一侧或两侧胁肋部疼痛为主证，可伴发热恶寒，或目黄肤黄，或胸闷太息。肝气犯胃之胃痛可有攻痛连胁，但仍以上腹中部胃脘部疼痛为主症，且常伴嘈杂反酸，嗳气吐腐。

(三)胁痛与黄疸、鼓胀、肝癌等

黄疸、鼓胀、肝癌等在病程中或早或晚均伴有一侧或两侧胁肋部疼痛。其鉴别要点在于：黄疸以身目发黄为主症；鼓胀为气、血、水互结，腹大如鼓；肝癌有胁下积块。

三、病机转化

胁痛主要由情志不舒、跌仆损伤、饮食不节，久病耗伤，劳倦过度，或外感湿热等病因，导致肝气郁结、血瘀阻络，湿热蕴结、肝失疏泄，肝阴不足、络脉失养等，最终导致胁痛发生。

(一)基本病机

肝络失和，"不通则痛"或"不荣则痛"。肝为刚脏，主疏泄，喜条达而恶抑郁，肝体属阴，体阴而用阳。若肝的疏泄功能失常，气机郁结，血脉瘀滞，或阴血不足，肝失濡润，均可导致肝络失和，产生胁痛。因肝气郁滞、瘀血停滞、湿热蕴结所致的胁痛多属实证，是为"不通则痛"；因阴血不足，肝络失养所致的胁痛为虚证，属"不荣则痛"。

(二)病位在肝胆，与脾胃肾密切相关

肝居胁下，经脉布于两胁，胆附于肝，与肝成表里关系，其脉亦循于胁，故胁痛之病，主要责之肝胆；胃居中焦，主受纳水谷，运化水湿，若因饮食所伤，脾失健运，湿热内生，郁遏肝胆，疏泄不畅，亦可发为胁痛；肝肾同源，精血互生，若因肝肾阴虚，精亏血少，肝脉失于濡养，则胁肋隐隐作痛。

(三)病理性质有虚有实，而以实证多见

胃痛病理性质有虚有实，实者多属不通而痛，以气滞、血瘀、湿热为主，三者尤以气滞为先。虚者多属不荣而痛，如阴血亏虚，肝失所养。虚实之间可以相互转化，故临床常见虚实夹杂之证。

(四)病程有新久之分，在气在血之别

一般说来，胁痛初病在气，由肝郁气滞、气机不畅所致；气为血帅，气行则血行，故气滞日久，血行不畅，病变由气滞转为血瘀，或气滞、血瘀并见；气滞日久，易于化火伤阴；因饮食所伤，肝胆湿热所致之胁痛，日久亦可耗伤阴津，皆可致肝阴耗伤，脉络失养，而转为虚证或虚实夹杂证。外邪、饮食、情志所致，以气机郁滞为主，病位较浅，多在气分；日久由经入络，气郁血瘀，病位较深，多为气血同病。

(五)病延日久，变证衍生

胁痛病延日久，可衍生变证，如气血壅结，肝体失和，腹内结块，形成积聚；如湿热壅滞，肝失疏泄，胆汁泛滥，则发生黄疸；肝脾肾失调，气血水互结，酿生鼓胀。胁痛日久，痰瘀互结，阻于肝络，或酿毒生变，转为肝癌。

四、辨证论治

(一)辨证思路

1.辨气血

一般来说，胁痛在气，以胀痛为主，且痛无定处，游走不定，时轻时重，症状的轻重每与情绪变化有关；胁痛在血，以刺痛为主，且痛处固定不移，疼痛持续不已，局部拒按，入夜尤甚，或胁下有积块。

2.辨虚实

实证多由肝郁气滞，瘀血阻络，外感湿热之邪所致，起病急，病程短，疼痛剧烈而拒按，脉实有力；虚证多属肝阴不足，络脉失养所引起，常因劳累而诱发，起病缓，病程长，疼痛隐隐，悠悠不休而喜按，脉虚无力。

3.辨表里

外感胁痛是由湿热外邪侵袭肝胆，肝胆失于疏泄条达而致，伴有寒、热表证，且起病急骤，同

时可出现恶心呕吐，目睛发黄，苔黄腻等肝胆湿热症状；内伤胁痛则由肝郁气滞，瘀血内阻，或肝阴不足所引起，不伴恶寒、发热等表证，且起病缓慢，病程较长。

4.辨脏腑

胁痛病位主要在肝胆，但与脾、胃、肾密切相关，辨证时要注意辨别病变脏腑的不同。如肝郁气滞证多发病与情志因素有关，胁痛以胀痛为主，痛无定处，心烦易怒、胸闷腹胀、嗳气频作，属于肝脏病；肝胆湿热证口干口苦，胸闷纳呆，或兼有身热恶寒，身目发黄，为肝胆脏腑同病；若肝胃不和症见胸脘痞闷，恶心呕吐，胁痛隐隐，为肝胃同病。

（二）治疗原则

胁痛的治疗原则当基于肝络失和的基本病机，根据“不通则痛”“不荣则痛”的理论，以疏肝活络止痛为基本治则，结合肝胆的生理特点，灵活应用。实证宜理气、活血通络、清热祛湿，通则不痛；虚证宜补中寓通，滋阴、养血、柔肝，荣则不痛。

（三）分证论治

1.肝郁气滞

(1)症状：胁肋胀痛，走窜不定，甚则连及胸肩背臂，疼痛每因情志变化而增减，胸闷，善太息，得嗳气则舒，纳食减少，脘腹胀满，舌苔薄白，脉弦。

(2)病机分析：肝失条达，气机不畅，阻于胁络，肝气横逆，犯及脾胃。

(3)治法：疏肝解郁，理气止痛。

(4)代表方药：柴胡疏肝散加减。方中柴胡疏肝解郁，香附、枳壳、陈皮理气除胀，川芎活血行气通络，白芍、甘草缓急止痛，全方共奏疏肝理气止痛之功。

(5)随症加减：若气滞及血，胁痛重者，酌加郁金、川楝子、延胡索、青皮以增强理气活血止痛之功；若兼见心烦急躁，口干口苦，尿黄便干，舌红苔黄，脉弦数等气郁化火之象，酌加栀子、黄芩、胆草等清肝之品；若伴胁痛，肠鸣，腹泻者，为肝气横逆，脾失健运之证，酌加白术、茯苓、泽泻、薏苡仁以健脾止泻；若伴有恶心呕吐，是为肝胃不和，胃失和降，酌加半夏、陈皮、藿香、生姜等以和胃降逆止呕。

2.肝胆湿热

(1)症状：胁肋胀痛，触痛明显而拒按，或引及肩背，伴有脘闷纳呆，恶心呕吐，厌食油腻，口干口苦，腹胀尿少，或兼有身热恶寒，或有黄疸，舌苔黄腻，脉弦滑。

(2)病机分析：外湿或内热蕴积肝胆，肝络失和，胆失疏泄。

(3)治法：疏肝利胆，清热利湿。

(4)代表方药：龙胆泻肝汤加减。方中龙胆草、栀子、黄芩清肝泻火，柴胡疏肝理气，木通、泽泻、车前子清热利湿，生地黄、当归养血清热益肝。

(5)随症加减：可酌加郁金、半夏、青皮、川楝子以疏肝和胃，理气止痛。若便秘，腹胀满者为热重于湿，肠中津液耗伤，可加大黄、芒硝以泻热通便存阴。若白睛发黄，尿黄，发热口渴者，可加茵陈、黄柏、金钱草以清热除湿，利胆退黄。久延不愈者，可加三棱、莪术、丹参、当归尾等活血化瘀。对于湿热蕴结的胁痛，祛邪务必要早，除邪务尽，以防湿热胶固，酿成热毒，导致治疗的困难。

3.瘀血阻络

(1)症状：胁肋刺痛，痛处固定而拒按，疼痛持续不已，入夜尤甚，或胁下有积块，或面色晦暗，舌质紫暗，脉沉弦。

(2)病机分析：肝郁日久，气滞血瘀，或阴伤血滞，脉络瘀阻。

(3)治法:活血化瘀,通络止痛。

(4)代表方药:血府逐瘀汤加减。方用桃仁、红花、当归、生地黄、川芎、赤芍活血化瘀而养血,柴胡行气疏肝,桔梗开肺气,枳壳行气宽中,牛膝通利血脉,引血下行。

(5)随症加减:若瘀血严重,有明显外伤史者,应以逐瘀为主,方选复元活血汤。方以大黄、桃仁、红花、甲片活血祛瘀,散结止痛,当归养血祛瘀,柴胡疏肝理气,天花粉消肿化痰,甘草缓急止痛,调和诸药。还可加三七粉另服,以助祛瘀生新之效。

4.胆腑郁热

(1)症状:右胁灼热疼痛,口苦咽干,面红目赤,大便秘结,小便短赤,心烦、失眠易怒,舌红,苔黄厚而干,脉弦数。

(2)病机分析:因饮食偏嗜,忧思暴怒,外感湿热,虚损劳倦,胆石等原因导致胆腑气机郁滞,或郁而化火,胆液失于通降。此型胆胀多见。

(3)治法:清泻肝胆,解郁通腑。

(4)代表方药:清胆汤加减。方中栀子、黄连、柴胡、白芍、蒲公英、金钱草、瓜蒌清泻肝火,郁金、延胡索、川楝子理气解郁止痛,大黄利胆通腑泄热。

(5)随症加减:心烦失眠者,加丹参、炒枣仁;黄疸加茵陈、枳壳;口渴喜饮者,加天花粉、麦冬;恶心呕吐者,加半夏、竹茹。方中金钱草用量宜大,可用 30～60 g。

5.肝络失养

(1)症状:胁肋隐痛,绵绵不已,遇劳加重,口干咽燥,两目干涩,心中烦热,头晕目眩,舌红少苔,脉弦细数。

(2)病机分析:肝郁日久化热,或湿热久蕴伤阴,或病久体虚阴亏,导致精血亏损,肝络失养。

(3)治法:养阴柔肝,理气止痛。

(4)代表方药:一贯煎加减。方中生地黄、枸杞子滋养肝肾,沙参、麦冬、当归滋阴养血柔肝,川楝子疏肝理气止痛。

(5)随症加减:若阴亏过甚,舌红而干,可酌加石斛、玄参、天冬;两目干涩,视物昏花,可加草决明、女贞子;头晕目眩甚者,可加钩藤、天麻、菊花;若心中烦热,口苦甚者,可加炒栀子、丹参。

(四)其他疗法

1.单方验方

(1)鸡内金、郁金、金钱草、海金沙各 30 g,水煎服,每日 1 剂。适用于肝胆湿热、砂石阻于胆道者。

(2)玫瑰花、代代花、茉莉花、川芎、荷叶各等份,开水冲服。适用于肝气郁滞者。

(3)蒲公英 30 g,茵陈 30 g,红枣 6 枚,水煎服,每日 1 剂。适用于肝胆湿热者。

(4)威灵仙 30 g,水煎服,每日 1 剂。适用于肝气郁滞者。

(5)金钱草 15 g,鸡内金 15 g,茵陈 15 g,水煎服,每日 1 剂。适用于肝胆湿热者。

(6)川芎 15 g,香附 10 g,枳壳 15 g,水煎服,每日 1 剂。适用于气滞血瘀者。

(7)川楝子 10 g,郁金 12 g,山楂 30 g,水煎服,每日 1 剂。适用于肝气郁滞者。

(8)白茅根 30 g,黑木耳 10 g,竹叶 6 g,水煎服,每日 1 剂。适用于热盛伤阴之实证。

(9)百合 30 g,枸杞子 15 g,水煎服,每日 1 剂。适用于阴虚胁痛。

(10)三七粉 3 g,每日 1 剂,开水送服,孕妇忌服。适用于血瘀胁痛。

2.中成药疗法

(1)龙胆泻肝丸。①功效主治:清肝胆,利湿热。适用于肝胆湿热,胁痛口苦,头晕目赤,耳鸣耳聋,耳肿疼痛,尿赤涩痛,湿热带下。②用法用量:口服,每次3～6 g,每日2次。

(2)红花逍遥片。①功效主治:疏肝,理气,活血。适用于肝气不舒,胸胁胀痛,月经不调,头晕目眩,食欲减退等症。②用法用量:口服,每次2～4片,每日3次。

(3)肝苏片。①功效主治:清利湿热。适用于急性病毒性肝炎、慢性活动性肝炎属湿热证者。②用法用量:口服,每次5片,每日3次,小儿酌减。

(4)元胡止痛颗粒。①功效主治:理气,活血,止痛。适用于行经腹痛,胃痛,胁痛,头痛。②用法用量:口服,每次4～6片,每日3次。

(5)当飞利肝宁胶囊。①功效主治:清利湿热,益肝退黄。适用于湿热郁蒸而致的黄疸,急性黄疸型肝炎,传染性肝炎,慢性肝炎而见湿热证候者。②用法用量:口服,每次4粒,每日3次或遵医嘱。

(6)胆宁片。①功效主治:疏肝利胆,清热通下。适用于肝郁气滞、湿热未清所致的右上腹隐隐作痛、食入作胀、胃纳不香、嗳气、便秘;慢性胆囊炎见上述证候者。②用法用量:口服,每次5片,每日3次,饭后服用。

(7)六味地黄丸。①功效主治:滋阴补肾。适用于肾阴亏损,头晕耳鸣,腰膝酸软,骨蒸潮热,盗汗遗精。②用法用量:口服,每次1丸,每日2次。

(8)鸡骨草丸。①功效主治:清肝利胆,清热解毒,消炎止痛。适用于急性黄疸型病毒性肝炎、慢性活动性肝炎、慢性迁延性肝炎。②用法用量:口服,每次4粒,每日3次。

(9)清肝利胆口服液。①功效主治:清利肝胆湿热。适用于纳呆,胁痛,疲倦乏力,尿黄,苔腻,脉弦肝郁气滞、肝胆湿热未清等症。②用法用量:口服,每次20～30 mL,每日2次,10天为1个疗程。

(10)消炎利胆片。①功效主治:清热,祛湿,利胆。适用于肝胆湿热引起的口苦,胁痛;急性胆囊炎,胆管炎。②用法用量:口服,每次2片,每日3次。

(11)胆舒胶囊。①功效主治:疏肝解郁,利胆融石。适用于慢性结石性胆囊炎、慢性胆囊炎及胆石症。②用法用量:口服,每次1～2粒,每日3次。

3.针灸疗法

(1)体针:以取足厥阴肝经、足少阳胆经、足阳明胃经为主。处方:主穴,期门、支沟、阳陵泉、足三里。配穴:肝郁气滞者,加行间、太冲;血瘀阻络者,加膈俞、血海;湿热蕴结者,加中脘、三阴交;肝阴不足者,加肝俞、肾俞。

操作:毫针刺,实证用泻法,虚证用补法。

(2)耳针:取穴肝、胆、胸、神门,毫针中等强度刺激,也可用王不留行籽贴压。

(3)皮肤针:用皮肤针叩打胸胁痛处,加拔火罐。

(4)穴位注射:取大椎、肝俞、脾俞、心俞、胃俞、肝炎穴、胆囊穴,每次选2穴,用丹参或当归注射液,每穴注射药液1 mL,每日1次,15次为1个疗程。

4.外治疗法

(1)穴位贴敷:①用中药穴位敷贴透皮制剂“肝舒贴”(主要由黄芪、莪术、甲片等药物组成)通过穴位给药,可治疗胁肋疼痛。②取大黄、黄连、黄芩、黄柏各等份,研为细末,用纱布包扎,外敷胆囊区,每次4～6小时。③取琥珀末或吴茱萸1.5 g,盐少许,炒热后,热敷疼痛部位,药包冷则更换，每日 2 次，每次 30 分钟；或以疼痛缓解为度。

（2）推拿疗法。①背俞穴综合手法：首先在背俞穴上寻找压痛敏感点，找到后即以此为输行指揉法，得气为度。反复寻找，治疗2～3 遍，如遇有结节或条索状阳性反应物，可在此施以弹拨法、捋顺法、散法，手法轻重以患者能耐受为度，如无压痛敏感点及阳性反应物，则在胆俞穴上施术。②胆囊区掌揉法：以右掌根置于患者右肋下，行掌揉法，顺逆时针均可，轻重以病位得气，患者感觉舒适为度，行 10～15 分钟。③摩腹：多采用大摩腹泻法，或视虚实言补泻，但第 1 次治疗宜只泻不补，10 分钟后或至肠蠕动加快。④胆囊穴点按法：点按双侧胆囊穴、足三里、内关，得气为度。⑤辨证加减。肝郁气滞：循胁合推两胁，点膻中；揉章门、期门。瘀血阻络：揉肝俞、胆俞；点血海、足三里、三阴交。肝阴不足：一指禅推中脘、天枢；揉脾俞、胃俞、足三里。肝胆湿热：点足三里、条口、丰隆。

（满忠慧）

第四节　鼓　　胀

一、临床诊断

（一）临床表现

初起脘腹作胀，食后尤甚。继而腹部胀满如鼓，重者腹壁青筋显露，脐孔突起。

（二）伴随症状

常伴乏力、食欲缺乏、尿少及齿衄、鼻衄、皮肤紫斑等出血现象，可见面色萎黄、黄疸、手掌殷红、面颈胸部红丝赤缕、血痣及蟹爪纹。

（三）病史

本病常有酒食不节、情志内伤、虫毒感染或黄疸、胁痛、癥积等病史。

腹腔穿刺液检查、血清病毒学相关指标检查、肝功能、B 超、CT、MRI、腹腔镜、肝脏穿刺等检查有助于腹水原因的鉴别。

二、病证鉴别

（一）鼓胀与水肿相鉴别

水肿是指体内水液潴留，泛滥肌肤，引起头面、眼睑、四肢、腹背甚至全身水肿的一种病证。严重的水肿患者也可出现胸腔积液、腹水，因此需与鼓胀鉴别。

（二）鼓胀与肠覃相鉴别

肠覃是一种小腹内生长肿物，而月经又能按时来潮的病证，类似卵巢囊肿。肠覃重症也可表现为腹部胀大膨隆，故需鉴别。

三、病机转化

鼓胀的基本病理变化总属肝脾肾受损，气滞、血瘀、水停腹中。病变脏器主要在肝脾，久则及肾。喻嘉言曾概括为“胀病亦不外水裹、气结、血瘀”。气、血、水三者既各有侧重，又常相互为因，错杂同病。病理性质总属本虚标实。初起，肝脾先伤，肝失疏泄，脾失健运，两者互为影响，乃至气滞湿阻，清浊相混，此时以实为主；进而湿浊内蕴中焦，阻滞气机，既可郁而化热，而致水热蕴结，亦可因湿从寒化，出现水湿困脾；久则气血凝滞，隧道壅塞，瘀结水留更甚。肝脾日虚，病延及肾，肾火虚衰，不但无力温助脾阳，蒸化水湿，且开阖失司，气化不利，而致阳虚水盛；若阳伤及阴，或湿热耗伤阴津，则见肝肾阴虚，阳无以化，水津失布，故后期以虚为主。至此因肝、脾、肾三脏俱虚，运行蒸化水湿的功能更差，气滞、水停、血瘀三者错杂为患，壅结更甚，其胀日重，由于邪愈盛而正愈虚，故本虚标实，更为错综复杂，病势日益深重（见图 11-1）。

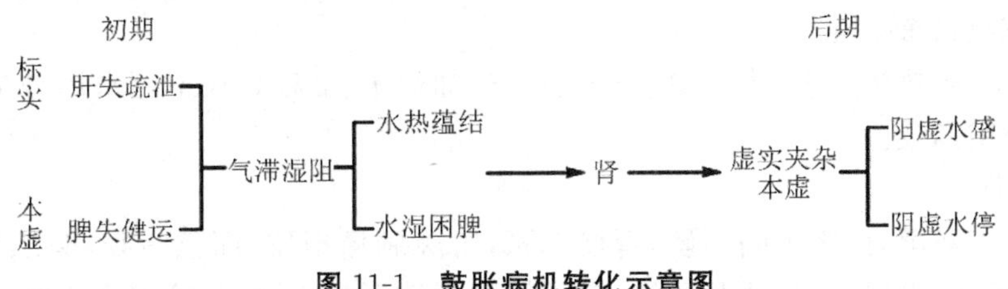

图 11-1 鼓胀病机转化示意图

四、辨证论治

（一）治则治法

根据标本虚实的主次确定相应治法。标实为主者，按气、血、水的偏盛，分别采用行气、活血、祛湿利水，并可暂用攻逐之法，同时配以疏肝健脾；本虚为主者，根据阴阳的不同，分别采取温补脾肾或滋养肝肾法，同时配合行气活血利水。由于本病总属本虚标实错杂，故治当攻补兼施，补虚不忘泻实，泻实不忘补虚。

（二）分证论治

1.气滞湿阻证

（1）证候：腹部胀大，按之不坚，胁下胀满或疼痛，饮食减少，食后腹胀，嗳气后稍减，尿量减少，舌白腻，脉弦细。

（2）治则：疏肝理气，健脾利水。

（3）主方：柴胡疏肝散合胃苓汤。

（4）方药：柴胡、枳壳、芍药、川芎、香附、白术、茯苓、猪苓、泽泻、桂枝、苍术、厚朴、陈皮。

（5）随症加减：若苔腻微黄，口干口苦，脉弦数，为气郁化火，可酌加牡丹皮、栀子；若胁下刺痛不移，面青舌紫，脉弦涩，为气滞血瘀者，可加延胡索、丹参、莪术；若见头晕失眠，舌质红，脉弦细数者，可加制首乌、枸杞子、女贞子等。

2.寒湿困脾证

（1）证候：腹大胀满，按之如囊裹水，胸脘胀闷，得热则舒，周身困重，畏寒肢肿，面浮或下肢微肿，大便溏薄，小便短少，舌苔白腻水滑，脉弦迟。

（2）治则：温中健脾，行气利水。

（3）主方：实脾饮。

（4）方药：附子、干姜、白术、木瓜、槟榔、茯苓、厚朴、木香、草果、甘草、生姜、大枣。

（5）随症加减：水肿重者，可加桂枝、猪苓、泽泻；脘胁胀痛者，可加青皮、香附、延胡索、丹参；脘腹胀满者，可加郁金、枳壳、砂仁；气虚少气者，加黄芪、党参。

3.湿热蕴结证

(1)证候:腹大坚满,脘腹绷急,外坚内胀,拒按,烦热口苦,渴不欲饮,小便赤涩,大便秘结或溏垢,或有面目肌肤发黄,舌边尖红,苔黄腻或灰黑而润,脉弦数。

(2)治则:清热利湿,攻下逐水。

(3)主方:中满分消丸合茵陈蒿汤、舟车丸。

(4)方药:黄芩、黄连、知母、茯苓、猪苓、泽泻、厚朴、枳壳、半夏、陈皮、砂仁、姜黄、干姜、人参、白术、甘草(中满分消丸)。茵陈、栀子、大黄(茵陈蒿汤)。甘遂、大戟、芫花、大黄、黑丑、青皮、陈皮、槟榔、木香、轻粉(舟车丸)。

(5)随症加减:湿热壅盛者,去人参、干姜、甘草,加栀子、虎杖。攻下逐水用舟车丸,视病情与服药反应调整服用剂量。

4.肝脾血瘀证

(1)证候:腹大坚满,按之不陷而硬,青筋怒张,胁腹刺痛拒按,面色晦暗,头颈胸臂等处可见红点赤缕,唇色紫褐,大便色黑,肌肤甲错,口干饮水不欲下咽,舌质紫暗或边有瘀斑,脉细涩。

(2)治则:活血化瘀,行气利水。

(3)主方:调营饮。

(4)方药:川芎、赤芍、大黄、莪术、延胡索、当归、瞿麦、槟榔、葶苈子、赤茯苓、桑白皮、大腹皮、陈皮、肉桂、细辛、甘草。

(5)随症加减:大便色黑可加参三七、侧柏叶;积块甚者加甲片、水蛭;瘀痰互结者,加白芥子、半夏等;水停过多,胀满过甚者,可用十枣汤以攻逐水饮。

5.脾肾阳虚证

(1)证候:腹大胀满,形如蛙腹,撑胀不甚,朝宽暮急,面色苍黄,胸脘满闷,食少便溏,畏寒肢冷,尿少腿肿,舌淡胖边有齿痕,苔厚腻水滑,脉沉弱。

(2)治则:温补脾肾,化气行水。

(3)主方:附子理中丸合五苓散、济生肾气丸。

(4)方药:附子、干姜、党参、白术、甘草(附子理中丸)。猪苓、茯苓、泽泻、白术、桂枝(五苓散)。附子、肉桂、熟地黄、山茱萸、山药、牛膝、茯苓、泽泻、车前子、牡丹皮(济生肾气丸)。偏于脾阳虚者可用附子理中丸合五苓散;偏于肾阳虚者用济生肾气丸,或与附子理中丸交替使用。

(5)随症加减:食少腹胀,食后尤甚,可加黄芪、山药、薏苡仁、白扁豆;畏寒神疲,面色青灰,脉弱无力者,酌加淫羊藿、巴戟天、仙茅;腹筋暴露者,稍加赤芍、泽兰、三棱、莪术等。

6.肝肾阴虚证

(1)证候:腹大坚满,甚则腹部青筋暴露,形体反见消瘦,面色晦暗,口燥咽干,心烦失眠,时或衄血,小便短少,舌红绛少津,脉弦细数。

(2)治则:滋养肝肾,凉血化瘀。

(3)主方:六味地黄丸或一贯煎合膈下逐瘀汤。

(4)方药:熟地黄、山茱萸、山药、茯苓、泽泻、牡丹皮(六味地黄丸)。生地黄、沙参、麦冬、枸杞子、当归、川楝子(一贯煎)。五灵脂、赤芍、桃仁、红花、牡丹皮、川芎、乌药、延胡索、香附、枳壳、甘草(膈下逐瘀汤)。

偏肾阴虚以六味地黄丸为主,合用膈下逐瘀汤;偏肝阴虚以一贯煎为主,合用膈下逐瘀汤。

(5)随症加减:若津伤口干,加石斛、天花粉、芦根、知母;午后发热,酌加银柴胡、鳖甲、地骨皮、白薇、青蒿；齿鼻出血加栀子、芦根、藕节炭；肌肤发黄加茵陈、黄柏；若兼面赤颧红者，可加龟甲、鳖甲、牡蛎等。

7.鼓胀出血证

(1)证候：轻者齿鼻出血，重者病势突变，大量吐血或便血，脘腹胀满，胃脘不适，吐血鲜红或大便油黑，舌红苔黄，脉弦数。

(2)治则：清胃泻火，化瘀止血。

(3)主方：泻心汤合十灰散。

(4)方药：大黄、黄连、黄芩。

十灰散凉血化瘀止血。酌加参三七化瘀止血；若出血过多，气随血脱，汗出肢冷，可急用独参汤以扶正救脱。还应中西医结合抢救治疗。

8.鼓胀神昏证

(1)证候：神志昏迷，高热烦躁，怒目狂叫，或手足抽搐，口臭便秘，尿短赤，舌红苔黄，脉弦数。

(2)治则：清心开窍。

(3)主方：安宫牛黄丸、紫雪丹、至宝丹或用醒脑静脉注射液。

上方皆为清心开窍之剂，皆适用于上述高热，神昏，抽风诸症，各有侧重，热势尤盛，内陷心包者，选用安宫牛黄丸；痰热内闭，昏迷较深者，选用至宝丹；抽搐痉厥较甚者，选用紫雪丹。可用醒脑静脉注射液静脉滴注。若症见神情淡漠呆滞，口中秽气，舌淡苔浊腻，脉弦细者，当治以化浊开窍，选用苏合香丸、玉枢丹等。若病情进一步恶化，症见昏睡不醒，汗出肢冷，双手撮空，不时抖动，脉微欲绝，此乃气阴耗竭，元气将绝的脱证，可依据病情急用生脉注射液静脉滴注及参附牡蛎汤急煎，敛阴固脱。并应中西医结合积极抢救。

(三)临证备要

1.关于逐水法的应用

鼓胀患者病程较短，正气尚未过度消耗，而腹胀殊甚。腹水不退，尿少便秘，脉实有力者，可酌情使用逐水之法，以缓其苦急，主要适用于水热蕴结和水湿困脾证。常用逐水方药如牵牛子粉、舟车丸、控涎丹、十枣汤等。攻逐药物，一般以2～3天为1个疗程，必要时停3～5天后再用。临床应注意。①中病即止：在使用过程中，药物剂量不可过大，攻逐时间不可过久，遵循“衰其大半而止”的原则，以免损伤脾胃，引起昏迷、出血之变。②严密观察：服药时必须严密观察病情，注意药后反应，加强调护。一旦发现有严重呕吐、腹痛、腹泻者，即应停药，并做相应处理。③明确禁忌证：鼓胀日久，正虚体弱；或发热，黄疸日渐加深；或有消化道溃疡，曾并发消化道出血，或见出血倾向者，均不宜使用。

2.要注意祛邪与扶正的配合

本病患者腹胀腹大，气、血、水壅塞，治疗每用祛邪消胀诸法。若邪实而正虚，在使用行气、活血、利水、攻逐等法时，又常需配合扶正药物。临证还可根据病情采用先攻后补，或先补后攻，或攻补兼施等方法，扶助正气，调理脾胃，减少不良反应，增强疗效。

3.鼓胀“阳虚易治，阴虚难调”

水为阴邪，得阳则化，故阳虚患者使用温阳利水药物，腹水较易消退。若是阴虚型鼓胀，利水易伤阴，滋阴又助湿，治疗颇为棘手。临证可选用甘寒淡渗之品，以达到滋阴生津而不黏腻助湿的效果。亦可在滋阴药中少佐温化之品，既有助于通阳化气，又可防止滋腻太过。

4.腹水消退后仍须调治

经过治疗，腹水可能消退，但肝脾肾正气未复，气滞血络不畅，腹水仍然可能再起，此时必须抓紧时机，疏肝健脾，活血利水，培补正气，进行善后调理，以巩固疗效。

5.鼓胀危重症宜中西医结合

及时处理肝硬化后期腹水明显，伴有上消化道大出血，重度黄疸或感染，甚则肝昏迷者，病势重笃，应审察病情，配合有关西医抢救方法及时处理。

(四)常见变证的治疗

鼓胀病后期，肝、脾、肾受损，水湿瘀热互结，正虚邪盛。若药食不当，或复感外邪，病情可迅速恶化，导致大出血、昏迷、虚脱多种危重证候。

由于本病虚实错综，先后演变发展阶段不同，故临床表现的证型不一，一般说来，气滞湿阻证多为腹水形成早期；水热蕴结证为水湿与邪热互结，湿热壅塞，且往往有合并感染存在，常易发生变证；水湿困脾与阳虚水盛，多为由标实转为本虚的两个相关证型；瘀结水留和阴虚水停两证最重，前者经脉瘀阻较著，应防并发大出血，后者为鼓胀之特殊证候，较其他证型更易诱发肝昏迷。

1.大出血

如见骤然大量呕血，血色鲜红，大便下血，暗红或油黑，多属瘀热互结，热迫血溢，治宜清热凉血，活血止血，方用犀角地黄汤加参三七、仙鹤草、地榆炭、血余炭、大黄炭；若大出血之后，气随血脱，阳气衰微，汗出如油，四肢厥冷，呼吸低弱，脉细微欲绝，治宜扶正固脱，益气摄血，方用大剂独参汤加山茱萸或参附汤加味。

2.昏迷

如痰热内扰，蒙蔽心窍，症见神志昏迷，烦躁不安，四肢抽搐颤动，口臭、便秘，舌红苔黄，脉弦滑数，治当清热豁痰，开窍息风，方用安宫牛黄丸合龙胆泻肝汤加减，亦可用醒脑静脉注射液静脉滴注。若为痰浊壅盛，蒙蔽心窍，症见静卧嗜睡，语无伦次，神情淡漠，舌苔厚腻，治当化痰泄浊开窍，方用苏合香丸合菖蒲郁金汤加减。如病情继续恶化，昏迷加深，汗出肤冷，气促撮空，两手抖动，脉细微弱者，为气阴耗竭，正气衰败，急予生脉散、参附龙牡汤以敛阴回阳固脱。

(五)其他疗法

1.中成药疗法

(1)中满分消丸：健脾行气，利湿清热。适用于脾虚气滞，湿热郁结引起宿食蓄水，脘腹胀痛。

(2)济生肾气丸：温补肾阳，化气行水。适用于肾虚水肿，腰膝酸软，小便不利，畏寒肢冷。

(3)六味地黄丸：滋阴补肾。适用于肾阴亏损，头晕耳鸣，腰膝酸软，骨蒸潮热，盗汗遗精。

2.敷脐疗法

脐对应中医的神阙穴位，中药敷脐可促进肠道蠕动与气体排出，缓解胃肠静脉血瘀，改善内毒素血症，提高利尿效果。

3.中药煎出液灌肠疗法

可采用温补肾阳、益气活血、健脾利水、清热通腑之法。可选用基本方：补骨脂、桂枝、茯苓、赤芍、大腹皮、生大黄、生山楂等，伴肝性脑病者加栀子、石菖蒲。每剂中药浓煎至150～200 mL，每日1剂，分两次给药。

4.穴位注射疗法

委中穴常规消毒，用注射针快速刺入，上下提插，得气后注入呋塞米10～40 mg，出针后按压针孔，勿令出血。每日1次，左右2次委中穴交替注射。

还可在中药、西药内服的基础上，并以黄芪注射液、丹参注射液等量混合进行穴位注射，每穴1 mL，以双肝俞、脾俞、足三里与双胃俞、胆俞、足三里相交替，每周3次。

中药在腧穴的贴敷、中药在腧穴进行离子导入、中药注射液在学位注射等疗法，对于肝硬化腹水这一疑难杂症的治疗无疑增加了治疗方法的选择。

（满忠慧）

第五节 积 聚

一、临床诊断

（一）疾病诊断

(1)腹腔内有可扪及的包块。

(2)常有腹部胀闷或疼痛不适等症状。

(3)常有情志失调、饮食不节、感受寒邪或黄疸、虫毒等病史。

腹部X线、B超、CT、MBI、病理组织活检及有关血液检查有助于明确相关疾病的诊断。

（二）病类诊断

1.积证

积属有形，结块固定不移，痛无定处，病在血分，是为脏病。

2.聚证

聚属无形，包块聚散无常，痛有定处，病在气分，是为腑病。

（三）病期诊断

1.初期

正气未至大虚，邪气虽实而不甚。表现为积块较小，质地较软，虽有胀痛不适，而一般情况尚较好。

2.中期

正气渐衰而邪气渐甚，表现为积块增大，质地较硬，持续疼痛，舌质紫暗或有瘀点、瘀斑，并有饮食日少，倦怠乏力，面色渐暗，形体逐渐消瘦等。

3.末期

正气大虚，而邪气实甚，表现为积块较大，质地坚硬，疼痛剧烈，舌质青紫或淡紫，有瘀点、瘀斑，并有饮食大减，神疲乏力，面色萎黄或黧黑，明显消瘦等衰弱表现。

二、病证鉴别

（一）积聚与痞满相鉴别

痞满是指脘腹部痞塞胀满，是自觉症状，而无块状物可扪及。积聚则是腹内结块，或痛或胀，不仅有自觉症状，而且有结块可扪及。

（二）癥积与瘕聚相鉴别

癥就是积，癥积指腹内结块有形可征，固定不移，痛有定处，病属血分，多为脏病，形成的时间较长,病情一般较重;瘕聚是指腹内结块聚散无常,痛无定处,病在气分,多为腑病,病史较短,病情一般较轻。

三、病机转化

积聚病的病位在于肝脾。因肝主疏泄,司藏血;脾主运化,司统血。其发生主要关系到肝、脾、胃、肠等脏腑。因情志、饮食、寒湿、病后等,引起肝气不畅,脾运失职,肝脾失调,气血涩滞,壅塞不通,形成腹内结块,导致积聚。积聚的形成,总与正气亏虚有关。聚证病性多属实证,病程较短,预后良好。少数聚证日久不愈,可以由气入血转化成积证。积证初起,病理性质多实,日久病势较深,正气耗伤,可转为虚实夹杂之证。病至后期,气血衰少,身体羸弱,则以正虚为主。病机主要是气机阻滞,瘀血内结。病理因素虽有寒邪、湿热、痰浊、食滞、虫积等,但主要是气滞血瘀。聚证以气滞为多,积证以血瘀为主(见图 11-2)。

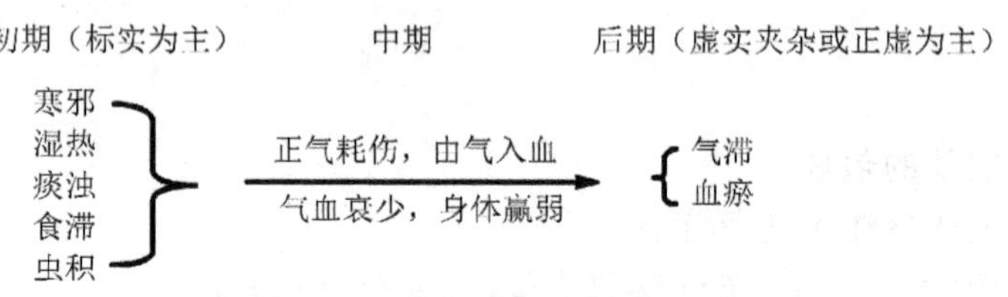

图 11-2 积聚病机转化示意图

四、辨证论治

(一)治则治法

1.区分不同阶段,掌握攻补分寸

积证可根据病程、临床表现,分作初期、中期、末期 3 个阶段。初期属邪实,积块不大,软而不坚,正气尚未大虚,应予消散,治宜行气活血、软坚消积为主;中期邪实正虚,积块渐大,质渐坚硬,正气渐伤,邪盛正虚,治宜消补兼施;后期以正虚为主,积块坚硬,形瘦神疲,正气伤残,应予养正除积,治宜扶正培本为主,酌加理气、化瘀、消积之品,切勿攻伐太过。

2.聚证重调气,积证重活血

聚证病在气分,以疏肝理气、行气消聚为基本治则,重在调气;积证病在血分,以活血化瘀、软坚散结为基本治则,重在活血。

(二)分证论治

积聚的辨证必须根据病史长短、邪正盛衰以及伴随症状,辨其虚实之主次。聚证多实证。积证初起,正气未虚,以邪实为主;中期,积块较硬,正气渐伤,邪实正虚;后期日久,瘀结不去,则以正虚为主。

1.肝气郁结证

(1)症状:腹中结块柔软,时聚时散,攻窜胀痛,脘胁胀闷不适,苔薄,脉弦等。

(2)治法:疏肝解郁,行气散结。

(3)方药:逍遥散、木香顺气散加减。

(4)常用药:柴胡、当归、白芍、甘草、生姜、薄荷、香附、青皮、枳壳、郁金、台乌药。

2.食滞痰阻证

(1)症状:腹胀或痛,腹部时有条索状物聚起,按之胀痛更甚,便秘,纳呆,舌苔腻,脉弦滑等。

(2)治法:理气化痰,导滞散结。

(3)方药:六磨汤加减。

(4)常用药:大黄、槟榔、枳实、沉香、木香、乌药。

3.气滞血阻证

(1)症状:腹部积块质软不坚,固定不移,胀痛不适,舌苔薄,脉弦等。

(2)治法:理气消积,活血散瘀。

(3)方药:柴胡疏肝散合失笑散加减。

(4)常用药:柴胡、青皮、川楝子、丹参、延胡索、蒲黄、五灵脂。

4.瘀血内结证

(1)症状:腹部积块明显,质地较硬,固定不移,隐痛或刺痛,形体消瘦,纳谷减少,面色晦暗黧黑,面颈胸臂或有血痣赤缕。女子可见月事不下,舌质紫或有瘀斑瘀点,脉细涩等。

(2)治法:祛瘀软坚,佐以扶正健脾。

(3)方药:膈下逐瘀汤合六君子汤加减。

(4)常用药:当归、川芎、桃仁、三棱、莪术、香附、乌药、陈皮、人参、白术、黄精、甘草。

5.正虚瘀结证

(1)症状:久病体弱,积块坚硬,隐痛或剧痛,饮食大减,肌肉瘦削,神倦乏力,面色萎黄或黧黑,甚则面肢水肿,舌质淡紫,或光剥无苔,脉细数或弦细。

(2)治法:补益气血,活血化瘀。

(3)方药:八珍汤合化积丸加减。

(4)常用药:人参、白术、茯苓、甘草、当归、白芍、地黄、川芎、三棱、莪术、阿魏、瓦楞子、五灵脂、香附、槟榔。

(三)临证备要

临床上治疗癥积,应重视其邪正兼夹的特点,癥积按初中末三个阶段,可分为气滞血阻、瘀血内结、正虚瘀结三个证候,但在临床中,往往可兼有寒、湿、热、痰等病理表现。其中,兼郁热、湿热者较为多见。正气亏虚亦有偏于阴虚、血虚、气虚、阳虚的不同。临证应根据邪气兼夹与阴阳气血亏虚的差异,相应调整治法方药。

积聚治疗上始终要注意顾护正气,攻伐药物不可过用,《素问·六元正纪大论》说:“大积大聚,其可犯也,衰其大半而止。”聚证以实证居多,但如反复发作,脾气易损,应适当予以培脾运中。积证系日积月累而成,其消亦缓,切不可急功近利。如过用、久用攻伐之品,易于损正伤胃;过用香燥理气之品,则易耗气伤阴蕴热,加重病情。《医宗必读·积聚》提出“屡攻屡补,以平为期”的原则,颇有深意。

(四)其他疗法

1.中成药疗法

(1)鳖甲煎丸:消痞化积、活血化瘀、疏肝解郁。适用于积聚之血瘀肝郁证。

(2)大黄䗪虫丸:活血破瘀、通经消癥。适用于瘀血内停所致的癥瘕。

(3)养正消积胶囊:健脾益肾、化瘀解毒。适用于脾肾两虚瘀毒内阻型原发性肝癌。

2.单方验方

(1)肿节风 15 g,水煎服。可用于脘腹部、右上腹及下腹部的多种肿瘤。

(2)藤梨根、生薏苡仁、连苗荸荠各 30 g,每日 1 剂,水煎服;或龙葵、黄毛耳草各 15 g,白花蛇舌草、蜀羊泉各 30 g,每日 1 剂,水煎分3 次服;或浙江三根汤:藤梨根、水杨梅根、虎杖根各 30 g,水煎服。适用于脘腹积块(胃癌)。

(3)三棱、莪术各 15 g,水煎服;或三白草、大蓟、地骨皮各 30 g,水煎服;或双半煎:半边莲、半枝莲、薏苡仁、天胡荽各 20 g,水煎服。可用于右上腹积块(肝癌)。

(4)苦参、生熟薏苡仁、煅牡蛎、土茯苓、紫参、生地黄、地榆,各30 g,水煎服;或白花蛇舌草、菝葜、垂盆草、土茯苓各 30 g,水煎服;或蒲公英、半枝莲各 24 g,白花蛇舌草、金银花藤、野葡萄根各 30 g,露蜂房9 g,蜈蚣 2 条,水煎服。另用牛黄醒消丸,每次服 1.5 g,每日 2 次。可用于下腹之积块(肠癌)。

(满忠慧)

第六节 疟 疾

一、临床诊断

(1)临床症状为寒战、高热、出汗,周期性发作,每天或隔天或三天发作 1 次,间歇期症状消失,形同常人,伴有头痛身楚,恶心呕吐等症。

(2)多发于夏秋季节,居住或近期到过疟疾流行地区,或输入过疟疾病者的血液,反复发作后可出现脾脏肿大。

(3)典型疟疾发作时,血液涂片或骨髓片可找到疟原虫,血白细胞总数正常或偏低。周围血象、脑脊液、X 线检查、尿常规及中段尿检查、尿培养等有助于本病的鉴别诊断。

二、病证鉴别

疟疾需与风温发热、淋证发热鉴别(见表 11-1)。

表 11-1 疟疾与风温发热、淋证发热的鉴别要点

	疟疾	风温发热	淋证发热
主症	寒战、高热、出汗,周期性发作,每天或隔天或三天发作 1 次,间歇期症状消失,形同常人	风温初起,邪在卫分时,可见寒战发热	淋证初起,湿热蕴蒸,邪正相搏,亦常见寒战发热
兼症	伴有头痛身楚,恶心呕吐	多伴有咳嗽气急、胸痛等肺系症状	多兼小便频急,滴沥刺痛,腰部酸胀疼痛等症
病机	邪伏半表半里,邪正斗争	邪犯肺卫	湿热蕴蒸
鉴别要点	寒热往来,汗出热退,休作有时为特征	有肺系症状	小便频数,淋漓涩痛,小腹拘急引痛的泌尿系统症状

三、病机转化

疟疾的发生,主要是感受“疟邪”,病机为疟邪侵入人体,伏于半表半里,出入营卫之间,邪正交争而发病。疟疾的病位总属少阳半表半里，故历来有"疟不离少阳"之说。病理性质以邪实为主。由于感受时邪不一或体质差异，可表现不同的病理变化。一般以寒热休作有时的正疟，临床最多见。如素体阳虚寒盛，或感受寒湿诱发，则表现为寒多热少的寒疟。素体阳热偏盛，或感受暑热诱发，多表现为热多寒少之温疟。因感受山岚瘴毒之气而发者为瘴疟，可以出现神昏谵语、痉厥等危重症状，甚至发生内闭外脱。若疫毒热邪深重，内陷心肝，则为热瘴；因湿浊蒙蔽心神者，则为冷瘴。疟邪久留，屡发不已，气血耗伤，每遇劳累而发病，则形成劳疟。或久疟不愈，气血瘀滞，痰浊凝结，壅阻于左胁下而形成疟母，且常兼有气血亏虚之象，表现为邪实正虚(见图 11-3)。

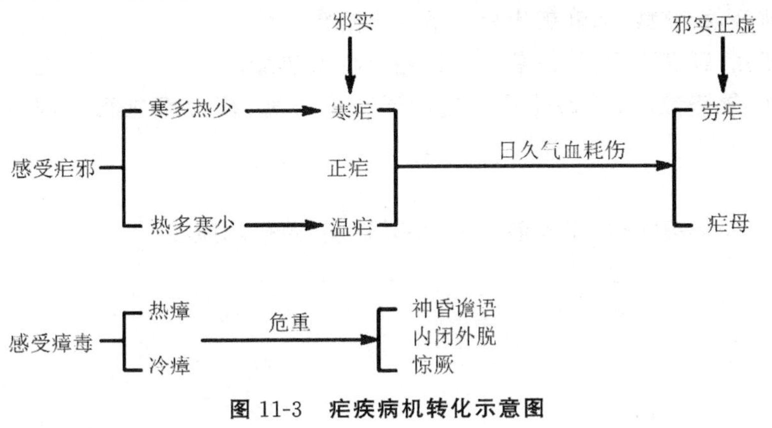

图 11-3 疟疾病机转化示意图

四、辨证论治

(一)治则治法

疟疾的治疗以祛邪截疟为基本治则，应该区别寒与热的偏盛进行处理。正疟治以祛邪截疟，和解表里，温疟治以清热解表，和解祛邪；寒疟治以和解表里，温阳达邪；热瘴治以解毒除瘴，清热保津；冷瘴治以解毒除瘴，芳化湿浊；劳疟治以益气养血，扶正祛邪。如属疟母，又当祛瘀化痰软坚。

疟疾发作之后，遍身汗出，倦怠思睡，应及时更换内衣，注意休息。未发作之日，可在户外活动，但应避免过劳。对瘴疟则应密切观察，精心护理，及时发现病情变化，准备相应的急救措施。

(二)分证论治

正疟发作症状比较典型，常先有呵欠乏力，继则寒战鼓颔，寒罢则内外皆热，头痛面赤，口渴引饮，终则遍身汗出，热退身凉；温疟发作时热多寒少，汗出不畅，头痛，骨节酸痛，口渴引饮，便秘尿赤；寒疟发作时热少寒多，口不渴，胸闷脘痞，神疲体倦；热瘴发作热甚寒微，或壮热不寒，头痛，肢体烦疼，面红目赤，胸闷呕吐，烦渴喜饮，大便秘结，小便热赤，甚至神昏谵语；冷瘴发作寒甚热微，呕吐腹泻，甚则嗜睡不语，神志昏蒙；劳疟为迁延日久，每遇劳累易发作，发时寒热较轻，面色萎黄，倦怠乏力，短气懒言，纳少自汗为特征。

(三)临证备要

若久疟不愈，痰浊瘀血互结，左胁下形成痞块，为《金匮要略》所称之疟母。治宜软坚散结，祛瘀化痰，方用鳖甲煎丸。兼有气血亏虚者，配合八珍汤或十全大补汤。

青蒿据现代药理研究具有确切抗疟原虫作用，用量稍大，一般用量青蒿 50～80 g；配以具有和解少阳、抗疟疾的小柴胡汤以增加抗疟作用，辅以白虎汤退高热。民间常用单方验方，如马鞭草1～2 两浓煎服；独头大蒜捣烂敷内关；酒炒常山、槟榔、草果仁煎服等。均为发作前 2～3 小时应用。

临床正疟可用小柴胡汤加减；瘴疟需清热、保津、截疟，常以生石膏、知母、玄参、麦冬、柴胡、常山，随症加减。久疟者需滋阴清热，扶养正气以化痰破瘀、软坚散结，常用青蒿鳖甲煎、何人饮、鳖甲煎丸等。

（四）其他疗法

1.中成药

（1）疟疾五神丹：祛邪截疟，和解表里。适用于疟疾正疟。

（2）清心牛黄丸：解毒除瘴，清热截疟。适用于疟疾热瘴。

（3）鳖甲煎丸：软坚散结，祛瘀化痰。适用于久疟不愈，痰浊瘀血互结，左胁下形成痞块之疟母。

2.针灸

取大椎、陶道、间使等穴位，于发前 1～2 小时针刺，用强刺激法。

（蔡　霞）

第十二章 肾系病证的中医内科诊疗

第一节 水　　肿

一、概说

体内水液潴留，泛滥肌肤，引起头面、目窠、四肢、腹部甚至全身水肿者，称为水肿。本病在《内经》称为“水”，《金匮要略》称为“水气”。究其致病之因，由于外感风邪水湿，或因内伤饮食劳倦，以致水液的正常运行发生障碍，遂泛滥而为肿。按人体内水液的运行，依靠肺气之通调，脾气之转输，肾气之开阖，而三焦司决渎之权，能使膀胱气化畅行，小便因而通利。故肺、脾、肾三脏功能的障碍，对于水肿的形成，实有重大的关系。

本病的分类，《内经》曾按证候分为风水、石水、涌水。《金匮要略》从病因脉证而分为风水、皮水、正水、石水；又按五脏的证候而分为心水、肝水、肺水、脾水、肾水。至元代朱丹溪总结前人的理论与经验，将水肿分为阴水与阳水两大类。后人根据朱氏之说，在阴水、阳水两大类的基础上加以分型，对辨证有进一步的认识。

本病的治疗，在汉唐以前，主要以攻逐、发汗、利小便等为大法。其后乃增入健脾、补肾、温阳以及攻补兼施等法，在治疗上有了很大的发展。

二、病因病机

(1)风邪外袭，肺气不宣。肺主一身之表，外合皮毛，如肺为风邪所袭，则肺气不能通调水道，下输膀胱，以致风遏水阻，风水相搏，流溢于肌肤，发为水肿。

(2)居处卑湿，或涉水冒雨，水湿之气内侵，或平素饮食不节，湿蕴于中，脾失健运，不能升清降浊，致水湿不得下行，泛于肌肤，而成水肿。如湿郁化热，湿热交蒸，而小便不利，亦可形成水肿。

(3)劳倦伤脾，兼之饥饱不调，致脾气日渐亏损。脾主为胃行其津液，散精于肺，以输布全身。今脾虚则水液不能蒸化，停聚不行，一旦土不制水，泛滥横溢，遂成水肿。

(4)房事不节，或精神过用，肾气内伤；肾虚则开阖不利，膀胱气化失常，水液停积，以至泛滥横溢，形成水肿。

综上所述，凡因风邪外侵(肺)、雨湿浸淫、饮食不节等因素而成水肿者，多为阳水；其因劳倦内伤、房事过度，致脾、肾虚而成水肿者，多为阴水。但阳水久延不退，致正气日衰，水邪日盛，亦可转为阴水。若阴水复感外邪，水肿增剧，标证占居主要地位时，又当急则治标，从阳水论治（与初起阳水实证治法，当然有所区别）。不但如此，在发病机理上，肺、脾、肾三者又是相互联系、相互影响的。正如张景岳说："凡水肿等证，乃肺脾肾三脏相干之病。盖水为至阴，故其本在肾；水化于气，故其标在肺；水唯畏土，故其制在脾。今肺虚则气不化精而化水，脾虚则土不制水而反克，肾虚则水无所主而妄行。"从这段文字中，对本病说明在肺与肾的关系上是母子相传。如果肾水上泛，传入肺经，而使肺气不降，失去通调水道的功能，可促使肾气更虚，水邪更盛；相反，肺经受邪而传入肾经时，亦能引起同样的结果。他又说明在脾与肾的关系上是相制相助。如脾虚不能制水，水湿壅盛，必损其阳，故脾虚的进一步发展，必然导致肾阳亦衰；倘肾阳衰微，不能温养脾土，可使本病更加严重。因此，肺脾肾三脏之间的关系，以肾为本，以肺为标，而以脾为中流的砥柱，实为治疗本病的关键所在。

三、辨证施治

水肿初起，大都从目睑部开始，继则延及头面四肢以至全身。也有从下肢开始，然后及于全身的。如病势严重，可兼见腹满胸闷、气喘不得平卧等证。在治疗方法上，如《素问·汤液醪醴论》言："平治于权衡，去菀陈莝……开鬼门，洁净府。"《金匮要略》也曰："诸有水者，腰以下肿，当利小便；腰以上肿，当发汗乃愈。"目前在临床上根据这些原则，主要有发汗、利尿、逐水，以及健脾益气、温肾降浊等法；而这几种方法，或一法独进，或数法合施，须视疾病的轻重和需要而选择应用。兹将阳水与阴水的分型证治，分别叙述如下。

(一)阳水

1.风水泛滥

(1)主症：目睑水肿，继则四肢及全身皆肿，来势迅速，肢节酸重。小便不利，多有恶寒、恶风、发热等证，或咳嗽而喘，舌苔薄白，脉浮紧。或喉关红肿，舌质红而脉浮数。

(2)证候分析：水气内停，风邪外袭，风为阳邪，其性上行，风水相搏，故其肿自上起而发展迅速。邪在肌表，壅遏经隧，故肢节酸重。膀胱气化失常，故小便不利，且有恶风、寒热等表证。风水上犯于肺，则咳嗽而喘。若风热交侵，亦有喉痛或喉蛾肿大者。苔薄白，脉浮紧，是风水偏寒；舌质红，脉浮数，则是风水兼热。

(3)治法：祛风行水。

(4)方药：越婢加术汤为主方。方中麻黄、石膏宣肺清热，白术健脾制水，使肺气得通，水湿得下，则风水自除。

(5)随症加减：热不甚者去石膏，加鲜茅根以清热利小便，收效亦速；表邪甚而偏寒的，去石膏，加羌活、防风；咳喘可加杏仁、陈皮，咳喘甚者加桑白皮、葶苈子以泻肺气；如咽喉红肿疼痛，则加牛蒡、浙贝母、黄芩之类以清肺热。

若汗出恶风，身重而水肿不退，卫阳已虚者，则宜助卫气以行水湿之邪，用防已黄芪汤加味。

2.水湿浸渍

(1)主症：肢体水肿，按之没指，小便短少，身体重而困倦，舌苔白腻，脉沉缓。

(2)证候分析：水湿之邪，浸渍肌肤，壅阻不行，故肢体水肿。水湿内聚，三焦决渎失司，膀胱气化不行，所以小便不利。水湿日增而无出路，故肿势日甚，按之凹陷没指。身重而倦，脉沉缓，苔白腻，都是水湿内停、阳气不运的征象。

(3)治法：通阳利水。

(4)方药：五苓散合五皮饮为主方。五苓散温阳利水，五皮饮消肿行水，二方合用，利水消肿之力更大。

(5)随症加减：如上半身肿甚而喘者，加麻黄、杏仁；舌苔白厚，口淡，神倦脘胀，下半身肿重难行者，去桑白皮，加厚朴、川椒目、防己以行气化湿；如怯寒肢冷，脉沉迟者，再加附子、干姜以助阳化气，而行水湿。

3.湿热壅盛

(1)主症：遍身水肿，皮色润泽光亮，胸腹痞闷，烦热，小便短赤，或大便干结，舌苔黄腻，脉沉数。

(2)证候分析：水湿之邪化热，壅于肌肤经隧之间，故身水肿而润泽光亮。湿热熏蒸，气机升降失常，故胸腹痞闷而烦热。湿热下注，膀胱输化无权，故小便短赤。湿热壅滞，肠失传导，故大便干结。苔黄腻，脉沉数，乃湿热壅盛，已属里实之征。

(3)治法：分利湿热。

(4)方药：疏凿饮子为主方。本方能攻逐水湿，具有上下表里分消之力，使蓄积之水从二便排去，水去热清，则肿势自退。此为治湿热水肿实证的一般泻剂。

(5)随症加减：若腹满不减，大便秘结的，可合用己椒苈黄丸以助攻泻之力，使水从大便而下泄；若症状严重，兼见气粗喘满，倚息不得卧，脉弦数有力者，为水在胸中，上迫于肺，肺气不降，宜泻肺行水为主，可用五苓、五皮等方，合葶苈大枣泻肺汤，以泻胸中的水气。

(二)阴水

1.脾阳不运

(1)主症：身肿腰以下为甚，按之凹陷不易恢复，脘闷腹胀，纳减便溏，面色萎黄，神倦肢冷，小便短少，舌质淡，苔白滑，脉沉缓。

(2)证候分析：由于中阳不足，气不化水，致下焦水邪泛滥，故身肿腰以下为甚，按之凹陷而不起。脾阳不振，运化无力，故脘闷纳减，腹胀便溏。脾虚则气不华色，阳不卫外，故面色萎黄，神倦肢冷。阳不化气，则水湿不行而小便短少。舌淡，苔白滑，脉沉缓，是脾虚水聚、阳气不运之征。

(3)治法：温运脾阳，以利水湿。

(4)方药：实脾饮为主方。方中有白术、茯苓、附子、干姜之温运脾阳，化气行水，为本方的主力。如水湿过重，可加入桂枝、猪苓、泽泻，以助膀胱之气化而利小便；便溏者，去大腹子；气虚息短者，可加人参以补元气。

(5)随症加减：又有水肿一证，由于较长期的饮食失调，或营养不足，损及脾胃而起。症见遍身水肿，晨起则头面较甚，劳动则下肢肿胀，能食而疲软乏力，大便如常，小便反多，与上述水肿不同。舌苔薄腻，脉象软弱。由于脾虚生湿，气失舒展，郁滞为肿，治宜健脾化湿，不宜分利，可用参苓白术散为主方。或加黄芪、桂枝以益气通阳，或加附子、补骨脂以温肾助阳。并可用豆类、米糠等煮服，作为辅助治疗。

2.肾阳衰弱

(1)主症：面浮，腰以下肿甚，按之凹陷不起，阴下冷湿，腰痛酸重，尿量减少，四肢厥冷，怯寒神倦，面色灰暗，舌质胖，色淡苔白，脉沉细，尺弱。

(2)证候分析：腰膝以下，肾气主之。肾阳衰微，阴盛于下，故见腰以下肿及阴下冷湿等证。腰为肾之府，肾虚而水气内盛，故腰痛酸重。肾与膀胱相表里，肾气虚弱，致膀胱气化不利，故小便量少。肾阳不足，命门火衰，不能温养肢体，故四肢厥冷，怯寒神倦。面色灰暗无华，舌质淡而胖,苔白,脉沉细尺弱,均是肾阳虚衰、水湿内盛之象。

(3)治法:温暖肾阳,化气行水。

(4)方药:真武汤为主方。本方温肾利水,使阳气得复,寒水得化,小便得利,则肿自消退。

(5)随症加减:如虚寒过甚,可加葫芦巴、巴戟天、肉桂心等以温补肾阳。如喘息自汗,不得卧,可加人参、炙甘草、五味子、煅牡蛎等以防喘脱。

3.兼证

(1)如果复感寒邪,寒水相搏,肿势转甚,恶寒无汗者,本方去白芍,暂加麻黄、细辛、甘草、大枣,以温经散寒。

(2)久病阳虚未复,又见阴虚之证,水肿反复发作,精神疲倦,头晕耳鸣,腰痛遗精,牙龈出血,为阳损及阴,阴虚不能敛阳,虚阳扰动所致。治宜扶元阳,滋阴液,兼利小便以去水邪,可用大补元煎,合济生肾气丸同时并进。

凡水肿病,宜戒忿怒,远酒色,适寒温,禁食盐、醋、虾、蟹及生冷等品。一般在肿退三月后,可少盐进食,渐渐增加。

本病久而不愈,如见唇黑,脐突,足下平满,背平者,为五脏俱伤,乃属危候。又有屡次反复发作,致腹胀喘急,恶心呕吐,不思饮食,大便稀溏,或有下血者,是脾胃衰败,气不统血,亦为危重之候。

(于　洋)

第二节　淋　　证

淋证是指小便频数短涩、滴沥刺痛,欲出未尽,小便拘急,或痛引腰腹的病症。

淋之病证名称,最早见于《内经》,《金匮要略》称淋秘。"淋"是小便涩痛,淋沥不爽;"秘"指小便秘涩难通,又曰:淋之为病,小便如粟状,小腹弦急,痛引脐中。清·顾靖远《顾松园医镜》曰"淋者,欲尿而不能出,胀急痛甚;不欲尿而点滴淋沥。"对本病症状,作了形象的描述。

淋证的分类,在《中藏经》载:有冷、热、气、血、劳、膏、虚、实八种。《备急千金要方》提出"五淋"之名。《外台秘要》指出五淋是石淋,气淋,膏淋,劳淋,热淋。后代医家沿用五淋之名,现代医家分为气淋,血淋,热淋,膏淋,石淋,劳淋 6 种。

一、病因病机

淋证病位在于膀胱和肾,且与肝脾有关。中医认为,肾与膀胱通过静脉互为络属,膀胱的贮尿和排尿功能依赖于肾阳的气化,肾气充足,则固肾有权,膀胱开合有度,反之肾的气化失常,固摄无摄,则出现尿频尿急,尿痛或是小便不利等症。又肝主疏泄,有调畅气机,促进脾脏运化的功能。脾的运化水液功能减退,必致水液停滞在体内,产生湿浊等病理产物。

淋证的病因是以膀胱湿热为主,亦有因肾虚和气郁而发,其病机主要是湿热蕴结下焦,导致膀胱气化不利。

据临床所见,淋证以实证居多,若病延日久,又可从实转虚,或以虚实并见,多食辛辣肥甘之品,或嗜酒太过酿成湿热,影响膀胱的气化功能。若小便灼热刺痛者为热淋;若湿热蕴积,尿液受其煎熬,日积月累,尿中杂质凝结为砂仁,则为石淋;若湿热蕴结于下,以致气化不利,无以分清泌浊，脂液随小便而去，小便如脂如膏，则为膏淋，若热盛伤络迫血，妄行，小便涩痛有血，或肾阴亏虚，虚火灼络，尿中夹血，则为血淋；如久淋不愈，湿热之邪，耗伤正气或年老久病，房劳等可致脾肾亏虚，遇劳即发者，为劳淋；恼怒伤肝，气郁化火，或气火郁于下焦，或中气不足，气虚下陷者，则为气淋。肾气亏虚，下元不固，不能制约脂液，尿液混浊则为膏淋。

淋证多见于现代医学的泌尿系统感染，肾结核，尿路结石，肾盂肾炎，膀胱癌，前列腺炎，老年前列腺肥大，前列腺癌及各种原因引起的乳糜尿等疾病。

二、辨证论治

(一)热淋

症状：小便短数，灼热刺痛，尿色黄赤，小腹拘急胀痛，或有寒热等，舌苔黄腻，脉滑数。

治法：清热利湿通淋。

方药：用八正散加减。

处方：萹蓄、瞿麦、木通、车前子、滑石、大黄、栀子、甘草梢、川楝子、土茯苓。

随症加减：大便秘结者，可重用生大黄，并加枳实以通腑泄热，小便涩痛剧烈，可配用琥珀，川牛膝，天台乌，行气止痛。

(二)石淋

症状：尿中挟砂石，小便难涩，或突然中断，腰腹剧痛难忍，舌红，苔黄脉数。

治法：清热利湿，通淋排石。

方药：方选石韦散合三金汤。

处方：石韦、冬葵子、金钱草、鸡内金、瞿麦、滑石、海金沙、川楝子、延胡索等。

随症加减：若体壮者，可重用金钱草 50～80 g，如见尿中带血，可加小蓟、生地黄、藕节。

(三)气淋

症状：属肝郁气滞者，小便涩滞，淋沥不尽，少腹满痛，舌苔薄白，脉沉弦。

治法：利气疏导。

方药：可选用沉香散。

处方：沉香、石韦、滑石、当归、橘皮、白芍、王不留行、青皮等。如属中气不足者，可用补中益气汤(黄芪、党参、白术、升麻、柴胡、大枣、川楝子、川牛膝等)。

(四)血淋

症状：属湿热下注者，小便热涩刺痛，尿涩深红，或排出血丝，血块，舌红苔黄腻，脉滑数。

方药：方选小蓟饮子合导赤散。

处方：生地黄、小蓟、通草、滑石、蒲黄、竹叶、甘草梢、当归、瞿麦、白茅根、木通、侧柏炭、茜草炭、车前草、炒栀子炭。

属阴虚火旺者，方用知柏地黄汤加味。

属心脾两虚者，方用归脾汤(黄芪、党参、白术、茯苓、桂圆肉、酸枣仁、木香、当归、大枣、远志、仙鹤草、茜草炭、侧柏炭)。

(五)膏淋

症状：属湿热下注者：小便混浊，如米泔水，尿道热涩疼痛，舌红，苔腻，脉滑数。

治法：清热利湿，分清泌浊。

方药：萆薢分清饮加减。

处方：川萆薢、石菖蒲、黄柏、茯苓、丹参、泽泻、薏苡仁、益智仁、车前子、白术、莲子心等。

属肾虚不固者：淋久不已，淋出如脂，涩痛虽见减轻，见形体日渐消瘦者。治法：补肾固涩。

方药：方选都气丸加味。处方：五味子、熟地黄、枣皮、山药、茯苓、泽泻、牡丹皮、芡实、金樱子、煅龙骨、煅牡蛎。

（六）劳淋

症状：尿涩痛不甚明显，但淋沥不已，时作时止，遇劳即发，腰膝酸软，神疲乏力，舌质淡，脉虚弱。

治法：健脾益肾。

方药：方用无比山药丸加减。处方：山药、茯苓、泽泻、熟地黄、枣皮、巴戟天、菟丝子、杜仲、怀牛膝、五味子、淡大云、赤石脂等。

属肾阴不足者，用六味地黄丸。属肾气虚者，用菟丝子汤（丸）。兼见畏寒肢冷者为肾阳虚，用金匮肾气丸。

结语：淋证是多种原因引起的疾病。临床但见有小便淋漓而痛者，不论起病缓急，均可诊为淋病（证）。而六淋之症各有特殊。如石淋，以排出砂石为主，膏淋，排出小便混浊如米泔水，或滑利如晦膏；血淋，尿血而痛；气淋，则少腹胀满明显，尿有余沥；热淋，必见小便刺痛；劳淋：常遇劳复发，小便淋漓不已。淋证虽有六淋之分，但各淋之间，可互相转化，病情的转归亦有虚实相兼，故辨治上要分清虚实审查证候的标本缓急，并应注意以下几点。

（1）热淋多初起伴有发热恶寒，此为湿热熏蒸，邪正相搏所致，虽非外邪袭表，发汗解表自非所宜，况且热淋乃膀胱有热，阴液易耗，若妄投辛散发表之品，不仅不能退热，反有劫伤营阴之弊。故仲景曾告诫："淋家不可发汗。"后世尚有"淋家忌补"之说。这是治疗淋证初起和虚实夹杂时，必须注意的。如若过早滥用温补，腻补，易造成湿热化燥，或寇邪留恋，使病情迁延难愈。若见本虚标实，也宜育阴清化，标本兼顾，方能奏效。

（2）淋证初起，多由下焦湿热引起，湿热交结，得热易发，故治疗剂量要足，要有连贯性，"祛邪务尽"。后期亦虚实夹杂居多，治疗应持续"祛邪扶正"发则，使之邪去正安。

（3）治疗气淋，石淋，可配用理气药，如沉香，木香，青皮，枳壳，乌药等。意在舒展宣通气机。另石淋兼有大便秘结者，可配用大黄、芒硝是取其通腑散结助排石之用。

（4）淋证在治疗期间，应嘱患者多饮开水，增加尿液使邪有出路。规劝患者饮食宜清淡，禁食肥腻，辛辣，香燥之品，防湿热内生，注意休息，节房事，防损肾气。保持外阴清洁，防外感以免病情反复影响治疗效果。

三、尿路感染的中医辨证论治

（一）概述

尿路感染统属于中医学"淋证"范畴。中医学对本病的定义为"小便频数短涩，滴沥刺痛，少腹拘急，痛引腰腹的病症"。"热"在本病发生发展中极为重要，或为湿热，或为郁热，或为虚热，总与"热"有关。因于此，《丹溪心法·淋》提出"淋有五，皆属于'热'"的观点，为后人称道。

但是对于本病，我们不得不正视其容易反复发作的特性。因为此特性，致久病而伤正，导致虚实夹杂，治疗时需要祛邪扶正兼顾。这也是巢元方在《诸病源候论·淋病诸侯》提出来"诸淋者，由肾虚而膀胱热故也"的原因。上述两种观点的有机结合也是现今治疗尿路感染的主要中医理论基石，临证不可不思。

(二)辨证论治

1.膀胱湿热型

(1)症状:小便频数,短涩刺痛,点滴而下,急迫灼热,尿色黄赤,少腹拘急胀痛,或发热恶寒,口苦呕恶,或腹痛拒按,大便秘结,舌红,苔黄腻,脉滑数。

(2)病机:多食辛辣肥甘之品,或嗜酒过度,酿成湿热,下注膀胱;或下阴不洁,湿热秽浊毒邪侵入膀胱,酿成湿热;或肝胆湿热下注皆可使湿热蕴结下焦,膀胱气化不利,发为淋证。甚至因湿热炽盛,可灼伤脉络,破血妄下,可导致血随尿出;另外湿热久蕴,煎熬尿液,日积月累,可结成砂石,同时湿热蕴结,膀胱气化不利,不能分清别浊,亦可导致脂液随小便而出。

(3)治法:清热解毒,利湿通淋。

(4)方药:八正散加减。

(5)基本方:丝通草 10 g,瞿麦 15 g,萹蓄 15 g,车前草 30 g,滑石(包)30 g,炒栀子 10 g,制大黄 12 g,灯心草 10 g,甘草 6 g。

(6)随症加减:如伴有砂石集聚,可加金钱草、海金沙、鸡内金各30 g以加强排石消坚,同时配合车前子、冬葵子、王不留行加强排石通淋。如伴有尿血滴沥,可加小蓟草、生地黄、生蒲黄、白茅根等加强清热凉血,止血;如伴有尿中如脂如膏,可加用萆薢、石菖蒲、黄柏、莲子心、茯苓等清利湿浊;如伴有少腹胀闷疼痛,可加用沉香、陈皮、小茴香利气,当归、白芍柔肝,甚至可配合青皮、乌药、川楝子、槟榔加强理气止痛之力。

同时,大肠埃希菌仍是尿路感染主要的致病菌,按照现代药理学研究成果诸如红藤,败酱草,蒲公英等对此类细菌效果较好,临床亦可参照使用。

2.肝郁气滞型

(1)症状:小便涩痛,淋漓不尽,小腹胀满疼痛,苔薄白,脉多沉弦。兼虚者可表现为尿时涩滞,小便坠胀,尿有余沥,面色不华,舌质淡,脉虚细无力。

(2)病机:因情志失和,恼怒伤肝,肝失疏泄;或气郁于下焦,久郁化火,循经下注膀胱。均可导致肝气郁结,膀胱气化不利,发为本病。

(3)治法:实证宜利气疏导,虚证宜补中益气,实证用沉香散,虚证用补中益气汤。

(4)基本方 1(无虚证):沉香 5 g,橘皮 10 g,当归 10 g,白芍 15 g,甘草 6 g,石韦 15 g,冬葵子 15 g,滑石(包)30 g,王不留行 15 g。胸闷胁胀者,可加青皮、乌药、小茴香以疏肝理气;日久气滞血瘀者,可加红花、赤芍、川牛膝以活血化瘀。

(5)基本方 2(有虚证):生黄芪 15 g,党参 10 g,炙甘草 6 g,白术 15 g,当归 10 g,陈皮 10 g,升麻 6 g,柴胡 6 g,滑石 30 g,车前草 30 g,黄柏 10 g,土茯苓 30 g。

3.脾肾亏虚型

(1)症状:小便不甚赤涩,但淋沥不已,时感小便涩滞,时作时止,遇劳即发,腰膝酸软,神疲乏力,舌质淡,脉细弱。

(2)病机:久淋不愈,湿热耗伤正气;或劳累过度,房事不节或年老,久病,体弱,皆可致脾肾亏虚。脾虚而中气不足,气虚下陷;或肾虚而下元不固,肾失固摄,不能制约脂液,脂液下注,随尿而去;或肾虚而阴虚火旺,火热灼伤脉络,血随尿出;或病久伤正,遇劳即发者,发则为淋。

(3)治法:健脾补肾,佐以清化湿热。

(4)方药:知母地黄汤加减。

(5)基本方:知母 10 g,黄柏 10 g,生地黄 15 g,山药 15 g,枣皮 10 g,牡丹皮 12 g,茯苓 15 g,

泽泻 12 g,金樱子 30 g,车前子(布包)15 g,滑石(布包)30 g,玉米须 15 g。

(6)随症加减:如伴有阴虚火旺,尿血明显者,加女贞子、墨旱莲各20 g,如神疲乏力明显,气短自汗,加用生黄芪 30 g,党参 15 g,生薏仁 30 g,竹叶 10 g。

(于　洋)

第三节　癃　闭

癃闭主要是由于肾和膀胱气化失司而导致尿量减少,排尿困难,甚则小便闭塞不通为主症的一种疾患。其中又以小便不利、点滴而短少、病势较缓者称为"癃";以小便闭塞、点滴不通,病势较急者称为"闭"。癃和闭虽有区别,但都是指排尿困难,只有程度上的不同,因此多合称为癃闭。

一、病因病机

本病的发生,除与肾、膀胱密切相关外,还和肺、脾、三焦有关。若肺失肃降,不能通调水道;脾失转输,不能升清降浊;肾失蒸化,关门开合不利;肝郁气滞、瘀血阻塞影响三焦的气化,均可导致癃闭的发生。

(一)湿热蕴结

过食辛辣厚味,酿湿生热,湿热不解,下注膀胱,或湿热素盛,肾热下移膀胱,膀胱湿热阻滞,气化不利,而为癃闭。

(二)肺热气壅

肺为水之上源,热壅于肺,肺气不能肃降,津液输布失常,水道通调不利,不能下输膀胱;又因热气过盛,下移膀胱,以致上下焦均为热气闭阻,而成癃闭。

(三)脾气不升

劳倦伤脾,饮食不节,或久病体弱,导致脾虚而清气不能上升,则浊气难以下降,小便因而不利。

(四)肾元亏虚

年老体弱或久病体虚,肾阳不足,命门火衰,气不化水,是以"无阳则阴无以化",而致尿不得出;或因下焦积热,日久不愈,耗损津液,以致肾阴亏耗,水府枯竭而无尿。

(五)肝郁气滞

七情所伤,引起肝气郁结,疏泄不及,从而影响三焦水液的运化及气化功能,致使水道通调受阻,形成癃闭。且从经脉的分布来看,肝经绕阴器,抵少腹,这也是肝经有病,导致癃闭的原因。

(六)尿路阻塞

瘀血败精,或肿块结石,阻塞尿路,小便难以排出,因而形成癃闭。

二、辨证要点

(1)小便不利,点滴不畅,或小便闭塞不通,尿道无涩痛,小腹胀满。

(2)多见于老年男性,或产后妇女及手术后的患者。

三、类证鉴别

淋证：淋证以小便频数短涩，滴沥刺痛，欲出未尽为特征，其小便量少，排尿困难与癃闭相似，但淋证尿频而疼痛，每日排出小便的总量多正常。癃闭无排尿刺痛，每日小便总量少于正常，甚则无尿排出。

四、辨证论治

若尿热赤短涩、舌红、苔黄，脉数者属热；若口渴欲饮、咽干、气促者，为热壅于肺；若口渴不欲饮，小腹胀满者，为热积膀胱；若时欲小便而不得出、神疲乏力者，属虚；若年老排尿无力，腰膝酸冷，为肾虚命门火衰；若小便不利兼有少腹坠胀，肛门下坠者，为脾虚中气不足；若尿线变细或排尿中断、腰腹疼痛、舌质紫暗者，属浊瘀阻滞。

辨别虚实的主要依据：若起病较急，病程较短，体质较好，尿流窘迫，赤热或短涩，苔黄腻或薄黄，脉弦涩或数，属于实证；若起病较缓，病程较长，体质较差，尿流无力，精神疲乏，舌质淡，脉沉细弱，属于虚证。

治疗原则：癃闭的治疗应根据“腑以通为用”的原则，着眼于通。实证治宜清湿热、散瘀结、利气机而通水道；虚证治宜补脾肾、助气化、使气化得行，小便自通。此外，根据“上窍开则下窍自通”的理论，尚可应用开提肺气的治法，开上以通下，即所谓“提壶揭盖”之法治疗。若小腹胀急，小便点滴不下，内服药物缓不济急，应配合导尿或针灸以急通小便。

（一）实证

1.膀胱湿热

（1）证候：小便点滴不通，或量少而短赤灼热、小腹胀满。口苦口黏，或口渴不欲饮或大便不畅。舌苔根黄腻，舌质红，脉濡数。

（2）治法：清热利湿，通利小便。

（3）方药：八正散加减。

（4）随症加减：若兼心烦，口舌生疮糜烂者，可合导赤散。若湿热久恋下焦，又可导致肾阴灼伤，可改用滋肾通关丸加生地黄、车前子、牛膝等，以滋肾阴，清湿热而助气化；若因湿热蕴结日久，三焦气化不利，小便量极少或无尿，面色晦滞，胸闷烦躁，恶心呕吐，口中尿臭，甚则神昏谵语，舌暗红、有瘀点、瘀斑等，治宜降浊和胃，清热化湿，方用黄连温胆汤加大黄、丹参、车前子、白茅根、泽兰叶等。

2.肺热壅盛

（1）证候：小便不畅或点滴不通、呼吸急促或咳嗽，咽干，烦渴欲饮。舌苔薄黄，脉滑数。

（2）治法：清肺热，利水道。

（3）方药：清肺饮。

3.肝郁气滞

（1）证候：小便不通或通而不爽、胁腹胀满，多烦善怒。舌苔薄黄，舌红，脉弦。

（2）治法：疏调气机，通利小便。

（3）方药：沉香散加减。可合六磨汤加减。

4.尿道阻塞

（1）证候：小便点滴而下，或尿如细线，甚则阻塞不通，小腹胀满疼痛，舌紫暗或有瘀点、瘀斑，脉细涩。

(2)治法：行瘀散结，通利水道。

(3)方药：代抵当丸。

(二)虚证

1.脾气不升

(1)证候：时欲小便而不得出，或尿量少而不爽利，小腹坠胀。气短，语声低微，精神疲乏，食欲缺乏，舌质淡，舌边有齿印，脉细弱。

(2)治法：升清降浊，化气利尿。

(3)方药：补中益气汤合春泽汤。若气虚及阴，脾阴不足，清气不升，气阴两虚，症见舌质红者，可改用补阴益气煎；若脾虚及肾，而见肾虚证候者，可加用济生肾气丸，以温补脾肾，化气利尿。

2.肾阳衰惫

(1)证候：小便不通或点滴不爽，排出无力，畏寒怕冷，腰膝冷而酸软无力。面色㿠白，神气怯弱，舌质淡，苔白，脉沉细尺弱。

(2)治法：温补肾阳，化气利尿。

(3)方药：济生肾气丸为主方。若兼有脾虚证候者，可合补中益气汤或春泽汤同用。若因肾阳衰惫，命火式微，致三焦气化无权，浊阴内蕴，症见小便量少，甚至无尿、呕吐、烦躁、神昏者，治宜温脾汤(《备急千金要方》)合吴茱萸汤，以温补脾肾，和胃降浊。

(张崭崭)

第四节　阳　　痿

阳痿是指性交时阴茎不能勃起，或勃起不能维持，以致不能完成性交全过程的一种病证。多由于虚损、惊恐或湿热等原因致使宗筋失养而弛纵，引起阴茎萎弱不起，临房举而不坚。古代又称“阴痿”“筋痿”“阴器不用”“不起”等。明代《慎斋遗二悟》始见阳痿病名，此后该病名逐渐被后世医家所沿用。勃起障碍亦是阳痿的同义词。

现存最早的中医文献《马王堆医书》，已对阳痿有了初步的认识。竹简在《十问》中认为生殖器官“与身俱生而先身死”的原因为“其使甚多，而无宽礼”。竹简在《天下至道谈》指出性功能早衰的原因是“卒而暴用，不待其壮，不忍两热，是故亟伤”。这是对阳痿最早的病因学认识。帛书《养生方》和竹简《天下至道谈》认为勃起“不大”“不坚”“不热”的病机为肌(肤)、筋、气三者不至，而正常须“三至乃入”。这是对阳痿病机的最早论述。

阳痿一病，《内经》称为“阴痿”(《灵枢·邪气脏腑病形》)、“阴器不用”(《灵枢·经筋》)，或“宗筋弛纵”(《素问·痿论》篇)。《内经》把阳痿的成因，归之于“气大衰而不起不用”(《素问·五常政大论》篇)、“热则筋弛纵不收，阴痿不用”(《灵枢·经筋》)，认识到虚衰和邪热均可引起本病。《内经》认识到阳痿的发病与肝关系密切，为后世医家从肝论治阳痿提供了理论依据。其肾气理论，对补肾法治疗阳痿理论的形成有一定影响。

隋唐诸家多从劳伤、肾虚立论。如《诸病源候论·虚劳阴痿候》言：“劳伤于肾，肾虚不能荣于阴器，故萎弱也。”孙思邈特别注重男子的阳气，认为阳气在男子性功能活动中，起着至关重要的作用，指出："男子者，众阳所归，常居于燥，阳气游动，强力施泄，则成虚损损伤之病。"其治阳痿，多从温肾壮阳入手，并注重固护阴精，在其所列的约 30 首治阳痿方中，如五补丸、肾气丸、天雄丸、石硫黄散等，均以补肾壮阳药为主。《外台秘要・虚劳阴痿候》云："病源肾开窍于阴，若劳伤于肾，肾虚不能荣于阴气，故痿弱也""五劳七伤阴痿，十年阳不起，皆繇少小房多损阳。"认识到阳痿是虚劳的一种病机反应，起于房劳伤肾，肾中精气亏损，阳气不足所致。故《外台秘要》在治疗上多选用菟丝子、蛇床子、肉苁蓉、续断、巴戟天等温肾壮阳、填精补髓之品。

宋明诸家对阳痿的理法方药大有发挥。《济生方・虚损》曰："五劳七伤，真阳衰惫……阳事不举。"进一步确认阳痿是虚劳所致。张景岳认为"肾者主水，受五脏六腑之精而藏之"，倡"阳非有余，真阴不足"论，提出"壮水之主，以制阳光；益火之源，以消阴翳"，在"六味""八味"启发下，创"阴中求阳""阳中求阴"之左归、右归，以峻补肾阴肾阳治疗阳痿，提出"凡男子阳痿不起，多由命门火衰，精气清冷……但火衰者，十居七八，而火盛者，仅有之耳"的著名论断。然而，亦有医家从肾虚论治阳痿之外另立法门，王纶在《明医杂著》中指出："男子阳痿不起，古方多云命门火衰，精气虚冷，固有之矣。然亦有郁火甚而致痿者。"并主张肝经湿热和肝经燥热分别用龙胆泻肝汤和六味地黄丸治疗。

清代医家对阳痿的研究各有补充。《杂病源流犀烛・前阴后阴源流》指出："又有精出非法，或就忍房事，有伤宗筋……又有失志之人抑郁伤肝，肝木不能疏达，亦致阴痿不起。"《类证治裁・阳痿》提出"先天精弱者"也可引起阳痿的观点。这些论述表明对阳痿成因的认识，越来越深入。《辨证录》主张阳痿应治心，创制"心包火大动"之莲心清火汤，治"君火先衰，不能自主"之起阴汤，治"心火抑郁而不开"之宣志汤、启阳娱心丹，治"心包火衰"之救阳汤，善用莲子、远志、柏子仁、石菖蒲、酸枣仁、茯神等治疗阳痿。《临证指南医案》将阳痿分为 6 种证候，并分列治法，少壮及中年患此，色欲伤及肝肾，用峻补真元、兼血肉温润之品缓调之；恐惧伤肾，治宜固肾，稍佐升阳；思虑烦劳而成者，心脾肾兼治；郁损生阳者，必从胆治；湿热为患者，治用苦味坚阴，淡渗去湿，湿去热清而病退；阳明虚宗筋纵者，通补阳明。韩善征的《阳痿论》重视辨证，以虚实论阳痿，反对滥用燥烈温补，指出："独怪世之医家，一遇阳痿，不问虚实内外，概与温补燥热。若系阳虚，幸而偶中，遂自以为切病；凡遇阴虚及他因者，皆施此法，每用阴茎反见强硬，流精不止，而为强中者；且有坐受温热之酷烈，而精枯液涸以死者。"说明古代医家已经认识到不问病机，但求温肾壮阳之危害。至此，阳痿的理法方药已具有相当丰富的内容。

西医学的功能性勃起功能障碍，血管、神经、内分泌等因素引起的器质性勃起功能障碍和某些慢性疾病表现有阳痿症状者，可参考本节内容进行辨证施治。

一、病因病机

阳痿乃宗筋失养而弛纵。有由于恣情纵欲，耗伤真元，命门火衰，宗筋失于温煦而致；有因先天禀弱或后天食少，禀赋不足而引起；有由于忧思气结，伤及肝脾，精微失布，宗筋失养而引起；有因湿热侵袭，或内蕴湿热，循肝经下注宗筋，宗筋弛纵而引起；还有因瘀血阻塞阳道而致者。上述种种原因均可导致阳痿，其病机各有特点。

（一）命门火衰

多由房劳过度，或少年误犯手淫，以致精气虚损，命门火衰引起阳事不举。《诸病源候论・虚劳阴痿候》言："劳伤于肾，肾虚不能荣于阴器，故萎弱也。"

(二)抑郁伤肝

情志不遂,所愿不得,或悲伤过度,郁郁寡欢,致肝气郁结;暴怒气逆,肝疏泄太过,均可致肝失条达,气血不畅,宗筋失充,致阳痿不举。《素问·痿论》篇曰:“思想无穷,所愿不得,意淫于外,入房太甚,宗筋弛纵,发为筋痿,乃为白淫。”《杂病源流犀烛·前阴后阴源流》曰:“又有失志之人,抑郁伤肝,肝木不能舒达,亦致阴痿不起。”

(三)湿热下注

水道失畅,水湿留滞经络,郁久变生湿热;过食肥甘,嗜酒过度,亦可变生湿热,浸淫肝经,下注宗筋,而致阳痿。《灵枢·经筋》曰:“伤于热则筋弛纵不收,阴痿不用。”《临证指南医案·阳痿》曰:“更有湿热为患者,宗筋弛纵而不坚。”《类证治裁》曰:“亦有湿热下注,宗筋弛纵而致阳痿者。”郭诚勋在《证治针经》曰:“湿热为患,宗筋必弛纵而不坚举。”

(四)阳明受损

思虑忧郁,损伤心脾,则病及阳明、冲脉。且脾胃为水谷之海,生化之源,脾胃虚必致气血不足,宗筋失养,而导致阳痿。《素问·痿论》篇曰:“阳明者,五脏六腑之海,主润宗筋。”《景岳全书·阳痿》曰:“凡思虑焦劳忧郁太过者,多致阳痿,盖阳明总宗筋之会……若以忧思太过,抑损心脾则病及阳明冲脉,宗筋为精血之孔道,阳明实宗筋之化源,阳明衰则宗筋不振……气血亏而阳道斯不振矣。”

(五)血脉瘀滞

无论何种病因形成的瘀血,均可导致阳痿,因瘀血阻于络脉,宗筋失养,难以充盈,致阴器不用。《证治概要》曰:“阴茎以筋为体,宗筋亦赖气煦血濡,而后自强劲有力。”清代韩善征在《阳痿论》曰:“盖跌仆则血妄行,每有瘀滞精窍,真阳之气难达阴茎,势遂不举。”

二、诊断与鉴别诊断

(一)诊断

凡男子阴茎痿弱不起,临房不举,或举而不坚,不能完成性事者,均可诊断为阳痿。

(二)鉴别诊断

1.老年生理性阳痿

此为正常的生理现象,应与病理性阳痿相鉴别。

2.勃起不坚

通常是指在性交时,射精之前阴茎勃起不坚硬,但可完成性交过程。往往因性交勃起不坚硬求诊,与阳痿患者之阴茎不能纳入阴道或性交过程中因勃起不坚硬、勃起难以维持以致不能完成性交过程不同。

三、辨证

(一)辨证要点

1.辨别有火无火

阳痿而兼见面色㿠白、畏寒肢冷、舌淡苔白、脉沉细者,是为无火;阳痿而兼见烦躁易怒、小便黄赤、苔黄腻、脉濡数或弦数者,是为有火。其中辨证的依据,以脉象、舌苔为主。

2.分清虚实

由于恣情纵欲、思虑、抑郁、惊恐所伤者,多为脾肾亏虚,命门火衰,属于虚证;由于肝郁化火,湿热下注，瘀血阻络致宗筋弛纵者，属于实证。青壮年多实证，老年人多虚证。

3.明辨病位

因病因涉及的部位不同，阳痿的病位亦不同。因郁、怒等情志所伤者，病位在肝；湿热外袭者，病位多在肝经；内蕴湿热者，往往先犯脾，后侮肝；房室劳伤、命门火衰者，则病在肾。临床上有时单一脏腑发病，亦可累及多个脏腑经络。

此外，阳痿尚有虚寒和虚热证者。阳痿虚寒证，多表现为命门火衰，临床可兼见腰膝酸冷、肢体畏寒、夜尿频作、小便清长、舌质淡、脉沉细迟。阳痿虚热证，多表现为肾阴亏虚、阴虚火旺，临床可兼见五心烦热、潮热盗汗、舌质红、舌苔薄黄或剥脱、脉象细数。

(二)证候

1.命门火衰

症状：阳事不举，精薄清冷，头晕耳鸣，面色㿠白，精神萎靡，腰膝酸软，畏寒肢冷。舌淡苔白，脉沉细。

病机分析：恣情纵欲，斫丧太过，精气亏虚，命门火衰，故见阳事不举，精薄清冷；肾精亏耗，髓海空虚，故见头晕耳鸣，五脏之精气不能上荣于面，故见面色㿠白；腰为肾之府，精气亏乏，故见腰膝酸软；精神萎靡、畏寒肢冷、舌淡苔白、脉沉细，均为命门火衰之象。

2.抑郁伤肝

症状：阳痿伴见胸胁胀满，或窜痛，善太息，情志抑郁，咽部如物梗阻。舌淡少苔，脉弦。

病机分析：肝主宗筋，肝气抑郁可致阳痿；肝主疏泄，疏泄不及则为肝气郁结，情志抑郁不畅；肝为刚脏，其性躁烈，肝气郁结，气机紊乱则胸胁窜痛或胀满；气机不畅，阻于咽部则为梅核气；脉弦为肝气郁结的表现。阳痿之肝气郁结证患者，往往平素多疑善虑，性情懦弱，难以抵制外界之情志刺激。

3.湿热下注

症状：阴茎痿软，阴囊潮湿、臊臭，下肢酸困，小便黄赤。苔黄腻，脉濡数。

病机分析：湿热下注，宗筋弛纵，故见阴茎痿软；湿阻下焦，故见阴囊潮湿、下肢酸困；热蕴于内，故见小便黄赤、阴囊臊臭；苔黄腻、脉濡数，均为湿热内阻之征。

4.阳明受损

症状：阳事不举，面色欠华，纳少腹胀，少气懒言。舌淡苔白，脉缓弱。

病机分析：阳明主胃，胃为水谷之海，主化营卫而润宗筋，饮食劳倦或思虑过度伤及脾胃，气血生化受损，宗筋失润，故“阳道外衰”；脾主运化，运化失职则纳少、腹胀，饭后尤甚；脾虚精微无以敷布，则面色萎黄或㿠白；舌淡苔白、脉缓弱，均为脾胃气虚之征象。

5.血脉瘀滞

症状：阳痿不举，面色黧黑，阴茎色泽紫暗发凉或睾丸刺痛。舌紫暗或有瘀斑，舌下静脉怒张，脉涩。

病机分析：跌打损伤，或强力入房，久病伤络，气血运行不畅，瘀血阻滞阴茎脉络，不能充盈宗筋，宗筋失其润养而难振；经络不通，瘀血阻于睾丸，则阳痿伴见睾丸刺痛；舌质紫暗或有瘀斑、瘀点、脉涩是瘀血阻络典型的征象。

四、治疗

(一)治疗原则

阳痿属虚者宜补，属实者宜泻，有火者宜清，无火者宜温。命门火衰者，阳气既虚，真阴多损，且肾恶燥，故温补之法，忌纯用刚热燥涩之剂，宜血肉温润之品。肝气郁结者，应以疏达肝气为主。湿热下注者，治用苦味坚阴，淡渗祛湿，即《内经》所谓“肾欲坚，急食苦以坚之”的原则。瘀血阻络者，以活血通络为治。

阳痿单纯由命门火衰所致者，临床上并不多见。若阳痿他证误用温肾壮火治疗，则可导致复杂的变证。如肝气郁结误用壮阳，则可肝郁化火，抑或徒伤肝肾之阴；肝经湿热误用壮阳，犹如火上加炭，使肝木焦萎；瘀血阻络误用壮阳，则伤津耗血，血液黏稠，血行更加不畅，反加重阳痿，临床尤应注意。

(二)治法方药

1.命门火衰

治法：温补下元。

方药：可选用右归丸、赞育丹、扶命生火丹、壮火丹等。诸方中既有温肾壮阳的药物，如鹿角胶、菟丝子、淫羊藿、肉苁蓉、韭子、蛇床子、杜仲、附子、肉桂、仙茅、巴戟天、鹿茸、补骨脂等，又配伍养血滋阴的药物，如熟地黄、当归、枸杞子、山茱萸、五味子等，以达到阴阳相济的目的，所谓“阳得阴助而生化无穷”。若火不甚衰，只因气血薄弱者，治宜左归丸、全鹿丸、火土既济丹等。

2.抑郁伤肝

治法：疏肝解郁。

方药：逍遥散合四逆散加白蒺藜、紫梢花、川楝子、醋延胡索。方中柴胡、枳实、薄荷疏肝解郁；当归、白芍柔肝养阴；炙甘草缓肝之急；白蒺藜入肝经，通阳气；紫梢花入肝经，专治阳痿；川楝子、醋延胡索一入气分，一入血分，可疏肝解郁止痛。诸药合用，共奏疏肝理气治疗阳痿之功。

3.湿热下注

治法：清化湿热。

方药：龙胆泻肝汤加减。方中龙胆草、黄芩、栀子清肝泻火，柴胡疏肝达郁，木通、车前、泽泻清利湿热；当归、生地黄养阴、活血、凉血，与清热泻火药物配伍，泻中有补，使泻火之药不致苦燥伤阴。若症见梦中举阳，举则遗精，寐则盗汗，五心烦热，腰膝酸软，舌红少津，脉弦细数，为肝肾阴伤，虚火妄动，治宜滋阴降火，方用知柏地黄丸合大补阴丸加减。若症见阴囊潮湿，阳事不举，腰膝沉重，或腰冷而重，尿清便溏，舌苔白腻，脉濡缓，为阴湿伤阳，治用九仙灵应散外洗。

4.阳明受损

治法：补气、健脾、和胃。

方药：九香长春饮加减。方中九香虫为君药，健脾益胃，善治阳痿；露蜂房、人参健脾益气起痿；黄芪、白术、茯苓、泽泻运脾治湿，为臣药；山药、白芍药补脾益阴，防诸药之过，为佐药；桂枝醒脾通络，引药直达病所，炙甘草健脾和胃，调和诸药，为使药。诸药配伍，共奏治疗中焦气虚之阳痿的功效。

5.血脉瘀滞

治法：活血化瘀通络。

方药：蜈蚣达络汤加减。方中蜈蚣为君药，通瘀达络，走窜之力最强；川芎、丹参、赤芍、水蛭、九香虫、白僵蚕为臣药，助蜈蚣达络之力；柴胡理气、黄芪补气、紫梢花理气壮阳，共为佐药；牛膝引药下行为使药。诸药配伍，共奏理气活血、通瘀达络以治阳痿之效。亦可用血府逐瘀汤加水蛭、地龙、路路通。方中水蛭、地龙、路路通活血入络脉；当归、牛膝、红花、桃仁、赤芍、川芎养血活血化瘀；生地黄滋阴，柴胡疏肝理气；枳壳、桔梗、甘草宣利肺气，通利血脉。统观全方，共奏益气、和血、通络之功效。

(三)其他治法

1.单方验方

抗痿灵：蜈蚣 18 g，当归、白芍、甘草各 60 g，共研细末，分成 40 包，每服半包至 1 包，早晚各 1 次，空腹白酒或黄酒送服。15 天为 1 个疗程。

2.针灸

针灸对本病有较好的疗效，可以同时配合应用。常用的穴位有关元、中极、命门、三阴交等。

五、转归及预后

阳痿属功能性病变者，经过适宜的治疗后，大多数可以治愈或改善，预后良好。器质性阳痿的预后差异较大。

内分泌性阳痿，一旦确认系某种疾病所致(除先天性因素外)，经相应治疗，其原发病改善后，阳痿也会得到纠正。血管性阳痿采用保守治疗，原发病得到妥善治疗后，预后会更好一些。药物性阳痿，在找出某种药物所致之后，根据病情程度，停药或换药后，性能力通常也会迅速恢复起来。

六、预防和护理

(一)舒情怀

青壮年阳痿多与精神情志有密切关系，因此，立志向，舒情怀，防郁怒，是预防阳痿的重要一环。情绪要开朗，清心寡欲，注意生活调摄，加强锻炼，以增强体质，提高抗病能力。

(二)调饮食

要饮食有节，起居有常，不可以酒为浆，过食肥甘。以免湿热内生，酿成此患。

(三)节房劳

性生活是人类生活的一部分，不可无，亦不可过。切勿恣情纵欲，或手淫过度。在感到情绪不快、身体不适或性能力下降时，应暂时避免性的刺激，停止性生活一段时间，以保证性中枢和性器官得以调节和休息。

(四)积极治疗原发疾病

积极治疗可能引致阳痿的各种疾病。避免服用可能引起阳痿的药物。与此同时，配合妻子良好的精神护理，女方要体贴、谅解男方，帮助男方树立战胜疾病的勇气。

(于　洋)

第五节　早　　泄

早泄是男女在性交时，勃起的阴茎刚接触阴唇或未插入阴道即射精，阴茎随之软缩，使性交不能继续下去而被迫中止的一种常见的性功能障碍。健康人在性交2～6分钟后射精是很普通的，有的甚至更短。射精的快慢差异很大，因人而异。早泄的实质是过快射精发生在男性的愿望之前，他们在性活动中经常缺乏对射精和性高潮的合理而随意的控制力，使男性在性反应周期中迅速由兴奋期进入了高潮期，而几乎没有体会到性生活带来的快感。没有性活动周期中不断增进性紧张度的平台期，或平台期太短，致使双方未能获得性满足。

一、病因病理

（一）精神心理因素

在精神心理因素中，其主要的表现形式是焦虑，它是几乎所有性功能障碍的共同特征。至于造成焦虑的原因则是多种多样的。焦虑可以掩盖或妨碍患者对射精即将来临感知的警觉。医师的治疗目标之一应该是帮助早泄患者清楚地把射精的先兆感鉴别出来，并把它从本质上与射精本身区别开来。由于潜在焦虑常常导致早泄患者对时间概念具有一种主观上的扭曲，这自然会影响到他们的性表现能力。患者似乎被卷入一个时间的漩涡，它否定了射精之前的先兆感受和这两种感受的先后顺序。在这一关键时刻的感知错位和焦虑使他们不可能把欲望和满足感正确地区分开来。如夫妻感情不融洽，相互间存在潜在的敌意、怨恨和恼怒，或丈夫对妻子过分的畏惧、崇拜，存在自卑心理，使男方产生焦虑和恐惧心理，有的由某种偶然的原因，出现 1～2 次早泄，就背上了思想包袱，产生了恐惧与不安；焦急情况下的婚前性交；女方对性交厌烦，希望赶快结束，促使射精提前；长期禁欲后的首次性交等均可引起早泄。

（二）器质性因素

1.泌尿生殖系感染

如尿道炎、前列腺炎、精囊炎、精阜炎等，因炎症的刺激，尿道敏感性增强，在发生充血时，前列腺和精囊的代谢和分泌发生紊乱的情况下，局部的刺激可能会对部分人引起暂时的早泄，因为对刺激的反应处于敏感的临界状态，就会很快发生射精。所以精阜炎和精阜增生常可发生早泄，因而电灼精阜也是治疗早泄的一种手段。

包茎和包皮过长的患者，由于龟头及系带平时都处于包蔽的情况下，性交时一旦翻转，对性交和摩擦极其敏感，容易造成早泄。同样的原因，包皮口过紧，系带太短者，也易发生早泄。

2.内分泌系统病变

如血内睾酮含量增高，使射精中枢兴奋性增高阈值下降时，射精中枢容易兴奋而过早出现射精。

3.神经系统病变

如脑肿瘤、脑血管疾病、脊髓损伤、神经衰弱等，直接影响控制性的中枢，对射精中枢控制能力下降而产生早泄。

二、临床表现

性交时间极短，或勃起的阴茎未插入阴道即排精，或开始性交时，阴茎刚接触阴唇，甚至尚未接触就射精，阴茎随之软缩，使性交不能继续下去而被迫中止，常伴有遗精以及头晕眼花、耳鸣、精神萎靡，腰膝酸软等全身虚弱症状。早泄尚无一个完全统一的标准，故早泄的临床表现也会因人而异，根据患者的满意程度判定是否为“早泄”，是否需要治疗，以下几种临床现象为早泄的典型表现。

(1)只要看到裸体，甚至书刊、影视中有性色彩的画面，就情不自禁地出现射精。

(2)性伴侣双方只要身体一接触，尚未进行性器官的接触，就出现射精，即所谓“一触即发”。

(3)性伴侣双方生殖器官刚一接触，即出现射精，传统中医谓之“见花谢”。

(4)以往性生活时可达较长时间，而近来性交时间比以前明显的缩短，而女方在大多数情况下得不到性满足。

(5)生殖器进入阴道抽动数次即发生不可控制的射精，大多数情况下女方无法达到性高潮。

三、诊断与鉴别诊断

(一)诊断

早泄尚无一个完全统一的标准，典型的患者是生殖器未入阴道即泄，容易诊断。对其他类型早泄的临床表现也会因人而异，一般根据临床表现做出诊断。

(二)鉴别诊断

1.阳痿

阴茎不能勃起，或勃起不坚而不能进行性交。早泄是过早射精，导致阴茎萎软而不能性交。早泄主要为功能性的，而阳痿除功能性外，也有器质性的，早泄经药物和心理治疗后预后较好，阳痿属功能性的预后较好，而器质性的药物和心理治疗效果较差，甚则无效。

2.遗精

遗精是在无性交状态下，频繁出现精液遗泄，当进行性交时，可以是完全正常的。早泄则是在进行性交时，阴茎刚插入阴道或尚未插入阴道即射精，以致不能正常进行性交。早泄为有性交准备，遗精为意念妄动无性交准备而精自遗。临床上两者多兼见，但其预后一般较好。

四、治疗

早泄的治疗是一个系统工程，它包括心理治疗、行为治疗、药物治疗等。早泄从根本上说是射精所需的刺激阈太低，如何提高射精的刺激阈是克服早泄的关键。何谓刺激阈？它反映了机体兴奋性的高低，它就像门槛一样，太低时无论什么样的刺激，哪怕是很低很短的刺激，都能轻易越过而引起组织反应，说明机体的兴奋性很高。治疗早泄就是要尽力提高这个门槛，提高刺激阈，延长性兴奋平台期，推迟情欲高潮到来，使妻子能享受性交的愉快，进而达到感情和谐。早泄的治疗目的是采用各种方法延长患者发动射精的时间，概括有以下几种。

(一)心理治疗

早泄主要是一种精神生理方面的疾病，长期性生活的挫折可影响夫妻间情感的投入，女方更可能认为是丈夫自私行为的表现，应告诉患者及其配偶快速射精是一个普遍性问题，与缺乏性知识和性行为技巧关系密切，尽管早泄导致性生活扫兴，但重建射精的条件反射并不困难，如双方密切配合，消除焦虑心理，并及时解决治疗中的抗阻，使女方也能获得一定程度的满足，则可能只需较短时间就能收到双方愉悦的效果。性伴侣双方一往情深，女方乐意配合治疗，往往事半功倍。性伴侣双方应一起参与治疗，交流彼此对性生活的感受与要求，建立双方亲切和谐的关系，对男女双方进行有关性知识、性心理的教育，解除思想中的各种疑虑、紧张和忧愁，树立信心，让他们感到重建正常的射精反应是可能的。因相当数量的早泄患者是心理因素所致的，因此应用心理疗法是治疗早泄的一种重要手段，可以调动患者的积极因素，及时地纠正和帮助患者心理上的不足，产生良性循环，解除患者的思想顾虑和紧张情绪，以促进疾病的早愈。良好的性行为需处于安宁、温馨的感情氛围中，这样夫妻才能纵情享受性爱带来的美好体验。

(二)行为疗法

主要是通过性知识教育和性感集中训练家庭作业，使患者与妻子接触时彻底放松，夫妻间建立起一种亲昵的、能够共同分享的性感受,而不是单纯的性交。行为疗法的指导是教育患者注意体验性高潮前的感觉,在尚未到不能控制之前,减少或停止阴茎抽动,使性感减退后重新活动,改变性交体位也可使射精时间延长。

1.增加射精的次数

对于一些性交次数少,频率较低的患者,应鼓励他们增加每周性交的次数,也可连续性交。如晚上性交后次晨再次性交,或连续两晚性交,休息两三天后再连续两天。这样第二次性交时,由于男性性欲已降低,兴奋性得到释放,因此刺激值有提高,第二次性交时射精常可延长。所以,有的人在长期的禁欲后,先手淫 1 次再行性交,可使女方更满意。

2.间断手淫法

男方延长手淫时间,长达 15 分钟开始射精,以后逐步再延长手淫时间,使之超过15 分钟。

3.改变性交体位

女上位做强烈的性器官插入与摩擦,可使女性性高潮提前到来,得到性满足。而男方处于被动地位,肌肉松弛,兴奋性降低,有时还可因深呼吸或分散注意力来延缓高潮的到来,最终与女方共同到达高潮。

4.外生殖器冷敷法

延长男性性交时间,缩短女方达到高潮所需时间,有利于双方性和谐。但欲达到刺激女方尽快达到高潮,而男方又能心平气和是很难办到的。因此,冷敷阴茎和阴囊使血管收缩,血供减少,同时还可能起到转移男方的注意力,消除紧张情绪,待女方进入兴奋时再徐徐进入性反应状态,可延缓早泄。

5.避孕套法

性交时可戴避孕套,必要时可戴双层避孕套,以降低阴茎对阴道摩擦的触觉,也降低对阴道温度、分泌物以及女方阴道收缩时的感觉,降低了整个性刺激的强度,也可延长射精时间。

6.中断排尿法

中断排尿法又称耻骨肌训练法,具体方法是在排尿时,先排出一部分,停顿一下,再排,再憋住,分几次把尿排完。平时可有意识地收缩肛门以抬高睾丸,或将浴巾覆盖在勃起阴茎上做抬起运动。在其他情况下,只有当性欲高潮时才有机会锻炼耻骨肌。经过几周骨盆底肌肉的锻炼后,常可有意识地阻止射精,而且当快要射精时,压迫耻骨肌,可以使性交时间随意延长,而且可多次出现性欲高潮。

7.阴囊牵拉法

在男性性高潮时,性兴奋很强烈,出现阴囊收缩、睾丸上提现象,此前用手向下牵拉阴囊及睾丸即可以降低兴奋性,以达到延缓射精,防止早泄的效果。

8.Semans 技术训练

Semans 技术训练即停顿与开始疗法,由女方刺激阴茎至快要射精时,男方示意立即停止刺激,待射精预感完全消失之后,再重新刺激,如此反复进行,直至男方能接受大量刺激,方允许最后射精。此方法的基本原则是提高射精阈值,初步治疗成功后,仍需每周进行 1 次控制性训练,以巩固疗效。

9.阴茎头部挤捏法

阴茎头部挤捏法又称耐受训练,首先由 Masters 和 Johnson 提出,挤捏法是对 Semans 技术的改良,此法的目的是加强丈夫的自控射精能力,并提高妻子的性快感,由女方实施此法效果较好。充分刺激阴茎，当男方阴茎勃起快要射精之前，女方将自己的拇指放在阴茎系带部位，食指与中指放在阴茎的另一面正好在冠状缘上方，稳捏压迫 4 秒，然后突然放松，施加压力的方向是从前向后，决不能从一侧向另一侧。女方要用指头的腹侧，避免用指甲捏夹或搔刮阴茎。挤捏所用力的大小与阴茎勃起的坚硬度成正比。此法可以缓解射精的紧迫感，坚持隔几分钟就使用 1 次此法，可以改善抑制功能，重建合适的射精反射。通过挤捏可以使阴茎硬度暂时减退 10%～25%。当男方信心已增强，则可转入性交再训练，要采用女上位的性交方式进行挤捏 3～6 次。在阴茎插入阴道之前进行挤捏，进入阴道后先静止，不主动摩擦，双方把注意力集中到全身性感上。阴茎在阴道内搁置短时间后，女方把阴茎拔出，再次挤捏，当在阴道内搁置 4～5 分钟时，可以改用阴茎根部挤捏法，这样就无须因挤捏而中断性交。经过 2 周的上述治疗后，多数男性在控制射精方面的能力会有很大的改善，如果坚持治疗 3～6 个月，可获得持久稳定的疗效。

(三)药物治疗

通过一些对自主神经系统有作用的药物，可起到控制射精的作用，如抗抑郁类药和吩噻类药物。镇静剂和单脂氢化酶抑制剂型抗抑郁的药物，有提高情绪、抗焦虑、延长射精时间，起到镇静和安静的作用。这些药物有苯巴比妥口服 1 次 3 mg，3 次/天；异丙嗪 12.5 mg，1 次/天或 2 次/天；或性交 1 小时前口服氯氮䓬之类的药。酚苄明 10～30 mg/d 口服。

有研究表明，射精管、输精管、前列腺、后尿道平滑肌上含丰富的 α-AR(α-肾上腺素受体)，长效 α_1-AR 阻断剂络欣平，能阻断上述部位的 α-AR，使该部位的平滑肌松弛，蠕动减少，延长射精时间，有治疗早泄、延长射精的作用。成都中医药大学附属医院采用络欣平 1 mg，每日 1 次，睡前口服，1 周后改为 2 mg/d，睡前口服，2 周为 1 个疗程。服用 1～2 个疗程。治疗早泄 35 例。临床研究显示：络欣平治疗早泄总有效率为 68.5%。

龟头及阴茎涂抹麻醉剂、乳剂、软膏等均可降低龟头、系带处的神经敏感性。例如比法尔(前列腺素 E_1 软膏)，1%丁卡因，或 1%的达克罗宁油膏，或 3%氨基苯甲酸乙酯涂霜等均属于此类药物。外用的涂抹药物要适量，于性交前 10～30 分钟使用，最好外套阴茎套，既可充分保持药效，也可避免用量过大、过多造成女方阴道吸收而引起不良反应。

目前较新的疗法多采用抗抑郁类的药物如氯米帕明、曲唑酮等，现有的临床研究其有效率在 50%～70%不等，一般初期效果较好，随着时间的延续需加大药物的剂量来维持药效。

(四)手术治疗

对于包皮过长及包茎的患者应行包皮环切术，因龟头及系带长期处于包皮的保护下，对性交时摩擦刺激非常敏感，阈值下降，易至早泄。包皮环切术后，龟头及系带暴露，经内裤的摩擦使敏感性下降，阈值提高，从而起到治疗早泄的作用。精阜炎和精阜增生常可发生早泄，因而电灼精阜也是治疗早泄的一种手段。

五、现代研究进展

(一)理论研究

(1)赵正元认为早泄属肾阳亏虚、肾气不固所致。其中青壮年已婚早泄多因房事过度、肾精不充所致，若误用壮阳之品，犹如涸泽而渔，早泄更重，故其用早泄汤，重在滋阴，意在阴中求阳。现代药理研究：方中淫羊藿具有雄性激素样作用，能促进精液分泌，兴奋神经，促进性功能；鹿角胶含有少量卵泡激素，二药合用均具有促进性腺功能的作用。盐黄柏能降低性神经系统的兴奋性(所谓降相火)，减少性冲动，有利于性功能持久。全方具有滋阴降火，益肾涩精的功能，药症相符,故能控制早泄。

(2)康翠梅认为早泄是由于素体阴虚或病久伤阴,阴津亏虚,治宜滋阴补肾,清降虚火之法,方用六味地黄汤以滋阴降火,加肉桂以引火归元。

(3)戚广崇认为早泄的发病原因大多为功能性,从根本上说是射精所需的刺激阈太低,以致一触即发。患者多由于婚前习惯于快速自慰射精或性活动时紧张,环境不合适,怀疑性功能低下等,致使性活动时过分仓促、紧张而形成不良的条件反射;或夫妇不睦,对女方心怀敌意,或对妻子过于崇拜,自卑自怨,因而造成过度焦虑而致射精失控。认为,精之藏泄虽制之于肾,然与心、肝、脾关系密切。阴虚火旺,精官失职,纵欲竭精,肾虚不固;郁怒伤肝,情志抑郁,肝失疏泄;心脾两虚,气陷失摄;心有欲念,肾火妄动,心肾失交;湿郁精官,相火妄动,开合无权均可导致早泄。

(二)临床研究

(1)肖洲南用龙胆泻肝汤加减治疗早泄 60 例。药物组成:龙胆草、栀子、黄芩、黄柏、牡丹皮、赤芍、川牛膝、车前子(包煎)各 10 g,柴胡 8 g,生地黄 15 g,生甘草 6 g。加减:伴生殖道感染者减牡丹皮、赤芍,加败酱草、白花蛇舌草;伴焦虑、畏惧、心慌者减牡丹皮、赤芍,加酸枣仁、龙齿;伴性欲减退者减生地黄、牡丹皮、赤芍,加淫羊藿、补骨脂、菟丝子;伴性欲亢进者黄柏、牛膝增为各 15 g。上方每日 1 剂,水煎分 2 次温服。每 5 剂为 1 个疗程。一般治疗 1～3 个疗程。治疗结果:显效23 例,有效 31 例,无效 6 例;其中 1 个疗程有效者为 16 例,2 个疗程有效者为 23 例,3 个疗程有效者为 15 例。

(2)古风江用早泄汤治疗早泄 85 例。早泄汤处方:枸杞子、生山药、熟地黄、茯苓、五味子、远志、鹿角胶、菟丝子、淫羊藿、生龙骨、知母、盐黄柏、甘草。水煎服,每日 1 剂,早晚服。治疗 4 周为 1 个疗程。治疗结果:85 例中,治愈 45 例,好转 29 例,无效 11 例,总有效率为 87.5%。

(3)欧春用滋肾固精汤治疗早泄 51 例。药用:巴戟天 12 g,韭菜籽 15 g,菟丝子 12 g,制首乌 15 g,熟地黄 15 g,当归 12 g,白芍 9 g,桑螵蛸 15 g,煅龙骨 15 g,枳壳 9 g。随症加减:①早泄甚者加金樱子、芡实、山茱萸。②兼肾阳虚者加淫羊藿、仙茅、锁阳。③兼肾阴虚者加黄柏、知母、鳖甲。④兼气虚者加黄芪、党参、山药。每日 1 剂,水煎服。14 剂为 1 个疗程,连续治疗 1～4 个疗程。治疗结果:近期治愈 16 例,显效22 例,有效 7 例,无效 6 例,总有效率为 88.23%。疗程最长 2 个月,最短 3 天,平均 12.6 天。

(4)汪明德用封髓定志汤治疗早泄 22 例。基本方:知母 15 g,黄柏 15 g,茯苓 30 g,炙远志 10 g,生龙骨 30 g,生牡蛎 30 g,金樱子 30 g,芡实 15 g,五味子 15 g,石菖蒲 10 g。配合挤捏法。未婚新交或分居偶合者,用二次射精法,或用双层避孕套结合动停法。结果:痊愈 15 例,占 68.18%,好转 5 例,占 22.72%,无效 2 例,占 9.09%。

用加味虎杖散治疗早泄 56 例。基本方:虎杖根 30 g,川牛膝 15 g,茯苓 15 g,黄柏 15 g,败酱草 15 g,石菖蒲 10 g,丹参 15 g,牡丹皮 15 g,金樱子 30 g,芡实 30 g,萆薢 15 g,黄芪 15 g。口服和保留灌肠。炎症好转后,配合挤捏法。结果:痊愈 40 例,占 71.43%,好转 11 例,占 19.64%,无效 5 例,占 8.93%。

用兴阳固精汤治疗早泄 40 例。方用仙茅 15 g,金樱子 30 g,淫羊藿 30 g,菟丝子 15 g,蛇床子 12 g,沙苑子 15 g,生龙骨 30 g,桑螵蛸 15 g,蜂蜜 15 g,蜈蚣 3 条,肉苁蓉 15 g,锁阳 15 g,狗肾粉(吞服)5 g。阳虚甚者加炮附子 10 g,人参 3 g。配合洗剂(蛇床子 15 g,细辛 15 g,干蟾皮 15 g,地骨皮 30 g,五倍子 10 g)浸擦阴茎龟头。结果:痊愈 17 例,占 42.5%,好转 19 例,占 47.5%,无效4 例,占 10%。

(5)黄清春用八正散加减治疗早泄68例。方用萹蓄15 g,瞿麦12 g,木通15 g,车前子(包)20 g,金樱子20 g,滑石30 g,栀子12 g,莲子心12 g,煅牡蛎30 g,甘草6 g,水煎服。外用五辛散洗剂:五倍子50 g,细辛5 g,打碎水煎至200 mL,在温度50 ℃时,将龟头置入药液外洗浸泡按摩,药凉即止,每晚1次,2周为1个疗程。结果:68例中近期治愈22例,显效29例,有效13例,无效4例。

(6)袁曙光用非药物疗法治疗早泄60例。方用如下。①心理疏导:要求夫妻双方同时就诊,首先要了解患者的性生活史,包括性欲、性生活环境、性生活的心理状态等,针对不同的情况进行心理疏导,以减轻性交时的心理负担,同时可给夫妻双方传授一些射精生理学方面的基本知识。②性行为疗法:要求男女双方共同参与到治疗中,首先是手法治疗,用手刺激阴茎,当阴茎勃起时,有射精紧迫感时则停止刺激,或用手挤压阴茎系带与冠状沟部位,直至阴茎萎软后,再度进行刺激,每晚进行2～3次。2周后则可进行性交疗法,即在阴茎勃起插入阴道后,保持静止,如有射精感则立即拔出,如此反复,使阴茎在阴道内保持时间逐渐延长。并可增加刺激强度,达到满意程度后即可让男方随意射精。一般坚持这种性交方法1～2个月后,可明显延长性交时间。③针灸、耳穴疗法:对伴有精神紧张、神疲失眠的患者可针刺三阴交、八髎、会阳穴,以王不留行籽用胶布固定于神门、内分泌、内生殖器、外生殖器等耳穴处,每日按压10次左右。结果:治疗组60例,显效40例,有效14例,无效6例。

(7)李净用九天昊应散外用治疗早泄100例。方药组成:蛇床子15 g,五倍子10 g,炮附子10 g,露蜂房10 g,公丁香5 g,远志10 g,石菖蒲10 g,冰片3 g。将上药水煎后趁热熏洗阴茎,刺激阴茎时应用Semans法。刺激阴茎至快要射精的程度,然后停止刺激,直到兴奋高潮减退再刺激阴茎,如此反复进行。刺激过程在药液中进行。若性交时,开始阶段外用避孕套。治疗2周为1疗程。结果:治疗100例中,近期治愈34例,显效27例,有效33例,无效6例,显效率61%,有效率94%。

(8)贺心云用针药结合治疗早泄51例。取穴分为2组:①气海、中极(加电脉冲)、关元、三阴交、公孙、太冲、行间、太溪、涌泉、内关、神门、安眠、百会。②肾俞(加电脉冲)、命门、三阴交、公孙、太冲、行间、太溪、涌泉、内关、神门、百会、安眠。每日针1次,两组穴位交替使用,连续25天,中间休息3～5天。两个月为1疗程。手法:治疗前令患者小便,使膀胱排空,用3寸毫针,针腹部穴以尿道根有电击感为度;针背部穴以局部酸、胀重而放射至臀部(或大腿根部)为佳。手、足、头穴位均应酸而麻重。行捻转平补平泻法,留针30分钟。内服中药基本方:金樱子15 g,五味子15 g,覆盆子15 g,益智仁15 g,枸杞子15 g,酸枣仁15 g,柏子仁15 g,生龙牡各30 g,莲米30 g,芡实30 g。辨证加减:肝胆湿热者,合龙胆泻肝汤加减;阴虚火旺者,合知柏地黄丸加减;肾阳不足者,合金匮肾气丸加减;肝气郁结者,合柴胡疏肝散加减。服法:每日1剂,2个月为1疗程。结果:显效28例,有效17例,无效6例。

(9)黄讯用填精固泄丸治疗早泄95例。方用:山药60 g,枸杞子90 g,桑椹90 g,女贞子90 g,金樱子90 g,芡实90 g,覆盆子90 g,山茱萸90 g,肉苁蓉100 g,熟首乌120 g,党参90 g,白术90 g,炙黄芪60 g,肉桂30 g,鹿茸30 g,海马30 g,龟甲胶100 g,共研细末,炼蜜为丸,每次10 g,每日2次,分早晚服,淡盐汤送服,1个月为1个疗程。治2个疗程,痊愈(房事时间在20分钟以上)64例,好转(房事时间在10分钟以上)22例,无效9例。

(10)林中用金樱子汤合男士香露治疗早泄112例。金樱子汤方组成:金樱子30 g,莲肉10 g,五味子10 g,菟丝子10 g,沙苑子15 g,芡实15 g,莲须10 g,煅龙牡(先煎)各15 g。若偏于脾肾阳虚者加补骨脂、山茱萸、淫羊藿、党参、制附子；心肾不交者加黄连、肉桂；阴虚火旺者加黄柏、知母；偏于肾虚者加生地黄、龟甲、女贞子、枸杞子；大便干结者加肉苁蓉、当归；腰酸痛甚者加杜仲、续断；阴茎勃起不坚者加锁阳、淫羊藿、阳起石、仙茅。每日1剂，水煎分2次服，连服10天为1疗程，可连服3个疗程。服药期间，宜清心寡欲，禁止房事。男士香露方组成：细辛5 g，公丁香5 g，海马5 g，蛇床子3 g，淫羊藿3 g，75%乙醇50 mL。将上述中药去除杂质，浸泡入乙醇内30天。尔后将药液过滤装入空瓶或带喷嘴的花露水瓶中，即可作香露使用。每次房事前，向阴茎龟头部涂擦或喷洒香露1～2次，每次0.5 mL，经2～3分钟即可行房事。治疗结果：经治疗后房事并射精正常者为治愈，计101例；经3个疗程早泄未愈者为无效，计11例。治愈率为90.18%。

(11)叶炳言用黄芪地黄汤治疗早泄55例。方用：生黄芪、金樱子、煅牡蛎各30 g，沙苑子15 g，生地黄12 g，牡丹皮、泽泻、怀山药、茯苓、山茱萸、升麻、五味子各10 g。7天为1疗程，连服2～3个疗程。治疗结果：25例治愈(性交时间延长≥5分钟，1年以上无复发)；18例有效(性交时间延长<5分钟，或性交时间延长≥5分钟，但1年内复发者)；12例无效(治疗后无进步)。

(12)董和平用中药熏洗和落水冲击脱敏法治早泄。方用如下。①药物治疗法：蛇床子30 g，苦参30 g，五倍子20 g，花椒20 g，置冷水2 000 mL中浸泡30分钟，煎煮20分钟，过滤留取1 000 mL，待温度适中时将阴茎置于药液中浸泡，并反复挤捏龟头10～20分钟。②落水冲击脱敏法：普通淋浴器去掉喷头，使流出的水形成水柱状，将水温调控适中。患者裸体立于水柱旁，用手平托阴茎，使落水直接冲击龟头及冠状沟处。此时阴茎可勃起并有快意，当出现紧迫射精感时，将阴茎及时离开水柱，待阴茎稍有萎软再重复前法。每次10～20分钟。治疗时要求做到精神放松，树立治愈信念，正确对待治疗。上述两种方法，隔日交替使用，2周为1个疗程。治疗结果：共治50例，其中治愈43例，占86%；显效5例，占10%；无效2例，占4%。总有效率96%。

(三)实验研究

1.刘哲用壮肾固春膏治疗阳痿、早泄的临床研究

(1)方药组成：生附子，淫羊藿，马钱子，巴戟天，川芎，红花等。

(2)药物生产工艺：①按照药物所含成分的化学性质，将药物运用渗漉法或煎煮法进行分类提取，并加以浓缩。②将提取、浓缩的药物成分与油相基质(硬脂酸、单硬脂酸甘油酸、凡士林等)和水相基质(三乙醇胺、蒸馏水)及二甲基亚砜等分别配制，并混合均匀即可。

(3)病例选择及治疗观察：凡具有以下两项者即可诊断：①已做好性交准备(包括心理准备)，阴茎尚未进入阴道，或已进入阴道30秒至1分钟内射精者，并有阴茎勃起后射精，随即疲软。②未通过性交过程达到性满足(包括未行性交或已行性交)。穴位贴敷：取穴神阙。贴药前将穴位部清洗干净，然后将2 mL许药膏填置于穴中，贴以胶布覆盖。疗程：每隔2天换帖1次，以10次为1疗程。外阴敷药：于每晚临睡前或每于同房前30分钟，将药膏适量涂于龟头及冠状沟处。疗程：每日用药1次，10次为1疗程。

(4)疗效结果患者32例，其中临床治愈24例，显效3例，有效2例，无效3例。临床治愈率为75%，总有效率为90.63%。以性交时间为指标，进行了治疗前后的观察。结果，治疗前性交平均时间为0.561 0±0.274 8分钟，治疗后为5.292 7±3.070 3分钟，经统计学处理$P<0.01$，存在显著性差异。证明本药对改善早泄情况有明显的疗效。

(5)药理药效学研究：药物经皮肤黏膜吸收较快地渗透入血液之中，作用于全身并保持在血液中较稳定的浓度，其用药疗效比较确切；给药不经过消化道，避免了口服给药对胃肠的不良刺

激,以及由此所致的一些不良反应;且能避免消化酶、消化液对药物的破坏,从而可以使药物保持更多的有效成分,更好地发挥治疗作用。是治疗勃起功能障碍的重要方法。

组方中使用了马钱子,马钱子是马钱科植物马钱的成熟种子,经过测定其中含有生物碱1.5%~5%,主要成分有士的宁,由于士的宁可激发脊髓的反射功能,而性兴奋是受骨盆内的神经丛支配的,只要用药恰当,可以提高性兴奋而促使阴茎勃起与维持。

此外,在组方中,还使用了行气活血化瘀的药物。对阴茎勃起血流动力学的研究表明,阴茎的勃起与维持很大程度上取决于动脉血流的增加和阴茎海绵体血管阻力的下降。因此,重视利用活血化瘀的药物以助阴茎充血勃起,正是中医所谓"筋为体,以气血为用"。

2.凌娅蜘蟋丸的研制及治疗早泄疗效观察

(1)方药组成:蜘蛛30只,蟋蟀10对,蜂房60 g,地龙10条,蛤蚧1对,淫羊藿、肉苁蓉、补骨脂、胡桃仁、巴戟天、菟丝子、熟地黄、蛇床子、合欢皮、杜仲、远志、防风等药若干,蜂花粉60 g,紫河车40 g。

(2)药物的生产工艺、制备:根据方中各味药物的质地及其有效成分的化学性质,分组进行打粉,醇、水提取真空浓缩膏,制成浓缩丸(如赤豆大小),80 ℃以下干燥、分装,即得60 g×10瓶。本品外观圆整,色泽一致,质量符合《中华人民共和国药典》1995年版丸剂项规定。

(3)病例选择及治疗观察:诊断符合早泄51例,分为治疗组与对照组。治疗口服蜘蟋丸每日2次,每次3 g;对照组口服海马巴戟丸(吉林敦化市制药厂生产)治疗,每日2次,每次3粒,均为10天后开始随访。

(4)疗效结果:治疗组有效率与对照组无显著性差异 $P>0.05$。

(5)药理药效学研究:蜘蟋丸是以蜘蛛、蟋蟀为主药的一种配方,这2味虫类药含有大量的蛋白质、氨基酸及酶类、激素、脂类、矿物质和微量元素等成分,具有活血化瘀,壮阳益肾,提高性欲的功效,配以蜂房、蛤蚧、紫河车起协同益肾固摄下元作用,治疗肾阳虚衰而致的阳痿不举效果明显。从生物学上来讲,虫类药物比本草药更贴近人体,其有效成分容易被人体吸收,纠正机体体内平衡失调。肉苁蓉、蛇床子等都有温肾壮阳作用,现代药理研究其提取液都有雄性激素样作用,能促进精液的分泌。菟丝子、杜仲补肝肾、强筋骨。地龙、远志、合欢皮性皆偏凉,有镇静安神的功效,且能缓解阳药易耗伤阴津的温燥之性,还可解除患者的紧张情绪,调整机体交感神经和迷走神经的平衡。蜘蟋丸与海马巴戟丸相比总有效率无显著差异,但海马巴戟丸与其他治疗阳痿药物一样仅治疗阳虚型阳痿,对阴虚型、肝郁型等疗效不好,故适应性差,而蜘蟋丸正相反,具有良好的适应性,对各型阳痿疗效都理想。另外,本丸有延缓射精时间的作用,在治疗阳痿同时对早泄亦有很好的疗效,治疗75例患者中,伴有早泄者51例经治疗后早泄好转33例。由此可见,蜘蟋丸的综合疗效较好。

蜘蟋丸为临床验方加减并由汤剂改型而来,原汤药经临床应用多年未见不良反应。

制取丸剂按照国家新药审批办法做毒理学研究,结果表明蜘蟋丸毒性很小,安全范围大。将本组方制成丸剂,不仅生药耗用量降低,而且疗效更佳,携带、服用更方便。在制丸过程中注意根据药物的性质采取相应的措施,保证药物的有效成分提取或免遭高温破坏。如蜘蛛、蟋蟀鲜活虫类,捕捉后即用沸水烫死,用微波炉高效短时烘干,−10 ℃冷藏,这样即可杀菌又可以使其含有生物活性物质不受破坏。再如淫羊藿、肉苁蓉、菟丝子、杜仲、远志等中草药中含有苷类、生物碱、黄酮类化合物,这些有效成分在乙醇中溶解度大、水中溶解甚微,对此采取醇、水分别提纯,收浸膏入药制得浓缩丸,避免了汤剂中有效成分的丢失,从而提高疗效。

六、中西医结合治疗述评

早泄是临床最常见的男性性功能障碍。目前对早泄的诊断由于没有确切统一标准，对早泄的认识明显的不一致。但一般认为在2～6分钟，夫妻双方均满意者，不能诊断为早泄。新婚或因各种原因射精时间短一些，或随着年龄的增加，射精时间有不同的变化，这些均是正常生理现象。临床有的患者有勃起功能障碍，合并有早泄是比较常见的，这类患者应该首先治疗ED，一般ED正常，射精也会明显延长。因此，在诊断早泄的同时，是否有其他性功能障碍，选择合理的治疗方法是十分重要的。

目前治疗方法有西药、中医药、行为治疗、手术等方法。西药治疗药物多是利用镇静类药物增强性抑制力，达到延长射精的目的，但有导致性兴奋降低、勃起不坚，甚至阳痿以及头晕等并发症的可能，而且长期应用，停药后复发率亦较高。性交前外用局部麻醉，临床部分患者有效。也有人应用西地那非和比法尔乳膏剂治疗早泄，初次疗效不明显，第二次射精明显延长。

中医药治疗早泄有多种方法，如补肾固精、滋阴潜阳、疏肝理气、活血化瘀、镇静安神等治法，临床有一定疗效，尤其早泄合并有ED，中医药对改善症状，增加勃起功能，疗效较好，但多数中医药的治疗仍然停留在经验的治疗，应该采用随机、双盲、多中心研究。

性行为疗法是有效的治疗方法，其治疗要有充分的耐心及夫妻的配合治疗，应用得当，疗程足，多能使射精时间得到一定程度的延长，对射精的控制能力增强，使早泄得以改善和治愈。

手术治疗对原发性早泄，通过各种治疗无效，排除有ED等其他疾病，可以采用切断阴茎背侧远端部分神经末梢，对延长射精时间是有效的。但在手术前应该向患者介绍不会导致ED等并发症，且部分远端神经末梢切断，仍然有神经末梢分布龟头。只要掌握好适应证，手术疗效满意。

综上所述，多数早泄都是可以治愈的，对于无严重器质性疾病者，通过适宜的治疗，一般均可治愈，只是射精的时间长短有所不同。早泄的治愈率取决于医师为患者所寻找的治疗方法。治疗轻、中度患者可采用中药内服和外用，重度患者常需加用性行为疗法。一般来说，在一个适宜的治疗方案中，不要急于求成，坚持治疗一段时间，早泄均可改善，并逐渐治愈。

必须强调，早泄的治疗除患者本人外，往往对其配偶的“治疗”也是关键，必须做好这方面的工作，才能提高治愈率。另外，性知识的普及教育则是预防早泄的关键。

（于　洋）

第六节　遗　　精

遗精是指不因性交而精液自行泄出，甚至频繁遗泄的病证。有梦而遗者，名为梦遗；无梦而遗，甚至清醒时精自滑出者，名为滑精，是遗精的两种轻重不同的证候。此外中医又有失精、精时自下、漏精、溢精、精漏、梦泄精、梦失精、梦泄、精滑等名称。

一、历史沿革

遗精之病早在《内经》中就有记载。如《灵枢·本神》有“恐惧而不解则伤精，精伤则骨酸痿厥，精时自下”之语，可见当时已认识到，惊恐等情志因素可致精液滑泄。汉代张仲景在《金匮要略·血痹虚劳病脉证治》曰：“夫失精家，少腹弦急，阴头寒，目眩发落，脉极虚芤迟，为清谷、亡血、失精。脉得诸芤动微紧，男子失精……桂枝龙骨牡蛎汤主之。”文中指出了遗精得之于阴阳失调的证候及治疗方药，较《内经》更为全面。

隋代巢元方在《诸病源候论·虚劳病诸候》明确提出遗精是由于肾气亏虚所致。如“虚劳失精候”说：“肾气虚损，不能藏精，故精漏失。”“虚劳梦泄精候”又说：“肾虚，为邪所乘，邪客于阴则梦交接。肾藏精，今肾虚不能制精，因梦感动而泄也。”巢氏治疗多以补肾固精为主，为后世遗精多属肾虚的理论奠定了基础。

唐宋时期治疗遗精的方药已比较丰富。《备急千金要方·卷十九》载有治遗精方 14 首；《外台秘要·中卷十六》收录治虚劳失精方 5 首，虚劳梦泄精方 10 首；《普济本事方·卷三·膀胱疝气小肠精漏》载有治遗精方 4 首，该书正式提出遗精和梦遗的名称，其论述病因较为详细。如说：“梦遗有数种，下元虚惫，精不禁者，宜服茴香丸；年壮气盛，久节淫欲，经络壅滞者，宜服清心丸；有情欲动中，经所谓所愿不得，名曰白淫，宜良方茯苓散。正如瓶中煎汤，气盛盈溢者，如瓶中汤沸而溢；欲动心邪者，如瓶之倾侧而出；虚惫不禁者，如瓶中有罅而漏，不可一概用药也。”此实为遗精辨证论治的雏形。

金元时期对遗精病因病机有了更进一步的认识。如朱丹溪对遗精的病因，除承袭前人主虚之说外，进一步认识到也有实证，为湿热遗精提供了理论根据，他在《丹溪心法·遗精》强调：“精滑专主湿热，黄柏、知母降火，牡蛎粉、蛤粉燥湿。”对湿热所致遗精提出了具体治疗方法。

明代对遗精的认识，渐臻完善。戴思恭在《证治要诀·遗精》一书中将遗精的病因归纳为：“有用心过度，心不摄肾，以致失精者；有因思欲不遂，精色失位，输泻而出者；有欲太过，滑泄不禁者；有年壮气盛，久无色欲，精气满泄者。”并且提出：“失精梦泄，亦有经络热而得者，若心虚冷用热剂，则精愈失。”楼英在《医学纲目·卷二十九·梦遗白浊》总结先贤治疗遗精的方法有五：“用辰砂、磁石、龙骨之类，镇坠神之浮游，是其一也；其二，思想结成痰饮，迷于心窍而遗者，许学士用猪苓丸之类，导利其痰是也；其三，思想伤阴者，洁古珍珠粉丸，用蛤粉、黄柏降火补阴是也；其四，思想伤阳者，谦甫鹿茸、苁蓉、菟丝子等补阳是也；其五，阴阳俱虚者，丹溪治一形瘦人，便浊梦遗，作心虚治，用珍珠粉丸、定志丸服之，定志丸者，远志、石菖蒲、茯苓、人参是也。”张景岳对遗精的证治归纳，更为全面。《景岳全书·遗精》说：“遗精之证有九：凡有所注恋而遗者，此精为神动也，其因在心；有欲事不遂而梦者，此精失其位也，其因在肾；有值劳倦即遗者，此筋力不胜，肝脾之气弱也；有因心思索过度辄遗者，此中气有不足，心脾之虚陷也；有因湿热下流，或相火妄动而遗者，此脾肾之火不清也；有无故滑而不禁者，此下元亏虚，肺、肾之不固也；有禀赋不足，而精易滑者，此先天元气之单薄也；有久服冷利等剂，以致元阳失守而滑泄者，此误药之所致也；有壮年气盛，久节房欲而遗者，此满而溢者也。凡此之类，是皆遗精之病。然心主神，肺主气，脾主湿，肝主疏泄，肾主闭藏，则凡此诸病五藏皆有所主，故治此者，亦当各求所因也。”又说：“凡心火盛者，当治心降火；相火盛者，当壮水滋阴；气陷者当升举；滑泄者当固涩；湿热相乘者，当分利；虚寒冷利者，当温补下元；元阳不足，精气两虚者，当专培根本。”这些论述和治疗法则至今仍有积极的临床意义。另外，明代王纶在《明医杂著·梦遗滑精》中指出：“梦遗滑精，世人多作肾虚治，而为补肾涩精之剂不效，殊不知此证多由脾虚，饮食厚味、痰火湿热之人多有之。”提出了遗精由脾胃湿热所致的新观点。

清代医家在继承明代医家理论基础上有了进一步发挥。提出有梦为心病，无梦为肾病的观点。《医学心悟·遗精》云:"梦而遗者,谓之梦遗;不梦而遗者,谓之精滑。大抵有梦者,由于相火之强,不梦者由于心肾之虚。然令人体薄火旺者,十中之一;虚弱者,十中之九。予因此二丸分主之,一日清心丸,泻火止遗之法也,一日十补丸,大补气血,俾气旺则能摄精也。"《临证指南医案·遗精》:"以有梦为心病,无梦为肾病,湿热为小肠膀胱病。夫精之藏制虽在肾,而精之主宰则在心。"这种以有梦无梦定脏腑之法,虽有一定道理,但从临床来看,不能以此作为判定脏腑部位的唯一标准,否则将形成治疗上的僵化。《张氏医通》在本病的辨证论治上有较大发挥。尤为可贵的是提倡根据年龄、体质等详辨寒热虚实,颇为切合临床实际。如:"壮年火盛,多有流溢者,若以虚冷用热剂,则精愈失,滋肾丸加生地黄、茯神、酸枣仁、石菖蒲;梦遗而为肝热胆寒,以肝火淫于外,魂不内守,故多淫梦失精,或时心悸,肥人多此,宜清肝不必补肾,温胆汤加人参、茯神、枣仁、莲肉;遗精腰痛,六味地黄丸加杜仲、五味、菟丝子、苁蓉;中年以后,还少丹;精气不足,呼吸短气,滑泄不禁,兼心脾气虚,饮食少进者,金锁玉关丸加参芪;脾肾俱虚,败精失道,精滑不固者,九龙丹去当归加萆薢、五味;然不若萃仙丸尤妙。"

综上,早在《内经》《伤寒杂病论》中对遗精就有了一定认识,历代医家对其病因病机不断完善和补充,至明清时期,在辨证论治方面更加具体,其治则和方药至今仍有临床意义。

二、范围

病理性遗精可见于西医学的性神经症、前列腺炎、阴茎包皮炎、精囊炎、精阜炎及某些慢性疾病,可以认为遗精只是某些疾病的临床症状,其临床表现与本证的特点相符者,均可参照本节辨证论治。

三、病因病机

本病病因较多,病机复杂,但其基本病机可概括为 2 点。一是火热或湿热之邪循经下扰精室,开合失度,以致精液因邪扰而外泄,病变与心肝脾关系最为密切;二是因脾肾本身亏虚,失于封藏固摄之职,以致精关失守,精不能闭藏,因虚而精液滑脱不固,病变主要涉及脾肾。

(一)肾虚不藏

恣情纵欲:青年早婚,房事过度,或少年频犯手淫,导致肾精亏耗。肾阴虚者,多因阴虚火旺,相火偏盛,扰动精室,使封藏失职;肾气虚者,多因肾气不能固摄,精关失约而出现自遗。《医贯·梦遗并滑精》说:"肾之阴虚则精不藏,肝之阳强则火不秘,以不秘之火,加临不藏之精,除不梦,梦即泄矣。"《证治要诀·遗精》说:"有色欲太过,而滑泄不禁者。"前者是属于阴虚阳亢,后者是属于阴阳两虚,下元虚惫。

禀赋不足:先天不足,禀赋素亏,下元虚惫,精关不固,易于滑泄。如《景岳全书·遗精》说:"有素禀不足,而精易滑者。此先天元气单薄也。"

(二)君相火旺

劳心过度:劳神太过,心阴暗耗,心阳独亢,心火不能下交于肾,肾水不能上济于心,心肾不交,水亏火旺,扰动精室而遗。如《证治要诀·遗精》载:"有用心过度,心不摄肾,以致失精者。"《折肱漫录·遗精》云:"梦遗之证,其因不同……非必尽因色欲过度,以致滑泄,大半起于心肾不交。凡人用心太过则火亢而上,火亢则水不升,而心肾不交,士子读书过劳,功名心急者每有此病。"

妄想不遂:心有妄想,所欲不遂,心神不宁,君火偏亢,相火妄动,亦能促使精液自遗。正如

《金匮翼·梦遗滑精》所说:“动于心者,神摇于上,则相遗于下也。”

(三)气不摄精

思虑过度,损伤心脾,或饮食不节,脾虚气陷,失于固摄,精关不固,精液遗泄。正如《景岳全书·遗精》曰:“有因用心思虑过度辄遗者,此中气不足,心脾之虚陷也。”

(四)湿热痰火下注

饮食不节,醇酒厚味,损伤脾胃,酿湿生热,或蕴痰化火,湿热痰火,流注于下,扰动精室,亦可发生精液自遗。正如《杂病源流犀烛·遗泄源流》言:“有因饮酒厚味太过,痰火为殃者……有因脾胃湿热,气不化清,而分注膀胱者,亦混浊稠厚,阴火一动,精随而出。”

综上,遗精的发病机制,主要责之于心、肝、脾、肾四脏。且多由于房事不节,先天不足,用心过度,思欲不遂,饮食不节等原因引起。

四、诊断与鉴别诊断

(一)诊断

每星期2次以上,或一日数次,在睡梦中发生遗泄,或在清醒时精白滑出,并有头昏、耳鸣、精神萎靡、腰酸腿软等症状,即可诊断为遗精。

(二)鉴别诊断

1.生理性溢精

一般未婚成年男子或婚后长期分居者,平均每月遗精1~2次或虽偶有次数稍增多,但不伴有其他症状者,均为生理性溢精。正如《景岳全书·遗精》载:“有壮年气盛,久节房欲而遗者,此满而溢者也。”又说:“若满而溢者,则去者自去,生者自生,势出自然,无足为意也。”此时无须进行治疗,应多了解性知识,消除不必要的紧张恐惧心理。病理性遗精则为每星期两次以上,甚则每晚遗精数次。

2.早泄

早泄是男子在性交时阴茎刚插入阴道或尚未进入阴道即泄精,以致不能完成正常性交过程。其诊断要点在于性交时过早射精。而遗精则是在非人为情况下频繁出现精液遗泄,当进行性交时,却可能是完全正常的。其诊断要点在于非人为情况下精液遗泄,但以睡眠梦中多见。有时临床上两者可同时并存。

3.小便尿精

小便尿精是精液随尿排出,或排尿结束后又流出精液,尿色正常而不混浊,古人将本症归于“便浊”“白浊”“白淫”“淋浊”等疾病门中。其诊断要点是精液和尿同时排出或尿后流出精液。多因酒色无度、阴虚阳亢、湿热扰动精室、脾肾气虚等引起。

4.尿道球腺分泌物

当性兴奋时尿道外口排出少量黏稠无色的分泌物。其镜下虽偶见有精子,但并非精液,故要与遗精相鉴别。

5.前列腺溢液

某些中青年,因纵欲、酗酒、禁欲、手淫等,致使前列腺充血,腺泡分泌增加,腺管松弛扩张,在搬重物、惊吓、大便用力时,腹压增加,会阴肌肉松弛,会有数量不等的白色分泌物流出,称为前列腺溢液,亦称前列腺漏。

五、辨证

(一)辨证要点

1.审察病位

一般认为用心过度,或杂念妄想,君相火旺,引起遗精的多为心病;精关不固,无梦遗泄的多为肾病。故前人有“有梦为心病,无梦为肾病”之说。但还须结合发病的新久,以及脉证的表现等,才能正确地辨别病位。

2.分清虚实

初起以实证为多,日久则以虚证为多。实证以君相火旺及湿热痰火下注,扰动精室者为主;虚证则属肾虚不固,脾虚气不摄精,封藏失职。若虚而有热象者,多为阴虚火旺。

3.辨别阴阳

遗精属于肾虚不藏者,又当辨别偏于阴虚,还是偏于阳虚。偏于阴虚者,多见头昏目眩,腰酸耳鸣,舌质红,脉细数;偏于阳虚者,多见面白少华,畏寒肢冷,舌质淡,脉沉细。

4.洞察转归

遗精的发生发展与体质、病程、治疗恰当与否有密切关系。病变初期及青壮年患者多为火盛或湿热所致,此时若及时清泻则可邪退病愈;遗精日久必耗伤肾阴,甚则阴损及阳,阴阳俱虚,此时可导致阳痿、早泄、男子不育等。故对遗精日久不愈、有明显虚象或年老体衰者,治疗又当以补血为主。若治疗后遗精次数减少,体质渐强,全身症状减轻,则为病势好转,病将痊愈之象。

(二)证候

1.心肾不交

症状:每多梦中遗精,次日头昏且晕,心悸,精神不振,体倦无力,小便短黄而有热感。舌质红,脉细数。

病机分析:君火亢盛、心阴暗耗,心火不能下交于肾、肾水不能上济于心,水亏火旺,扰动精室,致精液走泄;心火偏亢,火热耗伤心营,营虚不能养心则心惊;外不能充养肌体,则体倦无力,精神不振;上不能奉养于脑,则头昏且晕;小便短黄而有热感,乃属心火下移小肠,热入膀胱之征;舌质红,脉细数,均为心营被耗,阴血不足之象。

2.肾阴亏虚

症状:遗精,头昏目眩,耳鸣腰酸,神疲乏力,形体瘦弱。舌红少津,脉弦细带数。

病机分析:恣情纵欲,耗伤肾阴,肾阴虚则相火妄动,干扰精室,致使封藏失职,精液泄出;肾虚于下,真阴暗耗,则精气营血俱不足,不能上承,故见头昏、目眩;不能充养肌肉,则形体瘦弱,神疲乏力;腰为肾之府,肾虚则腰酸;肾开窍于耳,肾亏则耳鸣;舌红少苔,脉弦细带数,均为阴虚内热之象。

3.肾气不固

症状:滑精频作,面白少华,精神萎靡,畏寒肢冷。舌质淡,苔白,脉沉细而弱。

病机分析:病久不愈,阴精内涸,阴伤及阳,以致下元虚惫,气失所摄,肾关因而不固,故滑精频作;其真阴亏耗,元阳虚衰,五脏之精华不能上荣于面,则面白少华,精神萎靡,畏寒肢冷;舌淡、苔白,脉沉细而弱,均为元阳已虚,气血不足之征。

4.脾虚不摄

症状:遗精频作,劳则加重,甚则滑精,精液清稀,伴食少便溏,少气懒言,面色少华,身倦乏力。舌淡，苔薄白，脉虚无力。

病机分析：脾气亏虑，精失固摄，而见遗精频作；劳则更伤中气，气虚不摄，精关不固，则见滑精；频繁遗滑，故精液清稀；脾气亏虚，不能化成气血，心脉失养故心悸，气短，面色无华；脾虚气陷，无力升举故食少便溏，少气懒言；舌淡苔薄白，脉虚无力，均为脾气亏虚之象。

5.肝火偏盛

症状：多为梦中遗泄，阳物易举，烦躁易怒，胸胁不舒，面红目赤，口苦咽干，小便短赤。舌红，苔黄，脉弦数。

病机分析：肝胆经绕阴器，肾脉上贯肝，两脏经络相连，如情志不遂，肝失条达，气郁化火，扰动精舍，则引起遗精；肝火亢盛，则阳物易举，烦躁易怒，胸胁不舒；肝火上逆则面红目赤，口苦咽干；小便短赤，舌红苔黄，脉来弦数，均为肝火偏盛之征。

6.湿热下注

症状：遗精频作，或尿时有精液外流，口苦或渴，小便热赤。苔黄腻，脉濡数。

病机分析：湿热下注，扰动精室，则遗精频作，甚则尿时流精；湿热上蒸，则口苦而渴；湿热下注膀胱，则小便热赤；苔黄腻，脉濡数，均为内有湿热之象。

7.痰火内蕴

症状：遗精频作，胸闷脘胀，口苦痰多，小便热赤不爽，少腹及阴部作胀。苔黄腻，脉滑数。

病机分析：痰火扰动精舍，故见遗精频作；痰火郁结中焦，故见胸闷脘胀，口苦痰多；痰火互结下焦，故见小便热赤不爽，少腹及阴部作胀；苔黄腻，脉滑数，均为痰火内蕴之征。

六、治疗

（一）治疗原则

遗精的基本病机包括两个方面，一是火邪或湿热之邪，扰及精室；二是正气亏虚，精关不固。治疗遗精切忌只用固肾涩精一法，而应该分清虚实，实证以清泄为主；虚证方可补肾固精。同时还应区分阴虚阳虚的不同情况，而分别采用滋养肾阴及温补肾阳的治法。至于虚而有热者，又当予以养阴清火，审证施治。

（二）治法方药

1.心肾不交

治法：清心滋肾，交通心肾。

方药：三才封髓丹加黄连、灯心草之类。方中天门冬补肺，地黄滋肾，金水相生也；黄柏泻相火，黄连、灯心草清心泻火，俾水升火降，心肾交泰，则遗泄自止。若所欲不遂，心神不安，君火偏亢，相火妄动，干扰精室，而精液泄出者，宜养心安神，以安神定志丸治之。

2.肾阴亏虚

治法：壮水制火，佐以固涩。

方药：知柏地黄丸合水陆二仙丹化裁。方中知母、黄柏泻火，牡丹皮清热，地黄、怀山药、山茱萸、芡实、金樱子填精止遗。若遗精频作，日久不愈者，用金锁固精丸以固肾摄精。

3.肾气不固

治法：补肾固精。

方药：偏于阴虚者，用六味地黄丸，以滋养肾阴；偏于阳虚者，用秘精丸（《严氏济生方》）合斑龙丸主之。前方偏于温涩，后者温补之力尤胜。

4.脾虚不摄

治法:益气健脾,摄精止遗。

方药:妙香散合水陆二仙丹或补中益气汤加减。方中人参、黄芪益气健脾生精;怀山药、茯苓健脾补中,兼以安神,远志、辰砂清心调神;木香调气;桔梗升清;芡实、金樱子摄精止遗。若以中气下陷为主可用补中益气汤加减。

5.肝火偏盛

治法:清肝泻火。

方药:龙胆泻肝汤加减。方中龙胆草直折肝火,栀子、黄芩清肝,柴胡疏肝,当归、生地黄滋养肝血,泽泻、车前子、木通导湿热下行,肝火平则精宫自宁。久病肝肾阴虚者,可去木通、泽泻、车前子、柴胡等,酌加何首乌、女贞子、白芍等滋养肝肾之品。

6.湿热下注

治法:清热化湿。

方药:猪肚丸。猪肚益胃,白术健脾,苦参、牡蛎清热固涩,尚可酌加车前子、泽泻、猪苓、黄柏、萆薢等,以增强清热化湿之力。

7.痰火内蕴

治法:化痰清火。

方药:猪苓丸加味。方中半夏化痰,猪苓利湿。还可加黄柏、黄连、蛤粉等泻火豁痰之品。如患者尿时不爽,少腹及阴部作胀,为病久夹有瘀热之征,可加败酱草、赤芍以化瘀清热。

七、转归及预后

遗精初起,尤其是青壮年、体质强壮者,多为实证,此时一经清泻,往往邪退遗精自止。若不及时治疗或用补益固涩则邪热更盛,反致遗精频作。遗精日久不愈,肾精亏耗,可逐渐转变为虚证。在病机演变过程中还可见虚实夹杂,或阴虚兼火旺,或脾肾虚兼湿热痰火等。日久阴损及阳,造成阴阳俱损,可进一步导致阳痿、早泄等性功能障碍。遗精若能及时用药物及精神调治,多可治愈,预后一般良好。

八、预防和护理

(1)注意精神调养,排除杂念,清心寡欲,是治疗本病的关键。

(2)避免过度的脑力紧张,丰富文体活动,适当参加体力劳动。

(3)注意生活起居,节制性欲,戒除手淫,夜晚进食不宜过饱,睡前用温水洗脚,养成仰卧的习惯,被褥不宜过厚,脚部不宜盖得太暖,衬裤不宜过紧。

(4)少食辛辣刺激性食品如烟、酒、咖啡等。

(5)正确对待遗精。出现遗精后,应首先分清是生理现象还是病理性遗精。生理性遗精可不必治疗;病理性遗精,则应及时就诊,弄清疾病的原因,针对其病因进行调理,一般效果均较理想。

(张崭崭)

第七节 遗 尿

遗尿是指在睡眠中小便自遗，醒后方知的疾病。也称尿床。临床上，以儿童为多见，成年男女也可以有此疾患。有些成年人因不好意思就诊，故常常使病情拖延很长时间，造成治疗上十分困难。

现代医学认为，遗传、熟睡或做梦、精神因素、尿路病变、下尿路梗阻及不稳定性膀胱等均可引起遗尿。

《素问·宣明五气论》载："膀胱不利为癃，不约为遗溺"。又《咳论》言："膀胱咳状，咳而遗溺"。《灵枢·本输》曰："虚则遗溺，遗溺则补之"。遗溺与遗尿同。

遗尿一词最早见于《伤寒论》。在"辨阳明病脉证并治"中说："三阳合病，腹满身重，难以转侧，口不仁，面垢，谵语遗尿"。又"辨太阳病脉证并治"中说："若被下者，小便不利，直视失溲"。这种与高热昏迷联系在一起的"遗尿""失溲"，主要是指外感热病危重阶段出现的尿失禁，实际上是属于广义之遗尿。

狭义之遗尿也称尿床。最早见于隋代巢元方的《诸病源候论·尿床候》，且巢氏有指出："夫人有于睡眠不觉尿出者，是其禀质阴气偏盛，阳气便虚也"。唐代孙思邈在《千金要方》把遗尿、遗溺、小便失禁、尿床并列为名。至《仁斋直指附遗方论》提出了遗尿和尿床的不同概念，认为："出而不禁为之遗尿；睡里自出，谓之尿床"。此处遗尿实际上就是指小便不禁。

明代张介宾所称之遗溺亦是广义的。《景岳全书·遗溺》云："遗溺一症，有自遗者，以睡中而遗失也；有不禁者，以气门不固而频数不能禁也；又有气脱于上，则下焦不约而遗失不知者"。又如清代何梦瑶在《医碥·遗尿小便不禁》说："不知而出为遗；知而不能忍为不禁，比小便数为甚，故另为一类"。从内涵分析，"不知而出为遗"还包括睡熟中遗溺和昏迷中遗溺。

近代才把昏迷中的遗溺归入尿失禁，而遗尿只是指睡熟中的遗溺，即本节所讨论之内容。

一、病因病机

根据历代医家所述，遗尿的病因病机可以归纳以下几个方面：①心肾虚热，心气亏损，或者心肾不交，每致传送失度，水液无制，而为遗尿。②肝肾积热，肾督经脉虚衰，失于固摄，肝气失于疏泄，无以调节尿道之开启，则为遗尿。③湿热蕴结于里，下注膀胱，膀胱失约，亦可导致遗尿。

遗尿的病因病机与五脏虚损关系密切。肺虚不能化气，脾虚中气下陷，心虚小肠传送失度，肝失疏泄而开启失常，最终使肾虚不能温化水液而尿出不知。

二、诊断要点

遗尿的诊断依据。

(1)三岁以上儿童，或成年人，在睡眠中小便自遗，或者有梦自遗，醒后方知。

(2)凡属功能性遗尿，中医有较好的疗效，但若经 1 个月左右的治疗，效果不显著者，应转西医进一步查明原因，以排除器质性病变。

三、类证鉴别

遗尿须与下列病证作鉴别。

(一)小便不禁

此为在平时清醒状态下，小便不随意流出。而一旦咳嗽较剧，直立过久，行走过多，心急，大笑，高声，惊吓时尿自出。大多数见于妇女及老年人。在昏迷时小便自遗亦属小便不禁，与睡熟中的小便尿床是容易鉴别的。

(二)膀胱咳

在咳嗽剧烈时，小便自遗，而咳嗽痊愈后，小便自遗亦见消失。

四、辨证论治

(一)辨证要点

1.辨病程之长短

遗尿多见于儿童。随着年龄的增长，肾气渐充而自愈。乃至成年尚未愈者，这与体质素弱或与大病以后气血亏损有关。因此，病程之长短常能反映病情的一定变化。

如幼年病程短者，显系幼稚气阳未充。发病至年少者则为生长发育不够健全，理宜积极调理。而病程长于成年者，则为身体衰弱，气阳不能固守，当应积极治疗。所以，本病病程长者，病情多较重。

2.辨寒热虚实

遗尿以五脏虚亏见多，故常表现出阳衰寒象，如形体怯冷，小便清长，腰脊酸软而感寒冷，肢末不温，或者见有大便稀溏，舌质淡，苔白，脉象沉细无力。而心肾不交则表现热象，如阴虚潮热，心烦，口咽干燥，手心足心烦热，小便短黄，舌质红，苔少或光，脉象细数。因湿热下注而表现热象，口苦口干，心烦呕恶，胸腹胀满，舌苔黄腻，脉象濡滑而数。病程中也可出现虚实互见，寒热错杂，应注意详辨施治。

(二)治疗原则

遗尿的治疗，虚则以补，热则以清为原则。当然须佐以固涩之品。但补益固涩，又以无实邪，湿热清为前提，有时清中固涩，常常互用，可见用药配伍得当是十分重要的。

(三)分证论治

1.肾督虚损

证候：神疲怯寒，小便自遗，头晕眼花，腰膝酸痛，脊背酸楚，两足无力，舌淡苔白，脉细无力。

治法：补肾填精。

方药：菟丝子煎合缩泉丸加减。菟丝子、补骨脂各 15 g，小茴香、桑螵蛸、覆盆子各 10 g，益智仁、当归、乌药、山药各 10 g。

若少腹不温，乏力恶寒，加制附片、肉桂各 6 g；若脘腹作胀、纳食减少，加神曲、砂仁各 10 g。

2.心肾虚热

证候：夜寐遗尿，精神不振，形体消瘦，寐不安宁，心烦而溲数淋沥，舌苔薄，舌尖有红刺，脉沉细而数。

治法：补心肾，清虚热。

方药：桑螵蛸散。人参、茯神、远志各 15 g，石菖蒲 12 g，龟甲、桑螵蛸、龙骨各 30 g。

若心肾不交，而夜寐不安者，可加交泰丸；若肾阴虚，而相火偏亢，加滋水清肝饮，另加益智仁、山药各 10 g，五味子 6 g。

3.湿热下注

证候：夜寐遗尿，小便频数，淋沥短涩，且有灼热感，舌偏红，苔薄腻，脉细滑而数。

治法：清利湿热。

方药：八正散加减。瞿麦、萹蓄、车前子各 10 g，大黄 6 g，栀子、滑石各 12 g，生草梢 5 g，灯心草、山药、桑螵蛸、菟丝子各 15 g。

若湿热较盛，加白茅根、石韦各 15 g；若湿热伤阴，加知母、黄柏、麦冬各 10 g。

五、其他疗法

（一）单方验方

（1）蜂房焙干研末，每服 3～5 g，加白糖少许，开水冲服，每日 2 次。

（2）白薇散：白薇、白蔹、白芍各 30 g。以上各药捣细末为散，每于食前以粥饮调下 6 g。主要适用于湿热内盛或下注于膀胱之遗尿。

（3）秘元丹：白龙骨 90 g，诃子 10 个去核，缩砂仁 30 g 去皮。上药为末，糯米粥丸梧桐子大，每服50 g，空心盐酒下。适用于内虚里寒的遗尿。

（4）遗尿汤：桑螵蛸、黄芪、龙骨各 15 g，肉桂 6 g，水煎服，每日 1 剂，分两次服。功效补肾固肾。主治肾气不足、下元虚冷、膀胱失约所致遗尿。

（5）固本止遗汤：党参、白术、菟丝子、枸杞子、当归各 6 g，黄芪、山药、五味子、覆盆子各 9 g，肉桂 2 g，小茴香 3 g。上药用于清水泡 20 分钟，再用文火煎 30 分钟，每剂煎 2 次。以上为 10 岁小儿用量，年龄小于 10 岁者酌减，大于 10 岁者酌增，每日 1 剂，将煎好的药液混匀，早晚各服 1 次。功效益气健脾，温肾止遗。主治小儿及成年人遗尿。

（二）食疗

（1）鸡肠散：黄雄鸡肠 4 具，切碎，净洗，炙令黄熟；肉苁蓉、苦参、赤石脂，白石脂、黄连各 150 g，捣罗同研匀细为散，每次服 6 g，酒调，食前服，白天服 2 次，睡前服 1 次。适用于肾气不固，而心火偏盛之遗尿。

（2）猪肚 1 具，莲子 150 g，同煮至稀烂，食用。主要适用于脾气不足之遗尿。

（3）洋参猪腰：西洋参、龙眼干各 15 g，猪腰 1 对。以上 3 样蒸熟食用。治疗小儿遗尿。

（4）龙骨鸡蛋：生龙骨 30 g，鸡蛋若干。将生龙骨加水适量煎煮，取汤煮荷包鸡蛋。3 岁以下每次1 个，3 岁以上每次 2 个，每晚服 1 次。第 2 次煎龙骨时，可加入第 1 次煮后之龙骨汤煎，如此逐日加入，连用3～6 天。功效镇心安神，收敛固涩。治疗小儿遗尿。

（5）复方猪脬汤：鲜猪脬 2 个，茯苓、桂圆肉各 30 g。将猪脬反复清洗干净，后 2 味药共研末，每取药末 30 g 装入猪脬内，置于碗上，上蒸笼蒸 2～3 小时。睡前将猪脬同药一起吃尽，第 2 天晚上再吃 1 次。功效健脾固肾。主治遗尿症。

（三）外治法

1.脐疗法

丁香、肉桂各 3 g。将两者研细，与米饭适量共捣成泥，作成小饼，每晚敷于肚脐上。功效补火助阳。治疗遗尿。

2.针灸疗法

针刺气海、太渊、足三里、三阴交,用补法,并配合艾灸,每日1次,适用于脾肺气虚所致遗尿。

3.穴位埋线疗法

在百会穴行常规消毒,埋入000～001号羊肠线2 mm,30天1次,1～2次即可。

(张崭崭)

第八节 尿　浊

尿浊是指小便混浊,白如泔浆,尿时无疼痛感为主证,其中尿出白如泔水者称白浊,而色赤者称赤浊。

尿浊主要见于现代医学的乳糜尿,另外也有少数结核、肿瘤等。

《素问·至真要大论》曰:“诸转反戾,水液浑浊,皆属于热”。水液混浊包括尿液混浊。《中藏经》将小便混浊归在淋证门中,说:“小便数而色白如泔”称为冷淋,与此相反,“小便涩而赤色如血”称为热淋。《诸病源候论》列出《虚劳小便白浊候》,所以说巢元方首先列出白浊病名。

至元代《世医得效方》将本病称漩浊,且列出“心浊”“脾浊”“肾浊”等类型和病名,而朱丹溪更加明显地称为“赤白浊”,明代戴思恭的《证治要诀》认为,尿浊有赤白之别,而精浊也有赤白之别。

明代张介宾的《景岳全书》对本病有详细的论述,在论证时将尿浊称之为“溺白”,而清代《证治汇补》又将本病称之为“便浊”。尿浊的产生,初起多由湿热,《医学正传·便浊遗精》载:“夫便浊之证,因脾胃之湿热下流,渗入膀胱,故使便溲或白或赤而浑浊不清也”。尿浊日久,可导致心、脾、肾受伤,《证治汇补·便浊》言:“又有思虑伤心者,房欲伤肾者,脾虚下陷者”。可根据虚实的不同,选用通利和补益等法。

一、病因病机

(一)多食肥甘

酿生湿热,湿热久蕴而成浊邪,浊气下流渗入膀胱而尿浑浊。湿浊化热损及血络而成赤浊。或酗酒嗜肥,抑郁暴怒,致使肝胆湿热内生,湿热流注下焦,浊气渗入膀胱,故而小便黄赤混浊。

(二)脾虚下陷

是浊证中的虚证,故反复发作,尤在疲劳时易复发。脾虚不能统摄精微故尿浊如泔水;脾虚不运则精微渗入膀胱故尿中油珠,光彩不定。病情加重则脾不统血,尿浊与血混面流出成赤浊。或因过食肥甘生冷之物,滞而不化等原因,皆令湿浊停聚,不得消散,凝而为痰,痰浊内蕴下注,致使清浊不泌,产生尿浊。

(三)心肾气阴两虚

思虑于遂,或劳欲过度,或淋病过用通利,损及心肾气阴使虚火甚于上,肾水亏于下,心肾不交,水火失济。《丹溪心法》曰:“人之五脏六腑,俱各有精,然肾为藏精之府,而听命于心,贵乎水火升降,精气内持。若调摄失宜,思虑不节,嗜欲过度,水火不交,精元失守,由是而为赤白浊之患”。

(四)肾阴衰微

劳倦淫欲过度,或久病不复,耗伤精气,致使肾阳衰微命门火衰,犹釜底之无薪,气化不行,开合不利,膀胱虚冷,精气下流,故尿下白浊如凝脂。肾为水脏,内寓相火,肾阴亏损,阴不涵阳则相火亢盛,水道不清,故尿下黄浊。

二、诊断要点

尿浊的诊断依据如下。

(1)以尿道流出混浊尿液为主要特征,一般无排尿频急或尿道涩痛症状。

(2)临床上遇有白色混浊尿液、豆浆或牛奶样尿液或有乳糜血尿患者,应注意作尿液乳糜试验(又称乙醚试验,即在尿液中加入乙醚便可澄清)以明确乳糜尿及乳糜血尿的诊断。

少数乳糜尿可因结核、肿瘤、胸腹部创伤或手术、原发性淋巴管疾病(包括先天性畸形)所致,偶见于妊娠、肾盂肾炎、棘球蚴病、疟疾等。多由剧烈运动或进食脂肪餐等诱发,可结合病史和相关的实验室检查。

三、类证鉴别

(一)尿浊与膏淋

二者均有小便混浊,其鉴别点在于尿痛与不痛,小便混浊而痛者为膏淋,小便混浊而不痛者为尿浊。清代叶桂在《临证指南医案》说:“大凡痛则为淋,不痛为浊”。

(二)尿浊与精浊

清代何梦瑶在《医碥》说:“有精浊,有便浊,精浊出自精窍,与便浊之出于溺窍者大异”。尿浊为尿出如米泔,有浑浊沉淀,尿涩不痛,或尿初尚清,旋即澄如白蜡。若热盛伤阴,血络受损,血从下溢,尿中可夹血丝、血块,其病变出自尿窍。精浊是指尿道口经常流出米泔样如糊状浊物,而小便并不混浊,且常伴有茎中灼热疼痛、尿频、尿急、尿痛等,或伴有会阴部重坠样疼痛,甚则可见腰骶部或尾骶部疼痛,其病变部位在精窍。

四、辨证论治

(一)辨证要点

1.审病性

首先区分赤浊、白浊。白浊以小便混浊,色白如泔浆为主证,赤浊以小便混浊夹血为主证。《丹溪心法》言:“赤者湿热伤血分,白者湿热伤气分”。此言尿浊属于实证。《医学证传》说:“血虚热甚者,则为赤浊……气虚而热微者,则为白浊”。此言尿浊之属于虚证。

2.察虚实

本病初起以湿热为多,属实证;病久则脾肾亏虚。

(二)治疗原则

本病初起湿热为多,治宜清热利湿,病久则脾肾虚弱,治宜补益脾肾,固摄下元。但补益之剂中亦可佐以清利,清利之剂中,又可兼以补益,必须做到清利而不伤阴,补益而不涩滞。

(三)分证论治

1.湿浊下注

证候:突然小便浑浊,或白如米泔,或如泥浆或色赤,或停放后小便胶黏浑浊,胸闷不适,纳谷不馨,小便量较多无涩痛,舌苔腻或黄腻,脉濡数。

治法:清化湿浊。

方药:程氏萆薢分清饮化裁。萆薢、石菖蒲、黄柏各 10 g,茯苓、白术、车前子各 15 g,莲子心 12 g,丹参 6 g。若热重于湿,加栀子 12 g,滑石 10 g,车前草 15 g。

若湿重于热,加苍术、厚朴各 10 g,半夏、陈皮各 12 g;湿浊下注表现为赤浊,拟清心火,导小肠火,主方用导赤散合四物二陈汤加滑石、小蓟等。尿赤如血,心烦易怒,舌质红,脉细数,提示湿火较甚,以四物汤加黄柏、知母、椿根皮、青黛。

2.肝胆湿热

证候:小溲热赤浑浊,目赤肿疼,口苦心烦,常伴有阴肿、阴痒、阴湿,胸胁苦满,恶心呕吐,耳鸣耳聋,舌苔黄腻,脉象弦数或滑数。

治法:清利肝胆湿热。

方药:龙胆泻肝汤加减。龙胆草、黄芩各 10 g,柴胡 6 g,生地黄、当归、栀子各 12 g,车前子、泽泻各10 g,甘草 3 g。

湿热较重者,加萆薢、海金沙各 10 g,白茅根 15 g;阴痒阴肿者,加地肤子、白鲜皮各 15 g;尿混浊夹赤,加牡丹皮 6 g,仙鹤草 15 g,藕节 10 g。

3.脾虚下陷

证候:尿浊如米泔,如泥浆,如胶黏,如败絮或尿中杂有油脂,光彩不定。本症已反复发作或使用渗利之品病情反而加剧,尤在多食油腻,辛辣刺激食物及疲劳之后容易诱发。严重者发为尿赤浑浊如油珠。伴发小腹坠胀,尿意不畅,面色无华,神疲乏力,苔薄或舌质淡,脉缓。

治法:益气升清化浊。

方药:补中益气汤合苍术难名散加减。黄芪、党参、龙骨、白术各 15 g,茯苓 10 g,苍术、柴胡、陈皮各6 g,升麻、甘草各 3 g,制川乌、补骨脂、茴香各 10 g,龙骨 15 g。

兼有湿热,加黄柏、萆薢各 12 g,尿浊夹血者,酌加小蓟、藕节、墨旱莲各 15 g;心脾两虚也可出现赤浊,责之于脾不统血,拟归脾汤加熟地黄、阿胶各 10 g 施治。

4.心虚内热

证候:小便赤浊,心中悸烦,多梦少寐,惊惕不安,健忘梦遗,夜卧盗汗,或心中嘈杂似饥,舌赤碎痛,或口舌生疮,脉细数。

治法:养心清热。

方药:清心莲子饮加减。石莲肉、黄芩各 10 g,麦冬、地骨皮 12 g。车前子、茯苓、人参、黄芪各 15 g,甘草 3 g。

阴虚火旺较重者,加知母、黄柏、生地黄各 12 g;尿赤浊明显者,加仙鹤草、紫花地丁、白茅根各 15 g。

5.肾虚不固

证候:尿浊色白反复发作,日久不愈,形寒肢冷,腰脊酸软,下肢软弱,精神委顿,舌质淡,苔白,脉沉细。或尿浊色赤,反复发作,日久不愈,心烦口渴,夜寐不安,手足心发热,甚则盗汗,舌质红、舌苔少,脉细数。

治法:益肾固涩。

方药:大补元煎加味。杜仲、熟地黄、怀山药、山茱萸、枸杞子各 15 g,当归 12 g,人参、郁金、石菖蒲、萆薢各 10 g,甘草 5 g。

肾虚不固是尿浊的虚证，病程较长久，肾气不足势必发展为脾肾阳虚和心肾阴虚两个常见类型。

脾肾阳虚为主，常见白浊，可选无比山药丸合萆薢分清饮（萆薢、益智仁、石菖蒲、乌药）。心肾阴虚可表现为白浊，更常见赤白浊，可选坎离既济丸，见赤浊加小蓟饮子。

五、其他疗法

（一）单方验方

1.射干汤

射干 15 g，水煎，每日 1 剂，加入白糖适量，分 3 次，饭后服。清热利湿。治疗尿浊（乳糜尿）。

2.飞廉莲子汤

飞廉 45 g，石莲子 30 g，山药 15 g。三味共煎以代茶饮，每日 1 剂，以 30 天为 1 个疗程。本方清热利湿、健脾导浊，适用于膀胱湿热所致尿浊。

3.冬葵萆薢散

冬葵子 150 g，萆薢 120 g，白糖 80 g。将前两味药焙干为末，后加入白糖拌匀装瓶备用。每日早晚各服 1 次，每次 3～5 g，温开水送服。本方清热利湿，适用于治疗血丝虫尿浊（乳糜尿）患者。

4.苦参消浊汤

苦参 30 g，熟地黄、山茱萸各 15 g，怀山药、萆薢、车前子各 20 g，石菖蒲、乌药、益智仁、炮甲片各10 g。水煎服，每日 1 剂。本方益肾养精，清利湿热。主治尿浊、膏淋。

5.乳糜血尿汤

川断、当归、川牛膝各 10 g，淡秋石、丹参、杜仲、生蒲黄（包煎）各 15 g，益母草、黄芪、土茯苓、仙鹤草各 30 g。水煎服，每日 1 剂。本方固肾益气，活血化瘀，主治乳糜血尿。

（二）药膳疗法

1.大黄蛋

锦纹大黄研细末 2 g，以鸡蛋 1 个，破顶入药，搅匀，蒸熟，空腹时食之，连服 3 天。主治赤白浊淋。

2.荞麦鸡蛋

荞麦炒焦为末，鸡子白和为丸，梧子大，每日 3 次，每次 9 g。本方又名“济生丹”。主治男子白浊。

3.白糯丸

糯米 500 g，白芷、石菖蒲各 50 g，牡蛎 100 g。研末，糯米粉和丸，木馒头煎汤吞服，每日 3 次，每次9 g。主治小便膏脂。

4.韭菜子

韭菜子每日生吞 10～20 粒，盐汤下。主治梦遗尿白。

（于　洋）

第九节　子　　痈

子痈是指睾丸及附睾的化脓性疾病，以睾丸或附睾肿胀疼痛为特点。中医称睾丸和附睾为肾子，故名之。具体分急性子痈与慢性子痈。

本病相当于西医的急、慢性睾丸（附睾）炎。

一、病因病机

主要分为湿热下注和气滞痰凝两个方面。

（一）湿热下注

外感六淫或过食辛辣，湿热内生，或房事不洁，或跌仆闪挫，肾子受损，经络阻隔，气血凝滞，郁久化热，发而为病。

（二）气滞痰凝

郁怒伤肝，情志不畅，肝郁气结，经脉不利，血瘀痰凝，结块生于肾子，则为慢性子痈。

二、诊断

（一）症状体征

1.急性子痈

突然发作的附睾或睾丸肿大疼痛，行动或站立时加重。疼痛可沿输精管放射至腹股沟及下腹部。伴有恶寒发热、口渴、尿黄便秘等症状。附睾可触及肿块，触痛明显。化脓后阴囊红肿，可有波动感，溃破或切开引流后，症状消退迅速，疮口容易愈合。

2.慢性子痈

临床较多见，可有急性子痈发作史。患者常有阴囊部隐痛、发胀、下坠感，疼痛可放射至下腹部及同侧大腿根部，检查可触及附睾增大、变硬，伴轻度压痛，同侧输精管增粗。

（二）检查

急性子痈：血白细胞总数增高，尿中可有白细胞。

三、鉴别诊断

（一）卵子瘟（腮腺炎性睾丸炎）

睾丸肿痛，多继发于痄腮（腮腺炎）之后，一般不化脓，病程多为7～10天。

（二）子痰

附睾触及结节，疼痛轻微，发病缓慢，常有泌尿系统结核病史，输精管增粗，呈串珠样改变，溃破后形成窦道，分泌物为稀薄豆渣样。

四、辨证论治

子痈病位在下，主要从湿热论治。初起重在消散；慢性子痈治疗重在化痰散结。

(一)内治

1.湿热下注

证候:睾丸或附睾肿大疼痛,阴囊皮肤焮热红肿,局部触痛明显,少腹抽痛,脓肿形成时按之应指;伴恶寒发热;苔黄腻,脉滑数。

治法:清热利湿,解毒消肿。

处方:龙胆泻肝汤或枸橘汤加减。

疼痛剧烈者,加川楝子、延胡索。

2.气滞痰凝

证候:附睾结节,子系呈条索状肿硬增粗,轻微触痛,或牵引少腹不适;多无全身症状;舌淡或有瘀斑,苔薄白或腻,脉弦滑。

治法:疏肝理气,化痰散结。

处方:橘核丸加减。

(二)外治

1.急性子痈

未成脓者,可用金黄散或玉露散水调匀,冷敷。病灶有波动感,穿刺有脓者,应及时切开引流。脓稠、腐肉较多时,可选用九一丹或八二丹药线引流,脓液已净,外用生肌白玉膏。

2.慢性子痈

葱归溻肿汤坐浴,或冲和膏外敷。

(三)针灸治疗

1.体针

基本处方:曲骨,行间,大敦,太冲,三阴交,血海。

加减运用:湿热下注,加阴陵泉、曲泉;热毒壅盛,加大椎、曲池。

方义:取邻近睾丸、附睾的任脉与足少阴肾经交会穴曲骨,清热利湿,消肿止痛;足厥阴肝经之荥穴行间、输、原穴太冲、井穴大敦,疏肝理气,消瘀止痛;三阴交健脾胃、促运化,补益肝肾精血;血海活血消滞,化瘀散结。

刺灸方法:针刺曲骨穴时宜先排空膀胱,并不宜深刺;其他穴位均常规针灸,刺激宜强,间歇留针20~30分钟。急性期湿热下注者,针刺以泻法为主,只针不灸;慢性期气滞痰凝者,针灸并用,补法或平补平泻。

2.拔罐法

选用下腹部穴位或附近拔罐,在针灸后进行拔罐治疗,每次留罐5~10分钟。

3.耳针

取外生殖器区、睾丸点。强刺激,每次1~2次,针刺到患者耳郭发热充血后,多数立即疼痛减轻,并有阴囊上提感。

(张崭崭)

第十三章
糖尿病的中医内科诊疗

第一节 糖 尿 病

糖尿病是由遗传、环境、免疫等因素引起的、以慢性高血糖及其并发症为特征的代谢性疾病。糖尿病的基本病理生理为相对或绝对胰岛素不足所引起的代谢紊乱，涉及糖、蛋白质、脂肪、水及电解质等多种代谢。最典型的表现为“三多一少”综合征，即多饮、多尿、多食和体重减轻(或相对减轻)。尽管各种类型糖尿病出现上述 4 种主要表现的时间和顺序可能不同，但在各种糖尿病的自然进程中迟早会出现。

糖尿病属于中医学的“消渴”范畴。

一、病因病机

(一)中医

早在《黄帝内经》中就已提出禀赋不足、五脏虚弱，精神刺激、情志失调，过食肥甘、形体肥胖与糖尿病的发生有着密切的关系。此后历代医家在此基础上不断补充发展，使糖尿病的病因病机理论争鸣发展，内容逐渐充实。

1.病因

(1)素体阴虚，五脏虚弱：或由于先天禀赋不足，五脏虚弱；或由于后天阴津化生不足所引起。其中，古代医家更加强调肾脾两脏亏虚在糖尿病发病中的重要性。

(2)饮食不节，形体肥胖：长期过食肥甘，形体肥胖，醇酒厚味，损伤脾胃，脾胃运化失司，积热内蕴，消谷耗液，损耗阴津，易发生糖尿病。

(3)精神刺激，情志失调：长期过度的精神刺激，情志不舒，或郁怒伤肝，肝失疏泄，气郁化火，上灼肺胃阴津，下灼肾液；或思虑过度，心气郁结，郁而化火，心火亢盛，耗损心脾精血，灼伤胃肾阴液，均可导致糖尿病的发生。

(4)外感六淫，毒邪侵害：外感六淫，燥火风热毒邪内侵，旁及脏腑，燥热伤津，亦可发生糖尿病。

(5)久服丹药，化燥伤津：在中国古代，自隋唐以后，常有人为了壮阳纵欲或延年益寿而嗜服矿石类药物炼制的丹药，使燥热内生，阴津耗损而发生糖尿病。

(6)长期饮酒，房劳不节：长期嗜酒，损伤脾胃，积热内蕴，化火伤津；劳伤过度，肾精亏耗，虚火内生，灼伤阴津，均可发生糖尿病。

2.病机

(1)病变早期，阴津亏耗，燥热偏盛：糖尿病早期的基本病机为阴津亏耗，燥热偏盛，阴虚为本，燥热为标。燥热愈甚阴津越虚，阴津越虚燥热越盛，二者相互影响，互为因果。其病变部位虽与五脏有关，但主要在肺、脾(胃)、肾三脏，且三脏之间常相互影响。如肺燥津伤，津液失于敷布，则脾不得濡养，肾精不得资助；脾胃燥热偏盛，上可灼伤肺津，下可损耗肾阴；肾精不足则阴虚火旺，亦可上灼肺胃；终至肺燥、胃热、脾虚、肾亏同时存在，而多饮、多食、多尿三多症状常可相互并见。

(2)病变中期，病程迁延，气阴两伤，脉络瘀阻：若糖尿病早期得不到及时恰当的治疗，则病程迁延，燥热伤阴耗气而致气阴两虚，同时脏腑功能失调，津液代谢障碍，气血运行受阻，痰浊瘀血内生，全身脉络瘀阻，相应的脏腑器官失去气血的濡养而变生诸多并发症。其气虚的形成可因阴损耗气；或因燥热耗气；或因先天不足，后天失养；或因过度安逸，体力活动减少，致气虚体胖。其痰浊的形成，可因饮食不节，过食肥甘厚味，损伤脾胃；或因忧思、劳倦伤脾，以致脾气虚弱，健运失司，水湿内停，积聚化痰；或因肺气不足，宣降失司，水津不得通调输布，津液留聚而生痰；或因肾虚不能化气行水，水湿内停而为痰；或因肝气郁结，气郁湿滞而生痰。其血瘀的形成可因热灼津亏而致血瘀；或因气滞而致血瘀；或因气虚而致血瘀；或因阳虚寒凝而致血瘀；或因痰浊阻络而致血瘀。

气阴两虚，痰浊瘀血痹阻脉络是消渴病发生多种并发症的主要病机。若气阴两伤，心脉痹阻则出现胸痹、心悸等心系并发症；若肝肾阴虚，肝阳上亢，痰闭清窍，脑脉瘀阻则出现中风、眩晕、健忘、痴呆等脑系并发症；若肝肾阴亏，脾肾两虚，肾络瘀阻则出现尿浊、腰痛、水肿、阳痿、遗精、癃闭等肾系并发症；若肝肾亏虚，精血不能上承于目，目络瘀阻，则视物模糊，甚则目盲失明；若肝肾阴虚，痰浊瘀血痹阻四肢脉络，则肢体麻木疼痛或肢端坏疽；肾开窍于耳，肾主骨，齿为骨之余，肝肾精血亏虚则耳鸣耳聋，齿落；若疮毒内陷，邪热攻心，扰乱神明，则神昏谵语；若肺肾气阴两虚，易感受外邪，出现感冒、肺热咳嗽或并发肺痨；肝胆气郁，湿浊瘀血阻滞则出现胁痛、黄疸；若肝肾阴虚，湿热下注膀胱则出现尿频急痛，小腹坠胀；若脾气虚弱，胃失和降则出现泄泻、呕吐、痞满、呃逆等诸证；若胃热炽盛，心脾积热则牙龈脓肿，口舌生疮；若皮肤络脉瘀阻，皮肤失去气血濡养，或兼感受风湿毒邪，则出现皮肤瘙痒、疖肿、痈疽疔疮、皮癣、水疱、紫癜、溃疡等多种皮肤病变。

(3)病变后期，阴损及阳，阴阳俱虚：人之阴阳互根，互相依存。消渴病之本于阴虚，若病程迁延日久，阴损及阳，或因治疗失当，过用苦寒伤阳之品，终致阴阳俱虚。若脾阳亏虚，肾阳衰败，水湿潴留，浊毒内停，壅塞三焦则出现全身水肿、四肢厥冷、纳呆、呕吐、恶心、面色苍白、尿少尿闭等症；若心肾阳衰，阳不化阴，水湿浊邪上凌心肺则出现胸闷心悸、水肿喘促、不能平卧，甚则突然出现心阳欲脱、气急倚息、大汗淋漓、四肢厥逆、脉微欲绝等危候；若肝肾阴竭，五脏之气衰微，虚阳外脱，则出现猝然昏仆、神志昏迷、目合口张、鼻鼾息微、手撒肢冷、二便自遗等阴阳离决之象。临床资料表明消渴病晚期大多因并发消渴病心病、消渴病脑病、消渴病肾病而死亡。

另有少数消渴病患者起病急骤，病情严重。迅速导致阴津极度损耗，阴不敛阳，虚阳浮越而出现面赤烦躁、头痛呕吐、皮肤干燥、目眶下陷、唇舌干红、呼吸深长、有烂苹果样气味，若不及时抢救，则真阴耗竭，阴绝阳亡，昏迷死亡。

(二)西医

1.1 型糖尿病的病因及发病机制

西医认为 1 型糖尿病的发病原因主要由于遗传与环境因素中的病毒感染、化学物质所致的胰岛 β 细胞自身免疫性炎症，导致 β 细胞破坏、功能损害、胰岛素分泌缺乏所致。

(1)病因:1 型糖尿病存在着明显的家族聚集现象,在美国,1 型糖尿病在普通人群中的患病率为 1/300,而 1 型糖尿病的一级亲属中 1 型糖尿病的患病率为 1/20。对遗传背景具有完全相同特征的同卵双胞胎中的 1 型糖尿病发病情况的调查情况显示,同卵双生儿之一患 1 型糖尿病,另一个发生 1 型糖尿病的总危险性为 20%~50%。决定 1 型糖尿病易感性的最重要遗传因素是主要组织相容性复合物基因区,也被称为人类白细胞抗原(HLA)基因区。该区域的基因变异可以解释 50%的 1 型糖尿病的家族聚集性。在对 HLA 基因的氨基酸编码与 1 型糖尿病发生危险性相关的研究中发现,位于 DQB 链第 57 位的天冬氨酸具有保护性,而位于 DQA 链第 52 位的精氨酸与糖尿病危险性增加相关。另外一个与 1 型糖尿病危险性明显相关的位点是胰岛素基因所在的染色体区域,该区域的 DNA 变异可以解释约 10%的 1 型糖尿病家族聚集性。

遗传背景完全相同的同卵双胞胎之间 1 型糖尿病患病一致率低于 50%,说明环境因素在 1 型糖尿病的病因中起重要作用。目前主要有两种假说解释 1 型糖尿病发病的环境因素。第一种假说认为病毒等环境因素是触发自身免疫而导致 1 型糖尿病的原因。至今只有先天性风疹综合征与 1 型糖尿病的发生具有肯定的关系。第二个假说是基于“卫生学假说”的基础上,这一假说认为环境因素也可以抑制自身免疫过程的发展。简单来说,对于小婴儿来说,我们周围的环境可能太干净,缺乏抑制自身免疫的物质,因此导致了免疫调节的缺陷,从而导致了“Th1”疾病(如 1 型糖尿病)发病率不断上升。

年龄和性别是与 1 型糖尿病发病相关的重要因素。1 型糖尿病发生的高峰年龄为 11~14 岁,这个年龄阶段是青春期启动和身体的加速生长期,大约 70%的典型 1 型糖尿病在 30 岁之前发生。多个研究显示女性患者 1 型糖尿病的高峰年龄较男性提前。

(2)发病机制:目前对 1 型糖尿病发病机制的认识是,与 1 型糖尿病相关的 HLAⅡ类抗原与启动 1 型糖尿病自身免疫过程的短肽特异性结合。这种结合物被 $CD4^{+}$ T 淋巴细胞表面的 T 细胞受体识别后,激活对 β 细胞具有杀伤性的 T 淋巴细胞和针对抗原产生抗体的 B 淋巴细胞。由抗原提呈细胞或 T 细胞释放出来的细胞因子在这个过程中起到调控作用。在这些细胞因子中,干扰素 γ 和白细胞介素 2 促进细胞免疫反应(Th1 反应),而其他的细胞因子如白细胞介素 4 和白细胞介素 10 促进细胞免疫反应(Th2 反应)。细胞毒性 T 细胞表面 Fas 配体的表达同样也是进展为显性糖尿病的标志。在发生胰岛炎时对胰岛进行的检查结果提示发生了 Fas 介导的细胞凋亡,有可能是另一种 β 细胞功能损伤的机制。

2.2 型糖尿病的病因及发病机制

2 型糖尿病是以遗传、宫内发育不良等为先天病因,在持续性能量正平衡的环境因素作用下,维持葡萄糖稳态的关键模块,通过包括糖毒性、脂毒性、高胰岛素血症、氧化应激、内质网应激、慢性炎症、交感神经长期过度兴奋等机制而调控失效,最终导致胰岛素抵抗和分泌不足。胰岛素抵抗主要涉及中枢神经系统、肝脏、肌肉和脂肪组织等。以上机制相互作用,超越机体维持葡萄糖稳态的适应极限,最终导致 2 型糖尿病的发病。其中遗传、宫内发育不良等先天因素和年龄等后天因素共同决定机体自身的缓冲和适应极限,而 2 型糖尿病是具有特定遗传背景下对能量持续超载适应失败的结果。

特异型糖尿病共有 8 类,其中有关单基因突变所致的糖尿病正处于热切关注和发展之中。已知由单基因突变引起的糖尿病有胰岛素基因突变、胰岛素受体基因突变、葡萄糖转运蛋白基因突变、葡萄糖激酶基因突变及线粒体基因突变等。

二、临床表现

(一)症状

不同类型的糖尿病有不同的临床表现,然而糖尿病最典型的症状为“三多一少”,即多饮、多食、多尿和体重减轻。不同类型的糖尿病出现这四种主要表现的时间及顺序可能不同,但这些临床表现在各种类型糖尿病的自然病程中均可能出现。

其他临床症状随着糖尿病的进一步发展,由于慢性并发症的出现而可以表现为各种不同的临床症状。如疲乏无力,性欲减退,月经失调,麻木,腰腿疼痛(针刺样、烧灼样或闪电样疼痛),皮肤蚁走感,皮肤干燥,瘙痒,阳痿,便秘,顽固性腹泻,心悸,直立性低血压、出汗,视物模糊,黑蒙,多发及难治性疖肿,足部破溃等。

(二)体征

糖尿病的早期,绝大多数患者无明显体征;多尿明显而饮水不足情况下,患者可能出现脱水征。

久病患者可能因为营养障碍、继发性感染,心血管、肾脏、眼部、神经系统、皮肤、关节肌肉等并发症而出现各种相应的体征。

少数患者可出现皮肤黄色瘤、皮肤胡萝卜素沉着症。

(三)常见并发症

常见的急性并发症有糖尿病酮症酸中毒、糖尿病非酮症性高渗综合征、糖尿病性乳酸中毒、低血糖症等。

常见的慢性并发症有糖尿病性心脏病、糖尿病性高血压、糖尿病性脑血管病变、糖尿病性下肢动脉硬化闭塞症、糖尿病性神经病变、糖尿病肾病、糖尿病足等。

三、实验室和其他辅助检查

(一)血糖

血糖包括空腹血糖及餐后 2 小时血糖测定。新发现或没有系统治疗的糖尿病患者多有空腹及餐后血糖升高。

(二)葡萄糖耐量

对无症状的早期糖尿病患者或亚临床型糖尿病患者,虽空腹正常,仍需进一步做口服葡萄糖耐量试验(OGTT)以明确诊断。但对于已经明确诊断的糖尿病患者则不需作为常规检查项目。

(三)尿糖

尿糖受肾糖阈高低不同的影响,有些糖尿病患者即使血糖较高也并不一定会出现尿糖。

(四)尿酮体

尿酮体测定对酮症酸中毒患者极为重要。正常人尿酮体阴性。

(五)尿微量白蛋白

主要用于糖尿病肾病早期的诊断。

(六)糖化血红蛋白

可以反映出测定前 2～3 个月平均血糖水平,主要用于评价糖尿病的控制程度。

(七)糖化血清蛋白

反映 20 天(白蛋白半衰期)的血糖水平。

（八）血浆胰岛素

主要用于糖尿病的诊断及分型。1 型糖尿病患者在葡萄糖负荷后血糖上升很高，而胰岛素的分泌很少；2 型糖尿病患者在葡萄糖负荷后，胰岛素的分泌曲线呈不同程度的提高，但与血糖的升高不成比例。对于测定前需要进行胰岛素治疗的患者应注意测定结果的评价方法。

（九）血清 C 肽

可以反映胰岛 β 细胞生成和分泌胰岛素的能力，特别是糖尿病患者在接受胰岛素治疗时更能精确地判断 β 细胞分泌胰岛素的能力。因为胰岛 β 细胞的胰岛素原可被相应的酶水解成等克分子的胰岛素和 C 肽，而外源性的胰岛素并不含有 C 肽。因此，较之血浆胰岛素检查，C 肽有更准确地反映胰岛 β 细胞生成和分泌胰岛素的能力。

（十）血脂

血脂是人体所必需的，但高血脂时易发生动脉硬化，有些患者为了使血糖降低，食用较多的脂肪食物，危害性较大。主要表现为高脂血症和高脂蛋白血症，尤其以肥胖的患者为多。生化分析可发现高胆固醇血症、高甘油三酯血症及高密度脂蛋白降低、低密度脂蛋白升高。

（十一）血清酮体

糖尿病患者并发酮症或酮症酸中毒时出现血清酮体升高。

（十二）血液流变学

可作为糖尿病诊断、治疗、疗效观察的指标之一。糖尿病患者可以出现全血黏度增高（包括高切黏度及低切黏度）、血浆及血清黏度增加、红细胞电泳时间延长、血小板黏附性增强及聚集性升高。

（十三）血小板功能

血小板功能异常与糖尿病慢性并发症有一定的关系。糖尿病患者血小板功能检查可能表现为血小板黏附功能增强、血小板聚集功能亢进、血小板释放反应异常、血小板促凝活性增高、血小板膜糖蛋白异常。

（十四）血乳酸

糖尿病乳酸中毒（DLA）、糖尿病非酮性高渗综合征（NHS）、糖尿病酮症酸中毒（DKA）是糖尿病患者有可能发生的 3 种急性并发症。10%～15% DKA 和 NHS 都同时有 DLA；老年及重症糖尿病患者，特别是肝肾功能不全，加之苯乙双胍及二甲双胍使用过多，可使血中乳酸增加。

四、诊断要点

（一）糖尿病（或非妊娠糖尿病）诊断标准

糖尿病（或非妊娠糖尿病）诊断标准，见表 13-1。

表 13-1 我国目前采用 WHO 糖尿病诊断标准

诊断标准	静脉血浆葡萄糖水平（mmol/L）
（1）糖尿病症状（高血糖所导致的多饮、多食、多尿、体重下降、皮肤瘙痒、视力模糊等急性代谢紊乱表现）加随机血糖	≥11.1
或	
（2）空腹血糖（FPG）	≥7.0
或	

续表

诊断标准	静脉血浆葡萄糖水平(mmol/L)
(3)葡萄糖负荷后2小时血糖	≥11.1
无糖尿病症状者,需改日重复检查	

注:空腹状态指至少8小时没有进食热量;随机血糖指不考虑上次用餐的时间,一天中任意时间的血糖,不能用来诊断空腹血糖受损(IFG)或糖耐量减低(IGT)。

在新的分类标准中,糖尿病和糖耐量减低(IGT)及空腹葡萄糖受损(IFG)属高血糖状态,与之相应的为葡萄糖调节的正常血糖状态。IGT的诊断标准为OGTT时2小时血糖≥7.8 mmol/L,但<11.1 mmol/L。IFG的诊断标准为空腹血糖≥6.1 mmol/L,但<7.0 mmol/L。

(二)糖尿病分类

1.1型糖尿病

1型糖尿病诊断主要靠免疫检测。在临床症状出现前几年至少可发现3种针对胰岛细胞组分抗原的抗体——抗谷氨酸脱羧酶(GAD)、胰岛细胞自身抗体(ICA)、抗胰岛素自身抗体(IAA)。通过对上述3种抗体的测定(一般联合检测)可及早发现疾病,是临床上逐渐被采用的1型糖尿病的免疫学指标。近年来,又发现一种重要的胰岛细胞自身抗原,称为IA-2(胰岛素瘤结合蛋白-2),类似物为IA-2β。IA-2和IA-2β主要存在于胰岛细胞肿瘤、垂体、脑组织、肾上腺髓质等神经内分泌组织中。检测GAD、ICA、IAA、IA-2、IA-2β抗体有助于糖尿病正确分型及指导治疗。此外,特发性糖尿病也是1型糖尿病,它是胰岛素持久性的缺乏,易发生酮症酸中毒,但无自身免疫抗体存在,病因不明,与人类白细胞抗原无关,可遗传,多见于亚非地区。成人隐匿性自身免疫糖尿病(LADA)同属于1型糖尿病范畴,成年人发病的自身免疫性β细胞破坏进展缓慢或部分损害。目前没有权威的LADA诊断标准,但一般要求符合以下几点:20~25岁以后起病,起病方式类似2型,没有酮症,体重指数较低,4年左右内可不用胰岛素,自身免疫抗体阳性等。

2.2型糖尿病

这一类型糖尿病过去曾称为非胰岛素依赖型糖尿病、2型糖尿病或成人起病型糖尿病,多数患者存在胰岛素抵抗并伴有胰岛素相对缺乏。该型患者多数肥胖,其肥胖主要集中于腹部,伴有高血压或高脂血症。不同种族的发病率不同,并与遗传密切相关。由于患者早期症状不明显,常常多年被患者忽视或未被诊断治疗。患者的胰岛素水平可正常或增高,表明这些患者的胰岛素分泌不足以补偿其胰岛素抵抗。

3.妊娠糖尿病

妊娠糖尿病(GDM)指首次在妊娠期间发现的糖尿病或糖耐量受损,包括妊娠期间出现的葡萄糖不耐受;以前有葡萄糖耐量异常或糖尿病但在妊娠期间首次发现;可以是暂时性糖尿病,或妊娠后继续存在的糖尿病。其诊断标准为如果空腹血糖=7.0 mmol/L和(或)随机血糖11.1 mmol/L应在2周内重复测定,如血糖仍然如此可诊断妊娠糖尿病。

4.特殊类型糖尿病

目前已明确病因,由胰腺内、外原因和其他疾病、药物所引起的继发性糖尿病,包括以下8种病因导致的糖尿病:①β细胞功能遗传缺陷,如葡萄糖激酶缺陷;②胰岛素作用遗传缺陷,如A型胰岛素抵抗、脂肪萎缩性糖尿病等;③外分泌胰腺疾病,如胰腺炎、胰腺损伤或胰切除、纤维钙化性胰腺病等;④内分泌疾病,如肢端肥大症、胰高血糖素瘤、嗜铬细胞瘤、甲状腺功能亢进症、生长抑素瘤、醛固酮瘤等；⑤药物或化学因素诱发，如烟酸、肾上腺皮质激素、甲状腺激素等；⑥感染，如先天性风疹病毒感染、巨细胞病毒感染等；⑦免疫介导性糖尿病的少见类型，如抗胰岛素受体抗体引起的糖尿病；⑧伴有糖尿病的其他遗传性疾病，如强直性肌营养不良综合征、卟啉病等。

五、鉴别诊断

(一)其他原因所致的尿糖阳性

1.肾性糖尿

先天遗传或肾盂肾炎等疾病使肾小管重吸收功能减退，其血糖及 OGTT 正常。

2.急性应激状态

拮抗胰岛素的激素分泌增加，可使糖耐量降低，出现一过性血糖升高、尿糖阳性，应激过后可恢复正常。

3.食后糖尿

非葡萄糖的糖尿如果糖、乳糖、半乳糖也可以与班氏试剂中的硫酸铜结合呈阳性反应，但用葡萄糖氧化酶试剂可以鉴别。

4.胃空肠吻合术后

因碳水化合物在肠道吸收快，可引起进食后 0.5～1 小时血糖升高，出现糖尿，但空腹血糖和餐后 2 小时血糖正常。

5.弥漫性肝病患者

葡萄糖转化为肝糖原功能减弱，肝糖原储存减少，进食后 0.5～1 小时血糖可高于正常，出现糖尿。

(二)继发性糖尿病

1.胰源性糖尿病

由胰腺疾病引起的如胰腺炎、胰腺结石、胰腺肿瘤、胰腺切除术胰腺组织被广泛切除等均可导致胰源性糖尿病。

2.内分泌性糖尿病

由内分泌疾病引起拮抗胰岛素的各种激素增多，使胰岛素相对不足而导致继发性糖尿病，如肢端肥大症、甲状腺功能亢进症、皮质醇增多症等。

3.血液真性红细胞增多性糖尿病

由于血液中红细胞成分增多，血清黏稠度增高，影响胰岛素的循环，不能使胰岛素充分发挥作用，致糖时量减低，出现糖尿病。

4.医源性糖尿病

由长期服用肾上腺皮质激素所致。另外，女性避孕药、女性激素及噻嗪类利尿药、阿司匹林、吲哚美辛、三环类抗抑郁药等可抑制胰岛素释放或对抗胰岛素的作用，致使糖耐量减低，糖代谢紊乱。

六、治疗

糖尿病由于其发病机制的复杂性，且有种类繁多的不同脏器的各种慢性并发症和急性并发症，因此临床表现复杂多样，病机各不相同。所以在治疗时应根据不同患者的具体病情，确定不同的治疗原则。采用中西医结合治疗可以有效地延缓糖尿病及其并发症的发生发展。

糖尿病中医药治疗的基本原则是“辨证论治”。希望用一方或一法来统治所有的糖尿病的想法是不现实的,也是不科学的。因为糖尿病患者受发病年龄的不同、发病类型的不同、发病诱因的不同、患者本身体质的差异、患者所处的地域不同或处于不同的发病阶段、急性和慢性并发症的有无、慢性并发症轻重不同以及机体反应性不同等诸多因素的影响,所表现的症状复杂多变,各不相同。治疗既要继承前人的经验,同时亦应有所发展。

(一)辨证治疗

糖尿病的治疗,应该标本兼治。其本在气虚、阴虚,其标在燥热、瘀血、痰浊、肝郁、湿热、痰湿。其虚又有不同脏腑之分,其实又可兼见出现,故临床所见证型复杂多样。

1.燥热内盛

(1)证候特点:以口渴多饮,大便干燥为主证,兼见口干舌燥,多食,心烦,小便灼热或黄赤,手足心热,舌质红,苔黄燥,脉洪数。

(2)治法:清燥泄热,养阴生津。

(3)推荐方剂:增液承气汤加减。

(4)基本处方:大黄 5 g,生地黄 15 g,沙参 12 g,枳实 6 g,玄参 12 g,麦门冬 10 g,天花粉 12 g。每日 1 剂,水煎服。

(5)随症加减:若燥热偏盛,大便干燥难解,甚或便秘,加芒硝(冲服)3～10 g、番泻叶 10 g 以助大黄、枳实清燥泄热之功;若燥热内盛,气逆不降,出现咳嗽、声音嘶哑者,加栀子 10 g、菊花 12 g以清热宣肺;如果在糖尿病的中后期,有的患者出现间断性大便干燥,或表现为便秘与腹泻交替出现,且伴有心烦、口干等,治疗则以养阴增液,益气活血为法,药选黄芪 20 g、玄参 12 g、麦门冬10 g、熟地黄 15 g、川芎 12 g、桃仁 10 g、当归 10 g 等。

2.脾虚湿滞

(1)证候特点:以脘腹痞闷,舌苔厚腻为特点,兼见恶心,呕吐,四肢困倦,不思饮食,头昏,舌淡胖,舌苔厚腻,脉濡弱。

(2)治法:健脾益气,化湿运脾。

(3)推荐方剂:藿朴夏苓汤加减。

(4)基本处方:藿香 10 g,厚朴 10 g,法半夏 15 g,薏苡仁 15 g,苍术 10 g,茯苓 15 g,柴胡 6 g,香附 6 g,生甘草 3 g。每日 1 剂,水煎服。

(5)随症加减:若脾气亏虚甚者加党参 15 g、白术 12 g 以助脾气;若胃纳欠佳,不欲食,脘腹胀满可加山楂 15 g、麦芽 15 g、神曲 15 g 以健脾开胃;如果湿滞偏盛而且舌苔厚腻而腐者,可加草蔻仁 10 g、白蔻仁(后下)10 g、草果 10 g、砂仁(后下)6 g 以加强燥湿祛滞之功。

3.肝郁气滞

(1)证候特点:以胸胁苦满,胸闷太息为主证,可兼见胁肋刺痛,口苦咽干,急躁易怒,女性可见乳房胀痛,月经不调,舌淡红,苔薄白,脉弦。

(2)治法:疏肝理气,调理肝脾。

(3)推荐方剂:四逆散加减。

(4)基本处方:柴胡 18 g,枳壳 15 g,白芍 12 g,枳实 10 g,赤芍 10 g,川芎 10 g,茯苓 15 g,白术 10 g,生甘草 3 g。每日 1 剂,水煎服。

(5)随症加减:若肝郁化火,表现为目赤肿痛,急躁易怒者,加牡丹皮 12 g、栀子 12 g 以泻肝火;若大便干结者加生大黄 6 g 以通腑泻下;头晕目眩、头痛失眠者加天麻 10 g、钩藤 20 g、刺蒺藜 15 g 以平肝潜阳。

4.水湿停聚

(1)证候特点:以水肿为主要特点,可见小便不利,头身困倦,头重如裹,纳呆不欲食,舌淡胖,苔白厚腻,脉弦滑或濡。

(2)治法:利水化湿,健脾泻浊。

(3)推荐方剂:五苓散加减。

(4)基本处方:茯苓 20 g,猪苓 15 g,泽泻 10 g,白术 10 g,桂枝 6 g,白茅根 15 g,车前草 20 g,玉米须 15 g,益母草 20 g。每日 1 剂,水煎服。

(5)随症加减:水湿停滞由脾虚引起者,适当加黄芪 20 g 补气利水;水肿兼有瘀滞表现为口舌青紫或舌有瘀点或瘀斑、脉涩者加怀牛膝 15 g、泽兰 15 g 活血祛瘀,利水消肿;水肿甚者可加用生姜皮 10 g、桑白皮 10 g 加强利水;水肿伴腰痛、腰膝酸软等症者加续断 12 g、女贞子 20 g、墨旱莲 10 g 等补益肝肾;水肿伴咳嗽、气喘等肺气不降者,适当加用前胡 10 g、苦杏仁 10 g 降气止咳平喘。

5.气血亏虚

(1)证候特点:以神疲困倦,唇舌指甲及眼睑色淡等为主证,可以兼见喜坐少动,语声低微,精力不集中,失眠,舌淡白,脉细弱。

(2)治法:益气养血。

(3)推荐方剂:当归补血汤加味。

(4)基本处方:黄芪 30 g,当归 10 g,党参 15 g,怀山药 20 g,白术 10 g,丹参 15 g,阿胶 10 g(烊化),五味子 10 g,龙眼肉 10 g,炙甘草 5 g。每日 1 剂,水煎服。

(5)随症加减:若气血亏虚同时见胃纳呆滞,不思饮食者,加山楂 15 g、神曲 15 g、麦芽 10 g 以健脾消食,以助气血生化之源;若兼见胁肋胀满等气滞表现者,可加木香 6 g、青皮 10 g、陈皮 10 g 以理气。肾主骨生髓,髓能化精,精能生血,因而可在上方的基础上适当加枸杞子 10 g、制首乌 15 g、菟丝子 10 g 填精补肾。

6.瘀血阻滞

(1)证候特点:以唇舌瘀暗,局部脉络青紫为主证,兼可见有局部刺痛,小便滴沥不尽,出血,局部痛有定处,夜晚加甚,舌暗有瘀点或瘀斑,脉涩或结代。

(2)治法:活血化瘀。

(3)推荐方剂:桃红四物汤加减。

(4)基本处方:桃仁 12 g,红花 10 g,血竭 10 g,水蛭 6 g,川芎 10 g,白芍 12 g,甘草 3 g,鬼箭羽 10 g,丹参 15 g。每日 1 剂,水煎服。

(5)随症加减:临床应根据瘀阻部位的不同,选用不同的药物进行加减。瘀阻在脑者,加怀牛膝 15 g 以引血下行,郁金 10 g 及石菖蒲 15 g 以芳香开窍;瘀阻在心者,加薤白 10 g、全瓜蒌 15 g 以开胸通阳;瘀阻在肩背者,可加姜黄 10 g、桂枝 6 g;瘀阻在下肢者,可加怀牛膝 15 g、孩儿茶 10 g。

7.肾阳亏虚

(1)证候特点:以畏寒,肢体欠温,膝冷,五更作泻,小便清长,夜尿多,或阳痿,性功能障碍,舌淡,苔薄白,脉微细为主证。

(2)治法:补肾壮阳。

(3)推荐方剂:金匮肾气丸加减。

(4)基本处方:枸杞子 15 g,桑椹 15 g,肉桂 3 g,怀山药 15 g,山茱萸 12 g,牡丹皮 10 g,泽泻 10 g,菟丝子 15 g,淫羊藿 15 g,紫河车 10 g,鹿角胶 5 g。每日 1 剂,水煎服。

(5)随症加减:若夜尿频多,小便清长者则加用覆盆子 20 g;阳虚而有寒象者,加用附片 10 g,若无效则加用鹿茸粉 0.5 g,干姜、细辛类温里通阳药也可选用,但药量不宜过大;若男性以性功能障碍为主者,则重用菟丝子、淫羊藿,另用雄蚕蛾,研粉冲服。

8.肾阴亏虚

(1)证候特点:以心烦,失眠多梦,腰膝酸软,脉微细为主证。兼见手足心热,面部潮红,热气上冲,舌淡红,少苔,脉细数。

(2)治法:滋肾养阴。

(3)推荐方剂:左归丸加减。

(4)基本处方:桑椹 15 g,枸杞子 15 g,黄精 15 g,制首乌 15 g,女贞子 15 g,墨旱莲 15 g,桑寄生 10 g,玄参 10 g,怀牛膝 15 g,菟丝子 10 g,生甘草 3 g。每日 1 剂,水煎服。

(5)随症加减:有虚火者可选加知母 10 g、黄柏 10 g、龟甲 12 g、牡丹皮 10 g 滋阴清热;若阴阳两虚者,可用左归丸合用金匮肾气丸加减平补肾之阴阳;腰膝酸软明显者可加用杜仲 12 g、续断10 g、木瓜 15 g、独活 10 g 补肝肾健腰膝。

9.肝胆湿热

(1)证候特点:以胸脘腹胀,纳后饱胀,胁肋胀痛,恶心,口苦为主证。兼见四肢沉重,肌肉酸胀,或有巩膜、甲床、皮肤黄染,尿黄,舌红,苔厚腻,脉滑数。

(2)治法:清利肝胆湿热。

(3)推荐方剂:茵陈蒿汤加味。

(4)基本处方:大黄(后下)10 g,茵陈蒿 20 g,栀子 10 g,黄芩 10 g,黄连 6 g,苍术 10 g,生甘草 3 g。每日 1 剂,水煎服。

(5)随症加减:若兼有倦怠乏力,不欲食者,可加用茯苓 15 g、白术 10 g、党参 15 g、陈皮 10 g 益气健脾;若食后饱胀者,加用木香 6 g、香附 10 g 行气消食;胁肋胀痛甚者,可加用川芎 12 g、郁金10 g、枳壳 10 g 疏肝解郁止痛。

10.湿热下注

(1)证候特点:以胸脘腹胀,纳后饱胀,尿频、尿急、尿痛,或大便溏泄、灼热不畅等为主证。兼见四肢沉重,肌肉酸胀,舌红,苔根黄厚腻,脉滑数。

(2)治法:清利下焦湿热。

(3)推荐方剂:四妙散加减。

(4)基本处方:黄柏 10 g,苍术 10 g,车前草 15 g,生薏苡仁 15 g,黄芩 10 g,黄连 6 g,怀牛膝 12 g,葛根 10 g。每日 1 剂,水煎服。

(5)随症加减:若病在肾与膀胱,可加用石韦 20 g、连翘 15 g、土茯苓 15 g、生甘草 3 g 清泄下焦湿热;若病在大肠者,可加木香(后下)6 g、焦槟榔 10 g 以调理大肠气机并加重清热;若出现外阴瘙痒者,可加用苦参 10 g、川萆薢 12 g、连翘 15 g 清热燥湿止阴痒;若湿热伤筋而表现为腿易抽筋者,可加用木瓜 15 g、独活 10 g、大青叶 15 g 清热祛风除湿痹。

以上诸证既可单独出现,又可两证或数证同时并见,故可根据具体病情,参照以上规律灵活处理,尤其是糖尿病晚期的患者,病情比较复杂,不能将之简单地归为某一型或某一治法。

(二)其他治疗

1.中成药

(1)六味地黄丸:功能滋阴补肾。适用于糖尿病偏肾阴亏虚的患者。每次 6 g,每日 3 次。

(2)金匮肾气丸:功效温补肾阳,化气行水。适用于糖尿病偏肾阳亏虚的患者。每次 6 g,每日 3 次。

(3)消渴丸:功效滋肾养阴,益气生津。适用于糖尿病气阴两虚的患者。每次 5~10 丸,每日 2~3 次,因其内含有磺胺类降糖药物格列本脲,故应在医师具体指导下使用。

(4)糖脉康颗粒:功效养阴清热,活血化瘀,益气固肾。适用于糖尿病气阴两虚血瘀的患者。每次 1 包,每日 3 次。

(5)川黄口服液:功效益气养血,滋补肝肾,活血化瘀。适用于糖尿病脾肾气虚兼血瘀证的患者。每次 1 支,每日 3 次。

(6)通泰胶囊:功效润肠通便。适用于糖尿病兼便秘的患者。每次 2 片,每日 3 次。

(7)参芪降糖颗粒:功效益气养阴,滋脾补肾。适用于糖尿病气阴两虚兼血瘀证的患者。每次 1 包,每日 3 次。

2.针灸

(1)针刺:①肺热津伤,肾阴亏虚。取穴:足三里、三阴交、曲池、脾俞、肺俞、肾俞、支沟、中脘。操作:以虚实施以补泻,或平补平泻。②肾气不足。取穴:肾俞、脾俞、膈俞、足三里、三阴交、关元、气海。操作:平补平泻。

(2)灸法:取气海、关元、三阴交、阴陵泉、太溪、肾俞、命门、脾俞、中极、复溜、足三里穴,每穴灸治 5~10 壮,每次选用 6 个穴,以上各穴交替使用。每日 1 次,15 天为 1 个疗程。

目前研究表明,择时施针是针刺治疗疾病一大特色,可选择胰岛素分泌高峰时针刺治疗,患者的空腹及餐后 2 小时血糖浓度下降明显优于其他时间。还可选用背部俞穴、腹部募穴施以艾灸或隔姜灸。

注意事项:①主要用于轻、中度 2 型糖尿病患者,对重度、病程长者及 1 型糖尿病疗效较差。②针灸疗法是治疗糖尿病的有效方法,具有疗效肯定、取穴方便、安全经济等优点。但作为糖尿病的辅助疗法,必须与药物、饮食、运动等疗法相配合,方能达到预期目的。

3.穴位敷贴

适应证:气阴两虚血瘀。

取穴及操作方法:用阿魏、海龙、海马、人参、鹿茸、珍珠、郁金等药制成消渴膏,敷于气海穴并以针灸配合,具有益气生津、补肾壮阳、扶正固本、活血化瘀功效。

4.推拿按摩

(1)阴虚火旺。①背腰部操作:用推法推督脉(后正中线)4 次,推脊柱两侧膀胱经第 1 侧线(距后正中线 1.5 寸)4 次,第 2 侧线(距后正中线 3 寸)4 次,约 4 分钟;重点按揉胰俞(第 8 胸椎棘突下旁开 1.5 寸)和局部阿是穴(痛点),同时按揉腰部中线两侧,每处约 2 分钟;用擦法直擦背膀胱经第 1 侧线,横擦腰部以透热为度。②胁腹部操作:用拇指按揉中脘、梁门、气海、关元,每穴约 2 分钟,掌振神阙穴约 2 分钟,用掌平推法直推上腹部、小腹部约 4 分钟,擦两胁肋部,以透热为度。③四肢部操作:以指揉曲池 1 分钟,点按三阴穴 2 分钟,用力均以酸胀为度。用拿法拿上臂、下肢 4 次,用揉捏法施于上臂、下肢 4 次,用擦法擦涌泉穴以透热为度,以拍法、击打法结束。

(2)气阴两虚血瘀。①操作:患者仰卧位,先左足,后右足。首先点按患者心脏反射区以检验患者身体状况，以进一步决定按摩的手法力度。先按腹腔神经丛反射区，再依次推按肾上腺、肾脏、输尿管、膀胱反射区 4 分钟，再按摩脾脏反射区 3 分钟，再依次点按头、脑垂体、眼、副甲状腺、胃、十二指肠、肝脏、心脏、下腹部、淋巴(上身、腹部、胸部)、胸椎反射区 4 分钟，重点按压胰腺反射区 4 分钟，点揉按压涌泉 2 分钟，按揉太溪、然谷 4 分钟；若患者足拇趾内侧从趾根到趾尖处有硬块或结节条索状物，此处需循序渐进按摩，将硬块散开使之柔软；若脚后跟有硬块者，亦须加以按摩 5 分钟；最后再依次推按肾上腺、肾、输尿管、膀胱反射区。每日 1 次，12 天为 1 个疗程。②注意事项：按摩后半小时内喝开水 300 mL 左右。对伴有酮症酸中毒或其他严重并发症的糖尿病患者不宜进行此法治疗。在推拿治疗前，如患者已服用药物治疗，应嘱其继续服用药物；同时，应密切关注患者血糖和临床体征，根据病情减轻程度，逐渐减少用药量，直至完全停用药物。

5.电脉冲穴位疗法

可选用涌泉、中脘、足三里以脉冲低频电刺激治疗。也可选用胰俞、膈俞、肺俞、脾俞以电脉冲刺激法治疗，疗效确切。该法简便易行、费用低、无毒副作用，值得推广、研究。

6.耳针

取穴：胰、内分泌、三焦、耳迷根、神门。配穴：肺、胃、肾。采用耳穴压豆法。

(三)西医治疗

糖尿病治疗目的主要是纠正代谢紊乱，避免或延迟并发症的发生和发展，使患者学会糖尿病防治的基本知识并能进行自我监测和护理，提高生活质量。故运用药物治疗的同时，应做好糖尿病基本知识的教育工作。

1.口服药物治疗

糖尿病的药物治疗运用方便，不影响患者的日常生活和工作。目前运用于临床治疗有 5 类口服药。掌握其适应证，合理运用，一般可控制病情，现将药物的种类、规格、用法简述于下。

(1)磺酰脲类：该类药物主要增加第二时相胰岛素分泌，还可以增加胰岛 β 细胞对其他刺激物的反应性。①甲苯磺丁脲：开始剂量每次 250 mg，每日 3 次，常用剂量每次 500 mg，每日3 次。②格列苯脲：开始剂量 1～2 mg，最大剂量每日 8 mg，进餐时服用。③格列苯脲：通常剂量每次 2.5 mg，每日 3 次，最大剂量每日 20 mg，餐前服用。消渴丸每10 粒含格列本脲 2.5 mg，为中西合药，应用时按格列本脲对待。④格列齐特：开始剂量每次 40 mg，每日 2 次，通常每次 80 mg，每日 2 次，最大剂量每日 320 mg。⑤格列齐特缓释片：开始剂量为每次 30 mg，每日 1 次，早餐前服用，最大剂量每日 120 mg。格列齐特 80 mg 一片相当于格列齐特缓释片 1 片。⑥格列吡嗪：开始剂量每次 2.5 mg，每日 3 次，通常每次 5 mg，每日 3 次，最大剂量每日 30 mg。⑦格列吡嗪控释剂：每次 5～10 mg，每日 1 次，服用时不嚼碎药片。⑧格列喹酮：开始口服每次 15 mg，每日 3 次，通常每次 30 mg，每日 3 次，最大剂量每日 180～240 mg。

(2)双胍类：该类药物降糖机制为改善胰岛素抵抗，增加胰岛素介导的周围组织对葡萄糖的利用，增加基础葡萄糖利用，降低肝脏葡萄糖产生和输出。二甲双胍：通常每次 250 mg，每日2～3 次，极量每日 3 000 mg，宜在餐中或餐后服用。

(3)α-葡萄糖苷酶抑制剂：该类药物的作用机制为通过抑制碳水化合物在小肠上部的吸收而降低餐后血糖，用于以碳水化合物为主要食物成分和餐后血糖升高的患者。①阿卡波糖：通常每次 50 mg，每日 3 次，最大剂量每日 300 mg，在进食前即服，或在进第一口食物时将本品嚼碎一起服用。②伏格列波糖：0.2～0.6 mg，每日 3 次，服用方法同阿卡波糖。其特点为抑制二糖苷酶类(蔗糖酶、麦芽糖酶等)作用特别强,而不抑制 α-淀粉酶。③米格列醇:每日剂量及用法同阿卡波糖。该药为可溶性,可完全吸收,胃肠道反应少。

(4)噻唑烷二酮类:该类药物主要通过增加靶细胞对胰岛素作用的敏感性而降低血糖。①马来酸罗格列酮:开始服用每日 4 mg,经 12 周治疗后,可加量至每日 8 mg。对于未使用过罗格列酮及其复方制剂的糖尿病患者,只能在无法使用其他降糖药或使用其他降糖药无法达到血糖控制目标的情况下,才考虑使用罗格列酮及其复方制剂。对于已经使用罗格列酮及其复方制剂者,应评估其心血管疾病风险,在权衡用药利弊后决定是否继续用药。②盐酸吡格列酮:初始剂量可为 15 mg 或 30 mg,每日 1 次。如对初始剂量反应不佳,可加量,直至 45 mg,每日 1 次。但需注意同罗格列酮一样,开始使用本品和增加用药剂量时,应评估其心血管疾病风险,在权衡用药利弊后决定是否继续用药。另外,服用本品的女性患者骨折的发生率增加,对使用本品的患者,尤其是女性患者,要考虑到骨折的风险,并注意评估和维持骨骼健康。

(5)格列奈类促胰岛素分泌剂:本类药物主要通过刺激胰岛素的早期分泌而降低餐后血糖,具有吸收快、起效快和作用时间短的特点。①瑞格列奈:初始剂量为 1 mg,最大的推荐单次剂量为 4 mg,进餐时服用。但最大日剂量不应超过 16 mg。②那格列奈:常用剂量 120 mg,每日 3 次,餐前服用。

(6)二肽基肽酶-4(DPP-4)抑制剂:此类药物通过抑制 DPP-4 而减少胰高血糖素样肽-1(GLP-1)在体内失活,增加 GLP-1 在体内的水平。GLP-1 以葡萄糖浓度依赖的方式增加胰岛素分泌,抑制胰高糖素分泌。①西格列汀:100 mg,每日 1 次,与食物同服或空腹服用。肾功能减退者应减量。②维格列汀:50 mg,每日 2 次,或者 100 mg,每日 1 次,可与食物同服。

2.胰高血糖素样肽-1(GLP-1)受体激动剂

胰高血糖素样肽-1(GLP-1)受体激动剂通过激动 GLP-1 受体而发挥降低血糖的作用。

GLP-1 受体激动剂以葡萄糖浓度依赖的方式增强胰岛素分泌、抑制胰高血糖素分泌,并能延缓胃排空,通过中枢性的食欲抑制来减少进食量。目前国内上市的 GLP-1 受体激动剂为艾塞那肽和利拉鲁肽,均需皮下注射。

(1)艾塞那肽:起始剂量为每次 5 μg,每日 2 次,在早餐和晚餐前 60 分钟内(或每日的 2 顿主餐前;给药间隔大约 6 小时或更长)皮下注射。不应在餐后注射本品。根据临床应答,在治疗 1 个月后剂量可增加至每次 10 μg,每日 2 次。

(2)利拉鲁肽:本品每日注射 1 次,可在任意时间注射,无须根据进餐时间给药。起始剂量为每日 0.6 mg。至少 1 周后,剂量可增加至 1.2 mg,推荐每日剂量不超过 1.8 mg。

3.胰岛素治疗

(1)胰岛素的适应证:①1 型糖尿病的替代治疗;②治疗糖尿病急性并发症,如酮症酸中毒、非酮症性高渗综合征及乳酸酸中毒;③用于控制糖尿病患者的妊娠期及分娩期、哺乳期的血糖及妊娠期糖尿病;④糖尿病患者合并应激状态,如严重感染、创伤、手术、高热、心肌梗死、脑血管意外等;⑤伴有消耗性疾病,如肺结核、恶性肿瘤、中重度营养不良;⑥糖尿病合并严重慢性并发症或重要器官病变,如肝或肾衰竭、心力衰竭、糖尿病肾病、糖尿病足或下肢坏疽、增殖性视网膜病变等;⑦2 型糖尿病对口服降糖药无效;⑧继发性糖尿病;⑨2 型糖尿病形体消瘦者短期运用胰岛素有利于减轻葡萄糖的毒性作用,减少磺胺类药物的用量;⑩胰岛素变异性糖尿病;⑪新诊断糖尿病患者,若代谢紊乱症状明显,严重高血糖时,无论哪一种糖尿病,均应使用胰岛素,控制高血糖后,再视具体情况调整方案。

(2)起始治疗中基础胰岛素的使用。①基础胰岛素包括中效人胰岛素和长效胰岛素类似物。当仅使用基础胰岛素治疗时,不必停用胰岛素促分泌剂。②使用方法:继续口服降糖药物,联合中效胰岛素或长效胰岛素类似物睡前注射。起始剂量为 0.2 U/(kg • d)。根据患者空腹血糖水平调整胰岛素用量,通常 3～5 天调整 1 次,根据血糖的水平每次调整 1～4 U 直至空腹血糖达标。③如 3 个月后空腹血糖控制理想但 HbA1c 不达标,应考虑调整胰岛素治疗方案。

(3)起始治疗中预混胰岛素的使用。①预混胰岛素包括预混人胰岛素和预混胰岛素类似物。根据患者的血糖水平,可选择每日 1～2 次的注射方案。当使用每日 2 次注射方案时,应停用胰岛素促泌剂。②每日 1 次预混胰岛素:起始的胰岛素剂量一般为 0.2 U/(kg • d),晚餐前注射。根据患者空腹血糖水平调整胰岛素用量,通常每 3～5 天调整 1 次,根据血糖的水平每次调整1～4 U 直至空腹血糖达标。③每日 2 次预混胰岛素:起始的胰岛素剂量一般为 0.2～0.4 U/(kg • d),按 1∶1的比例分配到早餐前和晚餐前。根据空腹血糖和晚餐前血糖分别调整早餐前和晚餐前的胰岛素用量,每 3～5 天调整 1 次,根据血糖水平每次调整的剂量为 1～4 U,直到血糖达标。④1 型糖尿病在蜜月期阶段,可以短期使用预混胰岛素每日 2～3 次注射。预混胰岛素不宜用于 1 型糖尿病的长期血糖控制。

(4)胰岛素的强化治疗方案。①多次皮下注射胰岛素(MSII):在上述胰岛素起始治疗的基础上,经过充分的剂量调整,如患者的血糖水平仍未达标或出现反复的低血糖,需进一步优化治疗方案。可以采用餐时+基础胰岛素或每日 3 次预混胰岛素类似物进行胰岛素强化治疗。使用方法如下。a.餐时+基础胰岛素:根据睡前和三餐前血糖的水平分别调整睡前和三餐前的胰岛素用量,每 3～5 天调整 1 次,根据血糖水平每次调整的剂量为 1～4 U,直到血糖达标。开始使用餐时+基础胰岛素方案时,可在基础胰岛素的基础上采用仅在一餐前(如主餐)加用餐时胰岛素的方案。之后根据血糖的控制情况决定是否在其他餐前加用餐时胰岛素。b.每日 3 次预混胰岛素类似物:根据睡前和三餐前血糖水平进行胰岛素剂量调整,每 3～5 天调整 1 次,直到血糖达标。②持续皮下胰岛素输注(CSII):胰岛素强化治疗的一种形式,需要使用胰岛素泵来实施治疗。经 CSII 给入的胰岛素在体内的药代动力学特征更接近生理性胰岛素分泌模式。与多次皮下注射胰岛素的强化胰岛素治疗方法相比,CSII 治疗低血糖发生风险减少。在胰岛素泵中只能使用短效胰岛素或速效胰岛素类似物。CSII 的主要适用人群有 1 型糖尿病患者;计划受孕和已孕的糖尿病妇女或需要胰岛素治疗的妊娠糖尿病患者;需要胰岛素强化治疗的 2 型糖尿病患者。

4.手术治疗

可明显改善肥胖伴 2 型糖尿病患者的血糖控制,甚至可以使一些糖尿病患者的糖尿病“缓解”。代谢手术是治疗伴有肥胖的 2 型糖尿病的手段之一,手术方式主要有 2 种:①腹腔镜下可调节胃束带术(LAGB);②胃旁路术(RYGB)。

5.糖尿病血糖控制目标

(1)2 型糖尿病患者血糖控制目标:空腹血糖 3.9～7.2 mmol/L,非空腹血糖≤10.0 mmol/L;HbA1c:＜7.0%;而对于儿童和老年人,有频发低血糖倾向或预期寿命较短者,以及合并心血管疾病或严重的急、慢性疾病等患者,血糖控制目标应遵循个体化原则,宜适当放宽,重症患者血糖控制要求为 7.8～10.0 mmol/L。

(2)妊娠期间血糖控制目标:空腹、餐前或睡前血糖 3.3～5.3 mmol/L,餐后 1 小时血糖≤7.8 mmol/L;或餐后 2 小时血糖≤6.7 mmol/L;HbA1c 尽可能控制在 6.0%以下。

七、预后与转归

糖尿病难以根治,目前尚属终身性慢性疾病,若控制不理想,会出现多种并发症,致死、致残率高。在治疗方面,中西医结合调治为佳,可以提高疗效、预防和延缓并发症的发生、有效提高生存质量。如果病情控制欠佳,发生严重的慢性并发症(心肌梗死、肾衰竭、脑梗死、脑出血、糖尿病足、眼底出血)等,常常严重影响患者的日常生活,甚则危及患者的生命。

糖尿病性酮症酸中毒、低血糖症是糖尿病常见的严重急性并发症,常危及患者的生命;非酮症高渗性昏迷及乳酸中毒为较少见的严重并发症,若发生则更凶险。在治疗上应给予足够的重视,积极用药,严密观察,以挽救患者的生命。

(温晨龙)

第二节　糖尿病酮症酸中毒

糖尿病酮症酸中毒主要是由于糖尿病患者胰岛素严重不足,代谢紊乱加重,脂肪动员和分解加速,大量脂肪酸在肝经氧化产生大量乙酰乙酸、β-羟丁酸、丙酮,形成大量酮体,超过肝外组织的氧化能力时,血酮体升高称为酮血症,尿酮体排出增多称为酮尿,临床上统称为酮症。代谢紊乱进一步加剧,便发生代谢性酸中毒。

糖尿病酮症酸中毒有轻重程度的不同。如果糖尿病只有酮体阳性,无酸中毒称为糖尿病酮症。如果酮体阳性并有酸中毒称为糖尿病酮症酸中毒。酮症酸中毒出现昏迷时,称为糖尿病酮症酸中毒昏迷。

糖尿病酮症酸中毒的主要表现为糖尿病症状如多饮、多食、多尿、体重下降及全身乏力加重,以及诱因表现。其中脾胃症状有纳呆、恶心、呕吐、腹痛等,亡阴症状如皮肤干燥、眼球下陷、尿量减少,重者有脉细数、气急、口中有甜味、头晕、萎靡甚者嗜睡、昏迷或出现亡阳症状。根据酮症酸中毒的临床表现,中医认为酮症酸中毒属于中医学的“口臭”“恶心”“呕吐”“厥证”等范畴。

一、病因病机

(一)中医

病因主要表现为胃热上蒸,外邪犯胃、饮食不节 3 个方面,治宜审证求因,中西医并重。

中医学认为糖尿病的病机主要是阴津亏损、燥热内盛,病理性质为正虚邪实或虚实夹杂,阴虚为病之本,燥热为病之标,阴虚生热燥热伤津,二者往往互为因果,久之阴损及阳,可见气阴两伤或阴阳俱虚。糖尿病气虚、阴虚、阳虚等病理变化,导致了瘀血、痰湿、浊毒等病理产物的形成,而这些病理产物又是糖尿病发展的动因。若糖尿病患者饮食不节,情志失调,劳欲过度,感受时邪或遇创伤、分娩,或治疗不当等,病情发展,可导致糖尿病酮症酸中毒的发生。此时患者阴虚燥热至极,煎熬脏腑,火因水竭而益烈,水因火烈而益干,脏腑功能严重失调,水谷精微代谢紊乱愈甚,瘀浊毒邪肆虐,故毒蕴血分是本病的主要病理环节。

酮症酸中毒的前期一般表现为阴津亏损。随着病情的加重出现燥热内盛，此为糖尿病酮症酸中毒的早期，表现为"三多一少"症状加重。病位在中上二焦，出现酮体及渗透压升高阶段。当失治或误治出现恶心、呕吐、便秘、口有秽臭、大渴引饮时，提示上焦津枯。中焦燥火，炼液成痰，秽浊燔烁，肠燥腑实，升降失司，浊气上逆，病情由肺传胃，治宜清热养阴润燥，芳香辟秽。若高渗性脱水明显，代谢酸中毒程度加重，出现消化道症状，病情控制无效出现烦躁不安，嗜睡，甚至昏迷；神志症状突出，口渴反不明显为秽毒化火，毒火亢盛，深入下焦出现心肾症状，治宜芳香开窍，清热凉营，多见于糖尿病酮症酸中毒病情加重阶段，此时大量失水，肾功能障碍，体内酮体进一步堆积，使中枢神经系统对氧的利用率减低，抑制中枢神经系统功能，甚至昏迷。当病情进一步恶化时，出现手足蠕动，重则惊厥抽搐等动风之症，为真阴化源耗竭之象，病邪深入足厥阴肝经，病位在肝肾，多见于糖尿病酮症酸中毒严重阶段，钾、钠、氯、钙等电解质大量丢失，出现中枢神经症状。病情发展到最后，肌肤干瘪皱褶，神志倦怠，或昏迷不醒，大汗不止，四肢厥逆，脉微欲绝，出现阴脱阳亡的危候，当急于回阳救逆，益气固脱，育阴生脉，多见于糖尿病酮症酸中毒发展到循环衰竭的最后阶段。

(二)西医

当患者胰岛素严重缺乏时，糖代谢紊乱急剧加重，机体不能利用葡萄糖，脂肪代谢严重紊乱，分解加速，酮体生成增多，超过了组织所能利用的程度，即出现酮血症。多余的酮体经尿排出时，尿酮检查阳性，称为酮尿症。糖尿病时发生的酮血症和酮尿症总称为糖尿病酮症。酮体由β-羟丁酸、乙酰乙酸和丙酮组成，均为酸性物质，酸性物质在体内堆积超过了机体的代偿能力时，血的pH就会下降(<7.35)，这时机体会出现代谢性酸中毒，即通常所说的糖尿病酮症酸中毒。

1.常见的诱因

(1)感染是糖尿病酮症酸中毒最常见的诱因。常见有急性上呼吸道感染、肺炎、化脓性皮肤感染，胃肠道感染，如急性胃肠炎、急性胰腺炎、胆囊炎胆管炎、腹膜炎等。

(2)注射胰岛素的糖尿病患者，突然减量或中止治疗。

(3)外伤、手术、麻醉、急性心肌梗死、心力衰竭、精神紧张或严重刺激引起应激状态等。

(4)糖尿病未控制或病情加重等。

2.发病机制

酮症酸中毒时机体病生理改变主要包括以下几个方面。

(1)高血糖：糖尿病酮症酸中毒患者的血糖呈中等程度的升高，常>16 mmol/L。造成患者高血糖的原因包括胰岛素分泌能力下降机体对胰岛素反应性降低，升糖激素分泌增多，以及脱水、血液浓缩等因素。

(2)酮症：酮体包括乙酰乙酸、β-羟丁酸和丙酮3种组分。β-羟丁酸为乙酰乙酸还原产物也为强有机酸，在酮体中含量最大，约占酮体总量的70%；丙酮则为乙酰乙酸脱羧产物，量最少，呈中性，无肾阈，可经呼吸道排出。正常人血酮体不超过0.5 mmol/L，酮症酸中毒时可升高50～100倍，尿酮阳性。

(3)酸中毒：酮症酸中毒时，酮酸、乳酸等有机酸，以及硫酸磷酸等无机酸生产增多，肾脏排酸失碱加重，再加上脱水和休克造成机体排酸障碍，最终导致酸中毒的发生。

(4)脱水：酮症酸中毒时，血糖明显升高，同时大量酸根产生渗透性利尿及排酸失水，加上呼吸深快失水和可能伴有的呕吐、腹泻引起的消化道失水等因素均可导致脱水的发生。

(5)电解质紊乱：渗透性利尿、摄入减少及呕吐、细胞内外水分转移血液浓缩均可以导致电解质紊乱尤其是钾的丢失。由于同时有电解质的丢失和血液浓缩等方面因素的影响，实际测定的血电解质水平可高、可低、也可在正常范围。酮症酸中毒时，由于血脂水平增高可使水溶性的电解质成分如血钠假性降低同时由于细胞分解代谢量增加，磷的丢失也增加，临床上可出现低血磷症。

二、临床表现

(一)症状

糖尿病本身病症加重，多尿、多饮明显，乏力、肌肉酸痛、恶心、呕吐、食欲缺乏，可有上腹痛，腹肌紧张及压痛，似急腹症，甚至有淀粉酶升高，可能由于胰腺血管循环障碍所致。由于酸中毒，呼吸加深加快，严重者出现 Kussmaul 呼吸，这是由于酸中毒刺激呼吸中枢的化学感受器，反射性引起肺过度换气所致。呼气中有烂苹果味为糖尿病酮症酸中毒最特有的表现，神经系统可表现为头昏、头痛、烦躁，病情严重时可表现为反响迟钝、表情冷淡、嗜睡、昏迷。

(二)体征

皮肤弹性减退、眼眶下陷、黏膜枯燥等脱水症，严重脱水时可表现为心率加快、血压下降、心音低弱、脉搏细速、四肢发凉、体温下降、呼吸深大、腱反射减退或消失、昏迷。

三、实验室和其他辅助检查

(一)血糖

明显升高，多在 16.7 mmol/L 以上。

(二)血酮

0.5 mmol/L 以上。

(三)血清电解质

血钠多数降至 135 mmol/L 以下，少数可正常，偶可升高至 145 mmol/L 以上。血清钾于病程初期正常或偏低，少尿、失水、酸中毒可致血钾升高，补液、胰岛素治疗后又可降至 3 mmol/L 以下，须注意监测。

(四)血气分析及 CO_2 结合率

代偿期 pH 及 CO_2 结合率可在正常范围，碱剩余负值增大，缓冲碱明显减低，标准碳酸氢盐及实际碳酸氢盐也降低，失代偿期，pH 及 CO_2 结合率均可明显降低，HCO_3^- 降至 15～10 mEq/L 以下，阴离子隙增大。

(五)尿糖

强阳性。

(六)尿酮

强阳性，当肾功能严重损害，GFR 减少，而肾糖阈及酮阈升高，可出现尿糖与酮体减少，甚至消失，因此诊断时必须注意以血酮为主。

(七)其他

血尿素氮、肌酐可因脱水而升高，经治疗后无下降提示有肾功能损害。血常规白细胞计数可增高，无感染时可(15～30)×10^9/L，尤其以中性粒细胞计数增高更为显著，血红蛋白及血细胞比容升高，血游离脂肪酸、甘油三酯可升高。如原有肢端坏疽，发生酮症酸中毒时，可开展为气性坏疽(Fournier 坏疽)，其皮下气体迅速增多的原因未明，可能与酮症酸中毒有关。

(八)阴离子隙和渗透压隙

尿液中的氨浓度是肾脏代偿酸中毒的关键性物质，但一般实验室未常规测定尿氨。尿阴离子隙和渗透压间隙可用来反映高氯性酸中毒患者的肾脏氨生成能力。

四、诊断要点

(一)早期诊断线索

(1)有加重胰岛素绝对或相对缺乏的因素,如胰岛素突然减量、随意停用或胰岛素失效、感染、饮食失控、进食过多高糖、高脂肪食物或饮酒等,以及应激。

(2)恶心、呕吐、食欲缺乏。

(3)呼吸加深加快。

(4)头昏、头痛、烦躁或表情冷淡。

(5)脱水。

(6)心率加快、血压下降。

(7)血糖:明显升高。

(8)酸中毒。

(二)诊断依据

临床表现及体征、诱因;尿糖阳性;血糖>13.9 mmol/L,血酮>0.5 mmol/L,阴离子间隙增加,CO_2结合率降低,pH<7.35,HCO_3^-降低。

五、鉴别诊断

饥饿性酮症;非酮症高渗性昏迷;低血糖症昏迷;乳酸酸中毒昏迷;酒精性酸中毒;其他。

由于DM发病率高,临床表现容易被无视,因此急病遇昏迷、休克、酸中毒等原因不明时均应查血糖及尿糖、尿酮,以免漏诊或误诊。某些药物中毒可引起酮症酸中毒样病证(如茶碱中毒)。

六、治疗

糖尿病酮症酸中毒在临床上仅以中医辨证治疗是不够的,必须结合西医的基础治疗,在治疗过程中,中西互参,才能达到理想的治疗效果。

(一)辨证治疗

糖尿病酮症酸中毒前期病在肺脾,表现为阴津不足,当注意养护脾肺之阴。早期病变在肺胃,表现为燥热伤及肺胃,热盛明显,当清肺泻胃为主,糖尿病酮症酸中毒进一步恶化病及心肾,常表现为邪陷心包,热入血分,治当芳香开窍,清热凉营,邪毒日久,病及肝肾,为真阴耗竭,邪入肝经,阴虚动风,甚则出现亡阴亡阳之危候,此时当回阴救阳固脱。

糖尿病酮症酸中毒在审因辨证过程中要把握虚实的变化,病之始表现为气阴阴虚,其标为燥热之实,继而为邪、瘀、毒、浊,日久伤及真阴真阳,故其病理过程是由虚至实,虚实夹杂,日久阴阳俱虚的过程,在治疗过程中要始终注意养护阴津。在治疗上要辨证审证求因,标本兼顾。抓住热瘀浊毒这些标实因素,"急者治其标",兼顾阴虚,治以清热解毒,凉血活血,养阴生津,降逆化浊。

1.燥火伤肺

(1)证候特点:烦渴引饮,渴饮无度,随饮随消,四肢倦怠,纳食泛恶,舌暗红苔薄黄或黄腻,脉细数或滑数。

(2)治法:清泄肺胃,生津止渴。

(3)推荐方剂:白虎汤合玉女煎加减。

(4)基本处方:生石膏、知母、生地黄、麦冬、太子参、甘草、粳米、牛膝。

方中石膏辛甘大寒,入肺胃气分,清热除烦,生津止渴;知母苦寒,清热养阴,滋阴降火;炙甘草、粳米,有健脾益胃,防止寒凉伤中。熟地黄滋补肾水;麦冬生津止渴,清热养阴;牛膝补益肝肾,引热下行。诸药共奏滋肾阴、清肺胃之热。

2.浊毒中阻

(1)证候特点:口燥咽干,烦渴引饮,皮肤干燥,精神萎靡,嗜睡,胸闷纳呆,恶心,呕吐,口有秽臭,时有少腹疼痛如绞,大便秘结,舌红苔黄燥,脉沉细而数。

(2)治法:清热化痰,健脾利湿。

(3)推荐方剂:黄连温胆汤。

(4)基本处方:黄连、姜半夏、陈皮、竹茹、枳实、茯苓、玄参、天花粉、生地黄、山药、葛根、黄芪。

方中以黄连、半夏热化痰,降逆和胃;竹茹止呕除烦;枳实、陈皮理气化痰,使气顺痰消;茯苓健脾利湿,使湿去痰不生;加玄参、生地黄、天花粉、葛根以养阴生津止渴;黄芪、山药助茯苓以益气健脾化痰。

(5)加减:若伴腹痛泻泄者加砂仁;伴头晕、心悸者加麦冬、五味子、天麻;伴发热、咳嗽、胸闷喘憋者加知母、瓜蒌、杏仁、生石膏;腹满便秘者,用增液承气汤合清胃汤加减,以清热导滞。

3.浊毒闭窍

(1)证候特点:口干微渴,心烦不寐,烦躁不安,或嗜睡,甚则昏迷不醒,呼吸深快,食欲缺乏,口臭呕吐,小便短赤,舌暗红而绛,苔黄腻而燥,脉细数。

(2)治法:芳香开窍,清营解毒。

(3)推荐方剂:安宫牛黄丸合紫雪丹加减。

(4)基本处方:牛黄、郁金、黄芩、黄连、甘草、玄参、栀子、石菖蒲、生石膏、水牛角。

方中牛黄清心解毒,豁痰开窍;水牛角清营凉血,咸寒解毒;佐以黄芩清上焦之热,黄连解中焦热毒,栀子泻三焦之火;玄参滋阴清热;郁金、石菖蒲芳香祛秽,通窍开闭。生石膏甘寒清热。全方凉血开窍,清热解毒。

4.邪毒内陷

(1)证候特点:高热,躁扰发狂,或见有吐血、便血、尿血,或见神昏,或见抽搐,舌质深绛,脉虚数,或细促。

(2)治法:滋阴清热,凉血熄风。

(3)推荐方剂:偏血热邪入营分方用犀角地黄汤。或因肝阴不足,肝风内动以凉肝熄风为主,方用羚羊角钩藤汤。

(4)基本处方:犀角地黄汤(犀角、生地黄、牡丹皮、芍药)方中犀角清心、凉血、解毒为主,配生地黄以凉血止血、养阴清热,芍药、牡丹皮既能凉血,又能散瘀。羚羊角钩藤汤(羚羊角、桑叶、川贝母、鲜地黄、钩藤、菊花、白芍药、生甘草、鲜竹茹、茯神)方中羚羊角、钩藤、桑叶、菊花凉肝熄风,川贝母、竹茹清热化痰通络,茯神宁神定志,白芍、生地黄、甘草酸甘化阴养血。

5.阴脱阳亡

(1)证候特点:高热,汗多而黏,渴喜冷饮,口干唇焦,肌肤干瘪,或面色苍白,自汗不止,四肢厥逆,呼吸低微,舌暗淡无津,脉微细欲绝。

(2)治法:益气回阴,回阳救脱。

(3)推荐方剂:生脉饮合参附汤。

(4)基本处方:人参、制附子、五味子、麦冬。方中以人参为君,大补元气以固脱,辅制附子壮元阳以救逆,佐麦冬甘寒濡润,养阴生津,伍以五味子滋肾敛汗。全方益气生脉,回阳固脱。

(二)西医治疗

对于糖尿病酮症酸中毒来说,应坚持防重于治的原则。首先,应加强有关酮症酸中毒的教育工作,增强糖尿病患者、家属及一般人群对酮症酸中毒的认识,以利于及早发现和治疗本病。其次,应严格控制好糖尿病,及时防治感染等诱因,以预防酮症酸中毒的发生与发展。

在治疗方面,对于轻度的酮症酸中毒患者应鼓励进食、进水用足胰岛素,以利于血糖下降和酮体消除;中度和重度酮症酸中毒应用小剂量胰岛素疗法,必要时纠正水、电解质及酸碱平衡。治疗过程的始终,都应注意去除诱因,这不仅有利于酮症酸中毒的治疗,而且可防治酮症酸中毒的复发。

1.小剂量胰岛素疗法

此疗法是指按每千克体重(按标准体重计算)每小时 0.1 U/kg 的剂量,经静脉、肌肉或皮下给予胰岛素,成年人通常用 4～6 U/h,一般不超过 10 U/h。治疗的主要目的是消除酮体,小剂量胰岛素疗法即可对酮体生成产生最大抑制,而又不至于引起低血糖及低血钾,低血糖不利于酮体消除。

小剂量胰岛素使用过程中应注意:①胰岛素需静脉给药,因重症者末梢循环差,皮下用药效果不佳;②血糖<13.9 mmol/L 时,可按胰岛素∶葡萄糖为 1∶(3～4)给药;③静脉给药者停止输液后应及时皮下注射胰岛素,否则由于静脉胰岛素代谢清除率高作用难以持久,如果造成酮症酸中毒的诱因尚未完全消除,可能导致酮症酸中毒的复发。

2.补液

对重症酮症酸中毒患者十分重要,不止利于失水的纠正,而且有助于血糖的下降和酮体的消除。成年酮症酸中毒患者一般失水 3～6 L,一般在最初 2 小时可补液 1 000～2 000 mL,前 4～6 小时输入补液总量的 1/3,以后逐渐减慢补液量,不宜太快太多,以预防脑水肿、肺水肿发生。补液时最好用心电图监护。

3.纠正电解质紊乱

钠和氯的补充可通过输入生理盐水而实现,因对本症患者纠正电解质紊乱主要是补钾,患者总体钾丢失往往较严重,而且胰岛素的使用和血 pH 升高可促使钾进入细胞内血容量补充能利尿排钾,都可加重钾的缺乏。值得注意的是高血钾可引起严重的后果,如心搏骤停等,必须加以预防。

补钾时应加注意:①血钾低或正常而且有尿者可立即补钾;②血钾高或无尿者第 2、第 3 瓶液体内应加钾;③24 小时补氯化钾 3～6 g;④可辅以口服 10%氯化钾以减少静脉补钾量,有人主张补磷。

4.纠正酸中毒

首先值得强调的是只有重度酸中毒才需补碱。由于碱性物质难以通过血-脑屏障,补碱过于积极可因体循环 pH 下降、机体排酸机制的受抑而加重颅内酸中毒和组织缺氧。补碱过于积极还可促进钾进入细胞而加重低血钾,纠正酸中毒时不宜使用乳酸钠,以免加重可能存在的乳酸性酸中毒,常 5%碳酸氢钠 100～200 mL(2～4 mL/kg)。输入碱液时应注意避免与胰岛素使用同一条通路,以防胰岛素效价的下降。

5.其他

处理发病诱因和防治并发症。

七、预后与转归

一般糖尿病酮症酸中毒病死率为5%～10%，而老年糖尿病患者患酮症酸中毒的病死率50%以上。因此，应重视预防酮症酸中毒的发生。

（温晨龙）

第三节 糖尿病乳酸性酸中毒

乳酸性酸中毒是糖尿病患者一种较少见而严重的并发症，一旦发生，病死率高，常50%以上。糖尿病患者的葡萄糖氧化过程受阻滞，增强了葡萄糖酵解，产生了大量乳酸，如乳酸脱氢酶不足，乳酸不能继续氧化成丙酮酸，使乳酸的合成多于降解和排泄，体内乳酸聚集而引起的一种糖尿病急性代谢性并发症。多见于老年糖尿病患者，多在服用双胍类降血糖药物后，表现为食欲缺乏、恶心、呕吐、呼吸渐快、烦躁、谵妄、昏迷。

乳酸性酸中毒属于中医学的“秽浊”“神昏”“脱症”等范畴。主要临床表现以发病急、变化快、易昏迷、易休克为特点，有学者认为病因病机与脾失健运、心火肝郁、误治失治有关，并从痰浊中阻型，痰浊蒙蔽型和阴脱阳亡型灵活论治。

一、病因病机

（一）中医

1.脾失健运、湿浊中阻

糖尿病日久，脾肾气虚，若饮食不节则脾胃越伤，肾精越亏。临床上更有长期服用双胍类降糖药或嗜酒者，导致药物或乙醇使乳酸在体内堆积，留而不去，损伤脾胃，脾失健运，气机不畅致湿浊中阻，胃失和降而发为本病，甚至秽浊上蒙清窍而嗜睡神昏。

2.心火肝郁、痰浊蕴结

因情志不节，大喜大怒，长期双胍类药物过量服用，体内乳酸堆积过多，上蒙清窍，内扰脾胃，均可致湿浊痰瘀，中阻不化，内蕴生热，邪火内陷致清窍受扰，心营不宁而发为本病。

3.误治失治、阴脱阳亡

糖尿病长期误治、失治，由气阴两虚逐渐加重，导致阴阳两虚。阴阳俱虚，脏腑功能低下，气血津液运行失调，痰浊、瘀血等内邪自生。痰浊蒙蔽，化热伤阴，则阴精耗竭，阳失所附；阴精耗竭，阴阳离决则气虚气脱，神失所主而发生本病，表现为一系列危候。

（二）西医

乳酸是葡萄糖代谢中间产物。葡萄糖的分解分为有氧氧化和无氧酵解。有氧氧化是体内糖分解产生能量的主要途径。葡萄糖在无氧条件下分解成为乳酸，这虽然不是产生能量的主要途径，但是具有重要的病理和生理意义。在正常情况下，糖酵解所产生的丙酮酸，在脂肪、肌肉、脑等组织内大部分三羧酸循环氧化，而少部分在丙酮酸羧化酶的催化下经草酰乙酸而进入糖原导生，在肝及肾再生成糖。丙酮酸进入三羧酸循环需丙酮酸脱氢酶(PDH)及辅酶(NAD)催化，当糖尿病和饥饿时PDH受抑制，NAD也不足，则丙酮酸还原为乳酸增多加之三磷酸腺苷(ATP)不足，丙酮酸羧化酶催化受限，故糖原异生也减少，则丙酮酸转化为乳酸，以致血乳酸浓度急剧上升。

诱因：①糖尿病控制不佳。②糖尿病其他急性并发症，如感染、酮症酸中毒、糖尿病非酮症高渗综合征，可成为糖尿病乳酸性酸中毒的诱因。③其他重要脏器的疾病，如脑血管意外、心肌梗死等，可加重组织器官血液灌注不良，导致低氧血症和乳酸性酸中毒。④大量服用苯乙双胍，双胍类药物尤其是苯乙双胍能增强无氧酵解，抑制肝脏及肌肉对乳酸的摄取，抑制糖异生作用，故有致乳酸性酸中毒的作用。糖尿病患者如合并有心、肝、肾疾病，还服用大量苯乙双胍时，有诱发乳酸性酸中毒的可能。⑤其他，如酗酒、一氧化碳中毒、水杨酸、乳糖过量时，偶可诱发乳酸性酸中毒。

二、临床表现

本病临床表现常被各种原发疾病所掩盖，尤其当患者常已合并存在多种严重疾病如肝、肾功能不全，休克等；另一组症状除原发病外以代谢性酸中毒为主。起病较急，有不明原因的深大呼吸、低血压、神志模糊、嗜睡、木僵及昏迷等症状，有时伴恶心、呕吐、腹痛，偶有腹泻，体温可下降。

临床上有上述表现，怀疑乳酸性酸中毒时，应测定血乳酸水平，如血乳酸浓度>2 mmol/L，血pH≤7.35，HCO_3^-≤10 mmol/L，而无其他酸中毒原因时，可诊断为乳酸性酸中毒；但有学者认为动脉血乳酸浓度≥5 mmol/L，pH≤7.35为乳酸性酸中毒；血乳酸>2.5 mmol/L，pH≤7.35为高乳酸血症。

三、实验室和其他辅助检查

(一)实验室检查

(1)血丙酮酸相应增高，为0.2～1.5 mmol/L，乳酸/丙酮酸≥30 mmol/L。

(2)血浆渗透压：正常范围。

(3)血pH明显降低；CO_2结合力下降，可低至10 mmol/L以下；阴离子间隙扩大，可达20～40 mmol/L。

(4)血乳酸水平显著增高，是诊断本症的关键所在，血乳酸水平多超过5 mmol/L。其结果高低与预后有关。

(5)血酮体不增高或轻度增高。

(二)其他辅助检查

约80%的患者白细胞计数>10×10^9/L，可能与应激和循环血容量不足有关。

四、诊断要点

(1)患有糖尿病，但多数患者血糖不甚高，没有显著的酮症酸中毒。

(2)血乳酸水平显著升高，多在5 mmol/L以上，是诊断乳酸性酸中毒的主要根据。血乳酸水平超过正常(>1.8 mmol/L)，在2～5 mmol/L时，多呈代偿性酸中毒，这种只有乳酸过高而无酸中毒者，可诊断为高乳酸血症。

(3)酸中毒的证据如pH<7.35，血碳酸氢根<20 mmol/L，阴离子间隙>18 mmol/L等。如能排除酮症酸中毒、肾衰竭等诊断，结合血乳酸水平显著升高即可确认为糖尿病乳酸性酸中毒。

五、鉴别诊断

(1)临床上，对昏迷、脱水兼酸中毒、休克的患者，特别对原因不明、呼吸有酮味、血压低而尿量仍较多的患者，均应警惕本病存在的可能性。有的为糖尿病合并糖尿病酮症酸中毒存在；有的昏迷为糖尿病合并如尿毒症、脑血管意外等其他疾病所致；有的或因其他疾病昏迷后又诱发了酮症酸中毒等，均应小心予以鉴别。一般通过询问病史，体格检查，化验尿糖、尿酮、血糖、血酮及二氧化碳结合力、血气分析等，大多可明确诊断。

(2)与糖尿病急性代谢紊乱所致糖尿病酮症酸中毒、高渗，以及低血糖昏迷相鉴别。

六、治疗

(一)辨证治疗

该病发生之前多有上焦肺燥津枯、大渴引饮之症，其后转归于下焦肝肾阴竭，最后出现阴脱阳亡、阴阳离决的危候。乳酸性酸中毒起病急，昏迷前多数无明显不适，开始即见痰浊蒙蔽清窍，出现神志昏迷，此时为病情转机的关键，若治疗失当即可内闭外脱，阴阳离决。临床宜急用芳香化浊、清心开窍之法，继而回阳回脱，益气生脉。具体可分 3 型辨证论治。

1.痰浊中阻

(1)证候特点：倦怠、乏力，腹胀、纳呆，神昏，嗜睡，舌苔白腻，脉濡滑。

(2)治法：芳香化浊、和胃降逆。

(3)推荐方剂：藿香正气散合温胆汤加减。

(4)基本处方：藿香、川厚朴、姜半夏、茯苓、枳壳、竹茹、陈皮、石菖蒲等。

加减：恶心，呕吐不止者可加砂仁、旋复花、代赭石；便溏、腹胀者加炒白术、大腹皮。

2.痰浊蒙蔽

(1)证候特点：神志昏蒙，时清时昧，肢体困乏，继则神志不清，舌苔厚腻，脉濡滑。

(2)治法：豁痰开窍，化浊醒脾。

(3)推荐方剂：菖蒲郁金汤加减。

(4)基本处方：鲜菖蒲、川郁金、炒栀子、竹叶、牡丹皮、金银花、连翘、玉枢丹(化服)2 片。

(5)加减：痰热重者加胆星、川贝母；热闭心窍者加至宝丹以清心开窍；秽浊闭窍者加苏合香丸，加强芳香开窍之力。

3.阴脱阳亡

(1)证候特点：面色苍白、大汗淋漓，目合口开，撒手遗尿，神识昏蒙，气短息微，四肢厥逆，舌淡苔腻，脉微欲绝。

(2)治法：益气养阴，回阳固脱。

(3)推荐方剂：参附汤合生脉散加味。

(4)基本处方：人参、炮附子、干姜、麦冬、五味子、炙甘草。

(5)加减：若大汗不止者加生黄芪、龙骨、牡蛎等。

(二)西医治疗

乳酸性酸中毒现尚缺乏有效的治疗，一旦发生病死率极高，应积极预防诱发因素，合理使用双胍类药物，早期发现，积极进行治疗。

1.胰岛素治疗

本病是胰岛素绝对或相对不足引起的,需要用胰岛素治疗,即使是非糖尿病患者,也有人主张胰岛素与葡萄糖合用,以减少糖类的无氧酵解,有利于血乳酸清除,糖与胰岛素比例根据血糖水平而定。

2.迅速纠正酸中毒

当 pH<7.2、HCO_3^-<10.05 mmol/L 时,患者肺脏能维持有效的通气量,而排出二氧化碳,肾脏有能力避免水、钠潴留,就应及时补充 5%碳酸氢钠 100～200 mL(5～10 g),用生理盐水稀释为 1.25%的浓度。严重者血 pH<7.0,HCO_3^-<5 mmol/L,可重复使用,直到血 pH>7.2,再停止补碱。24 小时内可用碳酸氢钠 4～170 g。但补碱也不宜过多、过快,否则可加重缺氧及颅内酸中毒。

3.迅速纠正脱水

治疗休克补液扩容可改善组织灌注,纠正休克,利尿排酸,补充生理盐水维持足够的心排血量与组织灌注。补液量要根据患者的脱水情况,心肺功能等情况来定。

4.血液透析

用不含乳酸根的透析液进行血液或腹膜透析,可有效促进乳酸的排出,并可清除引起乳酸性酸中毒的药物,常用于对水、钠潴留不能耐受的患者,尤其是苯乙双胍引起的乳酸性酸中毒患者。

5.给氧

吸氧提高组织供氧量,促进乳酸氧化,糖尿病患者动脉血氧分压多偏低,吸氧有利于纠正乳酸酸中毒。

6.补钾

根据酸中毒情况,血糖、血钾高低,酌情补钾。

7.监测血乳酸

当血乳酸>13.35 mmol/L 时,病死率几乎 100%。

(温晨龙)

第四节 糖尿病高血糖高渗状态

高血糖高渗状态(高血糖高渗状态)是糖尿病急性代谢紊乱的另一临床类型。以严重高血糖、高血浆渗透压、脱水为特点,无明显酮症酸中毒,患者常有不同程度的意识障碍或昏迷。好发于 50～70 岁的人群,男女无明显差异。临床特点为无明显酮症酸中毒,血糖显著升高,严重脱水甚至休克,血浆渗透压升高,以及进行性意识障碍。

糖尿病高血糖高渗状态属于中医学的“消渴”“神昏”“厥脱”等范畴,病变部位在心肝肾脑等,主要因为阴津亏损,导致气阴两虚、阴阳两虚,最终导致阴阳离决等。

一、病因病机

(一)中医

中医认为阴津亏损或者感受外邪所致。

1.阴津亏损

素有痼疾而不知，或有劳倦内伤，导致阴液亏虚、阴津亏损，神明失养，发为本病。

2.感受外邪

素体正气亏虚，感受外邪，化热伤津，热闭清窍，发为本病。

(二)西医

高血糖高渗状态的病因与糖尿病酮症酸中毒相同，但约 2/3 发病前无糖尿病史或不知糖尿病。临床上常见诱因：①应激，如感染(尤其是呼吸系统和泌尿系统)、外伤、手术、急性脑卒中、急性心肌梗死、急性胰腺炎、胃肠道出血、中暑或低温；②摄水缺乏，可见于口渴中枢敏感下降的老年患者、不能主动进水的儿童和卧床的患者、精神失常或昏迷患者；③失水过多，如严重呕吐、腹泻，以及大面积烧伤；④药物，如应用各种糖皮质激素、利尿剂(特别是噻嗪类和呋塞米)、苯妥英钠、氯丙嗪、普萘洛尔、西咪替丁、免疫抑制剂；⑤高糖摄入，如大量饮用含糖饮料、静脉注射高浓度葡萄糖、完全性静脉高营养、含糖溶液的血液透析或腹膜透析等。

高血糖高渗状态是体内胰岛素相对缺乏使血糖升高，并进一步引起脱水，最终导致严重的高渗状态。胰岛素的相对缺乏和液体摄入减少是高血糖高渗状态的病因。胰岛素的缺乏促进肝糖原输出、损伤了骨骼肌对葡萄糖的利用，高血糖的渗透性利尿作用导致血容量缺乏，如液体补充不及时，患者病情加重。另外，高血糖高渗状态的发生和开展受到一些情况影响：①在感染、外伤、脑血管意外等诱发因素的作用下，胰岛素分泌进一步减少，对抗胰岛素的激素水平明显升高；②高血糖高渗状态大多发生于老年患者，口渴中枢不敏感，加上主动饮水的欲望降低与肾功能不全，失水相当严重，而钠的丧失少于失水，导致血钠明显升高；③脱水和低血钾可以导致皮质醇、儿茶酚胺和胰高血糖素分泌增加，进一步抑制胰岛素分泌，继而造成高血糖的继续加重，形成恶性循环，最终发生高血糖高渗状态。

高血糖高渗状态与糖尿病酮症酸中毒都是胰岛素缺乏引起的糖尿病急性并发症，糖尿病酮症酸中毒主要表现为高血糖、酮症和酸中毒，而高血糖高渗状态是以高血糖和高渗透压为特征。引起这两种差异的原因：①高血糖高渗状态时胰岛素相对缺乏，分泌的胰岛素足以抑制脂肪分解和酮症生成，但不能抑制糖原异生，因此主要是血糖升高；但在糖尿病酮症酸中毒是胰岛素绝对缺乏，已经不能抑制脂肪分解和酮体生成；②胰高血糖素等升糖激素升高较轻，促进脂肪分解和升酮作用较弱；③高血糖高渗状态时失水严重，不利于酮体产生；④局部高血糖高渗状态患者血浆非酯化脂肪酸水平高而无酮症，提示肝升酮功能障碍；⑤严重高血糖和酮体生成之间可能存在拮抗作用。由此可见高血糖高渗状态和糖尿病酮症酸中毒是不同胰岛素缺乏导致的两种状态，两者可以同时存在，实际上 1/3 的高血糖患者同时表现为高血糖高渗状态和糖尿病酮症酸中毒的特征。

二、临床表现

(一)前驱期特点

在起病前 1～2 周，表现为口渴、多尿和倦怠、乏力等病症加重，反响迟钝，表情冷淡，引起这些原因是渗透性利尿脱水。

(二)典型期表现

主要表现为脱水和神经系统两组病症和体征。脱水表现为皮肤枯燥和弹性下降、眼球凹陷、唇舌干裂、脉搏快而弱，卧位时颈静脉充盈良好，立位时血压下降。严重时出现休克，但脱水严重，体检时可以无冷汗。有些患者严重脱水，但血浆渗透压促使细胞内液外出，并补充血容量，可以掩盖失水的严重程度，而使血压仍然保持正常。神经系统方面那么保持不同程度的意识障碍，从意识模糊、嗜睡直到昏迷。高血糖高渗状态意识障碍与否主要取决于血浆渗透压升高的程度和速度，与血糖上下也有一定关系，而与酸中毒的关系不大。通常患者的血浆渗透压＞320 mmol/L时，即可以出现精神病症，如冷淡、嗜睡等；当血浆渗透压＞350 mmol/L 时，可以出现定向力障碍、幻觉、上肢拍击样粗震颤、癫痫样发作、偏瘫、偏盲、失语、视觉障碍、昏迷和阳性病理征。这些提示患者可能有因脱水、血压浓缩和血管栓塞而引起的皮质下损伤。出现神经系统病症是促使患者就诊的主要原因之一，因此常常被误诊为脑卒中等颅内疾病。和糖尿病酮症酸中毒不一样，高血糖高渗状态没有典型酸中毒大呼吸，如患者出现中枢性过度换气现象，应考虑合并脓毒血症或脑卒中的可能性。

三、实验室和其他辅助检查

(1)血常规由于血液浓缩，血红蛋白增高，白细胞计数＞10×10^9/L。

(2)尿常规尿糖呈强阳性，患者可因脱水及肾功能损伤而导致尿糖不太高，但尿糖呈阴性者少见。尿酮体多阴性或弱阳性。

(3)血糖常 33.3～66.6 mmol/L，有高达 138.8 mmol/L 或更高。血酮体多正常。另外，因血糖每升高 5.6 mmol/L，血钠下降 1.6 mmol/L 左右，高血糖高渗状态时存在严重高血糖可因此造成血钠假性降低。

(4)血尿素氮(BUN)和肌酐(Cr)常显著升高，反映严重脱水和肾功能不全。BUN 可达 21～36 mmol/L，Cr 可达 124～663 μmol/L，BUN/Cr 比值可达 30∶1[正常人(10～20)∶1]。有效治疗后下降。BUN 与 Cr 进行升高患者预后不良。

(5)血浆渗透压多显著升高，多超过 350 mmol/L，有效渗透压超过 320 mmol/L。血浆渗透压可以直接测定，也可以根据血糖及电解质水平计算，公式为：血浆渗透压(mmol/L)＝2(Na^+＋K^+)＋血糖(mmol/L)＋BUN(mmol/L)，参考值为 280～300 mmol/L；假设 BUN 不计算在内，那么为有效渗透压，因为 BUN 可以自由进入细胞膜。

(6)电解质血 Na^+ 升高＞145 mmol/L，也可以正常或降低。血 K^+ 正常或降低，有时也会升高。Cl^- 多与 Na^+ 一致。钾、钠、氯取决于丧失量，在细胞内外的分布情况及患者的血液浓缩程度。不管血浆水平如何，总体上来说钾、钠、氯都是丧失的，有估计分别丧失为 5～10 mmol/kg、5～10 mmol/kg 和 5～7 mmol/kg。此外还有钙、镁和磷的丧失。

(7)酸碱平衡约有半数患者有轻、中度代谢性酸中毒，pH 多高于 7.3，HCO_3^- 常高于 15 mmol/L。

高血糖高渗状态与糖尿病酮症酸中毒都是胰岛素缺乏引起的糖尿病急性并发症，糖尿病酮症酸中毒主要表现为高血糖、酮症和酸中毒，而高血糖高渗状态是以高血糖和高渗透压为特征。引起这两种差异的原因：①高血糖高渗状态时胰岛素是相对缺乏，分泌的胰岛素足以抑制脂肪分解和酮症生成，但不能抑制糖原异生，故主要是血糖升高；但在糖尿病酮症酸中毒是胰岛素绝对缺乏，已经不能抑制脂肪分解和酮体生成；②胰高血糖素等升糖激素升高较轻，促进脂肪分解和升酮作用较弱；③高血糖高渗状态时失水严重，不利于酮体产生；④局部高血糖高渗状态患者血浆非酯化脂肪酸水平高而无酮症，提示肝升酮功能障碍；⑤严重高血糖和酮体生成之间可能存在拮抗作用。由此可见高血糖高渗状态和糖尿病酮症酸中毒是不同胰岛素缺乏导致的两种状态，两者可以同时存在，实际上 1/3 的高血糖患者同时表现为高血糖高渗状态和糖尿病酮症酸中毒的特征。

四、诊断要点

中老年患者，无论有无糖尿病病史，如发生原因不明的进行性意识障碍与明显脱水表现，而不能用其他疾病解释的，均应考虑本病的可能，应及时检查血糖、尿糖和酮体及血电解质。如已诊断糖尿病的患者，特别是中老年 T2DM 患者，如未经饮食控制和正规治疗，具有上述诱因于近期内发生多饮、多尿症状突然加重，精神萎靡、嗜睡者，除考虑酮症酸中毒外，也应警惕本病的发生。

高血糖高渗状态的实验室诊断参考标准：①血糖≥33 mmol/L；②有效血浆渗透压≥320 mmol/L；③血清碳酸氢根≥15 mmol/L，或动脉血 pH≥7.3；④尿糖呈强阳性，而尿酮阴性或为弱阳性。

临床有意识障碍与显著脱水表现，尿糖强阳性(肾阈值有改变者可以与血糖不相吻合)，血浆有效渗透压超过 330 mmol/L，若检查尿酮体为阴性或弱阳性者诊断成立。

五、鉴别诊断

(1)糖尿病酮症酸中毒：血、尿酮升高明显，可有酸中毒表现，血钠、血浆渗透压一般不高。

(2)糖尿病患者的低血糖昏迷：有服磺胺类药或注射胰岛素史，起病急，变化快，测定血糖易于鉴别。

(3)急性脑血管病昏迷：可有头颅 CT 或其他影像学阳性所见，血糖、血钠及血渗透压改变不明显。

(4)开颅术后意识障碍加重，常认为是术后颅内高压所致，以致作出加强脱水的错误决定其结果病情更加恶化而死亡，尤其须注意。

(5)需要与败血症、消化道感染及中枢神经系统感染等鉴别。

六、治疗

(一)辨证治疗

临床从阴津亏损、热闭清窍、阴竭阳脱等方面进行辨证。

1.阴津亏损

(1)证候特点：口渴多尿，倦怠乏力，大便干燥，表情淡漠，反应迟钝，唇舌红，皮肤干燥，缺乏弹性，脉象虚散。

(2)治法：滋阴增液。

(3)推荐方剂：增液汤加味。

(4)基本处方：细生地黄、麦冬、玄参、沙参、天花粉、葛根、太子参等。

2.热闭清窍

(1)证候特点：高烧神昏，易怒或昏睡，结红，嘴唇干裂，皮肤干燥，舌质深，苔黄，脉细滑。

(2)治法：清热凉血，醒神开窍。

(3)推荐方剂：清营汤加减。

(4)基本处方：犀角粉(水牛角粉代，冲)，生地黄、玄参、麦冬、莲子心、黄连、丹参、金银花、连翘、酒大黄、赤芍。注意水牛角粉量少。

3.阴竭阳脱

(1)证候特点:脸色苍白,神债不语,眼眶下沉,舌苔干裂,四肢寒冷,血压下降,尿少或尿闭,脉微欲绝。

(2)治法:回阳救逆。

(3)推荐方剂:四逆加人参汤加味。

(4)基本处方:红参、山茱萸、麦冬、五味子、附子、干姜、炙甘草等。

(二)西医治疗

1.补液

迅速补液,扩充血容量,纠正血浆高渗状态,是治疗本症的关键。使用0.9%生理盐水,以便较快扩张微循环而补充血容量,使血压及微循环迅速纠正。补液量须视失水程度,按其体重的10%～15%来计算,一般在最初2小时可补液1 000～2 000 mL,前4～6小时输入补液总量的1/3,以后逐渐减慢补液量,不宜太快太多,以免脑水肿、肺水肿的发生。补液时最好用心电图监护。

2.小剂量应用胰岛素

本症患者多为非胰岛素依赖型糖尿病患者,对胰岛素的敏感性较强,故在治疗过程中所需胰岛素总量也较小,多主张用小剂量胰岛素疗法。这种方法疗效肯定,血糖下降速度稳定,不良反应也比较小,使用原则以5～6 U/h胰岛素静脉滴注,与补液同时进行。当血糖降13.9 mmol/L时应改用5%葡萄糖液或葡萄糖盐水,按每3～4 g葡萄糖给1 U胰岛素的比例,在输液瓶内加入胰岛素输注,病情稳定后改为胰岛素皮下注射。

3.补钾

本患者体内钾总量减少,且用胰岛素治疗后血钾即迅速下降,故应及时补钾。如患者无肾衰竭、尿少及高血钾(＞5.5 mmol/L),治疗开始即应补钾。用量根据尿量、血钾值、心电图等灵活掌握,每日3～8 g。患者清醒后,钾盐可部分或全部以口服补充。不主张常规补磷。人体对磷酸盐的需要量很小,1 L生理盐水加入1～2 mL磷酸钾,6小时内输完为合适剂量。过量补磷可引起血钙降低和手足搐搦。

4.纠正酸中毒

部分患者同时存在酸中毒,一般不需特殊处理。合并有严重酸中毒者,每次给予5%碳酸氢钠不超过150 mL,用注射用水稀释成等渗液1.4%静脉滴注,疗程1～3天,控制在600 mL以内。

(温晨龙)

第五节　糖尿病性心脏病

心血管病变是糖尿病最严重的并发症,有资料报道有70%～80%的糖尿病患者死于心血管系并发症。糖尿病性心脏病是指糖尿病患者并发或伴发的心脏病,是在糖尿病的基础上发生和发展的一种慢性并发症。1979年,Leder首先指出这特定概念,并称之为糖尿病性心脏病(diabetic cardiopathy,DC)。其中包括大血管病变如冠状动脉粥样硬化性心脏病(冠心病)、微血管病变如糖尿病性心肌病和自主神经功能紊乱所致的心律及心功能失常等;如有高血压者还包括高血压心脏病。其特点为：发病年龄轻、发展快，患病率与病死率高，极易发生心律失常、心力衰竭和猝死。中医学虽无糖尿病性心脏病的名称，但有消渴并发心痛的记载。如在《诸病源候论》中有“消渴重，心中痛”的论述。糖尿病性心脏病属于中医学消渴病心病，主要包括消渴病并发的心悸、怔忡、胸痹、心痛、心力衰竭等病证。其与非消渴病心病相比，在病因病机、发病率和病死率、临床表现及预后等均有不同特点，较复杂，有一定的特殊性，故应单独研究。

一、病因病机

中医学认为本病的发生与七情郁结，过食伤脾，寒邪侵袭，禀赋薄弱，以及心、脾、肾亏损等因素有关。其基本病机为：阴虚燥热，气阴两虚，痰浊瘀血痹阻心脉。其关键在于心脉不通，正如《素问・痹论》中所云：“心痹者脉不通。”本病为本虚标实之证，以瘀血、痰浊、气滞为标，脏腑虚损为本，是长期脏腑功能失调的结果。心气虚与心阴虚兼夹血瘀是糖尿病性心脏病的病理基础。发病初期，以阴虚为本，燥热为标，心神不宁，故临床出现心悸、怔忡、五心烦热等症；在发病中期，其病机为气阴劳损，心气阳虚，瘀血痰浊内生导致心脉痹阻，临床可见胸闷、气短、心痛等症；在后期，因气血阴阳俱衰，以阳虚为主，水饮凌心犯肺，故出现水肿、尿少、四肢厥冷、脉微欲绝等危重证候。老年糖尿病患者多以虚致滞，不通而痛。

现代医学认为糖尿病性心脏病的发生与糖尿病中代谢紊乱等病理生化有关，亦即与高血糖、高血压、高血脂、血液高黏、高凝等因素的相互作用有关，而胰岛素抵抗和高胰岛素血症被认为是独立危险因素。但发病机制尚未完全阐明。其病理变化主要有大血管和微血管病变及心脏自主神经功能紊乱。

二、临床表现

糖尿病性心脏病主要包括糖尿病性冠心病和糖尿病性心肌病及心脏自主神经病变。其临床表现可能从无症状至严重心律不齐、心源性休克或伴急性心肌梗死等非常复杂的严重症群。因其病变错综复杂，在临床上常常不易被及时发现，部分患者还具有突发性，甚至危及生命。故应特别予以注意。典型临床特点有以下几点。

(一)休息时心动过速

由于糖尿病早期可累及迷走神经，以至交感神经处于相对兴奋状态，故心率增快。在休息状态下，心率超过 90 次/分钟，甚至可达 130 次/分钟。心率增快且不易受各种条件反射的影响，如患者深呼吸时的心率差异减少，从卧位快速起立时的心率加速反射也减弱，好似无神经的移植心脏。

(二)无痛性心肌梗死

糖尿病性冠心病与一般冠心病相比具有发病率高，进展快，缺乏典型的心绞痛，预后差的特点。糖尿病患者发生急性心肌梗死者多于非糖尿病者，男性约 1.5 倍，女性约 3 倍。其冠状动脉狭窄程度严重，心肌梗死面积大，进展快，病死率也高达 26%～58%。值得警惕的是症状不典型，约有 42%表现为无痛性心肌梗死，患者仅有恶心呕吐、充血性心力衰竭、心律不齐、心源性休克，或仅呈疲乏等，故易于漏诊、误诊。此种无痛性心肌梗死主要由于自主神经损害所致。并且糖尿病性心肌梗死即使缓解后复发率也较高，远期预后亦差。

(三)直立性低血压

当患者从卧位起立时，如收缩期血压下降＞4.0 kPa(30 mmHg)，舒张压下降＞2.7 kPa

(20 mmHg),称直立性低血压或直立性低血压。其主要机制可能由于血压调节反射弧中传出神经损害所致,属于糖尿病神经病变的中晚期的表现。当直立性低血压发作时,患者感头晕、软弱、心悸、大汗、视力障碍,有时昏倒。要注意与低血糖鉴别。

(四)猝死

糖尿病性心脏病患者偶因各种应激、感染、手术麻醉等均可导致猝死。临床上呈心律严重紊乱或心源性休克,起病突然,患者仅感短暂胸闷心悸,迅速发展至严重休克或昏迷状态。有时发生于某些感染时,则症状常被原发病所掩盖而不明显。

三、诊断要点

凡符合下列要求者,即可诊断为糖尿病性心脏病。

(1)符合原发性糖尿病诊断标准。

(2)符合下列各项中一项或一项以上者:①符合冠心病诊断标准。②有明确的心脏增大。③符合心脏自主神经功能紊乱检查。④符合高血压诊断标准。

四、治疗方法

(一)辨证论治

本病治疗时,应时时抓住消渴病的虚损之本,虽然在发作期痰浊、瘀血、水饮、燥热等标实表现突出,但是要在益气养阴的基础上化痰、活血、逐饮、除燥。其中益气养阴活血为基本大法。在缓解期更是要以补虚为主,佐以祛邪。

1.胸痹(心绞痛)

(1)气滞血瘀。①证候:胸胁刺痛,引及肩背,常因劳累或情志不遂而诱发或加重。胸闷善太息,舌暗红紫暗、有瘀点、瘀斑,苔薄白或薄黄,脉弦或结代。②治法:疏肝理气,活血止痛。③方药:四逆散合丹参饮加减。柴胡、白芍、枳实、甘草、檀香、砂仁、郁金、丹参。方中以四逆散疏肝理气,郁金、丹参等活血化瘀止痛。若兼口苦咽干、眩晕、急躁易怒者,可加生地黄、牡丹皮、栀子、生石决明等清肝潜阳;若胸闷纳呆者,可加半夏、瓜蒌、薤白等宽胸理气,宣痹止痛。

(2)痰阻血瘀。①证候:心胸刺痛,痛有定处,胸闷气急,头晕倦息,时或心悸不宁,肢体重着,舌体胖、质暗淡,苔白腻,脉弦滑。②治法:宣化痰浊,活血止痛。③方药:温胆汤合血府逐瘀汤加减。半夏、陈皮、茯苓、枳实、竹茹、厚朴、当归、赤芍、川芎、桃仁、红花、柴胡、桔梗、牛膝。方中以温胆汤宣化痰浊,血府逐瘀汤活血止痛。若痰浊化热,可加黄连清热燥湿;痰浊壅盛,胸闷憋气,可加服冠心苏合香丸通阳化浊。

(3)寒凝血瘀。①证候:心胸疼痛,彻背掣肩,遇寒尤甚,四肢不温,面色苍白,伴气短喘促,唇舌紫暗,苔薄白,脉沉迟或结代。②治法:通阳宣痹,化瘀止痛。③方药:瓜蒌薤白桂枝汤加味。瓜蒌、薤白、桂枝、半夏、枳实、陈皮、丹参、郁金、红花。方中以瓜蒌薤白桂枝汤通阳宣痹,丹参、郁金、红花活血化瘀止痛。若形寒肢冷较甚,可合用麻黄附子细辛汤加强温阳散寒;若寒郁化热伤阴而出现舌嫩红、脉弱,可加用生脉散益气养阴。

2.心痛(糖尿病性心肌病)

(1)气虚血瘀。①证候:心胸隐痛,心悸,时发时止,劳累后尤甚,胸闷气短,倦怠乏力,舌胖大,色暗或见瘀点,苔薄白,脉细弱或涩。②治法:益气养心,活血化瘀。③方药:补阳还五汤加减。黄芪、党参、白术、当归、赤芍、川芎、丹参、桃仁、红花。方中重用黄芪、党参益气养心,用当归、赤芍、川芎、丹参等活血化瘀通络。若胸闷肢冷者，加薤白、桂枝等温阳宽胸理气；若心悸失眠者，加酸枣仁、五味子等养心安神。

（2）气阴两虚。①证候：病程日久，心胸闷痛，心悸气短，自汗乏力，口干少津，五心烦热，舌暗红少苔，边有瘀点，脉细弱或细数。②治法：益气养阴，活血通络。③方药：生脉饮、二至丸合失笑散加减。人参或党参、麦冬、五味子、女贞子、墨旱莲、蒲黄、五灵脂、丹参。方中以生脉饮、二至丸益气养阴，用蒲黄、五灵脂、丹参等活血通络。若心悸怔忡，心烦不寐，虚火较甚者，可加生地黄、知母、酸枣仁等养心阴，安心神；若自汗不止，倦怠乏力者，可加黄芪、防风、白术等益气固表。

3.心悸怔忡（糖尿病心脏自主神经病变）

（1）阴虚血瘀。①证候：心悸怔忡，心烦不寐，五心烦热，口干盗汗，舌红少津或有瘀点，苔剥，脉细数或结代。②治法：滋养心阴，活血通络。③方药：生脉饮合六味地黄汤加减。人参或党参、麦冬、五味子、地黄、山茱萸、山药、茯苓、牡丹皮、丹参、赤芍、墨旱莲。方中生脉饮合地黄、墨旱莲、山茱萸、山药等能益气滋阴，养心复脉，用牡丹皮、丹参、赤芍活血通络。若阴虚火旺，可加黄柏、知母。

（2）心脾两虚证。①证候：胸闷心悸，气短自汗，神疲心烦，倦怠乏力，失眠多梦，面色无华，舌淡体胖大，苔薄白，脉细或结代。②治法：益气补血，养心安神。③方药：归脾汤加减。酸枣、当归、黄芪、白术、龙眼肉、远志、甘草、木香、陈皮。心悸者，加五味子、柏子仁；舌质瘀滞者，加丹参、川芎。

（3）心阳亏虚证。①证候：心悸怔忡，胸闷气短，面色苍白，形寒肢冷，舌质淡，苔薄白，脉虚弱或沉细而数。②治法：温补心阳，定悸安神。③方药：桂枝甘草龙骨牡蛎汤加减。桂枝、炙甘草、龙骨、牡蛎。若胸闷喘甚者，可加葶苈子、大枣；汗出肢冷，面青唇紫者，可加人参、附子。

（4）中气不足证。①证候：心悸气短，头晕目眩，腰膝酸软，少气懒言，便溏，舌质淡，苔薄白，脉弱。②治法：健脾益气，升阳举陷。③方药：补中益气汤加减。黄芪、党参、炙甘草、白术、当归、陈皮、升麻、柴胡。形寒肢冷者，加续断、仙茅、淫羊藿。

4.胸痹、真心痛（心肌梗死）

（1）心脉瘀阻。①证候：心胸疼痛，持续加剧或骤然发作，心痛彻背，背痛彻心，痛有定处，难以缓解，伴胸闷憋气，心悸气短，汗出肢冷，舌唇紫暗，脉弦细或细弱。②治法：益气温阳，化瘀通脉。③方药：丹参饮合抗心梗合剂加减。丹参、郁金、檀香、红花、砂仁、黄芪、桂枝、薤白。方中用黄芪、桂枝、薤白益气温阳，用丹参、郁金、檀香、红花、砂仁等化瘀通脉。若大汗淋漓、四肢厥冷，应速用参附注射液急救。

（2）心肾阳虚，水饮凌心。①证候：胸闷憋气，心悸怔忡，气喘不得卧，动则喘甚，咳吐痰涎，畏寒肢冷，腰酸尿少，全身水肿，舌体胖大，紫暗或有瘀斑，苔白腻，脉沉细或结代。②治法：温阳利水，活血化瘀。③方药：真武汤合血府逐瘀汤加减。附子、生姜、茯苓、白术、白芍、人参、当归、赤芍、川芎、桃仁、红花、柴胡、桔梗、牛膝。方中以真武汤温阳利水，用血府逐瘀汤活血化瘀。若胸闷喘甚，可加葶苈子、大枣泻肺平喘；若心悸大汗不止，可加黄芪、煅龙骨、煅牡蛎等益气敛汗。

（3）心肾不足，阴阳两虚。①证候：心悸怔忡，胸闷气短，头晕目眩，心烦少寐，腰酸腿软，肢体水肿，形寒肢冷，口唇紫暗，舌体胖大，紫暗或有瘀斑，苔薄白，脉沉弱或结代。②治法：温阳益阴，化瘀通脉。③方药：炙甘草汤合生脉饮加减。炙甘草、人参、麦冬、五味子、生地黄、阿胶、桂枝、丹参、赤芍、红花、茯神。方中桂枝、炙甘草、人参、麦冬、五味子、生地黄、阿胶等温阳益气养阴，丹参、赤芍、红花化瘀通脉。

(4)心阳暴脱。①证候:心胸痛甚,甚则昏厥,神志淡漠,大汗淋漓,四肢厥冷,息短气微,面色青紫,恶寒恶热,口唇肢端紫暗,舌淡胖,有瘀斑,脉微欲绝。②治法:回阳救逆,益气固脱。③方药:速用参附注射液急救;或中西医结合急救。

(二)其他疗法

1.常用中成药与经验方

(1)生脉注射液。①组成:人参、麦冬、五味子。②功效:益气复脉,养阴生津(能加强心肌收缩,改善心肌供血,改善微循环,调节血压)。③主治:适用于糖尿病性心脏病出现心肌梗死合并心源性休克的患者。

(2)冠心苏合丸。①组成:苏合香、乳香、青木香、檀香、冰片。②功效:理气宽胸,止痛。③主治:适用于糖尿病合并冠心病心绞痛患者。

(3)速效救心丸。①组成:川芎碱、冰片。②功效:增加冠脉血流量,缓解心绞痛。③主治:适用于糖尿病性心脏病胸闷、憋气、心前区疼痛等。

(4)复方丹参片。①组成:丹参浸膏、三七、冰片。②功效:活血化瘀,理气止痛。③主治:适用于糖尿病性心脏病证属气滞血瘀者。

(5)山海丹胶囊。①组成:三七、山羊血、海藻、灵芝、丹参、何首乌、葛根等。②功效:益气养血。③主治:适用于糖尿病性心脏病证属气阴两虚、心脉瘀阻者。

(6)冠通汤(验方)。①组成:丹参、炒赤芍、桃仁、降香、生香附、郁金、全瓜蒌、延胡索、远志、炙甘草。②功效:活血化瘀,理气化痰。③主治:适用于糖尿病合并冠心病证属痰瘀互阻、气滞血瘀者。

(7)益气活血方(验方)。①组成:黄芪、党参、当归、赤芍、川芎、红花、丹参、葛根、麦冬、玄参、五味子。②功效:益气养心,活血化瘀。③主治:适用于糖尿病性心脏病证属气虚血瘀者。

(8)解郁舒心汤(验方)。①组成:太子参、麦冬、五味子、桔梗、枳壳、香附、丹参、佛手、玫瑰花、娑罗子。②功效:益气养阴,理气活血。③主治:适用于糖尿病性心脏病证属气阴两虚、气滞不畅者。

2.针灸治疗

(1)心悸的针灸疗法:①针刺脾俞、肾俞、心俞、内关、足三里、三阴交,平补平泻法。适用于气阴两虚型患者。②针刺膻中、内关、郄门、血海、丰隆、心俞,平补平泻法。适用于痰瘀痹阻心脉者。③针刺肺俞、胰俞、脾俞、肾俞、心俞、足三里、内关、太溪。适用于糖尿病心脏自主神经病变患者。④耳针取穴为心、神门、胸、肺、皮质下、肾、肝、胆。每次选穴2~3个,交替选用。采用毫针针刺或用王不留行籽贴压耳穴。

(2)心痛的针灸疗法:①针刺膻中、内关,留针20~30分钟,捻转3~5次,适用于糖尿病性心脏病心前区痛者。②针刺膻中、内关、中脘、丰隆、脾俞、厥阴俞,平补平泻法,适用于痰浊痹阻心脉的心痛。③针刺膻中、内关、厥阴俞、郄门、血海、膈俞,用泻法,适用于瘀血闭阻心脉的心痛。④针刺膻中、厥阴俞、内关、足三里、三阴交、心俞、神门,用补法,适用于气阴两虚之心痛;兼气滞者加巨阙、阳陵泉、太冲、期门,兼痰浊者加丰隆;兼血瘀者加郄门、膈俞、血海。⑤针刺厥阴俞、巨阙、内关、足三里、关元、气海,厥阴俞用针刺,余穴用温针或灸,适用于心阳虚衰之心痛。⑥耳针主穴取心、神门、皮质下、肾、内分泌、肾上腺;配穴取枕、额、交感等。

(温晨龙)

第六节 糖尿病肾病

糖尿病肾病是糖尿病的主要微血管并发症之一，也是影响糖尿病患者预后的最主要因素之一。本病是在糖尿病病程中出现的以蛋白尿、血尿、高血压、水肿、肾功能不全等肾脏病变为特征的总称。它包括组织学上的糖尿病性肾小球硬化症、肾小动脉硬化症、肾盂肾炎以及肾乳头坏死等病理改变。其中糖尿病性肾小球硬化症是糖尿病特有的肾脏并发症，即简称糖尿病肾病。本病的发病率为16.8%～23.48%。1型糖尿病为40%～50%，2型糖尿病约为20%。本病的发病随病程而增高，10年以内者有3%，10～20年者有50%，而20年以上者几乎100%并发肾脏病变。因本病导致尿毒症死亡者占糖尿病患者的27%～31%，已成为糖尿病患者的主要死因之一。据报道，美国透析患者的30%为糖尿病肾病患者，累积发病率为40%～50%。国内报道，本病患者的尿蛋白阳性率为54.2%～55.2%。糖尿病患者一旦发生肾病变，出现持续性尿蛋白，则病情不可逆转，往往进行性发展直至肾衰竭，迄今尚无有效方法能够防止其发展和恶化。如何有效地防治本病已成为当前糖尿病和肾脏病学者们共同的重要研究课题。

根据本病的特点，可归属于中医学的“消渴”“水肿”“尿浊”“关格”等病范畴，其中医病名可称之为“消渴病性肾病”。

一、病因病机

中医学认为本病的发生主要与禀赋不足、体质虚弱，脏腑虚损、精气亏耗，饮食劳倦、积损正虚等因素有关；而外感六淫、内伤七情、肾失闭藏是其诱因。本病是在糖尿病的基础上发展所致，其基本病机是糖尿病病延日久，阴虚燥热而致气阴两虚，血脉瘀阻，或肾精损耗，水火俱亏，气化失常，三焦壅滞，湿浊停留所致。正如《圣济总录》中所载“消渴病久，肾气受伤，肾主水，肾气虚衰，气化失常，开阖不利，水液聚于体内而出现水肿”。脾肾气虚是发病的基础，气阴两虚是病机演变的关键，主要病位在脾肾，与肺、肝等脏腑密切相关，瘀血、水湿、痰浊是其主要兼挟之邪。发病初期，多以阴虚为主，病在肝肾，精血亏虚，络脉瘀阻；病程迁延，阴损及阳，脾肾虚衰，水湿潴留；病至晚期，肾阳衰败，浊毒内停，五脏受损，气血阴阳衰败。本病的病机基本按照气虚或阴虚→气阴两虚→阴阳两虚的规律动态发展，气虚血瘀贯穿本病始终。总之，本病的病因病机有3个基本特征：一是脏腑虚损，诸邪诱发；二是痰瘀互结，缠绵难愈；三是气阴两伤，阴阳俱虚。病证性质以虚为主，因虚致实，先虚后实，虚实夹杂，病变重在肾、脾、肝脏。

现代医学认为本病的发生是一个复杂的过程，可能由多种复合因素在不同的阶段起着主要的致病作用。其主要病理改变为肾小球毛细血管基底膜增厚及系膜区基质增加，导致弥漫性或结节性肾小球硬化。引起本病发生的可能的危险因素有：血糖控制不良，糖尿病病程较长，尿白蛋白排泄量增加，持续高血压，有高血压家族史，有心血管疾病家族史等。其主要发病机制有血流动力学改变，蛋白非酶糖基化，多元醇通道活性增加，多肽生长因子影响肾小球细胞外基质(ECM)，肾小球滤过屏障改变等。由于其发病机制较复杂，目前尚无统一结论，有待于进一步深入研究。

二、临床特征

本病的发病通常在糖尿病起病10～20年的基础上。10年以内患者一般仅3%有肾小球硬化症。病史至少20年或年龄较大者，约有1/3有蛋白尿，并且100%显示有肾小球硬化；而在10～20年者，约有50%。其主要临床特征为蛋白尿、肾病综合征、高血压、视网膜病变及肾功能不全等。

（一）蛋白尿和肾病综合征

蛋白尿是本病的特征，没有蛋白尿就不能诊断肾病，蛋白尿也是最有预后意义的表现。开始时尿中仅有微量清蛋白出现，是选择性蛋白尿，没有球蛋白增加，这种状态可持续多年。随着肾小球基底膜滤孔的增大，大分子物质可以通过，出现非选择性临床蛋白尿，预示几年内可能发生肾衰竭。如尿蛋白超过3 g/d，是预后不良的象征，其生存期多不超过6年。本病的尿蛋白严重程度多呈进行性发展，直至出现肾病综合征。

（二）视网膜病变

视网膜病变虽非肾病表现，但却常常与本病同时存在，甚至有人认为，没有视网膜病变时不可能存在本病。如果肾功能不全患者经检查未发现糖尿病性视网膜病变，则应考虑其他原因。

（三）高血压

高血压在本病中常见，严重的肾病多合并高血压，而高血压能加速本病的进展和恶化，但恶性高血压并不是本病的特征。

（四）肾功能不全

本病的病程是进行性的。慢性肾功能不全的贫血、出血、心力衰竭、心包炎、尿毒症性神经病变等均是终末期表现。氮质血症、尿毒症是其最终结局。由氮质血症发展为尿毒症临床综合征时与其他原因引起的尿毒症无明显区别。

三、诊断要点

（一）早期DN诊断

6个月内连续2次尿检尿清蛋白排出率（UAE）在20～200 μg/min（30～300 mg/24 h），并排除下列引起尿清蛋白增加的因素：①原发性高血压。②心力衰竭。③泌尿系统感染。④酮症酸中毒。⑤运动。可诊断为早期糖尿病肾病。

（二）临床DN诊断

UAE＞200 μg/min或24小时尿蛋白定量＞0.5 g，并排除上述引起尿清蛋白增加的因素，可诊断为临床糖尿病肾病。本病的诊断目前尚无统一标准，虽然肾活检是诊断本病的特异诊断，但是属于有创检查，不可能普遍开展。微量清蛋白尿的检查是目前临床优选的早期诊断指标。此外，眼底检查若发现视网膜病变也应警惕本病的发生。

四、治疗方法

（一）辨证论治

中医临床分期将本病分为三期：早期糖尿病肾病、临床糖尿病肾病和终末期肾衰竭。一般来说，本病早期临床辨证可分为肝肾阴虚、脾肾气虚及气阴两虚等证型；临床糖尿病肾病期主要为气阴两虚型，兼挟水湿、湿热、瘀血等病邪，为正虚邪实；而终末期肾衰竭，则以阴阳两虚为主，湿毒上逆较为突出。临床上宜权衡标本缓急进行辨治。一般以补虚治本为主,祛邪治标为辅。

1.肝肾阴虚

证候:两目干涩,腰膝酸痛,五心烦热,口干喜饮,大便干结,舌红少苔,脉细数。

治法:滋养肝肾。

方药:归芍地黄汤或六味地黄汤合二至丸加减,生地黄、山茱萸、山药、泽泻、牡丹皮、茯苓、当归、赤芍、女贞子、墨旱莲等。方中生地黄、山茱萸、山药、女贞子、墨旱莲滋养肝肾之阴,山药、泽泻、牡丹皮、茯苓、当归、赤芍凉血清虚火、养血泄浊。

2.脾肾气虚

证候:神疲乏力,纳少腹胀,腰膝酸软,四肢不温,夜尿频多,大便稀薄,舌淡胖大边有齿痕,脉沉弱。

治法:健脾固肾。

方药:水陆二仙丹合芡实合剂加减,金樱子、芡实、白术、茯苓、山药、黄精、菟丝子、百合、枇杷叶等。方中金樱子、芡实、白术、茯苓、山药、黄精、菟丝子,固肾缩尿、健脾止泻。

3.气阴两虚

证候:腰膝酸痛,神疲乏力,自汗气短,手足心热,咽干口燥,渴喜饮水,双目干涩,视物模糊,眩晕耳鸣,大便干结或先干后稀,舌红胖大少苔有齿痕或舌淡齿痕,脉沉细或弦细。

治法:益气养阴。

方药:参芪地黄汤加减,太子参、黄芪、生地黄、山药、山茱萸、葛根、天花粉、茯苓、牡丹皮、泽泻、枸杞子、菊花、丹参、当归等。方中太子参、黄芪益气健脾,生地黄、山药、山茱萸养阴补肾,葛根、天花粉生津止渴,枸杞子、菊花养肝明目,丹参、当归活血化瘀,茯苓、牡丹皮、泽泻等清化湿热。

4.阴阳两虚

证候:面色白,畏寒肢冷,或怕热,腰膝酸痛,口干不欲饮,面足水肿,大便或干或稀,尿少或尿闭,舌胖质红,脉沉细弱。

治法:阴阳双补。

方药:桂附地黄汤或济生肾气汤加味,附子、肉桂、党参、熟地黄、山茱萸、山药、茯苓、牡丹皮、泽泻、牛膝、车前子、益母草等。方中附子、肉桂温阳化气,党参、熟地黄、山茱萸、山药补肾健脾益气,茯苓、牡丹皮、泽泻、牛膝、车前子、益母草等利水渗湿祛浊、活血化瘀。

(1)挟瘀血:四肢麻痛,女性患者月经后期,色暗有瘀块或痛经,口唇暗,舌暗有瘀斑或瘀点。可在方中加活血化瘀之品如丹参、鸡血藤、泽兰、桃仁、红花、川芎等。

(2)挟水湿:下肢水肿或水肿。可在方中加利水渗湿药如:车前子、防已、赤小豆、牛膝等,并加入理气药如木香、陈皮、槟榔等,意在行气利水,使水肿迅速消退。如水肿较重,可用实脾饮,济生肾气汤等进一步加强温阳利水。

(3)挟湿浊:症见恶心、呕吐,苔黄腻。可在方中加黄连、竹茹等清化湿热,或用黄连温胆汤,或用苏叶温胆汤。如症见苔白腻,可在方中加陈皮、竹茹、生姜等温化湿浊降逆。湿浊上逆,口中尿味明显者,可在扶正方中加大黄,或所用大黄灌肠,使湿浊外泄,缓解症状。

(二)其他疗法

1.单验方

(1)糖肾宁口服液。①组成:生黄芪、太子参、生地黄、芡实、金樱子、山茱萸、川芎、丹参、水蛭、泽泻、大黄。制成口服液含生药 2 g/mL。②服法:口服每日 20 mL,每日 2 次。4 周为 1 个疗程。

(2)济肾口服液。①组成:黄芪、生地黄、益母草、葛根、丹参各 30 g,玄参、麦冬、川芎、女贞子各15 g,桃仁、水蛭各 10 g。制成口服液含生药 2.24 g/mL。②服法:口服每次 10～20 mL,每日 3 次。

(3)芪丹饮。①组成:北黄芪、熟地黄、玉米须、白花蛇舌草各 15 g,红参、熟附子各 6 g,山茱萸、大黄各 10 g,丹参、益母草各 30 g。②服法:煎成汤剂,每日 1 剂。口服每次300 mL,每日 2 次。

(4)大黄粉:口服每次 5 g,每日 2 次。

(5)糖肾胶囊。①组成:黄芪、当归、丹参、桃仁、赤芍、川芎、益母草,按 2∶1∶1.5∶1∶1∶1∶1.5 之比例煎汁,浓缩,烘干,压粉,制成胶囊,每胶囊含 0.5 g 药粉。②服法:口服每日 3 次。

(6)百令胶囊:冬虫夏草菌丝体干粉制剂,每次 4～5 粒,每日 3 次。

2.灌肠疗法

用大黄等药物煎汁,保留灌肠,每日 1 次,10 次为 1 个疗程。治疗糖尿病肾病。肾功能不全有一定疗效。

3.熏洗疗法

苦参 5 g、地肤子 40 g,水煎 20 分钟,待药液温热时反复洗浴患处,每日 2 次。治疗糖尿病肾病皮肤瘙痒有较好疗效。

4.药浴疗法

用麻黄、细辛、桂枝、羌活、独活、苍术、白术、红花各 30 g,加水适量煮沸 20 分钟,倒入浴池内,温浴30 分钟,使周身汗出。每日 1 次,治疗糖尿病肾病水肿明显者。该法不仅能使体内多余水分及毒物从汗腺排泄,还能迅速减轻因水肿带来的危险因素,达到缓解病情的目的。

5.足药浴法

用川椒、红花、苍术、防风、羌活、独活、麻黄、桂枝、川芎、丹参各 25 g,加水适量煮沸15 分钟后,倒入桶中,置温后将双足浸入水中,然后逐渐加热水至桶满,浸泡 40 分钟,使周身汗出。每日 1 次。治疗糖尿病及其他原因的慢性肾衰竭有辅助作用。

6.针灸疗法

体针选穴下关、中府、中脘、水分、天枢、关元、任脉、风池、肾俞、京门、膀胱俞等。如用耳穴选双侧附件、神门、膀胱、肝、胰、脑点等,均可作为糖尿病肾病的辅助治疗。

7.穴位注射疗法

用川芎注射液或当归注射液 4～6 mL,分别交替注入肾俞、足三里、脾俞、太溪、三阴交,可随证加穴,每日 1 次,10 次为 1 个疗程,可辅助治疗糖尿病肾病。

(温晨龙)

第十四章
肿瘤的中医内科诊疗

第一节 肺　　癌

一、概述

原发性支气管肺癌(简称肺癌)是肺部最常见的恶性肿瘤。近半个世纪来,世界各国肺癌的发病率和死亡率都有明显升高的趋势。我国北京、天津、上海等大城市中肺癌发病率在男性恶性肿瘤中已占首位,在中小城市和农村中,以云南个旧市、宜城市居首位,工矿地区上升较快。调查结果表明,肺癌的发病率呈现出以城市的工业区向四周农村呈递减分布的趋势。肺癌的发病率随年龄增长而增加,40 岁以后迅速上升,50～60 岁上升特别显著,70 岁以后略有下降,男性高于女性,男女之比为(3～7.1)∶1。肺癌确诊后的生存期只有 6～9 个月,五年以上的生存率不及 10%。肺癌的早期诊断是提高治疗效果的有效途径,影像学和痰液脱落细胞学的进展,为肺癌的早期诊断提供了有利条件,肺癌的治疗应是手术、放疗、化疗、免疫治疗及中医药等多种疗法综合运用。

二、病理、分型

(一)病因病机

1.病因

肺癌的病因十分复杂,病机亦尚未完全清楚,目前公认的发病因素有吸烟、物理化学致癌因子、大气污染、慢性肺部疾患及机体免疫功能低下、内分泌失调以及家族遗传因素等。另外,随着分子生物学的发展,大量资料研究表明人体肺癌的发生、演变以及恶性程度与某些癌基因的活化及抗癌基因的丢失有密切关系。

2.病机

肺为气血之源,五脏之华盖,虚如蜂窝,下无透窍,吸之则满,呼之则虚,司气化清浊之宣发与肃降,为人身血气调和之枢纽,地位非常重要。中医认为肺癌由内因和外因两个方面引起。外因是风、寒、暑、湿、燥、火长期侵袭肺脏,邪毒聚结到肺,日久不散所致。内因是七情太过或不及,或因正气虚损,邪气乘虚侵袭肺,郁结胸中。肺气膹郁,宣降失司,积聚成痰,痰凝气滞,瘀阻经脉,久而成块。这也说明长期慢性肺损伤是肺癌发病的重要因素。中医学对肺癌的病机的认识主要如下。①正气内虚。邪毒袭肺,痰湿内聚,外界致癌邪毒侵犯至肺,形成肺气膹郁,肺气宣降失司，壅郁不宣，脉络运行受阻，由气滞而致血瘀，日久化热，逐渐形成包块。②痰凝毒聚：脾肺功能失调，湿贮肺络，痰湿郁结，可形成包块。③脏腑阴阳失调：各种原因引起阴阳亏损，正气内虚，如脾虚不运、肾气不足、肺气虚损等脏腑病变，均可导致肺气不足，常年接触有害气体和吸烟，伤及津液，阴液内耗，致气机不舒，血气不畅，肺阴不足，气阴两虚，运行失调，外邪乘虚而入，留滞客邪而不去，血行阻滞日久而成肿物。

(二)分型

肺癌都发生在气管-支气管的基底细胞。鳞癌的发生则比较明确，在慢性刺激和损伤的影响下，黏膜柱状细胞的纤毛丧失，基底细胞有鳞状间变，不典型增生和发育不全，最后形成癌。临床上，将生长在段支气管及其分支以后的肺癌称周围型肺癌，约占30%，以腺癌比较常见；生长在总支气管或叶支气管近肺门的肺癌称中央型肺癌，约占70%，以鳞癌和未分化癌较为常见。

1.肺癌大体分型

大体分型意见尚不统一。一般以肿瘤发生的部位及肉眼所观形态分型。

(1)以肿瘤发生部位分型。①中央型：肿瘤发生在段以上的支气管，亦即发生在叶支气管及段支气管。②周围型：肿瘤发生在段以下的支气管。③弥漫型：肿瘤发生在细支气管或肺泡，弥漫分布于两肺。

(2)以肿瘤肉眼所观形态分型：可分为管内型、管壁浸润型、结节型、块状型、弥漫浸润型。

2.组织学分型

肿瘤的组织结构较复杂，在同一例肺癌组织中，可因癌细胞的分化方向不统一而出现不同类型的癌组织。即使在同一类型的肺癌组织中，其分化程度也显著不同。肺癌组织的这种分化不同，不仅出现在原发病灶内，而且，也表现在转移的癌组织内。世界卫生组织的“肺肿瘤的组织分型”(1981)分类为：①鳞形细胞癌。简称鳞癌，包括梭形细胞(鳞)癌。鳞癌约占肺癌总量30%，相对容易治疗。②腺癌。包括腺管状腺癌、乳头状腺癌、细支气管癌、肺泡细胞癌。腺癌约占肺癌40%，也相对容易治疗。③腺鳞癌。④未分化癌。分为小细胞癌(包括燕麦细胞型、中间细胞型、复合燕麦细胞型)和大细胞癌(包括巨细胞癌、透明细胞癌)。⑤类癌(肺内分泌肿瘤)。⑥支气管腺癌。包括腺样囊性癌、黏液表皮样癌、腺泡细胞癌。

(三)转移与复发

肺癌的生长和进展多样化。肿瘤起源于黏膜的基底细胞，逐渐增生呈乳头状或菜花样物突入腔内，引起不同程度的阻塞。也可沿支气管壁生长，破坏管壁结构，使支气管增厚变硬，管腔狭窄，也可侵犯纵隔、胸膜、胸壁、横膈等部位。癌肿细胞常循淋巴管播散到肺门、纵隔、锁骨上和腋下淋巴结等，它可直接侵犯血管，发生癌栓，造成远处转移。肝、脑、肾上腺、骨、皮下组织等是最常见的转移部位，骨转移约占40%、对侧肺转移约占30%、淋巴转移约占20%、颅脑转移约占10%。癌组织可发生缺血性坏死形成空洞，甚至继发感染造成癌性肺脓肿。癌细胞也可直接经支气管播散到肺的其他部分。

肺癌在早期就有可能形成广泛的淋巴道及血道转移。淋巴道转移首先见于支气管肺淋巴结，经支气管淋巴结而再转移于气管旁淋巴结。由此可逆行转移到颈淋巴结。肺门淋巴结的转移癌有时还可侵入神经干而引起喉返神经麻痹。未分化型肺癌的转移形成较肺鳞癌为多。肺癌尸检中80%有淋巴结转移。约半数病例的腹膜后淋巴结有转移形成。血道转移在未分化型肺癌可早期发生，在鳞癌和腺癌则多见较晚期而且较少。血道转移癌引起的临床症状，有时可发生在原发性肺癌的症状尚未出现之前。肺癌的血行转移较常见于脑、肾上腺和肾。肺癌复发的原因是:患者术后未坚持综合性治疗,未定期复查,手术中肉眼看不到的残存癌细胞通过血道和淋巴道已经转移到远处组织器官。

三、临床表现

(一)症状

肺癌的临床表现是多种多样的,最常见的有咳嗽、咯血、胸痛及发热等。

不同类型的肺癌,其症状的有无和轻重及临床表现,多与肿瘤发生的部位及病理改变的程度相一致。肿瘤位于肺叶早期常无症状,肿瘤生长于大气管内有管腔阻塞时,常较早地出现症状。

1.早期症状

刺激性干咳,白色黏液泡沫样痰,有的痰中带血丝或咳血,或有胸痛、胸部不适、呼吸困难及发热等。

2.中晚期症状

(1)支气管阻塞:肿瘤小时,可仅部分阻塞支气管,当吸气时支气管口径变大,空气易于进入,阻塞远端肺组织。而呼气时由于支气管口径变小,使气体不易排出,形成阻塞性肺气肿。肿块长大时,完全阻塞支气管形成肺不张。

(2)感染:肿瘤阻塞支气管后,远端支气管内分泌物积聚,细菌容易繁殖,造成感染,出现阻塞性肺炎,严重时可形成肺脓肿。

(3)压迫及转移症状:视癌肿所在部位、体积大小、转移部位及邻近组织而异。如肺上沟癌,即肺尖癌,可压迫侵犯交感神经出现霍纳综合征,臂丛神经受侵易引起臂痛、麻痹、肌萎缩、感觉运动功能障碍等;食管受侵或受压时可产生吞咽梗阻;膈神经受侵产生膈麻痹;喉返神经受侵,则声嘶;压迫侵犯上腔静脉,导致上腔静脉综合征,有头昏、眼花、头面部及上肢肿胀、胸前静脉怒张;侵犯胸膜时,发生胸腔积液,接近胸膜时为淡黄色,已侵及胸膜时变血性;心包受侵时可出现心包积液。

(4)其他症状:有时在肺部症状出现前有肥大性骨关节症状,如长骨之关节对称性肿大疼痛,压迫及暂时性关节积液、杵状指(趾)等,临床上易误诊为风湿性关节炎。还有些患者出现全身发痒及荨麻疹等皮肤症状。

(二)体征

肺癌的体征随肿瘤本身所在部位不同,病情发展的程度不同而异。体征是诊断中的重要依据,临床医师可借助体征,早期发现、早期诊断,还可鉴别肺部癌灶为原发还是转移病变。

四、诊断与鉴别诊断

(一)诊断

1.诊断依据

(1)无任何症状、体征,X线胸片发现肺部孤立结节或肿块,呈分叶状或有细毛刺,或经CT检查经断层证实有支气管阻塞征象者,应疑为肺癌。

(2)长期吸烟的男性年龄在40岁以上,刺激性咳嗽,伴有间断或持续少量咯血,胸片发现肺部局限性病灶,经积极抗炎或抗结核治疗(2~4周)无效或病灶反趋增大者。

(3)节段性肺炎在2~3个月内发展为肺叶不张,或肺叶不张短期内发展为全肺不张者,或在肺不张根部出现肿块,特别是生长性肿块者。

(4)短期内出现无其他原因的一侧增长性胸腔积液、或一侧多量血性胸腔积液而同时伴有肺不张者，应做支气管镜检查核实。

(5)明显气急、咳嗽，X线胸片两侧呈粟粒样或弥散性病灶，应排除粟粒性结核、肺转移癌、肺霉菌病等病变者。

(6)胸中发现肺部块形，伴有肺门和(或)纵隔淋巴结肿大，并出现上腔静脉阻塞、喉返神经麻痹等神经血管压迫症状，或伴有远处淋巴结转移者。

(7)细胞学检查或活组织检查明确诊断者。

2.临床分期分型

原发性肿瘤(T)。

T_x：痰液中找到癌细胞，但X线或支气管镜检查未见病灶；或再治患者，原发灶大小无法测量。

T_0：无原发肿瘤证据。

T_{is}：原位癌。

T_1：肿瘤≤3 cm，局限于肺或脏层胸膜内，支气管镜检查肿瘤近端未累及叶支气管；任何大小的浅表肿瘤仅局限在支气管壁蔓延。若延伸超过叶支气管到达总支气管，也分为T_1。

T_2：肿瘤≥3 cm，或肿瘤侵犯叶支气管，但距离隆突2 cm以外；或肿瘤浸润脏层胸膜；肺叶的阻塞性肺炎或肺不张，但未累及全肺。

T_3：任何大小的肿瘤，直接累及胸壁、膈肌、纵隔胸膜或心包，但未累及心脏、大血管、气管、食管或椎体；或肿瘤在气管内距隆突不到2 cm，但未累及隆突；全肺的阻塞性肺炎或肺不张。

T_4：任何大小肿瘤累及纵隔或心脏、大血管、椎体、气管隆突或有恶性胸腔积液。

淋巴结转移(N)。

N_0：无淋巴结转移。

N_1：支气管旁或同侧肺门淋巴结转移。

N_2：同侧纵隔淋巴结和隆突下淋巴结转移。

N_3：对侧纵隔淋巴结、对侧肺门淋巴结转移；同侧或对侧斜角肌或锁骨上淋巴结转移。

远处转移(M)。

M_0：无或未发现远处转移。

M_1：有远处转移，或有颈部淋巴转移。

根据上述原发灶和转移灶的情况归纳临床分期如下。

隐癌：$T_xN_0M_0$。

0期：$T_{is}N_0M_0$。

Ⅰ期：$T_1N_0M_0$；$T_2N_0M_0$。

Ⅱ期：$T_1N_1M_0$；$T_2N_1M_0$。

Ⅲa：$T_3N_{0\sim2}M_0$；$T_{1\sim3}N_2M_0$。

Ⅲb：任何T，N_3M_0；T_4；任何N、M_0。

Ⅳ期：任何T或N，M_1。

(二)鉴别诊断

诊断肺癌前经常需与其他疾病认真鉴别。常见疾病有以下几种。①肺结核。②肺门淋巴结核。③浸润型肺结核。④粟粒型肺结核。⑤纵隔肿瘤。⑥支气管扩张症。⑦孤立性大块纤维干酪性结核。⑧肺脓肿。⑨肺炎(包括假性黄色瘤)。⑩肺良性肿瘤。

五、治疗

(一)基本治疗方案

综合治疗是提高肺癌疗效的重要手段。经临床实践证明,中西医综合治疗,可以互相取长补短,充分发挥各种治疗方法在疾病过程各阶段中的作用,做到在提高机体免疫力的前提下,最大限度地抑制或消灭肿瘤细胞。达到全身治疗和局部治疗的目的。具有手术适应证的肺癌患者,应首选手术治疗。在手术期间和(或)手术后,不论是否化疗、放疗均应以中医药治疗,有利于康复,并为进一步综合治疗创造有利的条件,减少肿瘤扩散转移,改善症状,延长生存期,提高临床疗效和生存质量。

关于肺癌的综合治疗,有学者采用了一种分组治疗计划。即按细胞学或病理学诊断分为两组,即小细胞肺癌和非小细胞肺癌(鳞癌、腺癌、大细胞未分化癌和混合型肺癌)。

1.小细胞肺癌(SCLC)综合治疗计划

(1)原则上一般不首选手术治疗。

(2)以化疗和放疗为主。

(3)治疗期间视情况可配合活血化瘀中药以提高肿瘤细胞的敏感性,休息期间配合肺癌主方加辨证用药以促进机体功能恢复,以战胜疾病。

(4)争取在肿瘤控制后将原发灶切除。人们通过大批病例的观察,重新认识到,胸内肿瘤的控制不一定延长患者的生存期,但是可改善患者的生存质量,从而提供延长生存期的可能性。为此,手术治疗在小细胞肺癌中的作用再次被提出,但是仅作为一种辅助治疗。

(5)采取措施(头颅照射、亚硝脲类药物)预防颅内转移。

(6)在达到完全缓解(CR)后,至少再作两个疗程巩固化疗,对首次治疗未达到 CR 的患者应努力加强治疗,采取必要的手段(如提高放疗量、更换化疗方案和可能时采取手术)争取达到 CR。

2.非小细胞肺癌(NSCLC)综合治疗计划

(1)原则:对Ⅰ、Ⅱ期患者首先手术治疗,术后根据淋巴结受侵情况、细胞分化程序、血管和淋巴管内有无癌栓,确定是否化疗。其基本治疗计划是手术,休息 1 个月左右,行放疗和(或)化疗,休息 3～6 个月,再行化疗,再休息 3～6 个月,再次化疗。

(2)对Ⅲ期患者的治疗计划:先行放疗,然后争取手术或行化疗,再按疗程执行化疗疗程。

(二)中医治疗

治疗本病应在中医辨证理论具体指导下,辨明虚实邪正,在整体和局部相结合的理论观点上,抗癌治疗和扶正固本治疗相结合,辨证治疗与辨病治疗相结合。中医学认为肺癌发病的病因病机是正气内虚、痰凝毒聚和脏腑阴阳失调,具体辨证分型又有 5～6 种之多,但仔细研究,究其根本,则为“气虚”。正气内虚当为气虚,不需阐述;痰凝毒聚,其因则为水湿停留,气不足而运化不利导致;脏腑阴阳失调,脏腑功能降低,亦是气虚表现。肺为娇脏,五脏之华盖,阳常不足,故其“气虚”之中应以“阳虚”为主。纵观医家之论,鲜有把“阳虚”定为肺癌病机根本之说。有学者根据实践观察应用,证实该病机探讨正确,以此指导临床治疗,已取得了较好的疗效。在临床实践中观察到绝大多数肺癌患者,尤其是早中期、中晚期患者,均表现为舌质偏胖,苔薄白,其他如面色苍白、乏力、倦怠等阳气虚证或多或少,或明显或不明显地存在着。经用温阳扶正药调理后好转，但停一段时间(1个月左右)后又基本恢复原状，再用温阳药物又得以改善。故有学者根据中医学的病机分析及医疗实践证明，肺癌的根本病理病机为“阳气虚”，故温阳益气之法宜贯穿于肺癌治疗的始终。其基本方(肺癌主方)如下。

人参(或党参)10 g，黄芪30 g，麦门冬15 g，枳壳10 g，桔梗10 g，桂枝20 g，炮附子30～60 g(先煎)，菟丝子15 g，女贞子15 g，鹿茸3 g，淫羊藿15 g，沙参15 g，山海螺30 g，石上柏30 g，白英30 g。

1.辨证分型治疗

(1)脾虚痰湿型。①证候：咳嗽痰多，胸闷纳呆，神疲乏力，面色苍白，大便溏薄，舌质淡胖，苔白腻，脉濡缓或濡滑。②治法：健脾除湿，温阳益气，化痰散结。③方药：肺癌主方，选加健脾化湿药，如白术15 g、茯苓15 g、制半夏15 g、陈皮20 g、薏苡仁30 g、牡蛎30 g、浙贝母15 g等。

(2)气阴两虚型。①证候：咳嗽，无痰或少痰或泡沫痰，或痰黄难咳，痰中带血，胸痛气短，心烦失眠，口干便秘，舌质红，苔花剥或光剥无苔，脉细数。②治法：益气养阴，温阳清肺。③方药：肺癌主方选加益气养阴药，如沙参30 g、麦冬15 g、白花蛇舌草40 g、桑白皮20 g、生地黄15 g、夏枯草30 g等。如痰中带血，加仙鹤草15 g、小蓟炭15 g、阿胶(烊化)10 g等药。

(3)气滞血瘀型。①证候：咳嗽，痰血，气促，胸胁胀满或刺痛，大便干结，舌质有瘀斑或紫斑，苔薄黄，脉弦或涩。②治法：温阳行气，化瘀散结。③方药：肺癌主方选加活血化瘀药，如当归15 g、生地黄15 g、桃仁10 g、红花10 g、丹参15 g、赤芍15 g、枳壳10 g、郁金10 g、川楝子10 g等。

(4)热毒炽盛型。①证候：高热，气急，咳嗽，痰黄稠或血痰，胸痛口苦，口渴欲饮，便秘，尿短赤，舌质红，苔黄而干，脉大而数。②治法：清热泻火，解毒散肿。③方药：白虎承气汤加减。④药用：生石膏30 g，知母10 g，大黄10 g，黄连10 g，鱼腥草30 g，蒲公英15 g，仙鹤草15 g，生瓜蒌10 g，黄芩10 g。

该型为肺癌的特殊类型，多为合并肺部感染导致的实热征象，其为标证，实仍为“阳虚”。遵照“急则治其标”之原则，治疗宜清热泻火，解毒散肿，必要时配合静脉用药。待病情好转后，再给予癌肿主方温阳益气随证加减。

(5)气血两亏型。①证候：面色无华，头昏肢倦，神疲懒言，动则自汗，气短，心悸怔忡，食欲缺乏，白细胞减少，舌质淡，舌体胖，苔少，脉细。②治法：益气升血，温阳滋阴。③方药：肺癌主方选加益气养血药，如当归9 g、补骨脂15 g、炒白术12 g、鹿角片12 g、大熟地黄20 g、大砂仁30 g、紫河车12 g、枸杞子15 g、鸡血藤20 g、阿胶(烊冲)10 g。

肺癌症候复杂，合并症亦多，随病情发展的不同阶段，辨证也互相错杂，中医又宜贯穿于治疗的始终，故应掌握具体情况灵活运用，才能恰当治疗。

为便于掌握用药，可参考以下常用药物选择加减使用。①咳嗽痰粘：瓜蒌、桔梗、杏仁、前胡、紫菀、葶苈子等。②痰血：藕节、白茅根、仙鹤草、墨旱莲、白及、三七等。③痰多难吐：枳实、厚朴、海蛤粉、皂角刺。④气虚自汗：人参、冬虫夏草、五味子、浮小麦、生黄芪、煅龙骨、煅牡蛎等。⑤口干舌燥：天花粉、生地黄、玄参、知母、沙参等。⑥胸背疼痛：延胡索、三七、乳香、没药、乌头、云南白药。⑦胸腔积液：葶苈子、车前子、猪苓、芫花等。⑧软坚散结：夏枯草、贝母、牡蛎、甲片、水蛭、僵蚕、山慈菇等。⑨抗癌抑瘤：白花蛇舌草、王不留行、龙葵、重楼、蛇莓、半枝莲、山豆根、蒲公英、前胡、鱼腥草、夏枯草、黄芩、南星、半夏、蟾蜍、斑蝥、冬虫夏草、守宫、紫草、石见穿、黄药子等。

2.单方验方

(1)鸦胆子乳注射液30～80 mL，5%葡萄糖盐水500 mL，静脉滴注，20～30天为1个疗程，间隔 10 天，再行下一个疗程治疗。

(2)猪苓提取物：每日 40 mg，肌内注射，配合化疗。适用于各型肺癌。

(3)鲜龙葵 30 g，每日 1 次，水煎服，适用于肺癌有胸腔积液者。

(4)肺鳞癌方：紫草根 30 g，山海螺 30 g，山豆根 15 g，草河车 15 g，重楼 15 g，夏枯草 15 g，海藻 15 g，贝母 20 g，前胡 10 g。水煎服，每日 1 剂。

(5)肺腺癌方：蜀羊泉 30 g，龙葵 30 g，菝葜 30 g，山海螺 30 g，生薏苡仁 30 g，生牡蛎 30 g，蛇莓 15 g，夏枯草 15 g，山慈菇 15 g，浙贝母 10 g。水煎服，每日 1 剂。

(6)肺未分化癌方：徐长卿 30 g，半枝莲 30 g，白花蛇舌草 50 g，龙葵 30 g，土茯苓 30 g，仙鹤草 30 g，黄药子 30 g，重楼 15 g，野菊花 15 g，前胡 10 g，桔梗 10 g。水煎服，每日 1 剂。

(7)消金散：赤红蛇粉、天南星、白及、凤凰衣，广陈皮、全瓜蒌各 30 g，北沙参 60 g，西洋参 15 g，炙鳖甲 45 g，制乳没各 20 g，朱砂 12 g。共研细末，每次 1 g，每日 3 次，冲服。适用于肺癌阴虚血瘀痰聚者。

3.名医经验

有学者认为，肺癌中医辨证可有多种，并发大咯血、感染、DIC、呼吸性酸中毒者常与肺阴虚有关，病程越到晚期，肺阴虚症出现也就越多。因此，预防和治疗阴虚证，有重要意义。

肺癌与中医学的“息贲”“咳嗽”等疾病有许多症状相似，但是中医的“肺痿”与晚期肺癌更有诸多一致之处，虚热“肺痿”的发生常是重危之症。肺气虚损，津液不足，失于濡养以致“肺叶枯萎”。引起肺阴虚的原因有多种，如：①患者素来是肺肾阴虚的体质，患肺癌后阴虚症状加重。②肺癌手术切除中，体液丢失过多，术后没及时补充。③放射治疗引起“热毒伤阴”。④恶性积液治疗中，给以大量利尿剂，造成体液丢失或低钾血症。⑤博莱霉素、平阳霉素、大剂量环磷酰胺化疗或与放疗毒性叠加造成肺纤维化等。防治肺阴虚的发生，常用方为百合固金汤及清燥救肺汤化裁。基本方为人参、天冬、生地黄、玄参、百合、白芍、杏仁、桔梗、贝母、桑叶、枇杷叶、鱼腥草、半枝莲。本方养阴益气、止咳散结，现代研究有提高免疫功能、抑瘤、镇咳作用。如百合除有益气清心、润肺止咳作用外，主要成分含有秋水仙碱，可抑制瘤细胞的有丝分裂，百合中所含胡萝卜素、维生素 C 等也与抑制肿瘤有关，现代研究证实该药能增强单核细胞的免疫功能以及抗衰老。天冬可养阴生津、镇咳止血，体外抑瘤率可达 44%，有人拟天冬复方对动物肺鳞癌及腺癌有明显抑制作用，可使肺转移灶减少，淋巴细胞转化及 NK 细胞活性提高。枇杷叶、鱼腥草、半枝莲、贝母也是具有软坚散结的肺经要药。加之其他药物的止咳、润肺、止血、清热等功能，每每取得较为明显的临床效果。

4.针灸疗法

(1)针刺：主穴取风门、肺俞、心俞、天泉、膏肓、中府、尺泽、膻中以及痛癌压痛点。配穴取列缺、内关、足三里。耳穴取上肺、下肺、心、大肠、肾上腺、内分泌、鼻、咽部、胸等。补泻兼施，每日 1 次，每次留针20～30 分钟。适用于各期肺癌者。针刺治疗时可配合汤药同时治疗。

(2)针刺和穴位注射：针刺百会、内关、胸区、风门、肺俞、定喘及丰隆突，并以 20%～50% 紫河车注射液 14～16 mL，分别注入足三里及大椎穴。每日或隔日 1 次，连续治疗 15 天为 1 个疗程，休息 3～5 天，再开始下一个疗程。适用于肺癌等晚期恶性肿瘤疼痛者。

5.外敷药物

(1)癌痛散：山奈、乳香、没药、姜黄、栀子、白芷、黄芩各 20 g，小茴香、公丁香、赤芍、木香、黄柏各15 g，蓖麻仁 20 g。上药共为细末，用鸡蛋清调匀外敷乳根穴，6 小时换药一次。适用于肺癌疼痛者。

(2)蟾酥消肿膏:由蟾酥、细辛、生川乌、七叶一枝花、红花、洋片等20余味中药组成,用橡胶氧化锌为基质加工成中药橡皮膏。使用前先将皮肤洗净擦干,再将膏药敷在疼痛处,每隔24小时换药一次。适用于肺癌疼痛者。

(3)消积止痛膏:取樟脑、阿魏、丁香、山柰、重楼、藤黄等量,分研为末,密封备用。用时将上药按前后顺序分别撒在胶布上,敷贴于患者肺癌痛之部位,随即用60 ℃左右的热毛巾在药膏上敷30分钟。每日热敷3次,5~7天换药一次。

6.饮食疗法

(1)手术后饮食:手术后肺气大伤,宜以补气养血为主。选用杏仁露、山药粉、鲜白菜、白萝卜、冬瓜皮、冬瓜子、山梨、莲藕等食品。

(2)放疗时饮食:放疗期间肺阴大伤,宜滋阴养血为主。选用鲜蔬菜、鲜水果,如菠菜、杏仁、核桃仁、枇杷果、枸杞果。

(3)化疗时饮食:化疗期间气血两伤,宜以大补气血为主。饮食选用鳖、龟、鲜鲤鱼、白木耳、香菇、燕窝、向日葵、山梨、银杏等。

7.中医药与放疗,化疗配合

放疗和化疗对人体均有伤害。根据四诊合参,认为放、化疗属"热毒"范畴,易于伤阴,故治疗宜滋阴养血,清热解毒。

(1)化疗期间以养血、活血为主,佐以健脾和胃。当归9 g,赤白芍9 g,川芎9 g,生地黄9 g,鸡血藤15 g,天花粉9 g,女贞子15 g,党参9 g,焦白术9 g,生薏苡仁15 g,生黄芪30 g,大枣5枚。

(2)放疗期间以养血、活血为主,佐以养阴和胃。当归9 g,赤芍9 g,川芎9 g,生地黄9 g,白扁豆9 g,黄芩6 g,白茅根15 g,瓜蒌15 g,麦冬9 g,陈皮9 g,天花粉9 g。

(3)放疗化疗中间休息期及放疗、化疗结束后,宜以中药肺癌主方辨证加减治疗。

六、预防

肺癌主要是环境性因素引起的疾病,其中吸烟是重要的致癌因素,因此劝阻吸烟对肺癌的预防有积极意义。

(一)禁止和控制吸烟

书籍报道80%~90%的肺癌由于吸烟引起,如果控制了吸烟,就可以使肺癌的发病率大大降低,大多数的肺癌就可以对预防。世界卫生组织指出,根除吸烟可有效地降低肺癌的发病率,应该把更多的精力和资金用于一级预防。目前已有一些国家和地区在控制人群吸烟率方面收到了明显的效果。如加拿大男性吸烟率1975年比1965年有明显下降,美国成年男性吸烟率1975年比1965年有明显下降,美国成年男性吸烟率1975年比1964年下降了13.6%。可以预料,再过二三十年,在那些吸烟率下降的国家和地区肺癌的发病率和病死率将会大大下降。

禁止和控制吸烟,首先要着眼于减少吸烟者在人群中的比例,需要制定一定的法律或条例限制人的、特别是限制青少年吸烟。据北京市对几所中学13~19岁学生2 990名(男1 369人,女1 394人)吸烟情况的调查,男生吸烟为19.7%,女生为0.4%,合计为20%。可见青少年吸烟情况的严重性。另外,减少卷烟中有害物质的含量,也是减少吸烟危害的另一重要途径。

(二)控制大气污染

从英国伦敦控制空气污染前后居民的肺癌发生率和病死率来看,控制空气污染确实是一种行之有效减少肺癌发生的方法。我国各大城市设有环境专门机构,做好环境保护工作,必将有效地控制环境污染,从而达到预防肺癌的目的。

(三)职业防护

对开采放射性矿石的矿区作业者,应采取有效的防护措施,尽量减少工作人员受辐射的剂量。如完善通风设备,降低放射性物质的浓度,保证工作环境符合放射防护条例的安全程度。对暴露于致癌化合物的工人,必须采取各种切实有效的劳动保护措施,避免或减少与致癌因子的接触。

(四)防治慢性支气管炎

据统计表明,慢性支气管炎患者的肺癌发病率高于无慢性支气管炎者,所以积极治疗慢性支气管炎对预防肺癌有一定的意义。特别是要劝导慢性支气管炎患者戒烟,因为患慢性支气管炎而又吸烟的患者肺癌发病率更高。

(五)早期发现、早期诊断与早期治疗

对早期肺癌的筛检手段至今仍不令人满意,在人群中普查肺癌的费用非常昂贵,而对降低肺癌死亡率的可能性很小。要努力提高人民群众尤其是医务人员对肺癌的认识,力争早发现、早诊断、早治疗,以达到提高肺癌疗效的目的。

(李懿轩)

第二节 胃　癌

一、概述

胃癌是最常见的恶性肿瘤之一,随其主症不同,在中医学中可分属于“噎膈”“反胃”“积聚”“心腹痞”“胃脘痛”等病证范畴。其发病率居消化道恶性肿瘤之首,但有明显的地区差异性,其发病率在高发区和低发区之间可相差 7～10 倍。我国整体上属于胃癌高发区,其也有明显的地区差异,如我国西北、东北、江苏、浙江沿海一带为胃癌高发区,特别是甘肃省河西走廊、胶东半岛及江苏、浙江胃癌发病率最高,而中南西南尤其是广西,胃癌发病率低。

我国胃癌粗死亡率为 17.30/10 万,按中国人口调整死亡率为 15.41/10 万,按世界人口调整死亡率为 23.86/10 万,胃癌的世界人口标化死亡率以日本最高,美国最低,我国上海仅次于日本,北京居于中间。

近半个世纪以来,随着研究及治疗手段的不断提高,一些发达国家的胃癌发病率与死亡率有所下降,尤其近 30 年来更为显著,这也可能与食物的贮藏及保存方法的改善有关系。

胃癌可发生于胃体上、下各部位,据北京首都医院统计,分布于幽门窦部的为 46.9%,贲门底部的为 39.1%,体部的为 10.2%,全胃的为 3.8%。

胃癌可发生于任何年龄,但总的趋势是发病率随着年龄的增长而上升。发生在 40 岁以下者占 20%;发生在 40～60 岁之间者占 70%。青年人所患胃癌,其恶性程度相对于中老年来说往往更为突出,应予高度重视。我国胃癌发病率较高,其死亡率又占各种恶性肿瘤之首位,平均患病年龄又较低,因此说,胃癌是一个严重危害我国人民健康的常见病,从预防及治疗上均应予以高度重视。

二、病理、分型

(一)病因病机

1.病因

中医认为,胃癌是一种脾胃功能失常的病变,多因忧思恼怒、情志不遂或饮食不节,致肝失疏泄,胃失和降,或久病损伤脾胃。西医学对胃癌确切发病原因尚不清楚,认为可能与多种因素如遗传、血型、性别、年龄等内在因素及环境土壤、空气、水源的污染、饮食及生活习惯等外在因素有关。饮食习惯及化学致癌物质的研究受到重视。很多学者怀疑食物可能具有某些致癌的因素。致癌剂中有高盐及高香料食品,烹调所产生的多环芳烃化合物、亚硝基化合物、霉菌污染产生的毒素,羊齿植物及食品添加剂等。

关于胃部某些疾病如胃息肉、胃溃疡、慢性萎缩性胃炎等能否演变成胃癌,尚有不同意见,但是较多学者根据长期观察,以为此类疾病有可能是癌前病变,汤钊猷教授等学者把胃大部切除术后残胃亦归于癌前期疾病。

2.病机

中医认为,忧思恼怒、情志不遂或饮食不节,致肝失疏泄,胃失和降,或久病损伤脾胃,导致运化失职,痰凝气滞,热毒血瘀,交阻于胃,积聚成块而发病。

据历代医家的论述,其发病机理有3类。

(1)胃中无阳。例如《临证指南医案》曰:“夫反胃乃胃中无阳,不能容受食物,命门火衰,不能熏蒸脾土,以致宿食入胃,不能运化,而为朝食暮吐,暮食朝吐。”

(2)热结津伤。三阳热结,灼伤津液,三门干枯,水谷出入之道不得流通,胃脘干槁,故食下即吐而复出。《医宗金鉴·杂病心法要诀》曰:“贲门干枯,则纳入水谷之道路狭隘,故食不能下,为噎塞也。幽门干枯,则放出腐化之道路狭隘,故食入反出为翻胃也。二证留连日久,则大肠传导之路狭隘,故魄门自应燥涩难行也。胸痛如刺,胃脘伤也,便如羊粪,津液枯也,吐沫呕血,血液不行,皆死证也。”

(3)肝经气郁。情志不舒,肝气抑郁则气滞,气滞必致血行不畅,而凝结成瘀血。胃脘疼痛胀满或如针刺刀割者,多有气结、痰凝、血瘀、食积之病由。故《景岳全书发挥》曰:“膈者左胸膈胃口之间,或痰或瘀血或食积阻滞不通,食物入胃不得下达而呕出,渐至食下即吐而反胃矣。”上述病理过程常交织兼夹,致生众多证型。

通过研究古人论述,结合临床认为:胃癌的发病机理根本在于胃阳虚,先有阳虚,再有气虚痰湿、血瘀等病理特征,形成肿物,阻塞通道,致使食物入胃不适,甚则不得下达而呕吐或食入即吐。至于古人论述的热结津伤,是胃癌发展至晚期的阶段性病机,阳虚而致肿瘤形成,至阻水谷之道而不得通,蕴热渐生,而出现热结津伤之标证。

(二)胃癌的形态学分型

1.早期胃癌

指不论是否有淋巴结转移,癌组织限于黏膜层和黏膜下层。但有些学者认为任何癌灶伴有淋巴结转移均应视为进展期。

(1)微小胃癌:为早期胃癌的始发阶段,体积很小。日本学者于1978年正式命名直径0.5 cm以下的胃癌为微胃癌,0.6~1.0 cm的胃癌为小胃癌,二者统称为微小胃癌。

(2)一点癌:胃黏膜活检病理诊断为胃癌,而手术切除标本经病理阶段性连续切片组织病理学检查,未能再发现癌组织。

2.进展期胃癌

癌组织浸润达肌层或浆膜等称为进展期胃癌,也称中、晚期胃癌。一般把癌组织浸润肌层称为中期胃癌,超过肌层称为晚期胃癌。

(1)大体分型:全国胃癌协作组(1978)提出分为如下9型。①结节蕈伞型。②盘状蕈伞型。③局部溃疡型。④浸润溃疡型。⑤局部浸润型。⑥弥漫浸润型。⑦表面扩散型。⑧混合型。⑨多发癌。

(2)Borrmann分型:除上述国内分型外,国际上广泛采用的为Borrmann(1926)提出的胃癌大部分型法,主要根据肿瘤在黏膜面的形态和胃壁内浸润方式进行分型。①BorrmannⅠ型(结节蕈伞型):肿瘤呈结节、息肉状,表面可有溃疡,溃疡较浅,主要向腔内生长,切面界限较清楚。②BorrmannⅡ型(局部溃疡型):溃疡较深,边缘隆起,肿瘤较局限,周围浸润不明显,切面界限较清楚。③BorrmannⅢ型(浸润溃疡型):溃疡底盘较大,边缘不清楚,周围及深部浸润明显,切面界限不清。④BorrmannⅣ型(弥漫浸润型):癌组织在胃壁内弥漫浸润性生长,浸润部胃壁增厚变硬,皱襞消失,黏膜变平,有时伴浅溃疡,若累及全胃,则形成所谓革袋样胃。

(3)另胃癌Lauren分型分为:①肠型。②弥漫型。

(4)胃癌按生长方式分型分为:①膨胀型。②浸润型。③不能分型(中间型)。

(三)胃癌的组织学分型

一般从胃癌的组织结构、细胞性状和分化程度进行分型。①乳头状腺癌。②管状腺癌。③黏液腺癌。④黏液(印戒)细胞癌。⑤低分化腺癌。⑥未分化腺癌。⑦腺鳞癌。⑧鳞形细胞癌。⑨类癌。

(四)浸润与转移

1.胃癌的浸润

可根据胃癌浸润胃壁的深度判断病期的早晚。胃癌的浸润深度与预后关系密切,根据国内322例早期胃癌和650例中、晚期胃癌的预后统计资料分析,各浸润深度的5年生存率为浸润到黏膜层87.5%,黏膜下层72.7%,浅肌层49.7%,深肌层30.15%,浆膜层19.2%,浆膜外10.8%。

胃癌向胃壁浸润时,可侵入血管、淋巴管,形成癌栓。癌组织还可侵入自然腔道,亦可沿组织间隙、脉管向周围组织浸润而直接蔓延,淋巴管有癌栓形成,容易有淋巴转移,而血管有癌栓,则易引起器官转移。在进展期胃癌中淋巴管癌栓引起淋巴结转移,血管癌栓导致器官转移者远比无癌栓者多见,这些规律亦见于胃癌尸检材料中。胃癌直接蔓延部位与胃癌生长部位有关,贲门胃底癌以侵犯食管、肝和大网膜为主,胃体及胃窦癌均以侵犯大网膜、肝和胰为主,但胃窦癌累及十二指肠较其他部位为高,病变广泛者侵犯周围器官亦较广泛。

2.胃癌的转移

(1)胃癌的淋巴道转移:一般按淋巴引流顺序,即由近及远,由浅及深地发生淋巴结转移。胃部淋巴结转移率与病期密切相关。据国内资料分析,早期胃癌转移率为9.9%;进展期胃癌胃周淋巴结转移率为68.4%,其中第1站为51.4%,第2站以及远处转移占12.3%,而在尸检材料中高达86.7%,并显示有“跳跃式”转移现象。

(2)胃癌的血道转移多发生在晚期:在尸检材料中,器官转移达64.2%。以肝(38.1%)、肺(32.2%)最多,以下依次为胰(18.6%)、肾上腺(18.1%)、骨(11.4%)、肾(8.3%)、脾(7.2%)、脑(3.6%)、皮肤(0.8%)、甲状腺(0.6%)、扁桃体及乳腺(各占0.3%)。但在中、晚期胃癌手术治疗时血行转移仅占1.7%,早期胃癌时占0.2%,常转移至肝。

(3)胃癌的腹膜种植性转移:胃癌侵入浆膜后可脱落至腹腔引起种植,转移性淋巴结破裂于腹腔内播散,亦可形成癌性腹膜炎,并伴大量血性腹水。尸检中种植性转移率为28.6%,累及器官依次为卵巢(占女性43.6%)、膈肌(12.5%)、肠(8.3%)、腹腔壁层(7.8%)、胆道(7.5%),盆腔种植为8.6%。

三、临床表现

(一)症状

胃癌的症状和体征常因肿瘤的生长部位、类型、大小,病程的早晚,有无并发症或转移病灶等条件不同而有所不同。多数患者在病程的早期可以毫无症状。

1.胃痛

疼痛部位以心窝部为主,有时仅为上腹部不适或隐痛。较典型的疼痛是痛而无规律,进食也不缓解。

2.食欲减退

食欲缺乏,伴体重减轻,逐渐消瘦,或食后饱胀嗳气,厌恶肉食等,是胃癌比较常见的症状。

3.恶心呕吐

由于大部分胃癌位于幽门窦部,故幽门梗阻症状颇为多见。不典型的早期梗阻可引起食后膨胀感,轻度恶心、反胃等,典型的机械性幽门梗阻则引起胃扩张呕吐。呕吐物多为在胃内停留过久的隔宿食,故有腐败酸臭味。弥漫性胃癌常无梗阻呕吐症状。

4.上消化道出血

早期胃癌即可出现出血,常表现为柏油样便。晚期胃癌出血量大,若合并有幽门梗阻时,常在呕吐物中混杂咖啡色或暗红色的血液。大便隐血试验呈阳性反应。

5.其他症状

有腹泻、便秘、低热、水肿、全身衰竭。癌肿破溃,或引起胃壁穿孔时,可出现大出血、腹膜炎等并发症。

(二)体征

1.腹部肿块

此为晚期体征。很多晚期胃癌患者可于上腹部触及肿块,质坚硬,结节状,随呼吸上下移动。

2.转移灶

可直接蔓延至邻近的胰腺、肝脏、横结肠;也可经淋巴转移至胃周围淋巴结及远处淋巴结;还可以通过血液循环转移至肝、肺、脑、骨骼、皮肤、卵巢等处,这时可分别在腹部扪及固定不移的肿块;在左锁骨上窝和腋下扪及肿大的淋巴结;或出现腹水、黄疸、肝大、直肠陷凹内肿物。

3.腹水和胸腔积液

晚期胃癌因腹膜和肝脏转移或门静脉被癌肿阻塞而引起腹水。若有胃癌细胞在胸腔内种植转移,可引起胸腔积液。腹水和胸腔积液多为血性,有时可从中找到癌细胞。

四、诊断与鉴别诊断

(一)诊断

1.临床诊断

(1)30岁以上患者,有胃痛或上腹部胀满史1年以上,近期疼痛加重,疼痛节律改变,上腹轻压痛者,应警惕胃癌的发生。

(2)虽无胃病史,但出现原因不明的消瘦、黑便,伴有食欲缺乏、乏力、血红蛋白降低或多次出血兼见顽固性胃痛,多为胃癌的表现。

(3)有胃痛史,且体检发现有肺、肝转移灶,锁骨上淋巴结肿大,或经肠诊检查直肠前壁摸到肿块时,多可确诊。

(4)胃酸低下,注射血组胺后胃液中仍无游离酸时,胃癌可能性大,若胃液脱落细胞学检查已发现有癌细胞即可确诊。

(5)大便隐血检查。在严格控制饮食(如受试者禁肉食 3 天)条件下,大便隐血持续阳性,有一定参考价值。

(6)X 线钡餐检查。胃中溃疡大于 2.5 cm,龛影形状不规则,边缘不整齐,附近胃壁僵直,蠕动消失,溃疡周围黏膜皱襞粗乱或消失;或有突入胃腔内的充盈缺损,边缘不规则,黏膜破坏或中断,经多次观察其形态不变;或有弥漫永恒性环状狭窄,胃壁僵硬,无蠕动波,整个胃缩小等。以上可分别考虑为溃疡型、巨块型、弥漫性胃癌。

(7)胃镜检查。由于近年来纤维胃镜普遍应用,检查设备更加完备,早期胃癌的诊断率明显提高。进展型的中、晚期胃癌,由于块状型癌及溃疡型癌等黏膜皆有明显的恶性变化特征,胃镜直视下诊断一般并不困难,特征不明显的宜进行活组织检查,以明确诊断。

2.临床分期

(1)我国胃癌 TNM 分期。全国胃癌协作组参照国际抗癌联盟(UICC)倡导的 TNM 分期法。根据原发病灶的大小、浸润深度、淋巴结转移程度及有无远处转移等条件,于 1978 年初步制订了我国的胃癌 TNM 分期法。

原发肿瘤(T)。

T_1:不管肿瘤大小,癌灶局限于黏膜或黏膜下层的早期胃癌。

T_2:癌灶侵及肌层,病灶不超过一个分区的 1/2。

T_3:肿瘤侵及浆膜,或虽未侵及浆膜,然病灶已超过一个分区的 1/2,但未超过 1 个分区。

T_4:肿瘤已穿透浆膜,或大小已超过 1 个分区。

淋巴结转移(N)。

N_0:无淋巴结转移。

N_1:为离癌灶最近,贴近于胃壁的第 1 站淋巴结有转移,包括贲门右、贲门左、胃小弯、胃大弯、幽门上、幽门下以及脾门淋巴结。

N_2:远离癌灶部位的第 1 站淋巴结有转移(如胃窦癌有贲门旁或脾门淋巴结转移或贲门癌有幽门上下淋巴结转移),或有胃左动脉旁、肝总动脉干、脾动脉干及十二指肠后第 2 站淋巴结的转移。

N_3:有腹腔动脉旁、腹主动脉旁、肝十二指肠韧带、肠系膜根部及结肠中动脉周围的第 3 站淋巴结转移。

远处转移(M)。

M_0:无远处转移。

M_1:发生远处转移。

临床分期。

Ⅰ期:无淋巴结转移或仅有邻近第 1 站淋巴结转移的早期胃癌,即 $T_1N_{0\sim1}M_0$。

Ⅱ期:癌肿侵及肌层或浆膜层,病变范围未超过1个分区,没有或仅有第1站淋巴结转移,即$T_{2\sim3}N_{0\sim1}M_0$。

Ⅲ期:不论肿瘤大小,凡有远隔部位的第1站淋巴结转移,或邻近第2站淋巴结转移,或虽仅有邻近第1站淋巴结转移,甚或无淋巴结转移,但癌肿已经超过1个分区且浸润已超越黏膜下层者,即$T_{1\sim4}N_2M_0$和$T_4N_{0\sim1}M_0$。

Ⅳ期:不论肿瘤大小,凡有远处转移或有肝十二指肠韧带、腹主动脉旁、肠系膜根部、结肠中动脉周围等第3站淋巴结转移,即$T_{1\sim4}N_3M_0$。

(2)日本PHNS分期。自UICC将TNM分期法应用于胃癌分期后,日本多数学者认为TNM分期法不能准确地反应胃癌的生物学特点及临床情况,故日本胃癌研究会制订了如下PHNS分期法。

腹膜转移(P)。

P_0:没有腹膜、系膜、网膜或内脏浆膜转移。

P_1:邻近肿瘤腹膜的转移。

P_2:远离肿瘤腹膜的散在性转移。

P_3:远离腹膜的弥漫性转移。

肝转移(H)。

H_0:无肝转移。

H_1:转移限于肝的一叶。

H_2:转移至肝两叶。

H_3:肝弥漫性转移。

淋巴结转移(N)。

N_0:无淋巴结转移。

N_1:转移至第1站淋巴结。

N_2:转移至第2站淋巴结。

N_3:转移至第3站淋巴结。

N_4:转移超过第3站淋巴结。

浆膜层侵犯(S)。

S_0:肿瘤未累及浆膜层。

S_1:高度怀疑累及浆膜层。

S_2:肿瘤穿透浆膜层。

S_3:肿瘤穿透浆膜层并累及邻近组织。

(3)国际抗癌联盟胃癌新TNM分期。为了制订一个合理、实用的胃癌分期方法。国际抗癌联盟(UICC)、美国肿瘤联合会(AJCC)和日本肿瘤协会(JCC)经过反复磋商讨论,于1985年5月在日内瓦国际会议上,由UICC正式颁发了国际统一的胃癌新TNM分期法。

原发肿瘤(T)。

T_0:无原发瘤证据。

T_{is}:原发肿瘤局限于黏膜层而未累及黏膜下层。

T_1:肿瘤浸润至黏膜或黏膜下层。

T_2:肿瘤浸润至肌层或浆膜下层。

T_3：肿瘤穿透浆膜层。

T_4：肿瘤侵及邻近组织或器官(腔内扩展到十二指肠或食管者按胃壁浸润的最大程度分类)。

淋巴结转移(N)。

N_0：无淋巴结转移。

N_1：距原发灶边缘3 cm以内的胃周淋巴结转移。

N_2：距原发灶边缘3 cm以外的胃周淋巴结转移，包括胃左动脉、肝总动脉、脾动脉和腹腔动脉周围淋巴结转移。

远处转移(M)。

M_0：未发现远处转移。

M_1：有远处转移，需具体说明远处转移部位。

但TNM分期法中的N_3，即腹主动脉旁、胰十二指肠后、肝十二指肠韧带、结肠中动脉周围、肠系膜根部淋巴结转移，均属于M_1；凡TNM的资料不明或记录不详时以$T_xN_xM_x$表示之。

临床分期。

0期：肿瘤浸润黏膜层但未累及黏膜固有膜，无淋巴结转移者，即$T_{is}N_0M_0$。

Ⅰ：又分为Ⅰa及Ⅰb期。

Ⅰa：凡肿瘤浸润至黏膜或黏膜下层者，无局部淋巴结转移，即$T_1N_0M_0$。

Ⅰb：肿瘤浸润至黏膜或黏膜下层伴有距原发灶3 cm以内淋巴结转移者，或肿瘤已浸润至肌层或浆膜下但尚无局部淋巴结转移者，即$T_1N_1M_0$及$T_2N_0M_0$。

Ⅱ期：肿瘤浸润至黏膜或黏膜下层但已有距原发灶3 cm以外淋巴结转移者，或肿瘤已浸润至肌层、浆膜下层，但仅有距原发灶3 cm以内淋巴结转移者，甚或肿瘤已穿透浆膜层但尚无淋巴结转移者，即$T_1N_1M_0$、$T_2N_1M_0$及$T_3N_0M_0$。

Ⅲ期：又分为Ⅲa及Ⅲb。

Ⅲa期：肿瘤浸润至肌层或浆膜下并已有距原发灶3 cm以外淋巴结转移，肿瘤已穿透浆膜外但仅有3 cm以内淋巴结转移，甚或肿瘤已侵及邻近组织、器官，但尚无淋巴结转移者，即$T_2N_2M_0$、$T_3N_1M_0$及$T_4N_0M_0$。

Ⅲb期：肿瘤已穿透浆膜层并有3 cm以外淋巴结转移；或肿瘤已累及邻近组织、器官但仅有3 cm以内淋巴结转移，即$T_3N_2M_0$或$T_4N_1M_0$。

Ⅳ期：肿瘤已累及邻近组织、器官，并有距原发灶3 cm以外淋巴结转移，或已有远处转移的任何T、N，即$T_4N_2M_0$以及$T_{0\sim4}N_{0\sim2}M_1$。

(二)鉴别诊断

1.胃癌与胃良性疾患的鉴别

(1)胃溃疡。由于胃癌无特征性的症状和体征，临床表现酷似胃溃疡，特别是青年人胃癌常被误诊为胃溃疡或慢性胃炎，故须仔细鉴别。胃溃疡的某些典型X线表现可作为诊断依据，如龛影一般突出于腔外，直径在2 cm以内，其口部光滑整齐，周围黏膜呈辐射状，胃壁柔软可扩张等；而进展期溃疡型癌的龛影较大，且位于腔内，常伴有指压痕及裂隙征，胃黏膜皱襞破坏，局部胃壁僵硬，胃腔扩张性差等。但某些胼胝性溃疡易与溃疡型癌相混淆，这需要进一步作胃镜活检予以鉴别。

(2)胃息肉(胃腺瘤或腺瘤性息肉)。来源于胃黏膜上皮的良性肿瘤可发生于任何年龄，但以60～70岁多见。较小的腺瘤可无任何症状，较大者可引起上腹部饱胀不适，隐痛恶心。腺瘤表面黏膜又可糜烂、溃疡出血而引起黑便，临床表现可酷似胃癌。X线钡餐检查显示为1 cm左右直径，边界完整的圆形充盈缺损，带蒂腺瘤推压时可移动部位。胃腺瘤常与隆起型早期胃癌相混淆，宜胃镜活检予以确诊。

(3)胃平滑肌瘤。可发生于任何年龄，多见于50岁以下。其瘤体多单发，2～4 cm大小，好发于胃窦及胃体部，呈圆形或椭圆形，患者常有上腹饱胀不适、隐痛或胀痛，当肿瘤增大供血不足而形成溃疡时亦可出现间歇性呕血或黑便，约有2%可恶变成平滑肌肉瘤。胃镜检查常可与胃癌相区别，但难以决定属平滑肌瘤抑或平滑肌肉瘤。

2.胃癌与其他胃部恶性肿瘤的鉴别

(1)原发性恶性淋巴瘤。占胃部恶性肿瘤的0.5%～8%。多见于青壮年，好发于胃窦、幽门前区及胃小弯。病变源于黏膜下层的淋巴组织可向周围扩展而累及胃壁全层，病灶部浆膜或黏膜常完整。当病灶浸润黏膜40%～80%时，发生大小不等、深浅不一的溃疡。临床表现有上腹部饱胀、疼痛、恶心、呕吐、黑便、胃纳减退、消瘦、乏力、贫血等非特异性症状，乙醇常可诱发胃淋巴瘤患者腹痛的发生，少许患者伴有全身皮肤瘙痒症。X线钡餐检查病灶的表现率可达93%～100%，但能确诊为胃淋巴肉瘤者仅10%左右。具特征性的改变为弥漫性胃黏膜皱襞不规则增厚，有不规则地图形多发性溃疡，溃疡边缘黏膜隆起增厚形成大皱襞；单发或多发的圆形充盈缺损，呈“鹅卵石样”改变。

(2)胃平滑肌肉瘤。占胃恶性肿瘤的0.25%～3%，胃肉瘤的20%，多见于老年，好发于胃底、胃体。瘤体一般较大，常在10 cm以上，呈球形或半球形，由于癌体巨大其中央部常因血供不足而形成溃疡。临床表现主要为上腹部疼痛、不适、恶心、呕吐、胃纳减退、消瘦、发热、上消化道出血，由于多数患者的瘤体巨大而在腹部可扪及肿物，局部有压痛。X线钡餐检查可见黏膜下型胃平滑肌肉瘤，于胃腔内可见边缘整齐的球形充盈缺损，其中央常有典型的“脐样”龛影，浆膜下型者则仅见胃壁受压及推移征象；胃底平滑肌肉瘤在胃泡内空气的对比下，可见半弧形状组织块影。胃镜检查时黏膜下型平滑肌肉瘤的表面黏膜呈半透明状，其周围黏膜可见“桥形”皱襞；肿瘤向胃壁浸润时，其边界不清，可见溃疡及粗大之黏膜皱襞，胃壁僵硬，一般与胃癌不难鉴别。

五、治疗

(一)基本治疗方案

外科手术至今仍是胃癌治疗的主要手段，早期诊断、早期做胃癌根治切除手术是最有效的治疗方法。目前多采取以手术治疗为主，辅以化疗、放疗、免疫疗法及中医药等中西医结合综合治疗。其综合方案为对Ⅰ期者采取根治性手术，术后予中药，并N_1则予化疗并配合中药。Ⅱ期(即$T_1N_2M_0$、$T_2N_1M_0$、$T_3N_0M_0$)者在根治手术前短期给予中药，术后予化疗加中药。对Ⅲ期者也应争取手术，术前予化疗及中药，术后化疗或(及)放疗及长期中药。对Ⅳ期者可试做根三式加被侵脏器联合切除，或姑息切除或改道术，亦可以中药化疗治疗。

(二)中医治疗

1.辨病治疗

中医治疗胃癌是在辨证论治的基础上，运用西医学知识，采用辨证与辨病相结合，扶正与祛邪相结合的方法。肿瘤是一种全身性疾病的局部表现，与整体有密切联系，所以正确处理好全身与局部的关系及扶正与祛邪的关系，是胃癌中医治疗成败的关键之一。既然胃癌(反胃)基本病机是中焦虚寒，下焦火衰，所以胃癌的治疗原则为健脾温胃，温补命门。

胃癌主方：太子参 9 g，炒白术 2 g，炮姜 6 g，吴茱萸 12 g，桂枝 15 g，淫羊藿 15 g，补骨脂 12 g，炮附子(先煎)30 g。

至于出现痰湿郁结、肝胃不和及气血亏虚等证，只是胃阳不足病机的不同阶段的兼证而已，治疗宜以胃癌主方随证加减。

近年来全国不少单位也各自制定了一些胃癌协定处方，在主方基础上结合临床表现进行加减，此法经过较长时间的观察。证明有一定疗效。

(1)晚期胃癌方(王冠庭方)：党参 15 g，黄芪 15 g，白术 10 g，薏苡仁 30 g，石见穿 30 g，重楼 12 g，白花蛇舌草 30 g，白英 30 g。临床随症加减，水煎服 1 天内服完。

(2)理胃化结汤(福州红十字医院)：党参 15 g，黄芪 15 g，熟地黄 15 g，秦艽 15 g，莲子肉 15 g，白术 12 g，桂花 12 g，茯苓 12 g，沙参 12 g，白英 30 g，白花蛇舌草 30 g，羊肚枣 10 g，枸杞子 9 g，田七粉(冲服)1.5 g。水煎服，1 天内服完。

随症加减：出血加紫珠草、仙鹤草各 30 g，金银花 9 g，血余炭 6 g，阿胶 25 g；气虚、贫血、白细胞减少，黄芪增加到 30 g，加用当归 9 g、鸡血藤 30 g、女贞子 20 g、制首乌 20 g；脾胃虚寒，口淡吐清水及白沫者，加高良姜 12 g、附子 9 g、肉桂 3 g、桂圆肉 12 g、砂仁 10 g、田三七粉 6 g，酌减金银花、白英、白花蛇舌草；疼痛加延胡索 9 g、台乌药 10 g；口干舌燥，舌质红绛，加麦冬、玉竹、天冬、石斛、白茅根；水肿加车前子、猪苓、茯苓皮、泽泻。

(3)健脾益肾方。中国中医研究院广安门医院肿瘤科余桂清教授等以该方治疗胃癌，收效明显。他们结合中医理论认为：晚期胃癌多有中焦虚寒，手术化疗大伤元气，极易出现命门火衰。该方力补脾肾温养命门。从药味而论，党参甘平，补中益气；白术苦甘而温，健脾运湿；枸杞子甘平，滋补肝脾；女贞子甘苦微寒，滋阴益精；菟丝子甘平，补益肾气；补骨脂辛温，温补命门。全方功效既补先天又补后天，补而不滞，温而不燥，突出健脾益肾之大法。余桂清教授等在上面的阐述中，亦指明了阳气虚弱与胃癌的关系，在治疗方法上亦运用了温阳益肾的药物，临床上取得了较好的疗效，只是未明确提出阳气虚为胃癌发病之根本，故温阳药物数量及剂量均少。有学者的临床应用观察到增加温阳药物数量及剂量的方剂(胃癌主方)并随证加减在临床已取得较好的疗效，患者舌体淡胖、舌质暗红及青紫现象，均得到不同程度的改善。

(4)有学者认为气机失调是诱发胃癌的一个重要因素，所以把理气作为胃癌的治本之法。他理气不避香燥，枸橘李用至 24 g，每获良效。同时他认为：治胃癌不用消坚散结之法非其治也，但消坚并不等于一味滥用有毒之品，当用斑蝥、马钱子者，也宜改用天龙、露蜂房等药性较缓者。此外，他还认为扶正对于胃癌有重大意义：①扶正有利于消坚。②扶正有利于患者接受综合治疗。③扶正有利于改善患者体质，促进康复，延长生存期。在扶正的方法上，他强调以健脾养胃为主。中医的正气包括阴、阳、气、血四方面，而以阳为主，扶正宜强调温阳。所以有学者认为治疗胃癌在温阳扶正的同时结合理气消坚散结之法，疗效会更好。

2.辨证分型治疗

根据全国中西医结合胃癌协作组意见，胃癌应按以下 6 个证型分治。

(1)肝胃不和型。①证候：胃脘胀满，时时作痛，串及两胁，口苦心烦，嗳气陈腐，饮食少进或呕吐反胃，舌苔薄黄或薄白，脉细。②治法：温阳健脾，舒肝和胃。③方药：胃癌主方合逍遥散加减。

(2)脾胃虚寒型。①证候：胃脘隐约胀痛，喜按就温，或暮食朝吐，朝食暮吐，或食入经久仍复吐，时呕清水，面色白，肢凉神疲，或便溏水肿，舌唇淡胖有齿痕，苔白滑润，脉沉缓或沉细濡。

②治法:温中散寒,健脾和胃。③方药:胃癌主方。

(3)胃热伤阴型。①证候:胃内灼热,口干欲食,胃脘嘈杂,食后剧痛,五心烦热,大便干燥,脉滑细数,舌红少苔,或舌黄少津。②治法:养阴清热,稍佐以温阳(甚至不用)。③方药:麦门冬汤合胃癌主方减去炮附子、补骨脂、炮姜等温阳药物。

(4)痰湿凝结型。①证候:胸闷膈满,面黄虚肿,呕吐痰涎,腹胀便溏,痰核累累,舌淡滑,苔滑腻。②治法:化痰散结,温化中焦。③方药:胃癌主方合开郁二陈汤加减。

(5)瘀毒内阻型。①证候:胃脘刺痛,灼热灼痛,食后痛剧,口干思饮,脘胀拒按,心下触及痞块,或有呕血便血,肌肤枯燥甲错,舌唇紫暗或见瘀点,脉沉弦、细涩或弦数。②治法:活血祛瘀,温阳止痛。③方药:胃癌主方合膈下逐瘀汤加减。

(6)气血双亏型。①证候:全身乏力,心悸气短,头晕目眩,面色无华,虚烦不寐,自汗盗汗,甚则阴阳两虚,脉沉细无力,舌淡少苔。②治法:补气养血,温阳健脾。③方药:胃癌主方合八珍汤加减。

以上6型之间是相互关联的,各个证型亦不一定典型地出现。随着胃癌病情的发展,证型亦随之变化,临床上应根据病情变化辨证论治。

3.专秘验方

(1)灭癌汤:水蛭2 g,硇砂0.5 g,夏枯草15 g,党参15 g,木香3 g,白矾3 g,月石3 g,紫贝齿10 g,槟榔10 g,玄参10 g,代赭石10 g,大黄5 g,丹参30 g,陈皮6 g。

(2)灭癌散:大黄12 g,白矾20 g,血竭10 g,麝香1 g,人中白3 g,红参20 g。

(3)蛋楞丸:白术60 g,炒谷芽60 g,瓦楞子60 g,鸡蛋壳(熔)120 g,枯白矾30 g,娑罗子90 g,代赭石90 g。共研为细末,水泛为丸,如绿豆大。每次3~6 g,每日3次,黄芪煎水送下或开水送下。适用于各期胃癌。

(4)蟾酥制剂:用中华干蟾皮制成50%的静脉注射液,每次10 mL加入10%或50%葡萄糖注射液40 mL中缓慢静脉滴注,每日1次,30次为1个疗程;也可用蟾酥皮注射液30 mL加入50%葡萄糖注射液250 mL中静脉滴注,每日1次,连用7天,休息3天为一周期,6个周期为1个疗程,停药2个月后再重复治疗。并配合服用扶正中药,每周5剂。与化疗合并应用,效果更好。

(5)10%鸦胆子乳剂:取4~10 mg加入10%葡萄糖注射液500 mL,静脉滴注,每日1次,总剂量为6~13 g。

(6)手术后调理脾胃方:生黄芪30 g,焦三仙各30 g,党参15 g,石斛15 g,陈皮10 g,清半夏10 g,枳壳10 g,厚朴10 g,鸡内金10 g,砂仁6 g,甘草6 g。自汗及虚汗多者加浮小麦、五味子、防风;阴虚者加沙参、麦冬、生地黄;腹胀加莱菔子、大腹皮;便干结加火麻仁;便溏加白术、云苓。

(7)胃癌放疗时配合治疗方:北沙参30 g,鸡血藤30 g,麦冬15 g,石斛15 g,竹茹15 g,女贞子15 g,玉竹10 g,橘皮15 g,木瓜15 g,鸡内金10 g,砂仁6 g,甘草6 g。

4.针灸疗法

(1)针刺止痛。主穴:中脘、下脘、章门、脾俞、胃俞、膈俞、足三里、三阴交;配穴:丰隆、公孙、肾俞。

(2)艾灸止痛。穴位:中脘、下脘、胃俞、脾俞、关元、神阙、足三里、三阴交。

(3)点穴止呃。对术后顽固性呃逆或重症患者呃逆,可按压百会穴,患者坐卧位均可;或拇指按压膻中穴;或按压止呃穴、巨阙穴。

(4)针刺止呃。针刺双侧内关、足三里,或针刺迎香穴,或针刺缺盆穴。

(5)耳针止呃。主穴:膈、胃、肝、脾、交感;配穴:神门、皮质下、肾上腺。

(6)穴位封闭止呃法。用维生素 B_1、B_6 各 2 mL,取双侧内关作穴位封闭,有效率在 95%以上。

5.外敷疗法

(1)蟾酥膏。以蟾酥、生川乌、两面针、公丁香、肉桂、细辛、七叶一枝花、红花等药制成橡皮膏,外贴癌性疼痛处,24 小时换药一次,7 天为 1 个疗程。

(2)中药止痛抚癌膏。三七、重楼、元胡、黄药子各 10 g,芦根 20 g,川乌 6 g,冰片 8 g,紫皮大蒜 100 g,麝香适量。大蒜取汁,余药研为细粉过 100 目筛。用大蒜汁将药粉调成膏剂贴于痛点,或经络压痛部位,隔日 2 贴。止痛效果好,无不良反应。

6.饮食调养

(1)手术后饮食。注意预防倾倒综合征和低血糖综合征。倾倒综合征主要表现是进食甜的流质10～20 分钟后,即感上腹部不适,腹部胀痛,恶心,呕吐,肠鸣,腹泻,全身乏力,头晕,出汗,心慌,面部潮红,甚至虚脱。该综合征多可通过饮食调节控制,症状较重和反复发作者,应进食高蛋白、高脂肪、低碳水化合物的食物,做到少量多餐,进餐时避免饮用流质等液体食物,餐后最好能平卧 30 分钟,餐后半小时到 1 小时可以饮用少量无糖液体。

术后低血糖综合征的主要表现是进食后 2～4 小时,出现心慌、出汗、无力、眩晕、手震颤、饥饿感、瞌睡或虚脱。通过饮食调节来控制本综合征的办法是:少食多餐,进高蛋白、高脂肪与低碳水化合物饮食,避免甜的、过热的流质饮食。餐后平卧 10～20 分钟,并准备可供口服的糖类食品以纠正低血糖。

(2)化疗时饮食。①避免在药物作用的高峰期进食。如采用静脉给药,最好在空腹时进行;如采用口服给药,以饮后服用为好,因为药物经 2～3 小时后吸收入血液,其浓度在到最高时,即使有消化道反应也是空腹状态,症状会因此减轻。②在化疗期间,进餐次数要比平时多一些,食物的性状要稀软易消化又含有丰富的蛋白质、维生素和充足的热能。即使有呕吐,也要坚持进食,必要时可通过输液补充能量。

(3)放疗时饮食。放疗时可出现恶心、食欲下降,高峰时可有呕吐,放疗后期可出现腹痛及腹泻、血象下降、免疫功能下降等。这时宜给予充足的营养和丰富的维生素,以补气生血。常用食品有山药、木耳、莲子、香蕈、百合、藕、绿豆、鸭、甲鱼、蚌肉、牛乳、豆腐、仁、大枣、糯米等清补食品。

(三)手术与中医药配合

经多年的临床实践证明,中西医结合治疗胃癌,可以取长补短,进一步提高胃癌的治疗效果。手术是治疗胃癌的主要手段,中医中药如何与手术配合,是胃癌中西医综合治疗的重点。据大多数学者意见,手术与中医药综合治疗的基本原则如下。

1.术前

Ⅰ期,术前可不用中药;Ⅱ期,术前可服用中药(不超过半个月);Ⅲ～Ⅳ期,术前应一直服用中药;对无法手术的晚期患者,应以中药(或加化疗)治疗为主。

2.术后

Ⅰ期,短期服用中药,调理脾胃,恢复胃肠功能,促进术后体力恢复;Ⅱ期,术后服中药一月左右,调理脾胃,补气养血,以利康复,常规化疗开始时,亦应配合中药,以减少化疗反应,增加化疗效应;Ⅲ～Ⅳ期,无论根治术或姑息性手术,均应长期坚持服用中药,时间达 2～3 年。

术前术后均宜应用充分体现针对胃癌根本病机的胃癌主方随证加减，至于刚术后，以主要调理脾胃为主，可试用胃癌术后调理脾胃方：黄芪 30 g，南北沙参各 15 g，陈皮 10 g，半夏 10 g，佛手 10 g，厚朴 10 g，砂仁 6 g，白蔻仁 6 g，黄精 15 g，鸡内金 10 g，焦三仙各 30 g，甘草 3 g。

(四)化疗与中医药配合

1.中医药的化疗增效作用

中医药的应用可提高癌组织对化疗的敏感性，保护正常组织免受化疗的损害，从而减轻毒副作用，是提高肿瘤治疗的重要途径。从临床研究中发现某些中药对化疗具有增效作用，使化疗见效快，效力增加。有学者应用复方丹参配合化疗治疗胃癌，发现近期疗效有所提高。

2.中医药防治胃癌化疗不良反应

因对胃癌术后或者未能手术者的主要治疗手段为化疗，化疗的不良反应众所周知，如何减轻化疗的毒副作用，与最终治疗的成败有极大的关系。

有学者通过健脾益气汤加减配合化疗，对化疗毒副反应的防治作用，发现中药加化疗组患者的恶心、呕吐、腹泻等消化道症状的出现率，脱发、肝功能损害、免疫抑制以及血象下降等毒性反应的出现机会，均显著低于单项化疗组。当胃癌化疗患者出现腹泻时，可以参苓白术散及四神丸等加减，常用药有党参15 g，白术 9 g，茯苓 9 g，焦薏苡仁(包煎)30 g，肉豆蔻 9 g，吴茱萸 9 g，补骨脂 9 g，诃子肉 9 g 等。对于胃癌化疗引起的恶心、呕吐，如呕吐酸水或苦水者，多属胃热之证，宜以炒陈皮、姜半夏、茯苓、竹茹、黄连、麦冬、枇杷叶，水煎服；如呕吐清水、凉水者，多为脾胃虚寒之证，宜用炒陈皮、姜半夏、茯苓、炙甘草、党参、丁香、柿蒂等加减。

六、预防

胃癌是威胁我国人民生命健康的最严重的恶性肿瘤之一。由于病情发展快，发现症状后不进行治疗，90%以上患者在 1 年内死亡。

近年来随着早期胃癌发现率的提高、手术方法的改进和综合治疗手段的应用，其治疗率有所提高，但大多数报道的 5 年生存率仍徘徊于 20%～70%。所以除继续完善治疗方法外，积极预防胃癌的发生，治疗癌前病变，亦是一项重要的工作。

中医认为胃癌是一种脾胃功能失常的病变，多因忧思忿怒、情志不遂或饮食不节有关。故应提倡心情舒畅，情志开朗，饮食切忌暴饮、暴食或饥饱不匀。有胃病的患者，一般可少食多餐，以清淡易消化的食物为宜。舌苔黄腻、灰腻，厚而不化者，需限制肥甘厚味，烈性酒尤当禁忌。舌质光红无苔或舌红苔少者，要忌食辛辣刺激性食物。胃痛持续不已者，应在一定时间内进食流汁、半流质饮食，出现大量黑便或吐血，宜及时住院治疗。

(毛　瑜)

第三节　大　肠　癌

一、概述

大肠癌包括结肠癌与直肠癌。病变位于肛门者，又称肛门癌。大肠癌是胃肠道常见的恶性肿瘤，仅次于胃癌、食管癌。癌肿部位最常发生于直肠和乙状结肠，约占77.8％，其次为盲肠及升结肠，再次为降结肠、肝曲及脾曲。大肠癌生长较慢，转移较晚，且大多数发生在肛管、直肠及直肠乙状结肠交界处。中医学对结肠癌未有确切称谓，仅有近似于大肠癌的临床体征记载，如“肠积”“积聚”“肠覃”“下痢”“脏毒”“锁肛痔”。大肠癌在不同地区，其发病率有明显区别。据世界肿瘤流行病学调查统计，大肠癌在北美、西欧、澳大利亚、新西兰等地的发病率最高，日本、智利、非洲等地则低。根据有限资料，非洲大肠癌的发病率似乎非常低，伯基特报道分布于非洲各地的21家医院，最多的一家医院每年可遇到4例大肠癌。一般来说，经济发达的国家发病率较高。

在世界范围内我国属于低发区。近年来大肠癌同肺癌一样有上升趋势，我国亦不例外。该病在国内的发病率亦有地区差异，以上海、浙江、福建为高发区。男性大肠癌的发病率明显高于女性，约为1.6∶1。发病率年龄方面资料，据国内统计，以40～50岁为多，年龄组中位数为45岁左右，40岁以下者占全部病例的1/3左右，30岁以下者占10％左右。高发国家大肠癌高发年龄为60～70岁，30岁以下者占6％左右。我国大肠癌好发年龄比国外提早10～15岁，30岁以下者占11％～13％，这是我国大肠癌的一个主要特点。

二、病理、分型

（一）病因病机

1.病因

大肠癌和其他恶性肿瘤一样，病因尚未明确，可能和下列因素有关。

（1）环境因素：经研究证明，在各种环境因素中，以饮食因素最重要，大肠癌的发病率与食物中的高脂肪消耗量有正相关系。另外，也可能与微量元素缺乏、生活习惯改变有关。

（2）遗传因素：国内外均有“大肠癌家族性”的报道，大肠癌患者血亲中死于本病者比一般人明显增高。有些大肠腺瘤，如多发性家族性腺瘤病，是一种常染色体显性遗传性疾病，家族中患病率可达50％，如不治疗，10岁以后均有患大肠癌的可能。最近有学者对肿瘤抑制基因与大肠癌发生关系进行研究发现大肠癌的易感性与发病机制均与遗传因素有关。

（3）大肠腺瘤：根据各地的尸检材料研究发现，大肠腺瘤的发病情况与大肠癌颇为一致。有人统计，具有1个腺瘤的患者其大肠癌的发生率比无腺瘤者高5倍，多个腺瘤者又比单个腺瘤患者高出1倍。

（4）慢性大肠炎症：据报道，肠癌流行与血吸虫病的流行区域呈正相关系，一般认为，由于血吸虫而导致肠道的炎性改变，其中一部分会发生癌变。肠道的其他慢性炎症也有癌变的可能，如溃疡性结肠炎，有3％～5％癌变。

中医认为大肠癌发病与肠胃虚寒、饮食不节、外邪内侵等有关。

2.病机

中医认为本病之产生多由于素体虚弱，脾肾不足之人，又因饮食不节或饮食不洁，或忧思抑郁，久泻久痢，或感受外邪等因素，致使湿热蕴结，下注侵淫肠道，引起局部气血运行不畅，湿毒瘀滞凝结而成肿瘤。如《景岳全书·积聚》云：“凡脾肾不足及虚弱失调之人，多有积聚之病，盖脾虚则中焦不运，肾虚则下焦不化，正气不行则邪滞得以居之。”《外科正宗·脏毒论》指出：“又有生平情性暴急，纵食膏粱或兼补术，蕴毒结于脏腑，炎热流注肛门，结而为肿。”这些均说明素体虚弱，脾肾不足是产生本病的病理基础，而情志暴急、饮食不节或饮食不洁、感受外邪则为发病之外因，二者相合，则易生本病。现将其病理发展分述如下。

(1)恣食膏粱厚味,或误食不洁之品,损伤脾胃,脾胃运化失司,湿热邪毒留滞肠道,日久积聚成块。

(2)久泻久痢,劳倦体虚,或复感外邪,致使脾胃受伤,升降失常,气机不畅,气滞血瘀,积结肠道,而成肠癌。

(3)忧思抑郁,肝气郁结,乘脾犯胃,致脾胃虚弱,运化失司,湿浊内生,留滞肠道,日久结而成瘤。

(4)年老体弱,脾肾不足,易受外邪,致邪毒下注浸淫肠道,气血运行受阻,日久邪毒瘀滞积结肠道,乃成肠癌。

总之,肠癌的产生是由于素体脾肾不足,或饮食不节,致脾肾虚弱之人,因热毒蕴结,火热湿毒下注肠道,日久积结而成。湿热、火毒、瘀滞属病之标;脾虚而致积,因积而益虚,久则积渐大而体更虚,治疗难以速效,终则神离气脱。人们此时已明确了解,大肠癌的病之本为脾虚、肾亏、正气不足,至于湿热、火毒、瘀滞均属病之标。但标本之间有互为因果的关系。经临床实践及理论探讨中已明确认识到:体虚、正气不足之中"阳虚"最为重要,为虚中之虚。故此大肠癌病机之根本亦可引申为"阳虚"。阳虚则脾虚,肾功能下降,致正气不足。

(二)大肠癌的大体分型

1.早期大肠癌

癌肿限于大肠黏膜层及黏膜下层者称早期大肠癌,一般无淋巴结转移,但其中癌肿浸润至黏膜下层者,有5%～10%病例出现局部淋巴结转移。根据肉眼观察早期大肠癌分为3型。

(1)息肉隆起型:外观可见有局部隆起的黏膜,有蒂或亚蒂或呈现广基3种情况。此型多为黏膜内癌。

(2)扁平隆起型:黏膜略厚,近乎正常,表面不突起,或轻微隆起,似硬币样。

(3)扁平隆起伴溃疡:如小盘状,边缘隆起而中心凹陷。仅见于黏膜下层癌。

2.晚期大肠癌

系指癌组织侵犯在黏膜层以下,直至浆膜层者。肉眼观察分为3类。

(1)肿块型:主要向腔内生长,呈球状或半球状,表现有多数小溃疡,易出血。此型浸润性小,淋巴转移发生较迟,预后较好。

(2)溃疡型:初起为扁平状肿块,以后中央部坏死,形成大溃疡,边缘外翻呈蝶形,表面易出血、感染。

(3)浸润型:癌组织主要沿肠壁浸润生长,有明显纤维组织反应,引起肠管狭窄和肠梗阻,淋巴转移较早,预后较差。

(三)大肠癌的组织学分型

一般分为腺癌、黏液癌及未分化癌。

1.腺癌

癌细胞排列呈腺管状或腺泡状。根据其分化程度,按Broder法分为Ⅰ～Ⅳ级,即低度恶性(高分化)、中等恶性(中分化)、高度恶性(低分化)和未分化癌。本型较多见。

2.黏液癌

癌细胞分泌较多黏液,黏液可在细胞外间质中或集聚在细胞内将核挤向边缘,细胞内黏液多者预后差。

3.未分化癌

癌细胞较小，呈圆形或不规则形，呈不整齐的片状排列，浸润明显，易侵入小血管及淋巴管，预后差。

(四)扩散与转移

1.直接浸润

大肠癌的直接蔓延系循肠壁内淋巴管纵轴的垂直方向发展，即沿着肠管周径及向深层浸润，平行肠管长轴方向的扩散较少，因此，很少超越肿瘤上、下缘 2～3 cm 以外。有人观察 236 例结肠癌病理标本，肠壁由浸润超越肿瘤上、下 4 cm 以外的仅 0.5%。直接蔓延可以突破浆膜层而侵入邻近器官如肝、胆、膀胱、子宫、阴道等，或造成腹腔内种植性播散。

2.种植播散

常见的种植方式有以下 3 种情况。

(1)腹腔种植：癌细胞侵犯至浆膜外时，可以脱落至腹腔内其他器官表面，引起腹腔种植播散。腹腔种植转移是一个复杂的生物过程，好发部位有大网膜、肠系膜、膀胱直肠凹、子宫直肠凹等，以盆腔道格拉斯窝(直肠子宫陷凹)附近较为常见；可以在阴道触诊时触及硬结，也可以广泛种植于腹腔内，形成癌性腹膜炎。

(2)肠腔种植：大肠癌灶附近的肠腔内常有脱落的癌细胞附着，在黏膜完整时，癌细胞不会种植生长，但若肠黏膜有损伤，则可在破损处发生种植，这也可能是大肠癌常有多发病灶的原因之一。

(3)医源种植：多在手术过程中，种植于吻合口和腹壁切口。在手术时应采取防范措施，加以避免。

3.淋巴转移

近年来对于大肠黏膜的超微结构研究确认，大肠黏膜内无淋巴管存在。因此，大肠的黏膜内癌无淋巴结转移的可能，但如病变浸润到黏膜肌层以下，则有淋巴结转移的可能。有学者指出：淋巴结转移多在肠壁受侵后开始转移，手术时已有区域淋巴结转移者可达 30%～68%。其转移途径是一般先转移到沿边缘动脉与结肠平行的淋巴结，再沿供应病变肠段的肠系膜血管至血管蒂起始部的淋巴结，此种先沿肠管平行方向走行，再沿系膜血管走向中枢的淋巴结转移途径，是结肠癌的特征。少数情况下，亦可不依次序而呈跳跃式转移；尤其引流区的淋巴结有转移而阻塞后，也可发生逆行性转移入病灶的近侧或远侧淋巴结。有人统计在已有肠系膜淋巴结转移时，距结肠近侧或远侧 7 cm 处结肠属淋巴结尚有 10%的转移率。但直肠癌则不然，其淋巴引流出直肠壁后，立即沿直肠上血管走行，发生逆转性转移的现象非常少见，有人观察 489 例直肠癌标本，仅 1.7%有逆转移；直肠癌淋巴结转移发生率及转移程度，比结肠癌严重。

4.血行转移

多在侵犯小静脉后沿门静脉转移至肝内。大肠癌诊断时已有 10%～15%的病例转移至肝内，尸检则有 2/3 转移至肝，也可先经 Baston 椎旁静脉丛而首先出现肺转移，其他脏器如骨、胸、肾、卵巢、皮肤均可发生转移。如形成梗阻或手术挤压时，易造成血行转移。距肛门缘 6 cm 以下的直肠癌血行转移率最高，可达 50%；其次为上段直肠癌，在 20%以上。结肠癌的血行转移率不足 10%。

(五)大肠癌的多中心生长

大肠癌绝大部分为单个，少数病例同时或先后有 1 个以上的癌肿发生，其多发倾向仅次于皮肤和乳腺。癌数目可达 2～5 个之多,多中心癌的绝大多数(82%)为 2 个癌灶。多中心癌的诊断标准是:①癌灶分散,有正常肠壁间隔,有人报道相距 6～10 cm 的有 35%,相距 2 cm 以内的有 16%。②相距较近的癌必须是除外黏膜下播散转移及术后复发者。异时性多发癌,相距时间多在 2～6 年,但亦可有发生在 20 年以后的病例,必须与前次手术复发相区别。

三、临床表现

(一)早期大肠癌

早期多无症状。随着肿瘤的增大和病情的继续进展,才显露出症状。实际在临床上已出现症状的患者,其局部病变已往往明显严重,甚至到了晚期。

(二)晚期大肠癌

大肠癌一旦进入晚期,可出现较明显的症状,但有些症状并非特异,且与癌肿所在的部位有关。

1.右侧结肠癌

主要表现为消化不良,乏力,食欲缺乏,腹泻,便秘,或便秘、腹泻交替出现,腹胀,腹痛,腹部压痛,腹部包块,进行性贫血。包块位置随病变位置而异。盲肠癌包块位于右下腹,升结肠包块位于右侧腹部,结肠肝曲包块位于右上腹,横结肠包块位于脐部附近。此外可有发热、消瘦,并有穿孔及局限性脓肿等并发症,此时病变已进入最晚期。

2.左侧结肠癌

由于乙状结肠肠腔狭小,且与直肠形成锐角,因而易发生狭窄和进行性肠梗阻,多有顽固性便秘,也可间以排便次数增多。由于梗阻多在乙状结肠下段,所以呕吐较轻或缺如,而腹胀、腹痛、肠鸣及其肠型明显。癌肿破溃时,可使粪便外染有鲜血或黏液。梗阻近端肠管可因持久性膨胀、缺血、缺氧而形成溃疡,甚至引起穿孔,也可发生大量出血及腹腔脓肿。

3.直肠癌

主要表现为大便次数增多,粪便变细,带有血液或黏液,伴有里急后重。由于癌肿可侵犯骶丛神经,可出现剧痛。如果累及膀胱可出现尿频、尿痛、尿急、尿血等症状。癌肿侵犯膀胱,可形成膀胱直肠瘘管。直肠癌也可引起肠梗阻。

4.肛管癌

主要表现为便血及疼痛。疼痛于排便时加剧。当癌肿侵犯肛门括约肌时,可有大便失禁。肛管癌可转移至腹股沟淋巴结,故可于腹股沟触及肿大而坚硬的淋巴结。

四、临床检验与其他检查

(一)实验室检查

1.大便隐血试验

此方法简便易行,可作为大肠癌普查初筛的方法。一般可采用联苯胺法试验,有条件者可应用免疫学方法以提高正确率。

2.血清癌胚抗原(CEA)检查

CEA 检查不具有特异性的诊断价值,具有一定的假阳性和假阴性,不适合作为普查或早期诊断,但对估计预后、监察疗效和复发方面具有一定帮助。

(二)肠肛门指检

肛指检查简单易行,一般可发现距肛门 7～8 cm 之内的直肠内肿瘤,若嘱患者屏气增加腹压,则可达到更高的部位。肛指检查对于了解病变程度,选择手术方式具有重要意义。直肠指检目前仍是直肠癌手术前一般检查中最基本和最重要的检查方法。

(三)内镜检查

对原因不明的便血和大便潜血持续阳性而疑有结肠肿瘤者,或疑有结肠息肉或 X 线发现有息肉需要进一步鉴别良性或恶性者,做镜检能帮助诊断,确定病变范围或取组织病检。

(四)结肠气钡 X 线双重对比造影

息肉型结肠癌可呈现向腔内隆起边缘不规则的充盈缺损阴影;浸润型肠癌呈现肠壁增厚,僵硬和局限性狭窄,狭窄表面有不规则破坏;溃疡型结肠癌可见边缘不规则充盈缺损的龛影,受累肠段呈局限性僵硬。

(五)CT 检查

能帮助了解肿瘤对肠管浸润的程度及有无局部淋巴结或远处转移。

(六)细胞学检查

大肠癌脱落细胞检查常用直肠冲洗法、肠镜直视下刷取、线网气囊擦取和肛门直肠病灶处指检涂片等方法。临床采用较多的是肠镜直接涂片检查,诊断符合率高。

五、诊断与鉴别诊断

(一)诊断

1.临床诊断

(1)凡近期出现原因不明的排便习惯改变,如腹泻,大便变扁,便秘,或腹泻与便秘交替出现,腹部不适,便血,均应疑有肠癌的可能,并及时行直肠指检或内镜检查。

(2)对有原因不明的缺铁性贫血、消瘦、乏力等患者,要考虑大肠癌慢性失血的可能,应作大便潜血检查证实,必要时行 X 线钡灌肠及纤维结肠镜检查。

(3)成年人出现不明原因的肠梗阻、腹部肿块、腹痛等,也应疑及大肠癌的可能。

(4)对有慢性结肠炎、结肠腺瘤性息肉,特别是家族性结肠息肉病患者,应重点进行癌前普查。有息肉者尽快切除并明确诊断。

(5)凡对疑及本病者,均应借助内镜或指检等行病理涂片检查,以进一步明确诊断。

2.临床分期

(1)对大肠癌传统上采用的是 Dukes 分期。1978 年我国第一次全国大肠癌科研协作会议上提出了我国大肠癌临床病理分期的试行方案,现已成为目前国内较为统一的分期方案。

Ⅰ期(Dukes′A):I_0,病变限于黏膜层(原位癌)。I_1,病变侵及黏膜下层。I_2,病变侵及肠壁肌层。

Ⅱ期(Dukes′B):病变侵及浆膜,或侵及周围组织和器官,但尚可一起做整块切除。

Ⅲ期(Dukes′C):$Ⅲ_1$,伴病灶附近淋巴结转移(指肠壁旁或边缘血管旁淋巴结转移)。$Ⅲ_2$,伴供应血管和系膜切缘附近淋巴结转移。

Ⅳ期(Dukes′D):$Ⅳ_1$,伴远处脏器转移(如肝、肺、骨、脑等处转移)。$Ⅳ_2$,伴远处淋巴结转移(如锁骨上淋巴结转移等),或供应血管根部淋巴结广泛转移无法全部切除者。$Ⅳ_3$,伴腹膜广泛播散,无法全部切除者。$Ⅳ_4$,病变已广泛浸润邻近器官无法全部切除者。

(2)1978 年国际抗癌联盟提出了直肠癌的 TNM 分期,但因 Dukes 分期早已被广泛采用,故 TNM 分期仍难以推广。

原发肿瘤(T)。

T_x:原发肿瘤无法估计。

T_0:临床未发现肿瘤。

T_{is}:原位癌。

T_1:肿瘤侵及黏膜下。

T_2:肿瘤侵及肌层。

T_3:肿瘤穿透肌层至浆膜下或至无腹膜的结肠周围或直肠周围组织。

T_4:肿瘤穿透脏器或直接侵犯其他器官或结构。

区域淋巴结(N)。

N_x:区域淋巴结情况不详。

N_0:无区域淋巴结转移。

N_1:结肠或直肠周围有 1～3 个淋巴结转移。

N_2:结肠或直肠周围有≥4 个淋巴结转移。

N_3:任何直肠上血管旁淋巴结转移。

远处转移(M)。

M_x:有无远处转移不详。

M_0:无远处转移。

M_1:有远处转移。

(二)鉴别诊断

(1)结肠癌的鉴别诊断主要是结肠炎性疾病,如肠结核、血吸虫病、肉芽肿、阿米巴肉芽肿、溃疡性结肠炎以及结肠息肉病等。临床上鉴别要点是病期的长短,粪便检查寄生虫,钡灌肠检查所见病变形态和范围等,最可靠的鉴别是通过结肠镜取活组织检查。阑尾周围脓肿可被误诊为盲肠癌(结肠癌),但本病血象中白细胞及中性粒细胞增高,无贫血、消瘦等恶病质,做钡灌肠检查可明确诊断。

(2)直肠癌往往被误诊为痔、细菌性痢疾、慢性结肠炎等。误诊率高达 60%～80%,其主要原因是没有进行必要的检查,特别是肛门指诊和直肠镜检查。

(3)结肠其他肿瘤如结肠直肠类癌,瘤体小时无症状,瘤体长大时可破溃,出现极似结肠腺癌的症状;原发于结肠的恶性淋巴瘤,病变形态呈多样性,与结肠癌常不易区别。均应做组织涂片活检来鉴别之。

六、治疗

(一)基本治疗方案

大肠癌的治疗以手术切除癌肿为首选,辅之以放射治疗、化学药物治疗及中医药治疗等;最近不少学者对早期大肠癌采用经内镜下切除治疗,也取得较好疗效。至于如何选择最佳方案,须依据不同的临床病理分期。经过大量的临床实践证明,中西医结合治疗方案为 Dukes′A 期者,可予手术,并予中药,不需化疗;Dukes′B 期者,可予手术,术后予化疗并中药,直肠癌尚可予放射治疗;Dukes′C 期,结肠癌治疗可予手术,术后予化疗并中药,直肠癌则可予术前或术后放射治疗,并予化疗及中药;Dukes′D期,以放疗、化疗、中药、免疫治疗为主,手术仅为姑息切除或对症处理。中西医在治疗肿瘤上各有所长,故治疗大肠癌必须做到发挥中医药各自优势,坚持长期治疗,宽舒患者的心理状态,做好心理治疗,增加饮食营养,提高自身免疫功能。这样,才能取得较好的疗效。

(二)中医治疗

1.辨证分型治疗

根据大肠癌的临床表现,中医治疗可参考肠中积聚、肠风、锁肛痔、脏毒及痢疾等病辨证施治。其病大多以本虚标实为特点,本虚多为脾虚胃弱或脾肾两虚,标实多属湿热、瘀毒为患。故治当标本兼顾。在大肠癌病理机制的内容中已阐述了脾虚、肾亏、正气不足,甚至说"阳虚"乃大肠癌病之根本,湿热、火毒、瘀滞乃病之标,所以治疗大肠癌方药应体现出温阳益肾、健脾理气之治本原则,至于清利湿热、清热泻火、清热解毒、活血化瘀之治法则随标证加减之。但目前中医临床上对大肠癌的治疗,不少人忽略了根本,舍本求末,舍本而注重治标。

中医讲标本兼顾,并非要舍"本"单要"标"。"急则治其标,缓则治其本",大肠癌属慢性疾病,没有那么急的标,需要长期治疗。对于治疗大肠癌强调清热利湿、清热解毒、活血化瘀,一派清泄之象的"舍本治末"的治法及方法,有学者持不同意见,故对其方法药物不予摘示,请参考相关书籍。

中医传统理论已明确告诉我们,凡积病多体虚,由虚而致积,因积而益虚,二者互为因果关系,虚是根本。肿瘤的治疗大法,补益大法应贯彻治疗始终。中医是最讲究辨证的,辨证指的是通过表象看本质。辨证辨的是根本,很多同仁绝对知道这些基本问题(或理论),但投入实际应用(临床)时,"辨证"则成了"辨症",名为辨病的本质,实则停留在表象,未深入进去,而用此指导临床,疗效可知。倡导清泄为治疗大法的观点,即属此类。在临床上必然受挫。如乳腺癌,一味用清下药物,反而肿块增大。正如明代薛己在《薛氏医案》中记录:"服克伐剂,反大如覆碗,日出清脓,不敛而殁。"著名中西医结合学家于尔辛教授在肝癌病机的探讨中,已发现此类问题,他们认为肝癌的"病本"是脾虚,而不是"血瘀"或"热毒""癌毒",健脾益气治疗肝癌,比活血化瘀、清热解毒治疗肝癌疗效要好,而且从生存率、生存期及生存质量比较,差别明显。现在在其他癌肿治疗方面亦在重蹈此类错误,希望同仁认真思索,以益于改进、发展。

在大肠癌治疗方面,此类错误较为明显,明知其病本为虚,但治疗上却大谈"清泄之法"。分析可能与以下几点有关。①因大肠癌散在于中医的"肠风""肠覃""脏毒""下瘀"之病中,按传统治疗影响较重。②大肠癌临床症状典型明显。如便血、脓血便、里急后重,甚至发热、舌苔黄腻,受表象影响,而急功近利,忘却根本。③受"癌肿"为热毒之邪,治疗宜清热解毒、清热泻火的思想误导。

在临床治疗中,应紧紧围绕病之根本病机而治疗。在这一思想指导下,陈义文主任医师主编《中西医结合肿瘤学》一书中大肠癌的分型治疗更受赞同。现摘录如下。

大肠癌临床以中晚期居多,常见类型可分为脾虚湿毒型、瘀毒内积型、癌毒泛滥型。

(1)脾虚湿毒型。①证候:面色萎黄,食欲缺乏,体重减轻,腹痛或肛门酸痛,大便呈脓血性黏液,便次频,便形细或扁,或里急后重,舌质淡,苔薄腻,脉滑数。②治法:健脾利湿,解毒抗癌。③方药:太子参15 g,苍术 10 g,薏苡仁 30 g,茯苓 15 g,山药 30 g,马齿苋 30 g,败酱草 30 g,仙鹤草 30 g,地榆炭 15 g,槐花炭 15 g,茜草 30 g。

上述主证属脾气已虚,癌毒滞肠。多见于中、晚期有溃疡的肿块型和以溃疡为主的溃疡型癌。用太子参、苍术、薏苡仁、茯苓、山药益气健脾利湿,山药又有保护黏膜之功。马齿苋、败酱草、地榆炭、仙鹤草、茜草、槐花炭有凉血止血,解毒抗癌作用。诸药合之则益气健脾利湿,凉血止血解毒,以组成抗癌之功。

(2)瘀毒内积。①证候:面色晦暗,腹胀腹痛,痛有定处,或向下放射,腹部可触及包块,大便困难,逐渐产生肠梗阻或下痢紫黑脓血,大便变细或扁,舌质紫或有瘀点,苔薄黄,脉弦或涩。②治法:化瘀攻积,解毒止痛。③方药:当归 10 g,赤芍 10 g,桃仁 10 g,红花 3 g,三棱 10 g,莪术 10 g,川楝子 10 g,延胡索 10 g,乌药 6 g,制军 10 g,败酱草 30 g,马齿苋 30 g,茜草 30 g,半枝莲 30 g,白花蛇舌草 30 g。

上述主证多见于浸润型结肠癌。属湿邪壅肠,癌毒内积,故常见排便困难,或呈进行性梗阻,感染时大便呈脓血性黏液便,或紫暗色血便,腹部胀痛,用三棱、莪术、制军能通滞化积,归尾、赤芍、桃仁、红花活血化瘀,川楝子、延胡索、乌药理气止痛,败酱草、马齿苋、茜草、半枝莲、白花蛇舌草止血解毒。

(3)癌毒泛滥。①证候:精神委软,面色苍白,形体消瘦,或呈恶病质,四肢欠温,腹胀腹痛,或腹部可及多处肿物,或肛门下坠酸痛,下痢脓血,泻后稍安,舌质淡或光嫩,脉沉弱。②治法:补益气阴,抑癌解毒。③方药:人参或红参 5 g,枫斛 5 g,阿胶(另烊化)15 g,生蛤壳 100 g,生牡蛎 100 g,生瓦楞 100 g,白术10 g,山药 30 g,薏苡仁 30 g,鸡内金 10 g,吴茱萸 2 g,黄连 3 g,炮姜 10 g。

本证临床多见于肠癌晚期(D 期),属气血津液俱亏,癌细胞广泛浸润,其形体特点为进行性消瘦或呈恶病质。此期治疗,应先着重减轻症状,提高生存功能,务求控制肿瘤的发展,延长生命。故宜用大补气血阴阳之大法,佐以软坚散结,健脾和中。用人参或红参、枫斛、阿胶益气阴,养精血为主药,其中阿胶富含胶质和多种氨基酸,配合参、枫斛能提高患者免疫功能,是扶正抑癌的主药;用蛤壳、生牡蛎、生瓦楞能补充生物钙,改善淋巴通透性,有散瘀消炎,减除水肿,缓解平滑肌痉挛而止痛之效;配用吴茱萸、黄连、炮姜,寒温并施,有利于改善气机升降失司;配白术、薏苡仁、鸡内金健脾利湿,可起到中和作用。

(4)对证用药。①脓血粘便,加马齿苋、地锦草、败酱草、仙鹤草、三七、地榆、槐花。②里急后重,加黄柏、黄连、秦皮、赤芍、木香。③肠壁水肿,加苍术、猪苓、茯苓、泽泻。④纳呆腹胀,加鸡内金、山药、焦三楂、神曲、谷麦芽。⑤疼痛酸胀,加川楝子、延胡索、乌药、白芍、甘草、炮姜。⑥肛门下坠,加黄芪、葛根、升麻、炙甘草。⑦舌红光嫩,加西洋参。⑧口腔糜烂,加苦参、蛇床子、玄参、白英、五倍子,水煎取汁漱口,加服少量珠黄散。

通过对大肠癌病机的探讨,上述分型的治疗法则均应加上“温阳益肾”,方药亦宜酌加“温阳益肾”的方药,才切中大肠癌之病机根本。

根据本病治疗原则,有学者亦拟定了一张大肠癌基本方:太子参(或人参)10 g,白术 10 g,苍术 10 g,薏苡仁 15 g,山药 20 g,炮姜 10 g,炮附子(先煎)30 g,肉桂 10 g,败酱草 30 g,茜草 30 g,马齿苋 30 g,仙鹤草 30 g。

临床上根据具体兼证,参考以上辨证加减治疗各型大肠癌,疗效比较理想。

2.辨病治疗

(1)基本方:藤梨根、白花蛇舌草、苦参、水杨梅根、生薏苡仁、凤尾草、野葡萄根、白茅根、槐角、草河车、丹参,水煎服。

临床加减法:便脓血者加地榆、槐花、侧柏炭、银花炭;里急后重者酌加广木香、枳壳、乌药;大便秘结实者酌加大黄、枳实、桃仁；体虚者加柏子仁、郁李仁、火麻仁、松子仁或麻仁丸（吞服）；便次增多者加栀子、白菊花、樗根皮；阳虚者加附子、肉桂、干姜；阴虚者加石斛、玉竹、玄参、天花粉、麦冬；气血不足者加太子参、黄芪、当归、地黄。

（2）外用保留灌肠方：黄柏 60 g，黄芩 60 g，紫草 60 g，虎杖 120 g，藤梨根 250 g，苦参 60 g，乌梅 15 g。浓煎成 500 mL，每次 30～50 mL，睡前做保留灌肠。

（3）外用栓剂：硇砂 3 g，鸦胆子 9 g，乌梅 15 g，冰片 1.5 g。此为 3 个栓剂量，加辅剂制成栓，每日1～2 次，每次 1 枚。

3.专方验方

（1）抗癌方：八角金盘、生山楂各 12 g，石见穿、山慈菇、八月札、黄芪、鸡血藤各 30 g，败酱草、党参、丹参各 15 g，生大黄 6 g，枳壳 10 g。便血者加槐花炭、侧柏炭；里急后重者加木香、黄连、赤芍；大便不通者加瓜蒌仁、皂角刺。每日 1 剂，水煎服，30 天为 1 个疗程。适宜于直肠及肛管癌者。可配合中药保留灌肠或栓剂外用，效果更佳。

（2）结肠消肿汤：八月札、红藤、苦参、丹参、凤尾草各 15 g；白花蛇舌草、野葡萄藤、生薏苡仁、瓜蒌仁、白毛藤、贯众炭、半枝莲、菝葜各 30 g，地鳖虫、乌梅肉各 9 g，壁虎（研末分 3 次吞服）4.5 g。上药煎汁600 mL，每日取 400 mL 口服，200 mL 保留灌汤。适用于各期大肠癌患者。

（3）青根饮：青蒿 60 g，鲜野葡萄根 60 g，地榆 60 g，鲜白花蛇舌草 30 g。以上各药洗净后沥干，置热水瓶内，倒入沸水浸过药面，浸泡 12 小时，滤出药液即得。口服，每日 1 剂，可随时饮服，15 天为 1 个疗程。

4.其他外治疗法

（1）肠癌栓：儿茶 5 g，乳香 4.5 g，没药 4.5 g，冰片 1.5 g，蛇床子 2.1 g，轻粉 3 g，蟾酥 0.6 g，硇砂 6 g，硫黄 6 g，三仙丹 6 g，血竭 4.5 g，白矾 270 g。

取儿茶、乳香、没药、冰片、轻粉、硇砂、硫黄、三仙丹诸药共研细末，将白矾用开水溶化后浇入药末，后加蛇床子、蟾酥、血竭共研之末制成片状栓剂，外用，每日 1 枚，塞于直肠癌灶处，隔 2～3 天上药一次。

（2）用蛇床子、苦参各 30 g，薄荷 10 g，加水 1 000 mL，煮沸后加入生大黄 10 g，煎 2 分钟，将雄黄、芒硝各 10 g 放入盆中，将煮沸的汤药倒入盆内搅拌，乘热气上蒸之际蹲于盆上，熏蒸肛门处，待水变温后改为坐浴，每晚 1 次，适于肛管癌者。同时配合其他疗法，效更佳。

（3）马钱子研末，醋调外敷患处，治疗肛门癌有效。

（4）青黛 15 g，蝉衣 30 g，冰片 3 g，研细末，撒棉纸上贴患处，适用于直肠、肛门癌脓水淋漓，且痛痒者。

（5）紫硇砂 30～50 g，调入 100 g 的凡士林中成 30%～50%的硇砂软膏，每次取适量外涂患处，治疗直肠癌有效。

5.针灸疗法

取穴丰会、内关、足三里、三阴交、并以 20%～50%胎盘注射液 14～16 mL，分别注入足三里、大椎穴。每日或隔日 1 次，连续治疗 15 天为 1 个疗程，休息 3～5 天，再行下一个疗程治疗。对肠癌及其他恶性肿瘤晚期疼痛者，有止痛作用。

大肠癌和其他恶性肿瘤一样，也是全身病变的局部表现，首选手术治疗，以放疗、化疗及中药等辅助治疗。手术、放疗均为局部治疗手段，化疗虽为全身治疗手段，因其毒副作用而限制其广泛、长期应用，故作为全身治疗的中医尤其显得重要。“癌肿”即使切除，仍有转移及复发可能，故应继续运用辅助治疗手段，中医药宜贯穿治疗的始终。未手术切除者则宜长期坚持，根治手术后宜坚持治疗 2 年以上，疗效才好。

6.近年来中医药治疗直肠癌经验

(1)通幽消坚汤合外治法治疗直肠癌。①通幽消坚汤：白花蛇舌草、槐花、槐角各 35 g，龙葵、仙鹤草、地榆各 30 g，当归、生黄芪、败酱草各 10 g，甲片、昆布各 15 g，三七、生大黄各 5 g，黄药子 30 g，每剂水煎取 400 mL，早、中、晚分 3 次服。随症加减：便血不止加阿胶、茜草各 10 g；大便不爽加莱菔子 30 g、火麻仁15 g；肿块不消加皂角刺 10 g；小腹坠胀加生黄芪 30 g、木香 6 g；脱肛不收加莲子 30 g、刺猬皮 10 g；小便涩滞加猪苓 30 g、海金沙 10 g；淋巴结转移加黄药子、石上柏各 10 g。②保留灌肠方：槐花、鸦胆子各 15 g，皂角刺、血竭各 10 g，白花蛇舌草、生大黄、败酱草各 40 g，水煎 2 次，共取汁 200 mL，灌肠保留1～2 小时，每 7 天一次。③掌心握药：全鲜大葱 9 根，大枣(去核)21 枚，巴豆(去壳)21 枚，黑砒霜 10 g，将诸药混合，捣成药饼，分成 3 个，每次用一个握手心，男左手女右手，外用净白布缠扎固定，每握 6 小时休息 3 小时，日夜连续使用，隔日换用一药饼，每 7 天用毕，休息 1 周后如法再制再用。握药期间有发热、口干反应，若手掌起疱即停止使用。

(2)直肠癌证治经验。

方剂："抗癌 9 号"。

药用：八角重盘 12 g，石见穿 30 g，败酱草 30 g，八月札 30 g，黄芪 30 g，党参 15 g，鸡血藤 30 g，丹参 15 g，大黄 6 g，枳壳 10 g。

辨证加减：便血加槐花炭、侧柏炭；里急后重加黄连、木香、赤芍；大便不通加瓜蒌仁、皂角刺等，水煎服，每日 1 剂，30 天为 1 个疗程。

配合外用方"抗癌栓 4 号"纳肛。药用：蟾酥 20 g，雄黄 20 g，白及粉 15 g，颠茄浸膏 5 g，甘油明胶65 g，甘油 70 g。以上量制成栓剂 100 颗。

治法：取蟾蜍、雄黄，白及粉的细末加颠茄片研成糊状物，再将甘油胶溶水后上加热，待熔后，再将上述蟾酥等糊状物加入，不断搅拌均匀，倾入已涂过润滑剂的栓模内(鱼雷形)，冷凝取出蜡纸包裹备用。

用法：嘱患者取俯卧位，将栓剂 1 颗轻轻塞入肛门内，深达 10 cm 左右，俯卧半小时，每日 2 次，30 天为 1 个疗程。

(3)肛管癌：直肠癌的中药熏洗及灌肠疗法。

本组病例为不能切除而实施单纯乙状结肠造瘘患者 12 例，其中直肠癌 9 例，肛管癌 3 例。①熏洗法。药用：蛇床子 30 g、苦参 30 g、薄荷 10 g，加水 1 000 mL，煮沸后加大黄 10 g，再煎 2 分钟后取汁；将雄黄10 g、芒硝 10 g 放入盆中，将药液倒入盆内搅拌，乘热熏肛门处，待水变温则改坐浴肛门，每晚 1 次，3 个月为 1 个疗程。②灌肠法。药用：鸦胆子 15 粒、白及 15 g、苦参 30 g、白头翁 30 g、徐长卿 30 g、乳没各 30 g，加水 1 000 mL，煎至 300～500 mL，晾温后用空针插取，由远端造瘘口推入，隔日一次，3 个月为 1 个疗程。

结果：肛门疼痛减轻，分泌物减少，精神好转，饮食增加 10 例，因症状加重而中止灌肠者 2 例。

(4)单纯中医药治疗晚期直肠癌。①直肠癌方：白头翁 30 g，马齿苋 15 g，白花蛇舌草 15 g，山慈菇15 g，黄柏、浙贝母、当归、赤芍、广木香、炒枳壳各 10 g。随症加减：大便脓血加贯众炭、侧柏炭、生地榆；腹部疼痛加白芍、元胡；大便秘结加火麻仁、瓜蒌仁；大便溏薄加诃子、赤石脂、石榴皮;腹部触及肿物加鳖甲、龟甲、甲片;淋巴结转移加夏枯草、海藻、昆布;气血衰败加党参、黄芪、黄精。水煎服,每日1剂,3个月为1个疗程。②并外用保留灌肠方:槐花、鸦胆子各15 g,败酱草、土茯苓、白花蛇舌草各30 g,花蕊石60 g,皂角刺、血竭各10 g,浓煎后保留灌肠,每日1次。

(三)手术与中医药物的配合

中医强调人体的内外平衡及人体各脏器的平衡。大肠癌虽然生于人体的局部,但实际上是一种全身性疾病,它对人体各系统的影响可产生一系列全身症状,中医药在改善这些症状及治疗术后并发症方面具有一定的优势。

1.手术加中医药

术后患者的体力较差,特别是晚期患者。中医治疗术后的患者常以补益气血,健脾和胃为主,佐以解毒抗癌。常用方药:黄芪、女贞子、薏苡仁、党参、黄精、枸杞子、菟丝子、莲子肉、鸡内金、神曲、半枝莲、败酱草、白花蛇舌草。

术后患者虽切除了肿瘤甚至淋巴结,但形成肿瘤的内因未消除,而内因的消除有赖于中医药治疗,这也是中医药治本之所在,中医药最强的优势之所在。故此,应针对该病的基本病机施以中医药治疗。有学者选用前述大肠癌基本方随证加减,疗效较好。

术后体质较弱时,宜大肠癌基本方酌加补气益血、健脾和胃之药。

2.术后并发症的中医药治疗

(1)直肠癌根治术后并发会阴部窦道的中医药治疗。①方药。七三丹:熟石膏21 g,升丹9 g,共研细末;红油膏:凡士林300 g,九一丹30 g,东丹4.5 g。先将凡士林烊化,然后将两丹调入,和匀成膏;生肌散:制炉甘石15 g,滴乳石、琥珀各9 g,滑石30 g,朱砂3 g,冰片0.3 g,研极细末外用。②治疗方法:先用七三丹药线插入窦道中,再用红油膏纱布盖巾,每日换药一次,同时给予益气养血之品,如生黄芪、当归、党参各12 g,白术、白芍、丹参各9 g,每日1剂水煎服。经上治疗约1个半月脓液渐少,两个月后脓水将尽,在取出药线时,先流出少许脓液,接着有黄稠的液体流出,此时用棉花蘸之能拉成一条丝状,即停止使用药线。撒上生肌散并用小块棉垫剪成丁字带紧压固定,每日换药一次,直至窦道愈合。

(2)直肠癌根治术后排尿功能障碍的中医药治疗:直肠癌根治术时由于损害了支配盆腔脏器的自主神经,而出现排尿功能障碍,男性患者甚至出现性功能障碍。可选用活血化瘀、利水温阳之剂调理,并配合针灸治疗,有时以针灸治疗为主。有学者在临床应用中以针灸为主配合中医药治疗术后排尿障碍,收到很好的效果,值得推广。

(3)肠癌姑息性造瘘术后顽固性呃逆的中医药治疗:对于有些极晚期肠癌,手术无法切除,只是为了单纯解除梗阻,以利于排便通畅,而单纯行结肠造瘘术。因病期较晚,癌肿阻塞严重,热结腑实之证,相当严重。典型表现为舌质黄厚腻,有些患者表现顽固性呃逆,用止呕及解痉药物疗效不明显,中医常用的丁香柿蒂汤亦解决不了问题。

(四)放疗与中医药的配合

放疗的患者常有发热、口苦、咽干、全身疲乏无力、纳呆、恶心呕吐、腹泻、腹痛、腰膝酸痛等症状,有的产生放射性肠炎致便溏泄泻日行数十次。治宜益气养血,润燥生津,健脾止泻。常用药物:益气养血的黄芪、党参、西洋参等;润燥生津的玄参、生地黄、麦冬、石斛、百合、天花粉等;健脾止泻的党参、茯苓、白术、砂仁、扁豆、陈皮、淮山药、莲子肉、肉豆蔻、芡实、诃子、罂粟壳、禹余粮等。

(五)化疗与中医药配合

化疗后常见的毒副反应有疲倦乏力,精神萎靡不振,失眠,汗出,纳少,恶心呕吐,甚至腹泻、腹痛、贫血等。治宜补益气血,健脾和胃,止痛止泻。

补益气血可选用黄芪、西洋参、沙参、党参、生地黄、熟地黄、黄精、鸡血藤、阿胶、紫河车、大枣、桂圆肉。

健脾和胃可选用党参、砂仁、白术、扁豆、陈皮、半夏、茯苓、鸡内金、神曲。

止痛止泻可选用川楝子、元胡、木香、砂仁、白芍、薏苡仁、罂粟壳、败酱草、乳香、没药等。

有学者在临床中应用 FAM 方案或 CF+5-FU+DDP 方案配合中医药治疗数例结肠癌及直肠癌术后患者,均使化疗疗程按时完成,毒副作用明显减轻,在化疗间歇期,根据化疗情况在大肠癌基本方基础上加减用药,经治疗的患者较未用中医药治疗的患者生存时间和生存质量均有明显提高。

七、调养护理

(一)饮食调养

由于大肠癌的形成与发展和饮食有着至关重要的关系,因此饮食调养是大肠癌防治中不可忽视的一个重要方面,合理的饮食有助于疾病的康复。

(1)马齿苋、鸡蛋各 50 g,或猕猴桃适量。每日 50 g,制作成食品常年服用。对大肠癌者有辅助治疗功效。

(2)黄花菜 30 g,木耳 15 g,血余炭 6 g。将前两种水煎取汁 300 mL,冲服血余炭。亦可常服鲜无花果。对肠癌便下血水者有治疗作用。

(3)大肠癌并有明显贫血者,可用黑木耳 30 g、红枣 30 枚,做成食品为 1 天量,每日食之。

(4)对放疗或化疗后白细胞减少者,可用薏米、芡实、菱角、莲子等煮粥佐餐,常食之。或多食香菇、平菇、口蘑、黑木耳、银耳等,能提升白细胞,增强机体免疫力。

(5)大蒜及葱类,有预防及治疗肠癌的作用,宜多食之;肠癌腹泻者食之更宜。

(二)生活调养

(1)保持乐观情绪,避免抑郁或急躁易怒。

(2)对直肠癌术后造瘘患者,要解除为难情绪,如控制好,一般均能像正常人一样生活。

(3)直肠癌术后排尿障碍者,应注意锻炼膀胱功能。

八、预防

预防是减少大肠癌发病率的有效措施。

(1)避免长期进食高脂食物,多进富含纤维的食物,保持大便通畅。

(2)多食用新鲜蔬菜、水果、大蒜、茶叶等天然抑癌食品,适当补充维生素 A、B_{12}、C、D、E 和叶酸。

(3)积极防治癌前病变,对有肠息肉,尤其是肠息肉家族遗传性患者,须及早予以切除;大力防治血吸虫病及血吸虫肉芽肿。

(4)对有癌瘤遗传易感性和癌瘤家族史的人群应定期行癌前普查;近期有进行性消瘦及大便习惯改变者,也应及早行有关检查,以期尽早发现。

(5)对早期肠癌手术后或放疗后患者,应定期复查,有条件者应长期坚持给予扶正抗癌中药巩固治疗,预防复发。

(毛　瑜)

第十五章

常见疾病的针灸治疗

第一节 面 痛

面痛是指以眼、面颊部抽掣疼痛为主要症状的一种疾病。多由于风邪侵袭,阳明火盛、肝阳亢逆、气血运行失畅所致。

西医学的三叉神经痛属于本病范畴。

一、辨证

本病以眼、面颊阵发性抽掣疼痛为主要症状,根据病因不同分为风寒、风热、瘀血面痛。

(一)风寒外袭

疼痛为阵发性抽掣样痛,痛势剧烈,面色苍白,遇冷加重,得热则舒,多有面部受寒因素,舌淡苔白,脉浮紧。

(二)风热浸淫

疼痛阵作,为烧灼性或刀割性剧痛,痛时颜面红赤,汗出,目赤,口渴,遇热更剧,得寒较舒,发热或着急时发作或加重,舌质红,舌苔黄,脉数。

(三)瘀血阻络

面痛反复发作,多年不愈,发作时疼痛如锥刺难忍,面色晦滞,少气懒言,语声低微,舌质紫暗,苔薄,脉细涩。

二、治疗

(一)针灸治疗

治则:疏通经脉,活血止痛。以手、足阳明经穴位为主。

主穴:百会、阳白、攒竹、四白、迎香、下关、颊车、合谷。

配穴:风寒外袭加风门、风池、外关;风热浸淫加大椎、关冲、曲池;瘀血阻络加太冲、血海。

操作:毫针刺,用泻法。

方义:本方以近部取穴为主,远部取穴为辅,旨在疏通面部筋脉气血,散寒清热,活血通络止痛。

(二)其他治疗

1.耳针

选面颊、上颌、下颌、额、神门等穴,每次取 2～3 穴,毫针刺,强刺激,留针 20～30 分钟,约隔 5 分钟行针 1 次;或用埋针法。

2.水针

用维生素 B_{12} 或 B_1 注射液,或用 2%利多卡因注射液,注射压痛点,每次取 1～2 点,每点注入0.5 mL,隔 2～3 天注射 1 次。

(陈思宇)

第二节　面　　瘫

面瘫是以口眼㖞斜为主要症状的一种疾病。多由络脉空虚,感受风邪,使面部经筋失养,肌肉纵缓不收所致。西医学的周围性面神经炎属于本病范畴。

一、辨证

本病以口眼㖞斜为主要症状。起病突然,多在睡眠醒后,发现一侧面部麻木、松弛、示齿时口角歪向健侧,患侧露睛流泪、额纹消失、鼻唇沟变浅。部分患者伴有耳后、耳下乳突部位疼痛,少数患者可出现患侧耳道疱疹、舌前 2/3 味觉减退或消失及听觉过敏等症。病程日久,可因患侧肌肉挛缩,口角歪向病侧,出现“倒错”现象。根据发病原因不同可分为风寒证和风热证。

(一)风寒证

多有面部受凉因素,如迎风睡眠,电风扇对着一侧面部吹风过久等。

(二)风热证

多继发于感冒发热之后,常伴有外耳道疱疹、口渴、舌苔黄、脉数等症。

二、治疗

(一)针灸治疗

治则:疏风通络、濡养经脉,取手足少阳、阳明经穴位。

主穴:风池、翳风、地仓、颊车、阳白、合谷。

配穴:风寒加风门、外关;风热加尺泽、曲池。

操作:急性期用平补平泻法,恢复期用补法,面部穴可用透刺法,如地仓透颊车,阳白透鱼腰等。

方义:本病为风邪侵袭面部阳明、少阳脉络,故取风池、翳风以疏风散邪;地仓、颊车、阳白等穴以疏通阳明、少阳经气,调和气血;“面口合谷收”,合谷善治头面诸疾。

(二)其他治疗

1.水针

选翳风、牵正等穴,用维生素 B_1 或 B_{12} 注射液,每穴注入 0.5～1 mL,每日或隔天 1 次。

2.皮肤针

用皮肤针叩刺阳白、太阳、四白、牵正等穴,使轻微出血,用小罐吸拔 5～10 分钟,隔天1 次。

本法适用于发病初期，或面部有板滞感觉等面瘫后遗症。

3.电针

选地仓、颊车、阳白、合谷等穴。接通电针仪治疗 5～10 分钟，刺激强度以患者感到舒适、面部肌肉微见跳动为宜。本法适用于病程较长者。

（陈思宇）

第三节 神 乱

一、概述

神乱即精神错乱或神志异常，其临床表现为焦虑恐惧、狂躁不安、神情淡漠或痴呆及猝然昏倒等症，常见于癫病、狂病、痫病、脏躁等患者。《寿世保元》云："癫者，喜笑不常，癫倒错乱之谓也。"俗称"文痴"。《素问·长刺节论》曰："病在诸阳脉，且寒且热，诸分且寒且热，名曰狂。刺之虚脉，视之分尽热，病已止"。《素问·奇病论》中的"癫疾"、唐代《备急千金要方》中的"五癫"，皆指痫而言。后世多把癫狂相提并论。

本症相当于西医学中的单纯型精神分裂症、妄想型精神分裂症、神经官能症、更年期神经病、狂躁症、癫痫等病症。

二、诊察

（一）一般诊察

中医诊查本症从癫、狂、痫三方面进行诊查分析，癫病患者多表情淡漠，神志痴呆，喃喃自语，哭笑无常；狂病患者多狂躁妄动，胡言乱语，打人骂詈，不避亲疏；痫病多见突然昏倒，口吐涎沫，两目上视，四肢抽搐，醒后如常的症状。

西医学本症的诊查，根据实际情况分别从抑郁症、躁狂症或精神分裂症青春型、癫痫切入。抑郁症患者在排除神经系统病变的基础上，尿液、脑脊液 5-羟色胺含量具有一定诊断意义；躁狂症可与抑郁交替发生，表现为情绪高涨、妄想、言语夸张等，精神分裂青春型到后期多表现为喜怒无常，行为多具有冲动性等特点；癫痫通过贝美格诱发试验、脑电图具有诊断意义，头颅 CT、MRI 对脑部病变具有鉴别意义。

（二）经穴诊察

一部分患者可在神门、通里、阴郄、合谷、太冲、足三里等穴出现压痛或条索、结节状病理产物。部分患者可在心俞、肝俞、脾俞、巨阙、中脘等俞募穴出现敏感点。

有些患者在耳穴反射区心、肝、肾、脑、神门、皮质下、枕、耳颞神经点出现压痛敏感点或皮肤皱褶、隆起、颜色改变等阳性反应。

三、辨证

正常人体阴阳平衡，脏腑调和，经络通畅，气血充足，心神安宁。当人体阴阳失于平衡，心神受扰，则发神乱症。本证以脏腑辨证与经络辨证并重，在脏腑主要与心、肝、胆、脾、肾相关，在经络主要与心、肝、胆、脾、胃、心包经有关，火、痰、郁、瘀为主要致病因素。

基本病机为心神不宁，阴阳不和。病因较多，具体表现也有差别，但主要病机为心肝胆脾肾的阴阳失调。虚证主要包括心脾两虚、血虚发痫、肾虚发痫；实证包括痰气郁结、痰火上扰、阳明热盛、肝胆郁火、瘀血内阻、痰火发痫、痰瘀发痫。

(一)常用辨证

1.痰气郁结

肝气被郁，伤及脾脏，脾气不升，气郁痰结，蒙蔽神明，故表现为表情淡漠，神志痴呆等精神异常的证候。痰浊中阻，故不思饮食，舌苔腻，脉弦滑。治当化痰解郁，可取肝经之原穴与胃经之丰隆。

2.心脾两虚

多由患病日久，心血内亏，心神失养，故见心悸易惊，神思恍惚，善悲欲哭等症。血少气衰，脾气健运，故饮食量少，肢体乏力，舌色淡，脉细无力，均为心脾两亏，气血俱衰之征。治当取三阴交、足三里以健脾养心。

3.痰火上扰

痰火上扰是因心胃火盛，灼津为痰，痰火搏结，上蒙心窍所致。症见起病急骤，性情急躁，两目怒视，叫骂不休，毁物殴人，头痛失眠，面红目赤，大便秘结，舌质红，苔黄腻，脉弦滑数。治疗时可取神门、中脘，以化痰宁心为法。或因惊恐气乱，或脾失运化，痰热内生。若偶遇恼怒，痰随火升，上扰清窍，蒙蔽心神，症见突然昏倒，四肢抽搐，口吐黏沫，气粗息高，直视，或口作五畜声，胸膈阻塞，情志抑郁，心烦失眠，头痛目赤。发无定时，醒后疲乏，一如常人。舌质红、苔黄腻，脉弦滑数有力。治宜清热化痰，开窍醒神，可取太冲、中脘、神门。

4.阳明热盛

邪热内传阳明，热结阳明所致。症见面红耳赤，弃衣而走，登高而歌，逾垣上屋，或数天不食。腹满不得卧，便秘，尿黄，苔黄，脉沉数有力。治当清泻阳明，可取曲池、天枢。

5.肝胆郁火

因七情内伤，肝胆气滞，气郁化火，上扰神明所致。心神受扰，则心神烦乱，神不内守则言语失常，或咏或歌，或言或笑，心神不安，则或惊或悸，肝胆气滞则胸胁胀痛。症见狂躁易怒，心神烦乱，言语无伦，惊悸不安，神不守舍，或咏或歌，或言或笑，胸胁胀痛，口苦发干，舌红苔黄，脉弦数。治当泻火解郁，可取肝经之原穴。

6.瘀血内阻

邪热入里，血热互结，上扰神明所致。症见胸中懑闷，精神不宁，狂扰不安，言语不休，或沉默寡言，甚则终日骂詈，少腹胀满，疼痛拒按，舌质红紫或见瘀斑，脉沉实有力。治当取合谷、太冲、血海、膈俞以清热活血。

7.风痰上蒙

多因脾虚痰盛，积聚则气逆不顺，升降失调，清阳不升，浊阴不降，痰蒙清窍所致，故发作前有短时头晕，发作时口吐白沫或清涎是风痰的特点。症见发作前每有短时头晕，胸闷、泛恶，随即猝然仆倒，不知人事，手足搐搦强直，两目上视，口噤，口眼牵引，喉中发出五畜之声，将醒之时，口吐白沫或流清涎，醒后唯觉疲惫不堪，有时醒后又发，时发时止，或数天数月再发，疲劳时发作更频，每于感寒则易诱发，体壮者脉多滑大，舌苔白厚腻。治宜取丰隆、行间以化痰息风。

8.痰瘀阻络

瘀血夹痰，上扰神明。多有颅脑外伤，或小儿娩产时产伤，或母孕时跌伤，或情志不畅，气滞血瘀等，皆可致瘀血内生，若瘀阻于上，脑络闭阻，虚风随生，则发作前多有头痛；若瘀血夹痰上冲于头，则神志被蒙，遂发痫证，症见发时头晕头痛，旋即尖叫一声，瘛疭抽搐，口吐涎沫，脸面口唇青紫，口干但欲漱水不欲咽。多有颅脑外伤病史，每遇阴雨天易发，舌质紫有瘀血点，脉弦或弦涩。当取百会、膈俞以化瘀开窍。

9.血虚生风

多因血虚风动而发作，症见痫厥屡发，发前头晕心悸，手足搐动，发时突然昏倒不省人事，口噤目闭，吐白沫，抽搐时间长短不定，醒后如常人，伴见心悸怔忡，双目干涩等症状，或于月经期前后发作频繁，唇甲淡白，脉细滑，舌质色淡或舌尖红，苔薄白少。治疗时可取脾俞、膈俞、足三里、血海，养血息风。

10.肾气亏虚

多由病症已久，肾气亏虚，精血不足，症见反复发作数年不愈，突然昏倒，神志昏聩，面色苍白，四肢抽搐，或头与眼转向一侧，口吐白沫，二便自遗，出冷汗，继则发出鼾声而昏睡，移时渐渐苏醒，平素或腰膝酸软，足跟痛，或遗精阳痿早泄，或白带多，甚或智力渐退，脉沉细滑，舌质淡，苔薄少。治宜滋补肝肾，益精养血，可取肝俞、肾俞、太溪、照海。

(二)经络辨证

从经络的角度讲，本证与心、肝、胆、脾、胃、心包经皆有联系。《素问·阴阳脉解》言："四肢者，诸阳之本也，阳盛则四肢实，实则能登高而歌也""热盛于身，故弃衣欲走也""阳盛则使人妄言骂詈不避亲疏，而不欲食，不欲食，故妄走也"。《景岳全书·癫狂痴呆》说："凡狂病多因于火，此或以谋为失志，或以思虑郁结，屈无所伸，怒无所泄，以致肝胆气逆，木火合邪，是诚东方实也，此其邪乘于心，则为神魂不守，邪乘于胃，则为暴横刚强。"上述所云胃、肝、胆三经实火上扰心神皆可发为狂病。

值得注意的是，虽然癫、狂、痫皆是神乱的表现，但其病因病机有一定差别，经络辨证上也应注意，如《素问·大奇论》曰："心脉满大，痫螈筋挛。肝脉小急，痫螈筋挛。二阴急为痫厥"，清代叶天士的《临证指南医案》龚商年按总结道："狂由大惊大恐，病在肝胆胃经，三阳并而上升，故火炽而痰涌，心窍为之闭塞。癫由积忧积郁，病在心脾包络，三阴闭而不宣，故气郁则痰迷，神志为之混淆。"狂者多为阳经所病，癫、痫者多发于阴经。

四、治疗

(一)刺法灸法

1.主穴

百会、水沟；癫者取肝俞、脾俞；狂者取大陵；痫者取身柱、鸠尾、阳陵泉、本神、十宣。

2.配穴

癫者，痰气郁结者加太冲、丰隆，心脾两虚加三阴交、足三里。狂者，痰火扰心加神门、中脘；阳明热盛加曲池、天枢；火盛伤阴加神门、三阴交；气血瘀滞加合谷、太冲、血海、膈俞。痫者，痰火扰神者加丰隆、行间；风痰闭窍者加丰隆、风池；瘀血阻络者加膈俞；血虚风动者加脾俞、膈俞、足三里、血海；肾虚精亏加肝俞、肾俞、太溪、照海。

3.方义

本症多因肝气郁滞，脾气不升，气滞痰结，神明逆乱，故取肝俞以疏肝解郁，配脾俞以益气健脾祛痰；脑为元神之府，督脉入脑，取督脉之百会穴、水沟穴，可醒脑开窍，安神定志。大陵为心包经原穴，可加强醒神开窍的作用。鸠尾为治疗痫证的效穴。水沟、十宣可以开窍醒神。太冲可疏肝行气，丰隆以化痰浊；癫证日久可出现心脾亏损，取三阴交、足三里以补益心脾。加神门、中脘清心豁痰；曲池为手阳明合穴，天枢为手阳明之募穴，两穴相配可泄热通便，清泻阳明实热；神门、三阴交以滋阴降火、安神定志；合谷、太冲合为四关穴，行气化瘀，醒脑开窍；血海、膈俞活血化瘀。四穴相配共奏活血化瘀、醒脑开窍之功。

4.操作

诸穴均按常规消毒后，背部不宜深刺，以免伤及体内重要脏器；百会针向脑后方向，沿皮平刺0.3～0.5寸；水沟用1寸毫针，针尖向上斜刺0.5～0.8寸，行捻转泻法，以患者能忍受疼痛为度；余穴根据辨证施以适当补泻手法。每日或隔天1次。

本证中属虚证者可以加用灸法，每次30分钟，每日或隔天1次。

（二）针方精选

1.现代针方

(1)处方1。处方：肝俞、脾俞、丰隆、神门、心俞。本病由于肝气郁滞，脾气不升，凝聚津液，化为痰浊，神明蒙蔽。故取肝俞、脾俞、丰隆，以疏肝郁，运脾气，化痰浊以治本，取神门、心俞，开窍以苏神明。

(2)处方2。治法：理气豁痰，醒神开窍。以手足厥阴经、督脉为主。主穴：内关、水沟、太冲、丰隆、后溪。配穴：肝郁气滞者，加行间、膻中；痰气郁结者，加中脘、阴陵泉；心脾两虚者，加心俞、脾俞；哭笑无常者，加间使、百会；纳呆者，加足三里、三阴交。

(3)处方3。治法：涤痰开窍、养心安神。心脾两虚者针灸并用，补法；痰气郁结、气虚痰凝、阴虚火旺者以针刺为主，泻法或平补平泻。处方：脾俞、丰隆、心俞、神门。痰气郁结加中脘、太冲；气虚痰凝加足三里、中脘；心脾两虚加足三里、三阴交；阴虚火旺加肾俞、太溪、大陵、三阴交。

2.经典针方

(1)《素问·通评虚实论》载："刺痫惊脉五，针手太阴各五，刺经，太阳五，刺手少阴经络傍者一，足阳明一，上踝五寸，刺三针。"

(2)《肘后备急方》卷三·治卒发癫狂病方第十七言："斗门方，治癫痫，用艾于阴囊下谷道正门当中间，随年数灸之。"

(3)《针灸大全》卷四·窦文真公八法流注云："五痫等证口中吐白沫。内关……后溪二穴、神门二穴、心俞二穴、鬼眼四穴。"

(4)《针灸大成》卷九·医案载："患痫症二十余载……病入经络，故手足牵引，眼目黑瞀，入心则搐叫，须依理取穴，方保得痊……取鸠尾，中脘，快其脾胃，取肩髃、曲池等穴，理其经络，疏其痰气，使气血流通，而痫自定矣。"

（三）其他疗法

1.头针

取额中线、顶中线、顶旁1线、顶上正中线。强刺激，不留针。每日1次。大发作取胸腔区（双）、舞蹈震颤控制区（双），小发作取运动区、制癫区，精神运动发作取晕听区。

2.腧穴埋线

取头针的胸腔区、运动区、神门、足三里、三阴交。羊肠线埋线,可嘱患者自行按摩。每周1次。

(陈思宇)

第四节 不 寐

不寐又称"失眠""不得卧"等,是以经常不能获得正常睡眠,或入睡困难,或睡眠时间不足,或睡眠不深,严重者彻夜不眠为特征的病证。本证多因思虑劳倦,内伤心脾,生血之源不足,心神失养所致;或因惊恐、房劳伤肾,以致心火独盛,心肾不交,神志不宁;或因体质素弱,心胆虚怯,情志抑郁,肝阳扰动及饮食不节,脾胃不和所致。

西医学的神经官能症、围绝经期综合征、慢性消化不良、贫血、动脉粥样硬化症等以不寐为主要临床表现时属于本病范畴。

一、辨证

本病以经常不易入睡,或寐而易醒,甚则彻夜不眠为主要症状。根据病因的不同分为心脾两虚、心胆气虚、心肾不交、肝阳上扰和脾胃不和型。

(一)心脾两虚

多梦易醒,心悸健忘,头晕目眩,面色无华,食欲缺乏倦怠,易汗出,舌淡苔白,脉细弱。

(二)心胆气虚

心悸胆怯,多梦易醒,善惊多恐,多疑善虑,舌淡,脉弦细。

(三)心肾不交

心烦不寐,或时寐时醒,头晕耳鸣,心悸健忘,遗精盗汗,口干舌红,脉细数。

(四)肝阳上扰

心烦,不能入寐,急躁易怒,头晕头痛,胸胁胀满,面红口苦,舌红苔黄,脉弦数。

(五)脾胃不和

睡眠不安,脘闷噫气,嗳腐吞酸,心烦,口苦痰多,舌红苔厚腻,脉滑数。

二、治疗

(一)针灸治疗

治则:宁心安神,清热除烦。以八脉交会穴、手少阴经穴为主。

主穴:照海、申脉、神门、安眠、四神聪。

配穴:心脾两虚者,加心俞、脾俞、三阴交;心胆气虚者,加丘墟、心俞、胆俞;心肾不交者,加太溪、涌泉、心俞;肝阳上扰者,加行间、侠溪;脾胃不和者,加太白、公孙、足三里。

操作:毫针刺,照海用补法,申脉用泻法。神门、安眠、四神聪,用平补平泻法;对于较重的不寐患者,四神聪可留针1~2小时;配穴按虚补实泻法操作。

方义:照海、申脉为八脉交会穴,分别与阴跷脉、阳跷脉相通,可以调理阴阳,改善睡眠,若阳跷脉功能亢盛则失眠,故补阴泻阳使阴、阳跷脉功能协调,不眠自愈。心藏神,心经原穴神门,心包经络穴内关可以宁心安神;安眠、四神聪穴可以健脑益髓、镇静安神。

(二)其他治疗

1.耳针

选皮质下、心、肾、肝、神门。毫针刺,或揿针埋藏,或王不留行籽贴压。

2.皮肤针

自项至腰部督脉和足太阳经背部第1侧线,用梅花针自上而下叩刺,叩至皮肤潮红为度,每日1次。

3.拔罐

自项至腰部足太阳经背部侧线,用火罐自上而下行走罐,以背部潮红为度。

4.电针

选四神聪、太阳,接通电针仪,用较低频率,每次刺激30分钟。

(邱　媛)

第五节　癫　　狂

癫狂是以精神错乱、言行失常为主要症状的一种疾病。癫证以沉默痴呆、语无伦次、忧郁苦闷、静而多喜为特征;狂证以喧扰不宁、躁妄打骂、哭笑无常、动而多怒为特征。癫属阴、狂属阳,两者病情可相互转化,故统称癫狂。癫狂主要是由于七情内伤、痰气上扰、气血凝滞,使机体阴阳平衡失调,不能互相维系,以致阴盛于下,阳亢于上,心神被扰,神明逆乱所致。

西医学的精神分裂症、狂躁性精神病、抑郁性精神病、反应性精神病、围绝经期精神病等均属本病范畴。

一、辨证

本病以精神错乱、言行失常为主要症状。根据表现症状不同分为癫证和狂证。癫证属阴多呆静,狂证属阳多躁动。

(一)癫证

沉默痴呆,精神抑郁,表情淡漠,或喃喃自语,语无伦次,或时悲时喜,哭笑无常,不知秽洁,不知饮食,舌苔薄腻,脉弦细或弦滑。

(二)狂证

始则性情急躁,头痛失眠,面红目赤,两目怒视等症;继则妄言责骂,不分亲疏,或毁物伤人,力过寻常,虽数天不食,仍精神不倦,舌质红绛,苔黄腻,脉弦滑。

二、治疗

(一)针灸治疗

1.癫证

治则:涤痰开窍,宁心安神。取背俞穴为主,佐以手少阴、足阳明经穴位。

主穴：肝俞、脾俞、心俞、神门、丰隆。

配穴：痰气郁结加膻中、太冲；心脾两虚加三阴交、大陵；不思饮食加足三里、中脘；心悸易惊加内关。

操作：毫针刺，痰气郁结可用泻法，心脾两虚用补法。

方义：病因痰气郁结、蒙蔽心窍所致，故取肝俞以疏肝解郁，脾俞以健脾化痰，心俞以宁心开窍，神门以醒神宁心，丰隆以涤痰化浊，痰气消散，癫证自愈。

2.狂证

治则：清心豁痰。以任脉、督脉、手厥阴和足少阴经穴位为主。

主穴：大椎、风府、内关、丰隆、印堂、水沟。

配穴：痰火上扰加劳宫；火盛伤阴加大钟。

操作：毫针刺，用泻法。

方义：本病由痰火扰心所致，取大椎、水沟能清热醒神，风府、印堂醒脑宁神，内关、丰隆祛痰开窍、宁心安神。

(二)其他治疗

1.水针

选心俞、巨阙、间使、足三里、三阴交穴，每次选用 1～2 穴，用 25～50 mg 氯丙嗪注射液，每日注射1 次，各穴交替使用。本法适用于狂证。热重加大椎、百会，狂怒加太冲、支沟。

2.耳针

选心、皮质下、肾、枕、额、神门。毫针刺，每次选用 3～4 穴，留针 30 分钟。癫证用轻刺激，狂证用强刺激。

3.头针

选运动区、感觉区、足运感区。用 1.5 寸毫针沿皮刺入，左右捻转 1 分钟，留针 20～30 分钟。

4.电针

水沟、百会、大椎、风府透哑门。每次选用一组穴，针后接通电针仪治疗 15～20 分钟。

(邱　媛)

第六节　郁　　证

郁证是以心情抑郁、情绪不宁、胸部满闷、胁肋胀满，或易怒易哭，或咽中如有异物哽塞等为主要临床表现的一类病证。本病主要是因情志内伤，肝失疏泄，脾失健运，心神失养，脏腑阴阳气血失调所致。

西医学的神经官能症、癔症、焦虑症及围绝经期综合征等均属于本病范畴。

一、辨证

本病以精神抑郁善忧，情绪不宁或易怒易哭为主要症状。根据病因可分为肝气郁结、气郁化火、痰气郁结、心神惑乱、心脾两虚和肝肾亏虚型。

(一)肝气郁结

胸胁胀满,脘闷暖气,不思饮食,大便不调,脉弦。

(二)气郁化火

性情急躁易怒,口苦而干,或头痛、目赤、耳鸣,或嘈杂吐酸,大便秘结,舌红,苔黄,脉弦数。

(三)痰气郁结

咽中如有物哽塞,吞之不下,咯之不出,苔白腻,脉弦滑。

(四)心神惑乱

精神恍惚,心神不宁,多疑易惊,悲忧善哭,喜怒无常,或手舞足蹈等,舌淡,脉弦。

(五)心脾两虚

多思善疑,头晕神疲,心悸胆怯,失眠健忘,食欲缺乏,面色不华,舌淡,脉细。

(六)肝肾亏虚

眩晕耳鸣,目干畏光,心悸不安,五心烦热,盗汗,口咽干燥,舌干少津,脉细数。

二、治疗

(一)针灸治疗

1.治则

调神理气,疏肝解郁。以督脉及手足厥阴、手少阴经穴位为主。

2.主穴

水沟、内关、神门、太冲。

3.配穴

肝气郁结者,加曲泉、膻中、期门;气郁化火者,加行间、侠溪、外关;痰气郁结者,加丰隆、阴陵泉、天突、廉泉;心神惑乱者,加通里、心俞、三阴交、太溪;心脾两虚者,加心俞、脾俞、足三里、三阴交;肝肾亏虚者,加太溪、三阴交、肝俞、肾俞。

4.操作

水沟、太冲用泻法,内关、神门用平补平泻法。配穴按虚补实泻法操作。

5.方义

脑为元神之府,督脉入络脑,水沟可醒脑调神;心藏神,神门为心经原穴,内关为心包经络穴,二穴可调理心神而安神定志;内关又可宽胸理气,太冲可疏肝解郁。

(二)其他治疗

1.耳针

选神门、心、交感、肝、脾。毫针刺,留针 15 分钟,或揿针埋藏,或王不留行籽贴压。

2.穴位注射

选心俞、膻中。用丹参注射液,每穴每次 0.3～0.5 mL,每日 1 次。

(邱　媛)

第十六章
常见疾病的推拿治疗

第一节　高　　热

高热在临床上属于危重症范畴。小儿正常体温常以肛温 36.5～37.5 ℃，腋温 36～37 ℃衡量。若腋温超过 37.4 ℃，且 1 天间体温波动超过 1 ℃，可认为发热。所谓低热，指腋温为 37.5～38.0 ℃，中度热38.1～39 ℃，高热 39.1～40 ℃，超高热则为 41 ℃以上。

一、诊断要点

（一）症状

体温上升时出现恶寒、战栗、皮肤苍白并干燥无汗，体温可在几分钟、几小时、几天内达到高峰。临床表现为皮肤潮红、灼热、出汗、呼吸及心率加快等，并有眼结膜充血、口唇疱疹、头痛，甚至意识障碍。

（二）体征

体温 39 ℃以上，心率 100 次/分以上，呼吸 24 次/分以上，面色潮红，周身汗出或无汗。败血症伴有皮疹、皮肤黏膜出现血点；伤寒、副伤寒伴有表情淡漠、玫瑰疹、肝脾大。风湿热可伴有关节红肿、心律失常，少数患者可出现环形红斑或结节性红斑。

（三）实验室检查

（1）败血症患者白细胞计数常在 15×10^{9}/L 以上，有核左移，中毒颗粒者应考虑为金黄色葡萄球菌败血症。

（2）结核病患者白细胞计数正常或减少。淋巴细胞分类增加，应考虑浸润性肺结核，结合胸片及痰菌检查可确诊。

（3）伤寒、副伤寒患者白细胞计数减少，贫血、血或骨髓涂片可找到疟原虫。

（4）细菌性或阿米巴性肝脓肿患者白细胞计数明显增加，X 线透视、超声波有助于诊断定位。

（5）尿路感染患者尿常规检查可见白细胞、脓球。

（6）中枢神经系统感染患者应及时做脑脊液检查及 CT 检查。

（7）风湿热患者血沉增快，黏蛋白增高，抗“O”增高，系统性红斑狼疮血沉加快，抗核抗体阳性，骨髓或血中有时可检出狼疮细胞。

二、辨证分型

(一)外感高热型

发病急,病程短,体温在 39 ℃以上,初起伴有恶风寒等外感证候。

(二)风热型

高热恶寒,咽干,头痛,咳嗽,舌红苔黄,脉浮数。

(三)肺热型

伴有咳嗽,痰黄而稠,咽干口渴等。

(四)热在气分型

高热汗出,烦渴引饮,舌红,脉洪数。

(五)热入营血型

高热夜甚,斑疹隐隐,吐血便血,舌绛心烦,甚则出现神昏谵语、抽搐。

三、推拿治疗

(一)治则

清热,泻火,退热。

(二)手法

一指禅推法、点法、㨰法、揉法、分法等。

(三)取穴

以足太阳经、手阳明经、督脉腧穴为主,配合有关经脉腧穴,取大椎、大杼、肺俞、风池、中府、玄门、尺泽、曲池、肩井、合谷、外关、太阳、印堂、迎香等穴。

(四)操作方法

(1)患者坐位,术者站于其前方,先用一指禅推法于前额印堂穴向上推至前发际,再推向太阳穴再沿眉弓推回印堂,如此往返操作治疗 2～3 分钟,治疗重点以印堂、太阳、鱼际诸穴为主。继之用双手拇指分抹法于前额部,重点以印堂、太阳、鱼际诸穴为主。继之用双手拇指分抹前额部,自印堂眉弓由中间向两侧向上逐次分推抹至前发际两侧头维、太阳,反复操作治疗 2～3 分钟,再用双手拇指按揉印堂、太阳、头维、神庭、迎香穴,反复操作治疗 2～3 分钟,均以酸胀感为佳。

(2)承上势,术者位于其背后,先用㨰法于肩背部沿大肠经和肺经向指端方向往返操作治疗 2～3 分钟,其重点以曲池、尺泽、外关、鱼际诸穴为主,继之拿按风池,手法宜重,令其发汗。用双手示、中指按揉中府、云门穴各 1 分钟,再点按肩井、大椎、大杼、肺俞诸穴,反复治疗 2～3 分钟,均以酸胀感为度。

(3)接上势,术者施用㨰法于肩背两侧及膀胱经,左右上下往返治疗 3～5 分钟,继用掌擦督脉、膀胱经,上下反复擦至皮肤色红、热透入里为度。然后用掌拍肩背脊柱部,反复拍打 3～5 遍。最后,拿揉风池,拿按肩井,搓揉肩背部,结束手法操作。

(五)随证加减

(1)无汗或自汗,四肢不温者,加揉按肺俞、脾俞、肾俞、足三里,艾灸气海穴。

(2)发热,出汗,痰黄,咽肿痛,口渴者,加点揉大椎,按揉肺俞、尺泽,拿按曲池。

(3)无汗怕冷，鼻塞流涕者，加按揉风门，擦大椎，摩中脘，艾灸合谷、神阙。

(六)注意事项

(1)内伤发热，或流行性感冒并发肺炎、脑炎、伤寒、副伤寒、败血症等出现高热不退，应及时转科诊治。

(2)嘱患者注意保暖，多饮开水，避免过劳或受寒凉。

(3)平时坚持锻炼身体，经常做头面部保健操及保健功法以增强体质。

四、自我保健推拿

患者取坐位，用示、中指指腹揉印堂，按揉太阳，抹前额，揉推迎香，按揉风池，拿按合谷，拿揉内关、外关，按揉中府、云门、尺泽，擦胸部，重按大椎、肺俞。每次操作时间约 15 分钟，每日早晚各 1 次。

(邱　媛)

第二节 休　克

休克是临床上较为常见的一个急症，系由各种致病因素引起有效循环血量下降，使全身各组织和重要器官灌注不足，从而导致一系列代谢紊乱、细胞受损及脏器功能障碍。其临床表现为面色苍白、四肢湿冷、肢端发粗、脉搏细速、尿量减少及神志迟钝、血压下降等。休克特征为微循环障碍，临床上各科均可遇到。不论其病因如何，导致休克根本因素为有效血容量锐减，最终使组织缺血、缺氧，细胞代谢异常，造成细胞死亡。

一、诊断要点

(1)有诱发休克的原因。

(2)有意识障碍。

(3)脉搏细速，超过 100 次/分或不能触知。

(4)四肢湿冷，胸骨部位皮肤指压阳性(压迫后再充盈时间超过 2 秒钟)，皮肤花纹，黏膜苍白或发绀，尿量少于 30 mL/h 或尿闭。

(5)收缩血压低于 10.7 kPa(80 mmHg)。

(6)脉压小于 2.7 kPa(20 mmHg)。

(7)原有高血压者，收缩血压较原水平下降 30%以上。

凡符合上述第(1)项及第(2)、第(3)、第(4)项中的两项和第(5)、第(6)、第(7)项中的一项者，可诊断为休克。

(8)实验室检查：细菌感染，特别是化脓性感染时，白细胞总数和中性粒细胞增高，而病毒、立克次氏体、疟原虫及某些细菌感染，白细胞总数正常或减少。动脉血乳酸含量增高，血中乳酸脱氢酶含量增高表明组织破坏严重。若一度升高而后逐渐下降，表明缺氧和坏死得到改善。休克患者可能伴有低钠、低氯、高钾血症。

二、辨证分型

(一)热厥型

身热头痛,口干舌燥,烦渴,大便燥结,脉沉滑数,舌红苔黄燥等,与革兰氏阳性菌所致脓毒性休克相符。

(二)寒厥型

以肢体厥冷,出冷汗,唇甲青紫,精神萎靡,舌淡苔滑,脉沉微细欲绝为主要特点,是一种阴寒内盛、阳气衰败的全身虚寒性急危重症。

(三)气脱型

精神萎靡,面色苍白,胸闷气短,汗出黏或汗出湿冷,舌淡红,脉细数无力,与心源性休克相符。为卫气不固、正气外脱、气阴伤耗之证。

(四)血脱型

多与失血性休克相符,表现口渴,心悸,面色苍白,四肢厥冷,舌质淡,脉细数。

三、推拿治疗

(一)治则

急则治其标,缓则治其本。以醒脑开窍,回阳救逆为法,缓则培元固本,补益血气。

(二)手法

按揉法、一指禅推法、掐法、拿法、点法等。

(三)取穴

素髎、内关,配以人中、中冲、涌泉、百会、神阙、关元等。

(四)操作方法

(1)患者仰卧位,术者位于其右侧,先施用掐法、点按法于素髎、人中、内关、合谷、涌泉诸穴,以升阳救逆;症状稍有缓解时,施用一指禅推法。揉按百会、神阙、关元、涌泉,掐揉中冲(或十宣)以醒脑开窍。

(2)承上势,隔天再以按揉法、一指禅推法于上述各穴位,并加用拿揉肩井、肩髎、肩贞、曲池、少海、手三里。点按太冲、足三里诸穴,以平肝潜阳,降逆宽胸,补中益气。操作治疗时间 20 分钟左右。

(五)注意事项

(1)休克是一种严重病症,术者必须密切观察病情变化。

(2)患者应平卧,不用枕头,宽衣解带,并注意保暖和安静。待血压稳定后,必须搬动时,动作要轻缓。

(3)经推拿治疗效果不显著者,可配服独参汤或建议其他方法治疗。

(邱　媛)

第三节　中　　暑

中暑是高温环境下,人体产生的严重不良反应。正常人的体温由大脑皮质、间脑、延髓及视丘脑下部的体温调节中枢管理。人体产生的热通过传导、辐射、对流和蒸发而散失，从而维持适当的体温。当外界温度过高，长时间日晒、湿热或空气不流通的高温环境等阻碍了散热时，就会发生中暑。

一、诊断要点

（一）先兆中暑型

高温或日晒下，出现头昏、耳鸣、胸闷、出汗、口渴、恶心等。

（二）轻度中暑型

体温高于38.5 ℃时，除先兆中暑症状外，可有呼吸及循环衰竭早期症状。

（三）重症中暑型

除上述症状，体温可高达40 ℃，并有昏迷、痉挛及呼吸、循环衰竭，还可以出现热痉挛，导致低血钠、低血氯、低血钙及维生素缺乏。

二、辨证分型

（一）暑入阳明致气阴两伤型

壮热多汗，口渴引饮，面赤气粗，大便燥结，小便短赤，舌质红，脉洪数，指纹深红，透达气关。

（二）暑犯心包致热余气机型

猝然昏倒或昏狂谵语，身热肢厥，斑色紫黑，舌绛起刺，脉洪大而滑数，指纹紫暗，直达命关。

（三）暑热亢盛致肝风内动型

昏眩欲倒，四肢挛急，头项抽搐，甚至角弓反张，牙关紧闭，神志不清。

（四）阴损及阳致气虚欲脱型

面色不华，头晕心悸，精神萎靡，汗出肢冷，发作时昏倒仆地，气息短促，舌质紫暗，苔白腻，脉沉微，沉缓，指纹多淡滞。

三、推拿治疗

（一）治则

清暑化湿，解表和里。

（二）手法

一指禅推法、拿法、按法、㨰法、拍击法等。

（三）取穴

以任脉、手太阴经、足太阴经、足太阳经腧穴为主，配以有关经脉腧穴。取中脘、膻中、章门、孔最、尺泽、合谷、足三里、丰隆、三阴交、肺俞、胃俞、印堂、太阳、迎香等穴。

（四）操作方法

(1)患者仰卧位，术者位于其一侧，先用一指禅推法于脘腹部沿任脉自膻中穴向下推至神阙穴，上下往返操作3～5分钟，其治疗重点为膻中和中脘穴。继之用按揉膻中、中脘、章门诸穴，反复按揉治疗3～5分钟，均以酸胀感为度。

(2)承上势，术者先用双手拇指自印堂穴向上向两侧分推前额部，反复操作治疗2～3分钟。

继之用两手拇指分别按揉两侧太阳、迎香、攒竹、神庭、百会诸穴 2～3 分钟，再拿揉孔最、尺泽、外关、合谷、足三里、丰隆、三阴交诸穴，反复操作 5～7 分钟，均以酸胀感为度。

(3)患者俯卧位，术者位于其一侧，先用𢶠法于背脊部自大椎穴向下沿膀胱经至腰部两侧，反复操作2～3 分钟，手法宜偏重，均以明显酸胀感为佳。最后，用掌拍肩背两侧和背脊膀胱经，反复操作 2～3 分钟，结束手法治疗。

(五)注意事项

(1)及时将中暑患者迅速移至阴凉通风处，解开衣领，让患者躺在床上休息，头部不要垫高，并给冷盐水或清凉饮料，或采取冷湿敷，酒精擦浴处理。

(2)当中暑出现循环衰竭，脱水，昏迷等严重病情时，应及时采取中西医综合抢救，如静脉补液、冰块降温等措施。

四、自我保健推拿

取坐位，用右手拇指按揉膻中、中脘、章门穴各 1 分钟，摩腹、分推腹部 2 分钟，按揉太阳、印堂、迎香，拿按孔最、尺泽、合谷、足三里、丰隆穴各 3～5 分钟，每日 1～2 次。

(邱　媛)

第四节　冻　　伤

冻伤是机体暴露于低温环境所致的全身性或局部性急性冻结性损伤，是由寒冷所致末梢部局限性炎症性皮肤病，是冬季常见病，以暴露部位出现充血性水肿红斑，遇温高时皮肤瘙痒为特征。严重者可能会出现患处皮肤糜烂、溃疡等现象。该病病程较长，冬季还会反复发作，不易根治。

一、诊断要点

(一)一度冻伤

一度冻伤为皮肤浅层冻伤。局部皮肤初为苍白色，渐转为蓝紫色，继之出现红肿、发痒、刺痛和感觉异常，无水疱形成。约 1 周后，症状消失，表皮逐渐脱落，愈后不遗留瘢痕。

(二)二度冻伤

二度冻伤为全层皮肤冻伤。局部皮肤红肿、发痒、灼痛，可于 24～48 小时内出现水疱，如无继发感染，经 2～3 周，水疱干涸，形成黑色干痂，脱落后创面有角化不全的新生上皮覆盖，局部可能有持久的僵硬和痛感，但不遗留瘢痕和发生痉挛。

(三)三度冻伤

三度冻伤为皮肤全层及皮下组织被冻伤。皮肤由苍白逐渐变为蓝色，再转为黑色。皮肤感觉消失，冻伤周围组织出现水肿和水疱，并伴较剧烈的疼痛和灼痒。坏死组织脱落后留有创面，易继发感染。愈合缓慢，愈后遗留瘢痕，并可影响功能。

(四)四度冻伤

四度冻伤为皮肤、皮下组织、肌肉甚至骨骼都被冻伤。伤部感觉和运动功能完全消失。患处呈暗灰色，与健康组织交界处可出现水肿和水疱。2～3周内有明显坏死分界线出现。一般为干性坏疽，但有时由于静脉血栓形成，周围组织水肿及继发感染，形成湿性坏疽。往往留下伤残和功能障碍。

二、辨证分型

(一)寒凝血瘀型

局部麻木发凉，冷痛，肤色青紫或暗红，肿胀结块，或有水疱，发痒，或灼痛，感觉迟钝，舌苔白，或舌有瘀斑，脉沉或细。

(二)寒凝化瘀型

冻伤后，局部坏死，疮面溃烂流脓，四周红肿，疼痛加剧，伴有发热、口干，舌质红，苔黄，脉数。

(三)寒盛阳衰型

时时寒战，四肢厥冷，蜷卧嗜睡，感觉麻木，肢端冷痛，面色苍白，舌质淡，苔白，脉沉迟。或神志不清，反应迟钝，知觉丧失，四肢厥冷，全身僵直，唇甲青紫，面色青灰，瞳孔散大，喘息微弱，脉微欲绝，或六脉俱无。

三、推拿治疗

(一)治则

温经活血(推拿治疗适用于早期一、二度冻伤)。

(二)手法

㨰法、按法、揉法、拿法、捻法、擦法等。

(三)取穴

上肢部：曲池、手三里、孔最、内关、合谷等；下肢部：足三里、阳陵泉、承山、昆仑、太溪、太冲等。

(四)操作方法

(1)患者仰卧位，术者位于一侧，先用㨰法于前臂内、外侧，反复操作治疗3～5分钟。继之按揉曲池、手三里、孔最、内关，拿揉合谷，反复操作3～5分钟，均以酸胀为度。再用摩法，捻法施于冻伤处及手指，手法摩揉捻动要轻柔缓和，反复操作3～5分钟。然后轻擦前臂外侧及手背冻伤处，以温热感为宜。

(2)承上势，若足部冻伤，术者位于患足侧方，先用一指禅推摩法施于足踝部及足背趾部，反复推摩治疗5～7分钟。继之用拇指轻按揉足三里、解溪、丘墟、商丘、内庭、地五会、京骨、太冲诸穴，反复治疗3～5分钟，然后用轻揉的掌擦法施于足踝足背部反复治疗，以温热感为宜。最后，摇踝关节，轻缓柔和顺、逆时针方向各摇转3～5次。

(3)患者俯卧位，术者位于患肢侧方，先用一指禅推法施于患小腿后侧，足跟底部，自上而下反复操作5～7分钟，小腿肚、足踝病变处为重点治疗部位。继用拇指按揉足三里、阳陵泉、承山、昆仑、太溪诸穴，反复治疗2～3分钟，均以酸胀感为度。再施用擦法于小腿肚、足踝、足掌心，反复擦至发热为佳。

(五)随证加减

(1)手部冻伤者，加双手在温热水中浸泡15～20分钟，擦浴后在冻伤处用轻揉5～8分钟，继用按揉法施于足三里、孔最、外关诸穴，拿揉合谷，反复治疗3～5分钟，揉前臂外侧及手背部3～

5 分钟，每日 2～3 次。

(2)足部冻伤者，加用热水洗净双足，浸泡 15～20 分钟，先将两掌心搓热放在冻伤处轻揉5～8 分钟，继用拇指在患处周围做指压治疗 5～7 次，点揉足三里、绝骨、太冲诸穴 2～3 分钟，再做踝关节屈伸及旋转被动活动各 3～5 次，每日 2～3 次。

(六)注意事项

(1)注意保暖，适当参加体育运动。

(2)本法对冻伤面积较大者，3 度以上冻伤，不宜推拿治疗。

(3)轻度冻伤者，坚持自我推拿，效果更佳。

四、自我保健推拿治疗

(一)手部冻伤

双手在温热水中浸泡 15～20 分钟，擦干后在冻伤处轻揉 5～8 分钟，按揉手三里、孔最、外关，拿合谷等。揉前臂外侧及手背部约 10 分钟，每日 2～3 次。

(二)足部冻伤

用热水洗净双足，浸泡 15～20 分钟，将两手掌心搓热在冻伤处轻揉 5～8 分钟，用拇指在患处周围做指压法 5～10 次，点揉足三里、绝骨、太冲等穴，做踝关节屈伸旋转运动 20～30 次，每日 2～3 次。

(邱　媛)

第五节　雷　诺　病

雷诺病是血管神经功能紊乱引起肢端小动脉异常痉挛性疾病。继发于某些病因的称为雷诺现象。临床特点是阵发性肢端对称的小动脉痉挛引起皮肤苍白、发绀，痉挛动脉扩张充血导致皮肤发红，伴感觉异常。

一、诊断要点

(一)症状

多在寒冷刺激或情绪激动以后，指(趾)端突然苍白、发凉，多见于双手全部手指或部分手指，也可侵及脚趾，常为对称性。症状发展缓慢，发作延续时间短则几分钟，一般为几小时，甚则几天，同时伴有局部发汗、麻木，烧灼感或刺痛感。晚期可持续发绀。

(二)体征

一般无明显阳性体征。肢体远端可呈手套、袜子样感觉异常，早期可见皮肤苍白，晚期皮肤发绀。

二、辨证分型

(一)阳虚寒凝型

患指(趾)肿痛，肤色白如蜡状，继则青紫、潮红，握摄不力，形寒肢冷，或有麻木肿胀感。精神萎靡，面色㿠白，大便溏薄或五更泄泻。舌质淡，苔薄白，脉来沉细。

(二)气虚血瘀型

患指(趾)肤色苍白，麻木，肢端逆冷时间较长，继而转为青紫，遇温则肢端皮色恢复正常。同时伴关节肿胀，活动欠利，神疲乏力，少气懒言，肌肉瘦削，面色无华。舌质淡嫩，边有齿印，脉细弱无力。

(三)气滞血瘀型

肢端较长时间出现青紫或紫红，皮肤发凉，麻木疼痛，症状随情志变化可反复出现，指(趾)端肌肤可见瘀点，或见指甲畸形，常伴胸胁胀痛，精神抑郁等。舌质暗紫或有紫斑，脉来细涩或沉细。

三、推拿治疗

(一)治则

补气益血，温通经脉。

(二)手法

一指禅推法、按法、揉法、捻法、擦法等。

(三)取穴

大椎、肩井、心俞、脾俞、肺俞、肾俞、关元、气海、尺泽、手三里、丰隆、解溪、涌泉等穴。

(四)操作方法

(1)患者俯卧位，术者位于其一侧，先以一指禅推法于背脊部沿两侧膀胱经自上而下往返操作治疗7～10分钟，治疗重点以大椎、心俞、肺俞、脾俞、肾俞为主。继以㨰法沿上述路线，上下往返操作治疗3～5遍，再用双手拇指按揉法分别于两侧肺俞、脾俞、心俞、脾俞、肾俞、命门诸穴，反复按揉3～5分钟，均以酸胀感为度。然后掌擦腰背脊部膀胱经、督脉，由上而下反复操作，至皮肤色红、热透入里为佳。最后拿按肩井穴5～7次。

(2)患者俯卧位，术者位于其一侧，先以一指禅推法施于脘腹部沿任脉向下推至中极穴处，往返操作治疗5～7分钟，以中脘、气海、关元诸穴为重点治疗部位。继用掌揉法于脘腹部做顺时针方向揉腹治疗3～5分钟，以温热感为佳。

(3)承上势，术者先用多指拿患上肢，自肩臂拿至手腕部，上下往返操作3～5遍，继之按揉尺泽、手三里，拿内关、外关、太渊、合谷诸穴，反复按揉治疗3～5分钟。再用掌擦患上肢内、外侧，反复操作1～2分钟，然后按揉下肢足三里、丰隆、解溪，点揉太冲诸穴，反复按揉治疗2～3分钟，均以酸胀感为佳。再用掌擦涌泉穴以热透入里为佳。最后用捻揉指法施于手足诸指或(趾)，反复操作治疗。做腕、踝关节拔伸和环转摇动被运动，反复治疗5～7分钟。

(五)随证加减

如面色不华、神疲、食欲缺乏、病情加重者，加按揉脾俞，揉擦肾俞，摩中脘，揉气海。

(六)注意事项

(1)不宜吃辛辣等刺激性食物。

(2)冬天应注意四肢保暖，用温水洗手、脚。

(3)坚持每日自我推拿治疗，促进肢体血液循环，有利于本病康复。

四、自我保健推拿治疗

(1)拇指按揉尺泽、手三里、内关、外关、太渊、合谷 1～2 分钟，以四指指腹按压极泉穴，以腋窝及前臂酸胀感为佳。

(2)做顺时针方向摩腹 100～300 次。

(3)按揉血海、梁丘、足三里、委中，拿承山、揉涌泉，共 10～15 分钟。

(4)用一手指掌按揉、捻捏患手病变处，反复操作 1～3 分钟，每次操作 20～30 分钟，每日2～3 次。

(邱　媛)

第十七章

常见疾病的中西医结合治疗

第一节　急性感染后肾小球肾炎

急性肾小球肾炎(简称急性肾炎)是儿科、内科常见的肾脏病。急性起病,以血尿、蛋白尿、少尿、水肿、高血压,并可有多为一过性的氮质血症。这是一组临床综合征,又称为急性肾炎综合征。

急性肾炎常出现于感染后,以链球菌感染最为常见,但也可见于其他细菌、病毒和寄生虫感染,如肺炎球菌、克雷伯杆菌、葡萄球菌、脑膜炎双球菌、淋球菌、布氏杆菌、麻风杆菌、伤寒杆菌,革兰氏阴性杆菌败血症、梅毒、支原体感染、水痘病毒、腮腺炎病毒、麻疹病毒、传染性单核细胞增多症、恶性疟原虫,乙型肝炎病毒、柯萨奇病毒、巨细胞病毒、组织胞浆菌、弓形虫等。上述感染除可出现急性肾炎外,也可出现急进性肾炎、肾病综合征等临床表现。本文着重介绍急性链球菌感染后肾炎。

一、急性链球菌感染后肾炎

(一)病因

Richard Bright(1827 年)首先记述了急性肾炎与某些感染特别是猩红热有关。20 世纪初的一系列研究,明确了绝大多数急性肾炎与β溶血性链球菌 A 族感染有关。其后,又根据β溶血性链球菌菌体细胞壁的 M 蛋白,将它分为若干型,并进一步确证 12 型是大部分肾炎的病因。此外,1、3、4、18、25、49、60 型与呼吸道感染后急性肾炎有关;而 2、49、55、59、61 型也被认为可能与急性肾炎有关。还有菌株不能由 M 蛋白分型,而需由凝集试验方法分型(T 型)。此外,β溶血性链球菌 C 族及 G 族感染后偶也可发生急性肾炎。故把β溶血性链球菌 A 族 12 型(或上述其他型)称之为“致肾炎菌株”。但需指出,所谓致肾炎菌株链球菌感染后,急性肾炎的发病率也是极不恒定的。

链球菌的致病作用有以下几个方面证据:①急性肾炎患者血清中抗链球菌溶血素“O”滴度升高者可达 70%～80%,说明患者近期有链球菌感染史;②对未经青霉素治疗的急性肾炎患者,早期做咽部或皮肤感染灶细菌培养,1/4 以上为β溶血性链球菌阳性;③流行病学调查,链球菌感染流行时,11%～30%患者发生急性肾炎。猩红热后急性肾炎发病率最高可达 18%;④在部分链球菌感染后肾炎患者肾小球内可检测到某种链球菌抗原。

以往多认为链球菌菌体细胞壁上的M蛋白为致肾炎的抗原。但有学者观察到，用抗12型链球菌的血清可在肾小球内找到抗原，而用抗12型链球菌M蛋白的血清却阴性。近年来Lange等人通过一系列研究提示，链球菌抗原成分不是M蛋白，而是其胞内的一种水溶性蛋白，分子量为120 000～150 000道尔顿，当链球菌胞体完整性遭到破坏时才被释放。研究提示，链球菌的致病抗原为其胞浆成分和质膜成分，称之为内链素(ESS)。实验表明急性链球菌感染后肾炎恢复期患者血清的IgG可与急性链球菌感染后肾炎早期患者肾活检标本肾小球基膜(GBM)相结合；用ELISA方法测定血清中抗ESS抗体也表明，急性肾炎患者该抗体滴度明显升高而持续。动物实验显示，将ESS注入大鼠后24小时，ESS沉着于GBM；数天之后ESS沉着的GBM上有IgG沉着，表明原位免疫复合物形成。此外，20世纪70年代末从A族链球菌12型致肾炎菌株中分离出一种蛋白，称之为肾炎株伴随蛋白(NSAP)，是链球菌胞体提取物，分子量为49 000道尔顿，其化学结构与链激酶C相似，能激活纤维蛋白溶酶原。实验证明，只有带NSAP的链球菌才能导致肾小球损伤。急性肾炎患者血清中NSAP抗体滴度明显升高。也有学者报道链球菌所分泌的成分中带阳性电荷的抗原成分(pI＞8.5)，于部分急性肾炎的早期肾组织(8/18例)可检出该抗原。对链球菌的抗原本质正在深入研究之中。

致肾炎链球菌菌株的致病性与宿主的易患性有密切关系。1979年萨卡斯基等(日本)的研究显示，急性链球菌感染后肾炎患者HLA-D"EN"(密切相关于DRW6)的频率为36%，对照组为6%，相对危险性(RR)为9.0。此后，其他的日本学者报道急性链球菌感染后肾炎DR1频率增高。1983年Layrisse等(美国)的研究显示，急性链球菌感染后肾炎患者HLA-DR4抗原频率较正常对照增高，但某些研究尚未得出明确结论。

(二)发病原理

1.免疫学发病机制

(1)体液免疫用免疫荧光方法可在肾小球内证实有颗粒样或团块样沉积物(IgG、C3和备解素等)；电镜下可观察到电子致密物呈驼峰样沉积于GGBM上皮细胞侧，从组织学证实了免疫复合物的存在。

抗原(链球菌某种成分)和抗体(免疫球蛋白)形成免疫复合物，本病的急性期常可测到血液中升高的免疫复合物(即循环免疫复合物，CIC)。故以往认为链球菌感染后肾炎是一种经典的循环免疫复合物所致的肾小球疾病。也有部分学者认为链球菌抗原能与血液中纤维蛋白原相结合，而形成较大分子量的可溶性复合物，沉积于肾小球系膜区等部分，进而引起细胞炎症反应所致。

链球菌抗原的某些带阳性电荷成分，可通过电荷反应与肾小球结构相结合而形成"种植抗原"，而导致原位免疫复合物形成。种植抗原还可通过上述NSAP与肾小球上链激酶C受体相结合后而形成。此外，内链素(pI 5.7～5.9)则可能通过类似植物血凝素的作用机制种植于GBM而形成原位免疫复合物。

部分研究报道，链球菌感染后肾炎患者血中链球菌神经氨酸酶活性增加，它可使血液循环中免疫球蛋白内的唾液酸释放，而使正常免疫球蛋白的抗原决定基暴露，从而导致抗自身IgG的抗体产生，故相关于自身免疫反应。也有研究证实链球菌神经氨酸酶可作用于肾小球上皮细胞和内皮细胞等唾液酸丰富的部分，故具有唾液酸反应物的肾小球结构因唾液酸释放后，易与花生聚集素相结合，可能与自身免疫过程相关。

(2)细胞免疫在本病中确切作用，尚未充分证明。急性链球菌感染后肾炎患者肾活检标本在肾小球系膜区常可见单核细胞浸润，也是肾脏局部细胞免疫反应的表现。

(3)低补体血症急性链球菌感染后肾炎患者发病后早期，血 CH50、C3 和 C_5 均明显下降，于 6～8 周恢复正常；C1q 和 C4 稍有下降，但下降程度较 C3 轻，且较快恢复正常。C3 激活剂前体正常，备解素水平多明显而持久下降。应用免疫荧光技术证实该病患者肾小球上有较大量的 C3 及备解素沉积。因此，多数学者认为急性链球菌感染后肾炎主要为补体旁路途径激活。本病患者血清中含有激活并消耗补体的物质，引起低补体血症。研究证实 C3 肾炎因子(C3NeF)为 C3 转化酶的抗体，与本病补体旁路途径激活有关。

除免疫复合物激活补体外，研究认为链球菌的外毒素也可以直接激活补体；NSAP 可激活纤维蛋白酶原，形成纤维蛋白酶，后者又可通过旁路途径激活补体。

补体激活后引起一系列炎症反应，特别是上皮下免疫复合物激活补体、形成膜攻击复合物(C5b-9)，在急性肾炎发病中起重要作用。

(4)免疫介导的炎症反应免疫复合物，特别是肾小球系膜区和内皮下的免疫复合物，可以通过免疫和理化机制吸引血液循环中炎症细胞(中性粒细胞、单核细胞等)，这些炎症细胞和受到某些刺激的肾小球固有细胞又可产生一系列炎症介质，如白细胞介素、蛋白酶和活性氧产物等引起肾小球炎症病变。

一次致肾炎链球菌株感染后形成的免疫复合物沉着，机体可予以清除，中断上述免疫-炎症的恶性循环，使病变呈自限性。

2.病理生理改变

(1)肾脏的病理生理改变急性肾炎肾脏的病理生理改变与免疫介导的肾小球毛细血管炎症反应相关。

由于肾小球内皮细胞、系膜细胞增生，部分患者肾小球内有中性粒细胞浸润，肾小球内细胞明显增多，肾小球毛细血管袢往往严重受压，肾小球滤过面积减少、肾小球囊内压升高，肾小球滤过率(GFR)降低。急性链球菌感染后肾炎患者早期常有少尿，甚至无尿，患者因水钠潴留有水肿，可有一过性氮质血症等临床表现。

因免疫复合物沉积，补体激活及其炎症细胞(如中性粒细胞)的积聚，有活性的补体片段、膜攻击复合物、蛋白水解酶、氧自由基等炎症介质可使 GBM 受损、GBM 通透性增强，甚至可造成 GBM 节段性断裂，致使血管内大分子物质(如血浆清蛋白)、红细胞和白细胞通过 GBM 而进入尿中。此外，由于肾小球毛细血管袢上皮细胞的唾液酸减少，肾小球毛细血管袢阴性电荷减少，也可能是导致蛋白尿的原因。

研究证实急性肾炎时肾血流量正常、甚至增加，其原因与入球小动脉阻力降低相关。故急性肾炎与慢性肾炎不同，肾脏并不处于缺血状态。因肾血流量正常而 GFR 下降，滤过分数下降。

肾小管最大重吸收功能仅轻度受损或仍属正常，肾小球滤过率损害程度远重于肾小管。虽经肾小球滤过的原尿量减少，但肾小管并没有相应地减少对原尿中水钠的重吸收，引起水钠潴留和少尿。此即为“球管失衡”。

(2)全身性病理生理改变水钠潴留和血容量增加，由此引起高血压、水肿。严重时可引起高血压脑病及心力衰竭等严重合并症。因此，急性肾炎的治疗中控制血容量，减少体内潴留的水、钠是关键。

(三)病理改变

肾脏较正常增大，呈苍白，表面光滑。

1.光镜检查

弥漫性毛细血管袢及系膜区细胞增殖(内皮细胞及系膜细胞),此外部分患者可有炎症细胞浸润(中性粒细胞、单核细胞、嗜酸性粒细胞),增殖的内皮细胞肿胀。由于细胞明显增多及毛细血管腔的内皮细胞肿胀,肾小球毛细血管腔狭窄、甚至闭塞。严重时可有微血栓形成。整个肾小球明显肿大,尿腔变窄。少数患者甚至以渗出性病变为主,主要为中性粒细胞。此外,部分患者可有局灶性、节段性小新月体形成。

肾小管改变不突出。肾小管上皮细胞肿胀,近端肾小管上皮细胞内可有重吸收的蛋白小滴。肾间质可有轻度水肿,并有白细胞、单核细胞呈灶性分布。

2.免疫荧光

肾小球内有IgG和C3为主的颗粒状沉着,常有备解素及纤维蛋白沉积,偶见IgM、IgA、C1q和C4沉积。沉积部位可见于毛细血管袢的上皮细胞侧、内皮细胞下、系膜区及GBM中。按其分布可分为以下3型:①星天型:约见于30%患者,免疫球蛋白及C3呈弥漫、不规律分布于毛细血管袢及系膜区;②系膜型:约见于45%患者,免疫球蛋白及C3主要见于系膜区,特别是毛细血管袢的蒂部;③花环型:约见于25%患者,免疫球蛋白和C3呈致密颗粒状沿毛细血管袢连续分布,系膜区沉积物较少。

肾脏小血管及肾小管上较少见到免疫球蛋白及C3沉积。

3.电镜

肾小球上皮细胞下电子致密物呈驼峰为电镜下特征性改变。它与GBM外稀疏层之间有一明确的分离带。发病后4～8周逐渐淡化而成为透明区。

电子致密物分布与免疫荧光有一定的关系。星天型以内皮细胞下电子致密物为主,可伴有上皮下、系膜区和GBM内电子致密物;系膜型以系膜区电子致密物为主,可伴有某些内皮下电子致密物;花环型则以大量上皮下电子致密物为特点。

(四)流行病学

本病发生于世界各地。发达国家由于生活及环境卫生等条件的改善,发病率已逐渐降低。我国北方地区多于上呼吸道感染后发病,故春、冬季多见;南方地区常发生于脓疱病后,多见于夏季。

β溶血性链球菌感染后肾炎多为散发,但可呈流行性发病,其发病率波动较大(10%～30%),多呈亚临床型。

(五)临床表现

本病多见于儿童,好发年龄为5～14岁。较少累及中、老年人,40岁以上仅占总发患者数的10%以下。2岁以下罕见发病。男女比例为2∶1。

1.潜伏期

大部分患者有前驱感染史(如咽部或皮肤),轻者可无感染的临床表现。肾炎的严重程度不取决于前驱感染的严重程度。

链球菌感染后1～3周开始出现肾炎的临床症状,潜伏期平均约10天,也可能较短。一般皮肤感染较上呼吸道感染所致者为长,前者多为14～21天、后者多为6～12天。罕见潜伏期超过3周者。

部分患者在感染过程中可有一过性轻度蛋白尿及镜下血尿,可能与发热、链球菌的红斑毒素作用于GBM有关。

2.肾脏受累的临床表现

(1)血尿常为首发症状,几乎所有患者均有血尿。其中肉眼血尿出现率约为 1/3,尿色呈洗肉水样或因尿中红细胞溶解破坏呈混浊棕色,但无凝血块。肉眼血尿一般在数天内消失,也可持续 1～2 周后转变为镜下血尿。镜下血尿多数于数月至 1 年内消失,少数患者可持续更长时间。

(2)蛋白尿几乎全部患者有尿蛋白,多数为轻、中度蛋白尿。约 1/2 患者尿蛋白＜500 mg/d。75%患者尿蛋白＜3 g/d,约 20%患者尿蛋白＞3 g/d。少数患者就诊时尿蛋白已转阴或极微量,故而无尿蛋白阳性的记录。

约半数患者 4～6 月内尿蛋白转阴,大部分患者于 1 年左右转阴。

(3)少尿与水肿:水肿作为首发症状就诊者占 60%～70%,水肿的出现率 70%～90%。出现水肿之前,患者常有少尿,多发生于疾病早期。大部分患者尿量＜500 mL/d,可因少尿引起氮质血症及其他临床表现。2 周后尿量渐增,肾功能恢复。少数患者(＜5%)由少尿发展为无尿。

水肿轻者为晨起眼睑水肿,呈现所谓"肾炎面容"。严重时可延及下肢、阴囊,甚至胸膜腔积液。体重由于水钠潴留而增加。少于 20%病例可呈肾病综合征。大部分患者于 2～4 周内自行利尿、消肿。如水肿或肾病综合征持续发展,提示预后不佳。

(4)高血压见于 75%左右病例,多为轻中度的血压增高,偶可见严重高血压。一般不伴恶性高血压及终末期肾脏病的视网膜病变。

高血压主要与水钠潴留、血容量扩张有关。故而高血压与水肿程度常平行一致,并且随利尿而恢复正常。如血压持续升高 2 周以上而无下降趋势,表示肾脏病变较重。

(5)全身表现患者常有疲乏、厌食、恶心、呕吐(与氮质血症不完全平行)、嗜睡、头晕、视力模糊(与高血压程度及脑缺血、脑水肿有关)及腰部钝痛(肾实质肿大,牵扯肾被膜所致)。偶见风湿热与急性肾炎并存的病例。

(六)实验室检查

1.尿常规检查

几乎所有患者有尿红细胞,主要为肾小球源性红细胞,有时可见红细胞管型。此外,尿中可有肾小管上皮细胞和白细胞(有时多形核白细胞可达 75%,但并无尿路感染存在),偶见白细胞管型、颗粒管型。

多数患者尿蛋白＜3 g/d,约 50%成年人患者,大部分儿童尿蛋白 4～6 个月后转阴;1 年后大部分成年人患者尿蛋白转阴。少量镜下尿红细胞可迁延 1～2 年。

2.血液化验

约半数患者有轻度正色素、正细胞性贫血,血红蛋白一般在 100～120 g/L。贫血主要与水、钠潴留,血液稀释相关,因利尿消肿后血红蛋白迅速恢复正常。也可能与红细胞生成减少、红细胞存活期缩短有关。

患者血沉常增快,一般在 30～60 mm/h(魏氏法)。随着急性期缓解,血沉也逐渐恢复正常。

血浆清蛋白常轻度降低,主要与血液稀释相关,仅于大量蛋白尿较长时间后才引起严重的低蛋白血症。部分患者急性期可有一过性高脂血症。血容量明显增加时可呈现稀释性低钠血症。少尿患者常可有高钾血症。

血液中纤维蛋白原、Ⅷ因子和纤溶酶活性增高,大分子的纤维蛋白原复合物常在严重病例出现,ⅩⅢ因子(纤维蛋白稳定因子)下降,尿中纤维蛋白降解产物(FDP)增加,表明急性肾炎时肾脏中存在着小血管内凝血和纤溶作用。

3.血清补体测定

大部分患者血清总补体(CH50)和C3下降,C3通常低于正常值1/2,约8周恢复正常。C3降低患者血清中可证实有C3肾炎因子(C3NeF)的存在。补体活化的经典途径的前期成分如C1q、C2、C4通常下降程度甚轻、持续时间短。60%患者备解素下降,常与C3下降相关。提示旁路途径激活补体。如患者补体持续下降而不恢复正常,应怀疑膜增殖性肾炎或其他系统性疾病,如系统性红斑狼疮、特发性冷球蛋白血症等。

C3水平下降程度与本病的严重性及预后无关。大部分患者循环免疫复合物试验阳性,某些患者血冷球蛋白试验阳性。

4.病灶细菌培养及血清免疫学检查

急性肾炎患者未应用青霉素治疗前,早期做病灶(皮肤及咽部等)细菌培养,约1/4病例可获阳性。

进入人体的链球菌,其胞外产物能够刺激机体产生相应抗体,可作为近期链球菌感染史的证据。急性链球菌感染后,肾炎患者血清抗链球菌溶血素(ASO)、抗链激酶(ASKase)、抗透明质酸酶(AHase)和抗脱氧核糖核酸酶B(ADNaseB)等往往升高。其中ASO广泛应用于临床,链球菌感染后3周ASO滴度上升(>1∶200),3～5周达高峰,以后逐步下降,6个月内约有50%患者恢复正常,1年之内约75%,少数患者需2年恢复正常。ASO滴度升高只表明近期有链球菌感染史,不能确定目前是否有链球菌感染。一般认为ASO滴度高低与肾炎的严重性和预后无关。有研究报道,以渗出性病变为主的急性肾炎患者,ASO滴度上升比例较高,而增殖性病变为主者则较低。

早期使用青霉素治疗的链球菌感染后肾炎患者ASO阳性率明显降低,仅为10%～15%。A族12型致肾炎链球菌株不产生溶血素,故机体不产生ASO滴度升高。脓疱病引起的链球菌感染后肾炎ASO滴度较低或阴性,但90%该类患者ADNaseB和AHase滴度明显升高。

此外,较高而持久的抗内链素(ESS)抗体可在本病早期和恢复期血清中测得。另有研究显示患者血清中有抗胶原Ⅳ和层粘连蛋白抗体,但确切的作用尚不清楚。

(七)合并症

急性肾炎病程中有时可发生下列严重合并症,大多数发生于起病后不注意休息和治疗不当。近年来医疗条件改善,下列合并症已明显减少。

1.心力衰竭

起因以水钠潴留引起的血容量增加为主,高血压和心肌损害也可能有一定关系。可渐起或突然发病,出现充血性心力衰竭的临床症状,如呼吸困难、咳嗽、颈静脉怒张、心脏扩大、奔马律,甚至肺水肿,病情常危重。但经积极抢救出现利尿后,症状常可迅速减轻,扩大的心脏可恢复正常,唯有心电图T波改变有时需几周才能恢复。心力衰竭以老年人多见。

2.脑病

儿童患者较多见,发生率为5%～10%。近年来由于及时合理的治疗,发生率明显降低,较急性心力衰竭更为少见。患者有剧烈头痛、呕吐、嗜睡、神志不清、黑蒙,严重者有阵发性惊厥及昏迷,也可因此而掩盖急性肾炎本身的临床表现。尽管绝大多数患者有高血压,但相当部分患者血压并不特别高,而且持续时间较短暂,因此眼底改变一般不明显,仅有小动脉痉挛的表现。严重时也可有视网膜出血、渗出,视神经盘水肿。

急性肾炎脑病的发生原理尚不完全清楚。虽然高血压与脑病常同时存在,但它在脑发病中所起的作用尚未肯定。水钠潴留引起脑水肿及缺氧引起脑血管痉挛可能与脑病发病有关。

3.急性肾功能不全

目前已成为急性肾炎主要的严重合并症。由于肾小球内系膜细胞、内皮细胞增生，白细胞浸润，严重压迫毛细血管袢等原因患者可出现少尿、无尿，在急性期可出现急性肾功能不全。如能及时给予透析治疗，半数以上患者肾功能可望完全恢复。

(八)诊断与鉴别诊断

链球菌感染后，1～3周后出现血尿、蛋白尿、尿少、水肿和高血压等典型病例，诊断多无困难。临床表现不明显者，应连续多次做尿常规检查，根据尿液典型改变及血补体动态改变做出诊断。诊断急性链球菌感染后肾炎时需除外或与以下疾病相鉴别。

1.高热所致尿液异常

于高热期间可出现一过性蛋白尿及镜下血尿，可能与肾血流量增加、肾小球通透性增加及肾小管上皮细胞肿胀变性有关。此种尿改变发生于感染、高热的极期，随着热度减退，尿液异常恢复。不伴水肿、高血压等其他急性肾炎综合征的临床表现。

2.急性泌尿系统感染或急性肾盂肾炎

急性肾炎除有肉眼血尿或镜下血尿，部分患者尿中还有白细胞和肾小管上皮细胞，易与急性泌尿系统感染或急性肾盂肾炎相混淆。但泌尿系统感染患者的全身及局部症状，如发热、尿路刺激症状、腰痛多较明显；此外尿中大量白细胞、甚至白细胞管型，尿细菌培养阳性，经抗生素治疗后的疗效等有助于鉴别。

3.非溶血性链球菌感染后急性肾炎

感染性心内膜炎患者，临床上可呈现急性肾炎综合征。患者可有冷球蛋白血症、低补体血症和循环免疫复合物阳性。依据多数患者有心瓣膜病或先天性心脏病史，感染性心内膜炎的全身表现和血培养阳性等与急性链球菌感染后肾炎相区别。

此外，革兰氏阴性杆菌、葡萄球菌败血症、梅毒、伤寒等也可引起急性肾炎综合征的表现。

病毒(肝炎病毒、传染性单核细胞增多症、水痘病毒、腮腺炎病毒、柯萨奇病毒、某些流感病毒等)感染急性期也可引起急性肾炎综合征。一般临床过程较轻，常不伴有血补体下降，有自限倾向。

4.系统性疾病肾脏受累

狼疮性肾炎、过敏性紫癜性肾炎等可呈急性肾炎综合征表现。其他的系统性疾病，如血管炎、冷球蛋白血症、吉兰-巴雷综合征，也可呈急性肾炎综合征起病。但上述疾病多有其他系统的表现，依据其临床表现和实验室检查特点，大多数情况下与链球菌感染后肾炎能够鉴别，必要时可应用肾活检协助鉴别。

5.其他原发性肾小球肾炎

(1)IgA肾病常于呼吸道感染后发生血尿有时伴蛋白尿，约20%患者可呈急性肾炎综合征。因非链球菌感染ASO滴度可不升高，潜伏期短(数小时至数天)，血补体一般正常，30%～50% IgA肾病患者血IgA可升高，近年发现多数IgA肾病患者血IgA-纤维连结蛋白聚合物升高。病情，尤其血尿易反复发作，不典型者需肾活检鉴别。

(2)急进性肾炎发病过程与急性肾炎有不少相似之处，但患者进行性少尿、无尿和急骤发展的肾衰竭。急性肾炎综合征1个月以上不见缓解，肾功能持续性减退者需及时行肾活检以明确诊断。

(3)膜增殖性肾炎起病过程与急性链球菌感染后肾炎相似,40%~50%呈持续性低补体血症,临床上无自愈倾向。故急性肾炎综合征病程超过2个月无减轻者应考虑膜增殖性肾炎的可能,肾活检有助于诊断。

(九)治疗

急性链球菌感染后肾炎一般为自限性疾病,因此基本采取对症治疗,主要环节为:①预防和治疗水钠潴留,控制循环血容量,从而达到减轻临床症状(水肿、高血压等)目的;②防治严重合并症,如心力衰竭、脑病和急性肾衰竭等。使病变肾在组织学及功能上得到恢复。

1.休息

急性起病期间必须基本卧床休息,直至肉眼血尿消失、利尿消肿和血压恢复正常,然后可逐步增加活动。

如有下列情况之一者,如少尿(或无尿)、较重的氮质血症、心力衰竭、血压明显升高、严重头痛、呕吐等临床症状者应绝对卧床休息。

虽有人主张急性肾炎患者只要尿检未恢复正常,就仍需基本卧床休息6~12个月,据称这样可防止转为慢性。但大多数学者认为急性肾炎患者无明显临床症状,但尿检尚未完全恢复正常时,可适当活动,但应密切随诊。

2.饮食

(1)一般饮食原则应给富有维生素的低盐饮食,肾功能正常患者蛋白质入量一般可不必加以限制,希望保持一定比例的优质蛋白。但不宜给予过多的蛋白质,以利于病变肾组织的恢复。

(2)水肿及高血压应给予低盐(2.0~3.0 g/d,不包括食物中含钠),直至利尿。严重水肿且尿少者,钠盐应限制在0.3 g/d,并应控制入水量。每日摄水量以不显性失水量加尿量计算。

(3)氮质血症应限制蛋白质入量,并尽可能地给予优质蛋白(如牛奶、鸡蛋、瘦肉等),以补充体内必需氨基酸,并减轻肾脏负担,也有利于减轻氮质血症。

3.对症治疗

(1)利尿经控制水盐入量后,水肿仍较明显者,可应用利尿剂。常用噻嗪类利尿剂,必要时可用袢利尿剂,如呋塞米及依他尼酸钠。袢利尿剂在肾小球滤过明显受损情况下,仍可能有利尿作用。有人认为其作用机制有可能通过调整肾脏血流分布,使肾皮质部肾小球血流量增加,而髓质部血流量减少,有助于纠正“球管失衡”,从而达到利尿效果。有时较大剂量方可达到预期目的,但大剂量呋塞米可能引起听力及肾脏的严重损害,也应引起注意。此外,还可应用解除血管痉挛的药物,如多巴胺,以达到利尿目的;也可与呋塞米等利尿剂联合应用。保钾性利尿剂和渗透性利尿剂(如甘露醇),在急性肾炎少尿期不宜采用,汞利尿剂因可引起肾实质损伤,临床上目前使用较少。

(2)降压积极而稳妥地控制血压对于增加肾血流量,改善肾功能、防止心脑严重合并症的产生很有必要。常用噻嗪类利尿药,利尿后可达到控制血压的目的。必要时可用钙通道阻滞剂、扩血管药物(哌唑嗪、肼苯达嗪等)增强扩张血管、降压效果。急性肾炎患者因水钠潴留,血容量增加,肾素-血管紧张素系统活性下降,故β受体阻滞剂、血管紧张素转换酶抑制剂一般不单独使用;但严重高血压可与利尿剂、扩血管药物联合应用。既往常用硫酸镁降压来治疗严重高血压,在肾功能不良条件下易产生高镁血症,引起呼吸抑制。目前已有许多有效、快速的降压药物,如二氮嗪、硝普钠已取代硫酸镁。

(3)高钾血急性肾炎少尿期应警惕高钾血症的发生,应避免含钾的药物(如青霉素钾盐)和保钾的利尿剂(如螺内酯、氨苯蝶啶)。一旦出现严重的高钾血症应即刻紧急处理,一般可采用腹膜透析和血液透析。

(4)心力衰竭主要措施为利尿、降压,必要时可应用酚妥拉明或硝普钠静脉滴注,以减轻心脏前后负荷。如限制钠盐摄入与利尿不能控制心力衰竭时,可应用血液滤过脱水治疗。洋地黄类药物对于急性肾衰竭合并心力衰竭效果不肯定,不应作常规应用。

4.感染灶治疗

(1)抗生素治疗大部分学者观察到,急性链球菌感染后肾炎发病之后再应用抗生素治疗,对于肾炎的病情及预后没有什么作用。

目前一般主张在病灶细菌培养阳性时,应积极应用抗生素治疗。也有不少学者认为,不论培养结果如何,均应用青霉素等药物治疗 2 周或直至治愈,甚至有人主张治愈后继续用药度过冬季,其目的在于消除隐蔽病灶,也可预防某些其他菌株的感染。一般用青霉素(40 万单位肌内注射,每日 2 次)或大环内酯类抗生素。

(2)扁桃体切除对急性肾炎的病程发展也无肯定效果。对于急性肾炎迁延 2 月至半年以上,或病情常有反复,而且扁桃体病灶明显可以考虑作扁桃体切除术。手术时机以肾炎病情稳定,无临床症状和体征,尿蛋白不超过阳性,尿沉渣红细胞<10 个/高倍视野,扁桃体无急性炎症为宜。术前后应用青霉素 2 周。

5.透析治疗

以下 2 种情况应采用透析治疗:①少尿性急性肾功能不全,尤其呈高血钾时,则以透析治疗维持生命。某些患者肾脏活检确诊为本病,由透析协助患者渡过难关,仍有自愈的可能;②严重心钠潴留,引起急性左心衰竭者,透析疗法超滤脱水,可使病情迅速缓解。

6.肾上腺皮质激素和细胞毒药物应用的看法

链球菌感染后急性肾炎是一种自限性疾病,一般不用肾上腺皮质激素、细胞毒药物。

(十)中医辨证施治

急性肾炎的中医病名,可以认为属《内经》的肾风。《素问·评热病论》言:“有病肾风者,面跗痝然壅”。指出主要的临床表现是面部及足部水肿,目下壅起如卧蚕。其病因则是“邪之所凑,其气必虚,阴虚者阳必凑之”。为素有阴虚,以致风邪外侵引起。其临床表现有“少气时热,时热从胸背上至头,汗出手热,口干苦渴,小便黄,目下肿,腹中鸣,身重难以行,月事不来,烦而不能食,不能正偃,正偃则咳甚,病名曰风水”。指出可有气短、发热、汗出、口渴、尿黄、眼睑水肿、肠鸣、身体沉重、月经不来、烦闷、食欲减退、不能平卧等。《金匮要略》名之为“风水”,但肿热严重者则称为“皮水”。急性肾炎的中医病名后世亦有归属于“阳水”“外感肿证”的范畴。

1.病因病机

急性肾炎可分急性水肿期和水肿消退期(包括无水肿者)。前者的中医病因病机有风水泛滥及湿热内盛,后者多阴虚湿热。

(1)风水泛滥:肺主皮毛、主宣发和肃降,并能通调水道,即通过肺的宣发与肃降对体内水液的输布、运行和排泄起疏通和调节作用,故肺主行水。肺为水之上源。风邪外袭,通调失司,以致风遏水阻,风水相搏,流溢肌肤。

外感风邪有风寒、风热之分,但风寒袭表后亦常化热,故在辨证上应加以注意。风寒外袭,卫阳被遏,恶寒恶风比较突出。风热袭表,内犯于肺,热毒上蒸,咽喉肿痛明显;热趋于下,迫血妄行,可致尿血。不论风寒、风热,皆可使肺失宣畅而不能通调水道,且风性轻扬,先犯于上,故先见面部水肿，以后遍及肢体。

(2)湿热内盛：风热乳蛾化脓溃烂，湿毒邪热内归于肺，则水道不通；脾主肌肉，疮疡肿毒发于肌表，内侵肺脾，通调运化失司，均可导致水液代谢受阻，溢于肌肤，发为面部及四肢水肿。湿热内盛，迫血妄行，亦可尿血。

(3)阴虚湿热：风水消退，水去阴伤，且风热(包括风寒化热)、湿热亦均可伤阴，故水肿消退后阴虚多见。水肿虽消，但常有余邪未尽，残留水湿与阴虚内热相合，既有湿性之胶着，又有热性之蒸灼，故治疗上既要考虑阴虚，又要去除湿热。

无水肿者，由于"邪之所凑，其气必虚，阴虚者阳必凑之"，亦多为素体阴虚，复感风热之邪，热邪上蒸而咽喉肿痛，热邪下趋则可见尿血，且肾为水脏，邪热极易与水湿相合而成湿热，以致湿热交缠，病难速已。

2.辨证论治

(1)风水泛滥。①风寒外束。症状：先有外感风寒，故恶寒恶风，发热无汗，全身酸痛，咳嗽气喘，面部水肿，小便不利，口淡不渴，脉象浮紧，舌苔薄白。治法：疏风散寒，宣肺利水。方药：麻桂五皮饮加减。麻黄 6～10 g、桂枝 10 g、杏仁 10 g、陈皮 10 g、茯苓皮 30 g、桑白皮 15 g、大腹皮 15 g、生姜皮 6 g、怀牛膝 10 g、车前子(包煎)30 g。水肿消失后则应更方。②风热袭表。症状：发热咽痛，乳蛾肿大，或有咳嗽痰黄，面部水肿，小便黄少，口干喜饮，大便偏干，脉象浮数，舌苔薄黄，舌质红，亦可兼见肉眼血尿。治法：疏风散热，宣肺利水。方药：越婢五皮饮加减。麻黄 6～10 g、生石膏 30 g、杏仁 10 g、陈皮 10 g、茯苓皮 30 g、桑白皮 15 g、大腹皮 15 g、怀牛膝 10 g、车前子(包煎)30 g、瓜蒌皮 15 g。血尿明显者，加大小蓟各 15～30 g、牡丹皮 10 g、白茅根 30 g。

(2)湿热内盛。症状：乳蛾化脓溃烂或疮疡肿痛，发热或无热，口苦口黏，口干喜饮，腹胀纳少，或有便秘，小便短赤，面部及四肢水肿，脉弦滑数，舌苔黄腻，舌质红，亦可兼有血尿。治法：清热解毒，渗利水湿。方药：五味消毒饮合五皮饮加减。银花 30 g、蒲公英 15 g、紫花地丁 15 g、野菊花 15 g、天葵子 10 g、大腹皮 15 g、陈皮 10 g、茯苓皮 30 g、桑白皮 15 g、怀牛膝 10 g、车前草 30 g、砂蔻仁各 6 g。有血尿加大小蓟各15～30 g、生地黄 10 g、牡丹皮 10 g、白茅根 30 g。

(3)阴虚湿热。症状：水肿消退，面红烦热，口干喜饮，口黏口苦，手足心热，腰酸乏力，大便干结，尿黄灼热，或有尿血，脉象细数，舌质红根部微见黄腻苔。治法：滋养肾阴，清利湿热。方药：知柏地黄汤加味。知母 10 g、黄柏 10 g、生地黄 10 g、山茱萸 10 g、山药 10 g、牡丹皮 10 g、茯苓 15 g、泽泻 15 g、桑寄生 15 g、白花蛇舌草 30 g、石韦 30 g。有血尿者加大小蓟各 15～30 g、茜草 15 g、白茅根 30 g。如乏力显著，伴有气虚者，加太子参 15 g、生黄芪 15 g。咽部充血，经常仍有咽痛发作者，加金莲花 30 g、银花 30 g。

(十一)预后

不足 10%急性链球菌感染后肾炎可发生少尿性急性肾功能不全，多常见于以下情况：①高龄患者；②持续性高血压；③大量蛋白尿或肾病综合征；④持续性少尿，氮质血症 1～2 周内不缓解者。严重者如救治不当可导致死亡，但如能及时给予透析和其他合理治疗，则几乎所有患者均能存活和其中多数患者仍有可能自愈。

急性链球菌感染后肾炎的预后，存在某些不同结论。20 世纪 70 年代中期，以 Baldwin 为代表的部分学者研究认为，经 5 年随访有 30%～40%患者有某些临床表现和(或)尿沉渣异常，20%～30%患者有氮质血症。但近年来大多数研究较一致认为急性链球菌感染后肾炎预后较好，较长期的随访显示，仅有<8%的患者有高血压、蛋白尿和(或)镜下血尿，<5%的患者有氮质

血症。鉴于上述不同的看法，对急性链球菌感染后肾炎加强长期随访是必要的。

一般认为影响急性链球菌感染后肾炎预后的因素有：①流行性发病组较散发病例好；②少年儿童患者预后好，某些报道认为成年患者恢复较慢（个别病例 9 年才达临床痊愈），但总的预后仍是好的；老年患者普遍被认为预后较差，急性合并症（心力衰竭、脑病）及慢性进展性肾小球疾病的发生率较高；③临床上持续性高血压、肾病综合征和肾功能损害者预后差；④病理上呈现明显的球囊上皮细胞增生或有较多的大新月体形成者；免疫荧光 IgG 等呈花环状沉着等预后较差。前驱感染的严重性、ASO 上升滴度和急性期补体下降程度与预后无明确关系。

β溶血性链球菌感染可使机体产生较强的特异性免疫能力，故患病后很少再次发生急性链球菌感染后肾炎。但近年由于早期使用青霉素，抑制了特异性抗体的产生，机体对致肾炎菌株免疫力下降，故存在第二次患病的可能性。

二、非链球菌性急性肾小球肾炎

除β溶血性链球菌外，其他病原体感染（细菌、病毒、寄生虫等），亦可引起急性肾小球肾炎综合征。其发病机制主要是病原体抗原，引起免疫复合物形成而发病。其病理损害多为弥漫性增生性肾炎，但也可为其他病变。一般可由肾外临床表现、细菌学检查和血清学检查而得出诊断。感染性心内膜炎、肠伤寒、败血症、传染性单核细胞增多症、急性乙型病毒性肝炎、疟疾和弓形虫病等感染性疾病，均可引起急性肾炎综合征。目前较常见于多种病毒感染极期或感染后 3～5 天。病毒感染后急性肾炎多数临床表现较轻，常不伴血清补体降低，少有水肿和高血压，肾功能一般正常，临床过程自限。控制感染后，肾炎的表现可缓解。个别病例可发生急进性肾炎或慢性肾小球肾炎。

（张崭崭）

第二节 肾病综合征

一、肾病综合征概述

肾病综合征是由于肾小球基膜的损伤、肾小球滤过屏障破坏而引起血浆蛋白大量于尿中丢失所产生的病理生理状态。临床上以大量蛋白尿（尿蛋白 3.5 g/d 以上）、低蛋白血症（血浆总蛋白 60 g/L 以下、清蛋白 30 g/L 以下）、明显水肿和高脂血症（血清胆固醇 250 mg/dL 以上）为特征。

由于肾病综合征的临床表现都直接或间接地与肾小球滤过膜对血浆蛋白的滤过增加、致使大量清蛋白从尿中丢失有关。并且大量蛋白尿为肾小球疾病的特征，在肾血管疾病或肾间质疾病中出现如此大量蛋白尿是很罕见的，而低蛋白血症、水肿和高脂血症的发生都与大量蛋白尿有关，因而有些美国学者仅将大量蛋白尿作为肾病综合征诊断的必需条件，甚至尿蛋白超过 3.0 g/d即诊断为肾病综合征。事实上尿蛋白超过 3.5 g/d 的患者与尿蛋白超过 3.0 g/d 的患者并无本质差别，并且尿蛋白的多少受患者体重、肾小球滤过率、血浆蛋白水平和饮食中蛋白质摄入量的影响。对于儿童肾病患者，也有将大量蛋白尿定义为＞0.1 g/(kg・d)或晨起第一次尿的尿蛋白浓度 300 mg/dL 以上的。

由于低蛋白血症在反映肾病综合征的程度、指导其治疗上具有重要意义，因此学者认为肾病综合征的诊断标准应为大量蛋白尿和低蛋白血症为必需条件，水肿和高脂血症为诊断的参考。需要注意的是严重的低蛋白血症可导致尿蛋白排出减少而达不到 3.5 g/d，临床诊断时应加以考虑。

(一)病因

1.肾小球毛细血管滤过膜损伤

许多疾病均可引起肾小球毛细血管滤过膜的损伤，导致肾病综合征。

2.感染

(1)细菌性：包括链球菌感染后肾小球肾炎、感染性心内膜炎、分流性肾炎、麻风、梅毒、结核。

(2)病毒：包括乙型肝炎病毒、巨细胞病毒、传染性单核细胞增多症、带状疱疹、牛痘、人类免疫缺陷病毒等。

(3)原虫：疟疾(特别是三日疟)、弓形虫病等。

(4)蠕虫：血吸虫病、锥虫病、丝虫病等。

3.系统性疾病

系统性红斑狼疮、混合性结缔组织病、皮肌炎、全身性坏死性血管炎、过敏性紫癜、肺出血-肾炎综合征、疱疹样皮炎、溃疡性结肠炎、不完全性脂肪营养不良、类淀粉样变(原发和继发)、类肉瘤病、干燥综合征、类风湿关节炎、Takayasa 大动脉炎、原发性冷球蛋白血症等。

4.药物

有机、无机和元素汞、有机金、青霉铵、海洛因、丙磺舒、卡托普利、非甾体抗炎药、锂、氯磺丙脲、利福平、甲乙双酮、三甲双酮、甲苯磺丁脲、美芬妥英、华法林、可乐定、高氯酸盐、铋剂、三氯乙烯、银、杀虫剂、干扰素、造影剂等。

5.毒素及过敏

蜜蜂刺伤、蛇毒、花粉、血清病、白喉、百日咳、破伤风类毒素、疫苗、毒常春藤、毒橡树等。

6.肿瘤

(1)实体瘤(癌或肉瘤)：肺、胃、结肠、乳腺、子宫颈、肾、甲状腺、前列腺、肾上腺、鼻咽、卵巢的癌症以及黑色素瘤、Wilm 瘤、嗜铬细胞瘤。

(2)白血病及淋巴瘤：霍奇金病、慢性淋巴细胞白血病、多发性骨髓瘤、淋巴瘤、Waldenstrom 巨球蛋白血症等。

7.家族遗传及代谢性疾病

糖尿病、甲状腺功能低下、甲状腺功能亢进、淀粉样变(遗传性)、遗传性肾炎、镰状细胞贫血、Fabry's 病、指甲-髌骨综合征、脂肪营养不良、先天性肾病综合征、家族性肾病综合征等。

8.其他

子痫、移植肾慢性排斥、恶性肾硬化症、先天性心脏病、单侧肾血管性高血压、甲状腺炎、黏液性水肿、小肠淋巴管扩张、反流性肾病、肾乳头坏死、严重充血性心力衰竭、缩窄性心包炎等。

综上所述，多种病因均可引起肾小球毛细血管滤过膜的损伤而导致蛋白尿。因此，肾病综合征不是一个独立的疾病，而是许多疾病过程中，损伤了肾小球毛细血管滤过膜的通透性而发生的一个症候群。临床上在做出肾病综合征的病因诊断时，需认真除外继发性肾病综合征的可能性。有时在临床上要除外继发性肾病综合征常比较困难，一些引起继发性肾病综合征的根底疾病，如乙型肝炎、肿瘤等常常早期难以确诊,引起肾病综合征的药物或毒素等的接触史因患者往往不能记忆而难以获得。对于不明原因的肾病综合征,肾穿刺活检有助于确诊。学者曾经报告,在我国继发性肾病综合征中,以系统性红斑狼疮、糖尿病和过敏性紫癜最为常见。

(二)临床表现

1.大量蛋白尿

大量蛋白尿是肾病综合征的标志。蛋白尿的产生是由于肾小球滤过膜免疫性和非免疫性损伤,引起肾小球滤过膜的分子屏障和电荷屏障发生异常的结果。大多数肾病综合征尿蛋白的产生是由于肾小球滤过膜的免疫性损伤所致,包括:①抗体的直接作用引起的肾小球滤过膜损伤,抗肾小球上皮细胞抗体可不经补体的介导直接引起肾小球上皮细胞足突变性、阴离子电荷减少,并促使上皮细胞从肾小球基膜剥离,促进上皮细胞分泌分解Ⅳ型胶原的金属蛋白酶,从而破坏肾小球滤过膜的屏障作用而产生蛋白尿;②免疫复合物促进补体活化、膜攻击补体终末产物(MAC)形成,MAC导致上皮细胞和基底膜的损伤;③肾小球免疫复合物的沉积活化血中的各种炎性细胞,通过中性粒细胞、单核细胞、巨噬细胞、淋巴细胞和血小板的作用,引起炎症反应而导致肾小球滤过膜的损伤;④系膜区免疫复合物的沉积促进系膜细胞活化,产生多种细胞因子而引起肾小球滤过膜损伤;⑤T细胞、补体沉积和抗中性粒细胞抗体等非免疫复合物性机制引起的免疫炎症,导致肾小球滤过膜损伤。肾小球滤过膜的非免疫性损伤主要包括糖尿病患者长期高血糖状态引起肾小球基膜构成成分Ⅳ型胶原、层粘蛋白、硫酸肝素多糖等异常和肾小球滤过膜阴离子电荷减少(化学性),以及遗传性肾炎患者异常的Ⅳ型胶原纤维形成(先天性)。

肾小球滤过膜电荷屏障异常引起的肾病综合征患者,普通光镜下肾小球结构无明显异常,但用特殊染色技术可发现肾小球基膜阴离子电荷减少、缺失,并可反映电荷屏障缺陷的程度;此时临床上表现为尿清蛋白清除率的增加和选择性蛋白尿。肾小球滤过膜分子屏障异常引起的肾病综合征患者,在光镜下经常可见到肾小球结构的异常,表现为肾小球基膜的增厚、菲薄和电子致密物的沉积。尿蛋白选择性的检测对判断肾小球滤过膜分子屏障的损伤程度有一定的帮助,但由于只要有一小部分滤过膜分子屏障的缺陷,使肾小球毛细血管壁滤过孔半径异常增大,就会产生严重的蛋白尿,因此尿蛋白量的多少不能反映肾小球滤过膜的损伤程度。此外,肾病综合征患者的尿蛋白程度有很大的个体差异,尿蛋白排出的多少受肾小球滤过率、血浆清蛋白浓度和饮食中蛋白质摄入量的多少影响。

肾小球滤过率的降低可减少尿蛋白的排出;严重的低蛋白血症时,尽管肾小球滤过膜的损伤程度没有明显变化,而尿蛋白的排出量将减少;高蛋白饮食则将增加尿蛋白的排出。因此,某些学者认为,尿蛋白的排泄率应该用某种特殊蛋白(如清蛋白)的清除率来表示。但是,在日常临床工作中,经常使用的指标是24小时尿蛋白定量,并参考肾小球滤过率和血浆清蛋白水平进行评估。由于24小时尿蛋白定量的检测需留置患者24小时尿量,不仅给患者增添了负担,而且常常因24小时尿量计量的不准确而影响检测结果。因此,另一实用的方法是采取任意一次尿标本,测定其蛋白浓度和肌酐浓度,并计算两者的比值。如尿蛋白/尿肌酐的比值>3.5(尿蛋白和尿肌酐均以mg/dL为单位),则可判定为肾病综合征性蛋白尿。本方法的优点是无须收集24小时尿量,缺点是结果受患者体力活动的影响。

低渗透压性尿合并严重的血尿也可以使尿蛋白定量增加,这是由于尿红细胞在低渗透压的环境下溶解、释放出血红蛋白的缘故。此时并非肾小球性蛋白尿。尿蛋白电泳可以对此做出鉴别,因为尿血红蛋白的电泳结果为β球蛋白增加,肾小球性蛋白尿为清蛋白增加。

2.低蛋白血症

肾病综合征患者血清清蛋白水平在30 g/L以下。尿蛋白的排出量与低蛋白血症之间存在有粗略的相关,但并非所有大量蛋白尿的患者都会有低蛋白血症。平素体质健壮、患病时间较短,而又摄入高蛋白饮食的患者可以不出现低蛋白血症。在低蛋白血症和体内清蛋白池体积减小时,清蛋白的分解率的绝对值是正常或下降的。肝脏合成清蛋白的绝对值往往是中等度增加。如饮食中提供足够的蛋白质和热量,患者肝脏每日可合成的清蛋白能达到22.6 g,显著多于正常人的每日15.6 g。肾病综合征患者血浆胶体渗透压的低下在刺激肝脏代偿性合成清蛋白增加上具有重要作用。临床上只有肝脏的代偿作用不能弥补尿蛋白的大量丢失时,患者才会出现低蛋白血症。

低蛋白血症时,机体组织淋巴回流增加,带走组织中的蛋白质而使组织中蛋白浓度降低较血中更为明显。此时血管内与组织间质内的清蛋白比值轻度增加,约为1.1(正常人约为0.8)。该机制有利于保持毛细血管内外的胶体渗透压梯度,维持肾病综合征患者的血管内血容量。

肾病综合征患者通常是负氮平衡,但如能摄取高蛋白饮食,则可能转变为正氮平衡。但是,肾病综合征患者摄入高蛋白饮食将导致尿蛋白的增加,而血浆清蛋白无增加或虽有增加但甚微。另一方面,在严重营养不良患者,服用血管紧张素转换酶抑制剂,减少肾小球内高滤过,可减轻蛋白尿,但血浆蛋白水平多无明显改变或虽有增加但甚微。因此,肾病综合征患者饮食蛋白摄入量的确定应根据患者的具体情况和病情特点综合判断,实施个体化。

值得一提的是,由于低蛋白血症,药物与血浆清蛋白的结合会有所减少,因而血中游离的药物水平升高,有可能增加药物的毒性反应。

3.水肿

体液在组织间隙中过多积聚称为水肿。水肿的发生取决于毛细血管的滤过、吸收和淋巴回流三者间的平衡。机体抗水肿形成的能力是很大的,组织间液体量积聚小于体重的10%以下时,临床上仅表现为体重的增加,而无明显水肿体征。机体调节机制主要包括:①当血浆清蛋白浓度下降,血浆胶体渗透压下降的同时,组织液从淋巴回流量明显增加,从而带走组织液中的蛋白质,使组织液的胶体渗透压下降,维持毛细血管内外的胶体渗透压差。在血浆胶体渗透压10 mmHg(血浆清蛋白20 g/L)以上时,该机制可保持毛细血管内外的胶体渗透压差在正常范围。由此可见,只要血浆清蛋白≥20 g/L,低蛋白血症对水肿的形成无明显作用。②组织液水分增加,则其静脉压上升,促进毛细血管前小动脉收缩,从而使血流灌注下降,减少了毛细血管面积和毛细血管内静水压,而抑制体液由血管内向组织间逸出。③水分逸出血管外,使组织液蛋白浓度下降,而血浆内蛋白浓度上升,有利于维持毛细血管内外的胶体渗透压梯度。只有当组织间隙体液增加的因素大于机体的抗水肿形成能力的调节,才会发生水肿。

肾病综合征患者的水肿的出现及其严重程度,一般来说与低蛋白血症的程度呈正相关。因此,长期以来一直认为血浆胶体渗透压的低下是肾病综合征患者水肿形成的主要原因。即肾病综合征水肿形成的低渗透压学说。该学说认为肾小球疾病引起的肾小球滤过膜损伤,蛋白通透性增加,导致大量蛋白尿产生,加之肾小管蛋白分解作用增加,促使低蛋白血症的形成;低蛋白血症导致血浆胶体渗透压降低而促使体液由血管内向血管外逸出,引起水肿;血浆胶体渗透压的低下,导致血管内血容量不足,刺激交感神经和肾素-血管紧张素-醛固酮系统兴奋以及抗利尿激素分泌、抑制心房利钠激素的分泌,引起肾脏水、钠排泄减少,加重水肿形成。但是,①肾病综合征患者的循环血浆流量并非全部减少,大部分患者的血浆容量正常,甚至增加。②在应用肾上腺皮质激素治疗、肾病综合征得以缓解后，患者的血浆容量不仅没有增加，反而有所下降；而经激素治疗，肾病综合征患者蛋白尿和低蛋白血症改善前，已经能观察到 Na 利尿效果。③即使补充血浆清蛋白，使循环血容量增加到正常以上，肾病综合征患者的 Na 利尿作用仍不明显。④对肾病综合征患者，检测作为血浆容量指标的肾素、醛固酮、心房利钠激素的结果，增加的患者并不多；也有即使上述激素水平增加，但肾病综合征缓解后却明显下降者。上述事实均与低血浆渗透压学说相矛盾。1988 年伯纳德提出了过多血容量学说。该学说认为肾病综合征患者因某种原因，引起肾脏排钠功能受损，导致水钠潴留，使循环血流量增加，毛细血管内静水压上升，促使体液由血管内向血管外逸出，形成水肿。按照此学说肾病综合征患者循环血容量增加，将抑制肾素活性，促进心房利钠激素分泌。但是，临床上确实存在循环血容量减少、肾素活性亢进、心房利钠激素降低的肾病综合征患者。因此，单纯过多血容量学说也不能完全解释肾病综合征患者水肿发生。学者认为，肾病综合征水肿发生的机制是低血浆胶体渗透压和肾脏排钠障碍共同作用的结果，因肾病综合征患者的不同病程和不同的状态，两种学说在水肿发生上占的比重不同。

临床上，肾病综合征患者水肿常常逐渐发生，最初多见于踝部，呈凹陷性；也可表现为晨起时眼睑、面部水肿。随着病情发展，水肿可延至全身，出现胸腔、腹腔、阴囊，甚至心包腔的大量积液。

4.高脂血症

肾病综合征患者存在明显的血脂异常，表现为：①血浆总胆固醇（TC）、甘油三酯（TG）升高，低密度脂蛋白（LDL）、极低密度脂蛋白（VLDL）、中间密度脂蛋白（IDL）升高，高密度脂蛋白（HDL）升高、正常或降低；②HDL 亚型分布异常，HDL_1 增加，HDL_2 减少，HDL_3 成熟障碍；③载脂蛋白（apo）异常，apoB 明显升高，apoC 和 apoE 轻度升高，apoAⅠ和 apoAⅡ降低或正常，apoCⅠ/apoCⅢ降低，apoAⅠ/apoB 降低。血脂异常发生的主要原因是由于低蛋白血症引起的低血浆胶体渗透压刺激肝脏蛋白合成增加；调节脂蛋白合成的某些因子尿中丢失；外周组织利用、分解脂蛋白减少。此外，患者的年龄、吸烟史、营养状态、肥胖程度及是否合并糖尿病等因素都影响肾病综合征患者的血脂水平。大部分患者血中 TC、TG 及磷脂升高，但偶有严重肾病综合征而不发生高脂血症者（如狼疮性肾炎），其原因尚不清楚。肾病综合征患者经常存在 LDL 和 VLDL 升高，而仅当血浆清蛋白浓度低于 10 g/L 时，才会有甘油三酯和 VLDL 升高。因此，肾病综合征患者出现乳糜血症时，常常表明存在严重的低蛋白血症。其原因是在血浆胶体渗透压很低的时候，VLDL 在外周转换为 LDL 受抑制，而富含甘油三酯的 VLDL 急速升高，富含胆固醇的 LDL 有所下降。肾病综合征患者 HDL 可以升高、正常或降低，取决于尿蛋白的严重程度、根底疾病的性质及肾小球滤过膜受损的程度；HDL 亚型分布异常，HDL2 的下降多于 HDL3。apo 合成增加和部分 apo 尿中丢失增多引起 apo 异常。总的来看，肾病综合征患者的胆固醇、甘油三酯与血浆清蛋白、血浆胶体渗透压水平呈明显的负相关。患者总胆固醇水平几乎均有升高，但 LDL/HDL 的比值却差异很大，可由正常至很高水平。而 LDL/HDL 比值增加，则发生动脉硬化的危险性增大；反之，危险性减少。因此，肾病综合征患者发生动脉硬化的危险性有很大的个体差别。肾病综合征患者高脂血症对心血管疾病发生率的影响，主要取决于高脂血症出现时间的长短、LDL/HDL 比值、高血压史及吸烟等的影响。长期的高脂血症，尤其是 LDL 上升及 HDL 下降，可加速冠状动脉粥样硬化的发生，增加心血管事件发生的概率。而肾病综合征患者同时存在的高凝状态，特别是高纤维蛋白原血症和高水平的Ⅰ型纤溶酶原激活物抑制物均将增加心血管事件发生的概率。

肾病综合征患者脂蛋白电泳的模式各有不同，受患者年龄、肥胖、饮食及是否合并糖尿病等因素的影响。但一般来说，肾病综合征患者的高脂血症，60%为高脂血症Ⅱ型a或b，30%为Ⅴ型高脂血症，约10%为Ⅳ型或Ⅲ型高脂血症。

临床上，肾病综合征患者可出现脂质尿，主要表现为尿沉渣中有双重折射性的脂质小体（可能为富含脂质的上皮细胞）、内含胆固醇脂和（或）带有脂肪的管型（卵圆形脂肪小体）。脂质尿的出现表明患者脂质代谢的失调原因可能与低分子量的HDL滤出过多有关。

5.血中其他蛋白浓度的改变

肾病综合征时多种血浆蛋白浓度可发生变化。各种血浆蛋白浓度的改变取决于肝脏合成的多少和该种蛋白能否从肾小球滤过膜滤出而随尿中丢失，以及尿中丢失量的多少。肾病综合征时，低蛋白血症引起的低胶体渗透压将刺激肝脏合成蛋白增多，因而大分子量、不能从肾小球滤过膜滤出而丢失或丢失较少的血浆蛋白浓度会有所升高；而中小分子量、可从肾小球滤过膜滤出而丢失的血浆蛋白，其血浆浓度取决于肝脏合成与尿中丢失二者间的比率，合成增加大于尿中丢失者血浆浓度升高；合成增加小于尿中丢失者血浆浓度降低，二者平衡者血浆浓度无明显变化。

肾病综合征患者血清蛋白电泳中α_2和β球蛋白升高，而α_1球蛋白可正常或下降；IgG水平可显著下降，而IgA、IgM和IgE水平多正常或升高，但免疫球蛋白的变化同根底疾病有关；补体激活旁路B因子的缺乏可损害机体对细菌的调理作用，为肾病综合征患者易于感染的原因之一；肾病综合征患者血中凝血因子Ⅴ、Ⅶ、Ⅷ、Ⅸ、纤维蛋白原、vW因子、Ⅰ型纤溶酶原激活物抑制因子（PAI-1）以及α_2巨球蛋白和脂蛋白a水平增加，抗凝血酶Ⅲ（ATⅢ）、α_1抗胰蛋白酶、激肽释放酶原和激肽释放酶抑制物水平低下，蛋白C和蛋白S水平正常或增加，但活性低下。这些都有助于肾病综合征患者高凝状态的形成，增加血栓、栓塞合并症发生的概率。而肾病综合征患者血小板的活化、血小板集聚增强和血中β-血栓球蛋白的增多，又增加了血栓、栓塞发生的概率。

尿中大量蛋白的丢失也可引起机体内分泌及代谢的异常，因为血浆清蛋白有与重金属、微量元素（铁、铜、锌等）或激素结合的功能，并参与其生物转化和生物功能的实现。锌的缺乏可引起阳痿、味觉障碍，伤口难以愈合以及细胞介导的免疫功能受损等；持续的转铁蛋白减少，可引起临床上对铁剂治疗抵抗性贫血；皮质激素传递蛋白的缺失可引起接受糖皮质激素治疗的患者，游离和结合的激素比率发生变化而影响其代谢和疗效；尿中丢失的卵磷脂-胆固醇转化酶可引起患者脂蛋白代谢障碍；维生素D_3结合球蛋白的丢失导致维生素D缺乏，伴有25-羟胆骨化醇水平下降，胃肠道钙离子吸收减少，血浆钙离子水平下降，甲状旁腺功能亢进，甲状旁腺激素水平升高，引起骨软化、纤维性骨炎等肾性骨病的发生。当然，部分肾病综合征患者总血清钙水平降低是由于血浆蛋白结合钙减少所致。此外，严重的低蛋白血症也可引起持续性的代谢性酸中毒，血浆清蛋白减少10 g/L，血浆重碳酸盐将相应减少3 mmol/L。

（三）治疗

肾病综合征患者每日于尿中丢失大量清蛋白和其他血浆蛋白，引起多方面的病理生理学变化，并促使肾脏纤维化的发生，导致肾衰竭。因此，肾病综合征治疗的目的就在于改善肾小球滤过膜的屏障功能，减少尿蛋白，纠正病理生理的异常，阻止或延缓肾脏纤维化进程，保护肾脏功能。

1.引起肾病综合征的根底疾病的治疗

应用肾上腺糖皮质激素和细胞毒性药物、免疫抑制剂。

2.对症治疗

由于不少肾病综合征的根底疾病对激素和免疫抑制剂疗效不佳,持续性从尿中丢失蛋白。因而,肾病综合征的对症治疗就显得特别重要。学者们对肾病综合征的对症疗法做了大量的研究,归纳起来有:①合理的蛋白饮食以有效地缓和负氮平衡及改善低蛋白血症,并减轻尿蛋白对肾小管的毒性作用;②适当地限制钠的摄入及合理使用利尿剂以治疗水肿。今分述如下。

(1)饮食中蛋白质的摄入量临床研究和动物实验均已证实,肾病综合征状态下,肝脏合成清蛋白的能力增加,如果饮食中能给予足够的蛋白质和热量,则患者每日可合成的清蛋白达22.6 g,因而,能有效地缓和负氮平衡和改善低蛋白血症。另一方面,饮食中蛋白质摄入增加,可引起肾小球滤过率增加、肾小球内压升高,并且因尿蛋白排出增多,尿蛋白损害肾小管上皮细胞的作用增加,导致肾小管上皮细胞损伤、活化,促进肾小管上皮细胞向成纤维细胞转化,加重肾纤维化进程和肾功能恶化。因此,合理的蛋白饮食对改善肾病综合征患者临床症状,延缓肾纤维化进程甚为重要。学者认为,一般来说,肾病综合征患者每日蛋白质摄入量应为 1.0 g/kg 体重;但在肾病综合征的早期和极期可给予较多的优质蛋白饮食(每日 1～1.5 g/kg体重),以缓解低蛋白血症和由此引起的合并症;而在肾病综合征的慢性期和非极期应给予较少的优质蛋白饮食(每日0.7～1.0 g/kg 体重),以减少尿蛋白对肾小管的损伤、保护肾功能。必须强调的是,除蛋白质外,患者每日摄入的热量必须充分,每摄入 1 g 蛋白质,必须同时摄入非蛋白质热量 33 kcal。只有如此,才能达到正氮平衡的目的。饮食中提供的蛋白质应为优质蛋白质,如鱼和精肉等。

肾病综合征的根底疾病对激素敏感者,蛋白尿会短期内消失,饮食上供给较多蛋白质,可能无明显问题。但那些激素治疗不敏感的肾病综合征,尿蛋白会长期存在,此时长期摄入较多的蛋白质饮食,则是一个值得考虑的问题。据布伦纳的研究表明,在大部分肾单位因病损丧失其功能之后,残存的肾单位会随之而增大,并且肾小球的血流灌注量、肾小球内血压、肾小球滤过也增加,因而造成肾小球毛细血管床损害,引起肾功能逐渐恶化。低蛋白饮食能减轻上述情况,使肾功能恶化的速度减慢,而高蛋白饮食时,情况则相反。高蛋白饮食可增加尿蛋白排出,引起肾小管上皮细胞损伤、活化,促进肾纤维化进程和肾功能恶化。但在高蛋白饮食的同时,给予小剂量的血管紧张素转换酶抑制剂(ACEI),可防止由于高蛋白饮食而引起的尿蛋白排出增多,有可能促进肝脏清蛋白的合成,对提高患者血浆蛋白浓度,改善低蛋白血症具有良好效果;并且,ACEI可抑制肾小管上皮细胞的转型,延缓肾纤维化进程。ACEI 种类较多,目前的研究资料结果,各个不同种类的 ACEI 间的肾保护作用没有明显差别,可依据医疗单位和患者的具体情况选择用药。临床上经常使用的 ACEI 包括卡托普利(12.5～25 mg,每日 3 次口服)、依那普利(5～10 mg,每日 2 次口服)、西拉普利(2.5 mg,每日 1 次口服)等。但是,如果肾病综合征患者已经合并氮质血症,学者认为应适当地限制蛋白质摄入,给予优质低蛋白饮食(每日 0.6 g/kg 体重);如条件许可,可增加必需氨基酸的用量以补充机体对蛋白质的需求。

(2)水肿的治疗肾病综合征治疗水肿的方法包括:①限制钠的摄入;②使用利尿剂以增加尿钠的排出;③利用血液净化技术进行超滤治疗。

1)限钠饮食如前所述,肾病综合征水肿发生的机制是低血浆胶体渗透压和肾脏排钠障碍共同作用的结果,特别是当血浆清蛋白不低于 20 g/L 时,肾脏排钠障碍引起的机体水钠潴留是主要原因。因此,对于水肿的肾病综合征患者原则上应限制钠的摄入,应给予低盐饮食(每日3.0 g/d以下)或戒盐饮食(即食物内不加食盐)。但是,当肾病综合征患者血浆蛋白低于 20 g/L时,限钠饮食问题在实际工作中则很难处理。因为此时肾病综合征水肿的主要原因是低蛋白血症，故增加蛋白质摄入和饮食中供给足够的热量十分重要；而限制钠饮食会引起患者因饮食无味而食欲缺乏，影响蛋白质和热量的摄入。而且有些肾病综合征患者因持续水肿不消退，长期的限钠饮食，患者不易耐受，实施上存在困难。但不可否认，水肿本身就提示体内钠过多，的确有必要限制钠的摄入，因此形成了临床处理上的矛盾之处。学者认为此时充足的蛋白质和热量摄入较限制钠的摄入更为重要，并且目前强效利尿剂能有效地促进肾脏排钠，因而限制钠的摄入已显得相对不那么重要。因此，限制钠摄入应根据患者的具体情况，以患者能够耐受，且不影响患者的食欲为度。

2)利尿剂的使用：临床上由于限钠饮食实施存在某些困难，因而对于处理肾病综合征水肿，合理使用利尿剂就显得十分重要。目前治疗肾病综合征水肿主要选择的利尿剂是袢利尿剂(呋塞米、依他尼酸、布美他尼和托拉塞米)，其中最常用的是呋塞米。口服或静脉注射的袢利尿剂，在肾近端肾小管主动分泌进入肾小管腔，抑制 Henle 袢粗上升支 Na^+、K^+、Cl^- 的再吸收，排泄 Na^+、K^+ 和 Cl^-。Henle 袢粗上升支对尿浓缩甚为重要，浓缩尿不仅需抗利尿激素加强集合管再吸收水，也需要髓间质高渗以吸收水。而此高渗髓间质是由 Henle 袢粗上升支再吸收溶质来形成和维持的。为此，袢利尿剂可阻滞尿浓缩，促进水分排出。袢利尿剂为目前利尿作用最强的利尿剂。袢利尿剂 95%以上与血清清蛋白结合，随血流至近端肾小管主动分泌入管腔以游离型发挥作用。肾病综合征状态下，因血浆清蛋白低下，血中游离袢利尿剂浓度增加；但肾小管内因尿中清蛋白增多，结合的袢利尿剂增加，游离的袢利尿剂减少，因而利尿作用减弱。因此，肾病综合征水肿治疗时，常常需要较大剂量的袢利尿剂。一般可用呋塞米 20 mg，每日 2 次口服；如无效，可递增至 60～120 mg/d。袢利尿剂的有效剂量有很大的个体差异。依他尼酸、布美他尼和托拉塞米口服 80%以上被吸收，而呋塞米口服平均 50%吸收，故相同剂量下，前三者口服和静脉给药疗效差别不大，而呋塞米静脉给药疗效明显强于口服。当肾病综合征患者对口服呋塞米反应不佳时，可将呋塞米(≤100 mg)加入葡萄糖液中缓慢静脉注射。肾病综合征时单次呋塞米的最大剂量，口服应＜240 mg，静脉给药应＜120 mg。呋塞米长期用药(7～10 天)后，利尿作用将大为减弱，故最好采用间歇用药(停用3 天后再用)。根据患者的具体情况的需要，也可配合使用其他利尿剂，如甲苯喹唑磺胺或醛固酮拮抗剂等。经验表明，甲苯喹唑磺胺 5～10 mg，每日 1 次口服与呋塞米联合应用，可增加尿钠的排出。螺内酯为醛固酮的竞争性拮抗剂，利尿作用不强，主要作用于肾脏皮质部的集合管，保钾排钠。与呋塞米合用可对抗其排钾作用，螺内酯用法为 20 mg，每日 3 次口服。吲朵美辛及其他非甾体抗炎药能抑制前列腺素的合成，引起肾灌流量减少，与呋塞米合用，可降低呋塞米的疗效。如患者病情需要用抗炎药，可选用舒林酸(0.1～0.2 g，每日 2 次口服)，因其对肾脏合成前列腺素影响不大。

呋塞米的不良反应有低钾血症、低血氯性碱中毒、高尿酸血症、血浆容量减少和耳毒性。肾病综合征状态下，尤其是严重低蛋白血症(血浆清蛋白＜20 g/L)时，会导致游离呋塞米增多，无限制地进入各种组织，引起药物毒性反应。值得重视的是呋塞米可损伤耳蜗毛细胞，尤其是大剂量，肾衰竭或同时应用耳毒性的药物如氨基苷类抗生素更易发生。在伴有氮质血症的患者应用呋塞米时，应监测其耳毒性不良反应。

有些肾病综合征患者，尽管存在水肿，但有效循环血容量减少。在该部分患者利尿剂的应用可进一步减少循环血容量，曾有使用强烈利尿疗法后，发生低血压及低血容量休克的个案报道，甚至在极个别的老年患者可发生急性肾功能不全。因此，如进行强烈的利尿疗法必须监测有无循环血容量不足的临床表现，如直立性低血压、脉搏快而弱、皮肤弹性减弱、眼压下降、肾功能恶化等。在严重的低蛋白血症患者，应用强烈利尿疗法前，应静脉补充清蛋白以提高血浆胶体渗透压。

值得一提的是，目前基层医师在使用利尿剂时经常常规地补钾，学者认为并不可取。肾病综合征水肿期患者发生低钾血症并不常见，而长期口服氯化钾常会发生不同程度的小肠溃疡，严重者可引起小肠穿孔。不如劝患者多进食些含钾丰富的食物，如蘑菇、马铃薯、冬笋、油菜、肉类、橙、桃、红枣等，既易入口，又无不良反应。并用螺内酯也可预防呋塞米引起的低钾血症。如上述方法仍不能防止低钾血症，此时补钾也为时未晚。

3)静脉滴注血浆清蛋白的评价：静脉输入血浆清蛋白，在 1～2 天内即可经肾脏从尿中丢失殆尽，只能维持很短的疗效；并且，大量尿蛋白有可能损伤肾小管上皮细胞，促进肾纤维化的发生。因此，在肾病综合征治疗中，为谋求提高血浆清蛋白水平而长期间歇静脉输入清蛋白，实为不智之举。遗憾的是，不是每个医师到能认识到这一点，目前仍有些临床医师采用此种措施。

Lenis 曾正确指出，静脉输入血浆清蛋白仅适应于下列情况：①肾病综合征患者有严重的全身水肿，而静脉注射呋塞米不能诱发利尿消肿者；②使用利尿治疗后，患者出现有效循环血容量不足的临床表现者。

严重的低蛋白血症的患者，应用利尿剂利尿治疗后，由于血浆胶体渗透压较低，细胞间液并不能回收至血管内；从尿中所排出的水和钠，主要来源于循环血浆，故不仅不能消除水肿，而且可引起有效循环血容量的不足。血容量不足可引起直立性低血压、休克等不良反应，并更加重了原先可能存在的继发性醛固酮增多症，使利尿剂的利尿消肿效果更加不佳。在临床上，有些肾病综合征对利尿药有异乎寻常的耐药性，有些在利尿疗法开始时就出现，有些则在利尿疗法治疗过程中发生。在静脉注射呋塞米不能诱发利尿时，静脉滴注低盐清蛋白后，再用利尿剂常常能引起利尿作用。我们的做法是静脉滴注清蛋白后，接着立即静脉滴注呋塞米 120 mg(加入葡萄糖液中，缓慢滴注 1 小时)，常可使原先对呋塞米无效之例获得良好的利尿效果。

在成年人伴有严重低蛋白血症的肾病综合征患者中，特别是微小病变患者，常可以见到肾小球功能障碍，肾小球滤过率减少，引起血肌酐升高。洛温斯坦曾报告 15 例肾病综合征患者血肌酐为 203.3～1 184.6 μmol/L的所有患者均有严重的低蛋白血症，血浆清蛋白＜20 g/L，且伴有较严重的全身水肿。此时肾小球滤过功能障碍的原因是由于肾间质水肿，引起肾小球囊腔内流体静水压增加，导致肾小球有效滤过压下降，进而引起氮质血症(血肌酐升高)所致。如在这种患者进行强烈的利尿疗法，会导致有效循环血容量不足、进而引起肾前性肾功能减退，加重原有的氮质血症。因此，在这种情况下，输入清蛋白以配合呋塞米的使用是合适的，可促进利尿和改善肾功能。

除上述情况外，不宜对肾病综合征患者输注清蛋白，特别是长期输注清蛋白。因为清蛋白价格昂贵，只有短暂的提高血清清蛋白浓度的作用，疗效与经济之比过小，是一种浪费；并且，在老年人或心功能不全者，输注清蛋白后使循环血容量迅速增加，有诱发左心衰竭的潜在危险；重要的是输注清蛋白可增加尿蛋白的排泄，加重肾小管上皮的损伤，促进肾纤维化进程。

4)超滤疗法：近年，血液净化技术的发展为肾病综合征的水肿治疗提供了新的途径。对于全身水肿严重，伴有重度腹水，胸腔、心包腔积液以至影响呼吸、循环功能，或出现急性肺水肿、左心衰竭的患者，实施超滤治疗能迅速减少机体的水、钠负荷，改善患者呼吸、循环功能，为抢救患者生命以及肾病综合征的治疗争取更多的机会和时间。超滤疗法的机制是利用血液净化设备，在透析器半透膜的外侧加一负压，使血管内的体液等渗性从血管内移到血管外而排出。由于血管内液体减少，血液浓缩，血浆蛋白浓度升高，胶体渗透压升高；血管内液体的减少又使毛细血管静水压下降。这些均有利于组织间的体液向血管内流入，并进而通过透析膜排出体外。由于超滤疗法是等渗性排出体液，在清除水分的同时，也清除了大量的钠。如以患者的血钠浓度为135 mmol/L计算，每清除1 000 mL水分，就同时清除了135 mmol的钠。因此，超滤疗法在清除体内过多的水、钠负荷上是非常有效的。

(四)肾病综合征的中医辨证施治

1.病因病机

本病在中医学中多属“水肿”“虚劳”“腰痛”等范畴，认为水肿，蛋白尿等均由水精输布失调所致，而肺、脾、肾是水精输布过程中的主要脏器，其标在肺，其制在脾，其本在肾。肺主气，为水之上源，故有通调水道，散布精微的功能。如遇外邪侵袭，风水相搏，肺气壅滞，失去宣肃功能，则可导致水肿；脾为生化之源，主运化水谷，转输精微，上归于肺，利水生金；若脾不健运，水谷不归正化，水湿内停，泛滥肌肤，则为水肿；肾为水脏，司开合主二便，如肾气不足，则开合不利，水液代谢障碍，便可出现小便异常和水肿。若脾气下陷，肾气不固，升运封藏失职，则水谷精微随尿外泄，使用激素治疗可以出现气机逆乱，痰瘀交阻，阴虚阳亢，湿热内生诸证。若水病及血，久病入络，则又可见瘀血阻滞之证。水肿消退之后，脏腑虚损显露，可见肺脾气阴两虚，脾肾阳虚，肝肾阴虚等证。

2.辨证论治

(1)水肿期

1)脾肾阳虚，水湿泛滥

症状：面色苍白，形寒怯冷，肢体或全身水肿，可伴有胸腹水，甚则胸闷气急，不能平卧，小便量少，腹胀神萎，或见腰酸腿软，纳少便溏，舌质淡胖，苔薄白或白腻而滑，脉沉细。

治法：温阳实脾行水。

方药：真武汤合温肾利水方。茯苓15 g、白术15 g、附子10～15 g、生姜皮6 g、桂枝6 g、泽泻12 g、党参15 g、车前子30 g、仙茅15 g、淫羊藿15 g。

2)脾虚湿胜，水湿逗留

症状：肌肤或全身水肿，持续较久或轻度水肿，气短、乏力，蛋白尿、纳呆、腰酸，腹满，面色萎黄少华，血浆清蛋白明显降低，苔薄白，脉濡软。

治法：益气健脾利水。

方药：防己茯苓汤加减。黄芪15～30 g、白术15 g、茯苓30 g、猪苓15 g、防己15 g、泽泻12 g、党参15 g、赤小豆30 g、大腹皮15 g。

3)阴虚湿热

症状：面红肢体水肿，怕热，汗出，五心烦热，心悸失眠，小便短涩，大便干结，舌质红，苔薄黄腻，脉弦滑数(多见于久用皮质激素药物之后)。

治法：滋阴清热利湿。

方药：大补阴丸合猪苓汤。黄柏10 g、知母10 g、龟甲12 g、猪苓15 g、泽泻12 g、阿胶9 g、茯苓15 g、石韦30 g、薏苡仁根30 g。

4)气虚血瘀

症状：面色黧黑，神疲乏力，唇舌肌肤有瘀点或色素沉着，尿FDP升高。尿中红细胞较多，兼见水肿纳差，舌质暗，苔薄腻，脉弦或濡。

治法：益气活血。

方药：补阳还五汤合泽兰防己汤。黄芪 30 g、丹参 30 g、泽兰 12 g、益母草 30 g、水蛭 6 g、川芎 10 g、防己 12 g、赤芍 15 g、川牛膝 15 g、当归 15 g、桃仁 12 g、红花 10 g。

(2)无水肿期

1)气阴两虚夹湿热

症状：水肿消退后，尿蛋白不消退，面色苍白，四肢倦怠，手足心热，口干，舌边红，苔白，脉沉细。

治法：益气养阴，清热利湿。

方药：清心莲子饮加减。党参 30 g、莲肉 30 g、麦冬 15 g、地骨皮 20 g、黄芩 15 g、柴胡 10 g、芡实 30 g、车前子(包煎)30 g、益母草 30 g、小石韦 30 g、白花蛇舌草 30 g。

2)痰瘀交阻

症状：服用激素后出现满月脸，水牛背，皮肤紫纹，痤疮，脘腹胀闷，纳呆，妇女经闭，舌黄腻，质红，脉弦。

治法：疏滞泄浊。

方药：越鞠丸加减。苍术 12 g、薏苡仁 15 g、香附 10 g、神曲 10 g、郁金 10 g、半夏 10 g、当归 12 g、红花 10 g、川芎 6 g、桃仁 12 g。

3)脾肾气血两虚

症状：面色苍白，神疲乏力，腰酸腿软，畏寒怯冷，纳食欠佳，便溏腹胀，脉沉细，舌薄白质胖嫩。

治法：温补脾肾，益气养血。

方药：右归丸合参苓白术散加减。党参 30 g、黄芪 30 g、白术 15 g、山药 15 g、山茱萸 12 g、茯苓 15 g、熟地黄 15 g、当归 15 g、杜仲 12 g、苁蓉 12 g、巴戟天 12 g、肉桂 3 g。

4)肝肾阴虚

症状：五心烦热，腰膝酸软，眩晕耳鸣，脉弦，舌红。

治法：滋补肝肾。

方药：地黄饮子合杞菊地黄丸。熟地黄 12 g、麦冬 12 g、山茱萸 12 g、苁蓉 12 g、枸杞子 12 g、菊花 10 g、茯苓 12 g、泽泻 12 g、白术 12 g、牡丹皮 10 g、龟甲 12 g、益母草 30 g、川芎 6 g。

(五)肾病综合征的并发症及其处理

1.感染

肾病综合征患者抗感染能力低下，其主要原因为：①尿中丢失大量的 IgG；②B 因子(补体替代途径成分)的尿中丢失而缺乏引起免疫调理作用缺陷；③组织水肿引起皮肤、黏膜天然屏障作用减退；④营养不良削弱机体非特异免疫应答能力，造成机体免疫功能受损；⑤肾上腺皮质激素和免疫抑制剂的应用降低了机体的免疫功能。在抗生素问世之前，细菌感染曾是肾病综合征患者的主要死亡原因之一。对感染十分高危患者(如婴儿、老人及糖尿病患者等)需采取积极的预防措施以防止感染的发生。措施包括肺炎球菌疫苗的预防接种和(或)注射血清免疫球蛋白等。一旦发生感染，应立即予以强有力的抗感染药物治疗。

2.高脂血症

如前所述，肾病综合征患者存在明显的血脂异常。正常肾小球系膜细胞可摄取 LDL 和氧化 LDL(OX-LDL)，并通过氧化、糖化等化学修饰作用将其清除。如果该机制异常将导致脂蛋白沉积于系膜区而引起肾脏损伤。LDL可诱导系膜细胞分泌单核细胞趋化蛋白-1(MCP-1)和单核细胞集落刺激因子(M-CSF),促进单核细胞趋化和增殖。OX-LDL可增加转化生长因子β1(TGFβ1)的表达,促进肾小球内皮细胞和系膜细胞活化而上调多种细胞因子的表达,引起单核细胞浸润、系膜细胞增生和细胞外基质积聚,导致和促进肾小球硬化的发生和发展。此外,血脂异常,特别是高胆固醇血症、HDL/LDL比值降低是肾病综合征患者发生动脉粥样硬化和心血管事件的高危因素。因此,对肾病综合征患者存在的血脂异常应给予纠正。目前,主要应用3-羟-3-甲戊二酰辅酶A(HMG-CoA)还原酶抑制剂和纤维酸类药物治疗肾病综合征患者的血脂异常。HMG-CoA还原酶抑制剂主要包括洛伐他汀、辛伐他汀及普伐他汀等,该类药物可明显降低TC和LDL,大剂量可轻、中度降低TG和轻度升高HDL。该类药物耐受性良好,不良反应较少;但也有引起横纹肌溶解导致急性肾功能不全的报道。纤维酸类药物包括氯贝丁酯、非诺贝特、苯扎贝特、吉非贝特等,该类药物降低血浆TG有强效,对血浆TC和LDL也有一定的降低作用。该类药物耐受性良好,部分患者可有一过性消化道症状,与HMG-CoA还原酶抑制剂合用能增加肌病的发生率,应用时需加以注意。在肾功能不全患者,该类药物可引起血清尿素氮升高,肝肾功能减退者慎用。

在饮食上,应主张患者避免进食富含胆固醇的食物,鼓励患者进食富含多价不饱和脂肪酸的食物、戒烟及适当地运动。合并高血压时应予以强有力的降压治疗,但应避免使用克尿塞等可使血脂升高的药物。

总体上说,对于治疗肾病综合征的高脂血症,目前仍无特殊有效疗法。上述的方法虽然可以一试,但在疗效与不良反应之比上仍不能令人满意。如果患者存在心血管事件发生的高危因素(有显著的家族史、吸烟、高血压或有冠脉疾病等),似宜设法尽量降低血浆胆固醇水平,此时应予以治疗。在严重病例可联合使用降脂药物。但是,医师必须清醒地认识到,当患者存在严重的低蛋白血症时,血浆胆固醇水平是不可能治疗至正常水平的。而使血浆胆固醇水平降低一些,能否减少患者心血管事件的发生率尚有待于循证医学的进一步证实。

3.血容量不足和急性肾功能不全

肾病综合征患者血容量可增多、正常或减少。血容量减少者占少数,血容量的改变情况不一定与水肿的程度相关。血容量增多的患者,应用利尿剂治疗后,常可改善患者的症状。而对于血容量减少的肾病综合征患者,应用利尿剂后,可使血容量进一步减少,导致心血管功能不稳定,甚至导致急性肾功能不全。在大量蛋白尿、严重的低蛋白血症患者,即使没有应用利尿剂,也可发生明显的直立性低血压或周围循环功能衰竭,有些患者会发生可逆性急性肾功能不全。此时,宜注射血浆清蛋白等扩容药进行治疗。在肾病综合征患者应用血管紧张素转换酶抑制剂(ACEI)后,突然发生低血压和肾小球滤过率下降,则提示该患者血容量严重不足。

有时一些有大量蛋白尿的肾病综合征患者并无血容量减少征象,也可发生急性肾功能不全,可能是由于:①肾小球脏层上皮细胞功能严重障碍致使所有的裂隙孔几乎完全闭塞,滤过膜面积大大减少;②严重的蛋白尿形成管型或由于肾间质水肿造成肾小管外的压缩,导致远端肾单位的闭塞。应用髓袢利尿剂作强有力的治疗,有些患者可有出乎意料的理想疗效。这提示肾间质的水肿或肾小管内阻塞,产生的肾单位阻塞性肾病是此时肾衰竭的病因。在没有低血容量的复发性微小病变病的肾病综合征患者,发生急性肾功能不全时,肾上腺皮质激素治疗有效。此外,有的学者曾报告,在肾病综合征时也可发生不可逆性的急性肾功能不全,通常发生于肾小球结构上有病损的患者(如局灶性节段性肾小球硬化等)。肾病综合征患者使用非甾体抗炎药也偶可发生急性肾功能不全。肾病综合征患者发生急性肾功能不全还可见于利尿剂所致的过敏性急性间质性肾炎或双侧急性肾静脉血栓形成之时。

4.肾小管功能异常

伴有大量蛋白尿的肾病综合征患者,特别是在肾脏病理上有肾小管萎缩和间质纤维化明显者,可发生近端肾小管功能障碍。临床上可出现糖尿、高磷酸尿、氨基酸尿、钾丢失和碳酸氢盐丢失(Fanconi 综合征)。少数患者可出现佝偻病、软骨症及肾小管酸中毒。另外,持续的抗利尿激素(ADH)分泌增加会引起水排泄的减少,造成低钠血症,但除非是使用利尿药,否则这种现象并不常见。严重蛋白尿的患者,肾小管排泄肌酐增加,会导致对患者肌酐清除率的估算过高,临床医师对此应予以注意。

5.免疫异常

肾病综合征经常合并体液和细胞免疫功能的异常。有些与引起肾病综合征的根底疾病有关,将于本章各肾小球病内讨论。有些则为无论什么原因引起的肾病综合征所共有。包括 IgG 水平下降,B 因子水平下降,补体 C_{5a}受体表达异常等体液免疫异常和 CD_3、CD_4、CD_8细胞分布异常,Th1/Th2 细胞平衡异常,白细胞介素-6 等细胞因子表达异常等细胞免疫的异常。肾病综合征免疫异常的具体机制尚未清楚,可能与肾病综合征时的低清蛋白血症、低转铁蛋白血症、锌缺乏、前列腺素合成增加、免疫抑制药物(特别是环磷酰胺)的使用以及某些免疫调节物质增加等有关。肾病综合征时的免疫异常,尤其是某些细胞因子的表达异常可改变肾小球滤过膜的通透性,影响肾病综合征的病程,并与肾脏纤维化的进程密切相关。

6.血栓、栓塞倾向

肾病综合征患者经常合并血栓、栓塞性疾病,不仅可合并浅表血栓性静脉炎及腘静脉、髂静脉、下腔静脉和肾静脉血栓,而且尚可合并肺梗死等动脉血栓,并由此影响患者的生存。肾病综合征患者合并各种血栓、栓塞的发病率为 10%~40%。肾病综合征血栓、栓塞合并症发生的机制尚不十分清楚,但可能与肾病综合征时的血液高凝状态有关。众多的研究结果表明,肾病综合征患者存在明显的血小板活化、血小板粘附、集聚和释放反应增强;机体内、外源性凝血途径活化,纤维蛋白原以及凝血因子Ⅴ、Ⅶ、Ⅷ、Ⅸ等凝血因子的增多,抗凝血酶Ⅲ等抗凝因子减少,内皮细胞受损、抗凝活性减弱而促凝活性增强,这些均导致凝血活性亢进;尽管在凝血活性亢进基础上继发纤溶活化的增强,但组织纤溶酶原激活物、尿激酶水平的降低,Ⅰ型纤溶酶原激活物抑制因子(PAI-1)、α_2巨球蛋白和脂蛋白 a(LPa)等纤溶抑制因子增多,纤溶酶原水平低下以及低清蛋白血症和高纤维蛋白原血症对纤溶活性的抑制作用,导致增加的纤溶活性不足以拮抗亢进的凝血活性,而存在纤溶活性相对低下。高血小板活化、高凝血活性和纤溶活性的相对低下形成了肾病综合征患者的血液高凝状态。而血流淤滞、高脂血症、血液高黏稠状态及激素治疗等又进一步加重肾病综合征的血液高凝状态。肾病综合征时的凝血活性亢进、凝血酶产生增多,不仅有助于血栓、栓塞疾病的发生,而且促进细胞外基质的积聚,加重肾纤维化进程。抗血小板治疗、抗凝治疗和促纤溶治疗不仅能预防、治疗血栓栓塞合并症,而且可有利于尿蛋白的减少,延缓肾纤维化的进展。抗血小板治疗可给予双嘧达莫 75~100 mg,每日 3 次口服。抗凝治疗可给予肝素(每日 10 000~12 500 U,加入 200 mL 生理盐水中静脉缓慢点滴 8 小时以上或 2 500~5 000 U,每日 3~4 次皮下注射)、低分子肝素(2 500~5 000 U,每日2 次皮下注射)或华法林(2~7.5 mg,每日 1 次口服)。值得一提的是,肝素除抗凝作用外,还具有:①补充肾小球基底膜(GBM)阴离子电荷;②抑制系膜细胞的纤维细胞生长因子和血小板来源性生长因子的表达,从而抑制系膜基质增生;③抑制系膜细胞凋亡;④抑制白细胞和内皮细胞结合;⑤抑制补体活化;⑥调节巨噬细胞具有的凝血活性;⑦抑制中性粒细胞的弹性蛋白酶,抑制活性氧的产生;⑧抑制内皮细胞产生、分泌内皮素,促进 NO 的分泌,具有降压作用;⑨抑制免疫复合物在 GBM 和系膜区的沉积等各种生物效应。这些功效对降低尿蛋白,抑制、延缓肾脏纤维化的进展,改善肾功能都非常重要。由于在肾病综合征凝血、纤溶的异常上,凝血亢进是基础原因。因此,促纤溶治疗应在抗凝治疗的基础上实施,可给予尿激酶每日 6 万单位,连续 14 天为 1 个疗程。并可重复应用。

7.肾静脉血栓形成(RVT)

肾病综合征患者 RVT 的发生率为 5%~62%,差别很大,其原因可能与诊断水平和观察病例数目的多少有关,但尚不十分清楚。肾病综合征并发 RYT 后,不仅可增加尿蛋白、引起肾功能恶化而使肾病综合征转为慢性,而且会促进其他部位血栓形成而增加患者病死率,RVT 脱落引起的肺栓塞是合并 RVT 的肾病综合征患者的主要死亡原因。

(1)病因及发病机制肾病综合征状态下产生的高血小板活化、高凝血活性和纤溶活性的相对低下引起的血液高凝状态,是 RVT 形成的主要原因。血浆清蛋白浓度低于 20 g/L、血中抗凝血酶Ⅲ缺乏、PAI-1 和 α_2 纤溶酶抑制因子等纤溶抑制因子的增加是 RVT 发生的高危因素。此外,肾病综合征根底疾病的病理类型也是影响 RVT 发生的独立因素。RVT 最常见于膜性肾病、膜增生性肾炎、狼疮性肾炎及肾淀粉样变等,而在微小病变、局灶性节段性肾小球硬化和糖尿病肾病则较少发生,其原因未明。总体来说,原发性肾病综合征发生 RVT 高于继发性肾病综合征。此外,长期使用肾上腺皮质激素治疗和连续使用强利尿剂也是 RVT 形成的危险因素;孕妇是发生 RVT 的高危因素;而肾病综合征患者的长期卧床、血流缓慢以及高度水肿压迫肾静脉、阻碍肾静脉回流都将增加 RVT 发生的危险。

(2)临床表现肾病综合征患者合并急性 RVT 时,可出现急性腰痛、血尿、尿蛋白突然增加以及肾小球滤过率急剧下降,引起血清肌酐、BUN 升高。但慢性 RVT 临床上常常无特异性症状,诊断困难。如有下肢血栓性静脉炎、不对称性下肢水肿、肾区疼痛、精索静脉曲张、糖尿、高氯性酸中毒及咯血等肺栓塞的临床表现,则提示可能发生了 RVT。需考虑尽早实施适当的筛选实验。①选择性肾静脉造影和肾动脉造影:最确切、最有价值的诊断 RVT 的方法。但属创伤性检查,应用的造影剂有可能加重肾功能损伤,在合并下腔静脉血栓的患者有使其脱落引起肺栓塞的危险,因而不宜作为首选检查;②数字减影血管造影(DSA):结果准确可靠,并减少了肾功能损害的危险,有条件的单位可首选;③磁共振显影(MRI):为有价值的无创性诊断 RVT 的技术,但有必要对轴状面和矢状面的影像都进行分析对比,避免肾内弱信号对轴状面影像的干扰,造成假阳性;④CT:对 RVT 也有一定的诊断价值,但有假阳性和假阴性;⑤超声波和多普勒超声波:具有方便、价廉、无损伤、可重复操作、临床应用广泛的优点,但敏感性和准确性不如上述方法。临床上多用于初选检查,如有可疑,则进一步做选择性肾静脉造影、肾动脉造影或 DSA 检查确诊;⑥基层医院无上述检查方法时,可做静脉肾盂造影。RVT 时可见肾脏肿大,双侧肾脏大小不一和功能不同,尤其是当血栓形成较急,侧支循环尚来不及建立时更是如此。肾水肿明显者,肾盂变得延长,侧支循环形成时,在近端输尿管会形成刻痕。此外,胸片或肺扫描如有典型的肺梗死征象更支持 RVT 诊断。

任何引起肾病综合征的肾小球疾病的预后都会由于发生急性 RVT 而变得更差,往往引起肾功能急剧恶化或蛋白尿加重。而慢性 RVT 的缓慢发展是否会加速患者肾衰竭,目前尚无定论。

(3)治疗一旦临床上确诊 RVT,医师应予以足够的重视。RVT 的治疗原则为早期诊断、及时溶栓、长期抗凝。急性 RVT 以溶栓治疗为主,慢性 RVT 以抗凝治疗为主。对于急性 RVT,在没有禁忌证的情况下,应积极实施溶栓治疗,可给尿激酶首剂量 4 400～15 000 U/kg 加入 20～40 mL 生理盐水中 30 分钟内静脉注射,以后每小时 4 400 U/kg 维持静脉滴注。以优球蛋白溶解时间、凝血酶时间和凝血酶原时间进行监测。也有肾动脉内注射尿激酶效果更佳的报道。在溶栓治疗基础上可给予抗凝治疗(具体方法同上)以预防 RVT 的再形成。对于慢性 RVT,肝素治疗可能会收到良好疗效。对于慢性无症状性 RVT,抗凝治疗能否延缓肾功能恶化的进展,目前尚无临床资料证明。但抗凝治疗至少能减少 RVT 的进一步增加,并且肝素治疗又可以减少蛋白尿,而严格的监护下抗凝治疗也无明显的严重不良反应,因此,学者推荐实施长期抗凝治疗。有些学者推荐在急性 RVT 时,给予外科手术治疗(血栓剔除手术),但目前仍有争议。

二、原发性肾病综合征

原发性肾病综合征是指临床上无明显引起肾病综合征的继发性疾病征象,原发于肾脏的疾病所引起的肾病综合征。原发性肾病综合征的诊断必须临床上逐一排除引起肾病综合征的继发性疾病(详见本节一),才可确定。由于许多引起肾病综合征的继发性疾病(如系统性红斑狼疮、肿瘤等)的早期症状不明显、诊断困难,因此临床上即使确诊为原发性肾病综合征,经过一段时间后,又改诊为某种继发性疾病的病例,并不少见。原发性肾病综合征属于临床诊断。即使已经做了肾脏病理检查,有时从肾脏病理改变上也不能区分是原发性,还是继发性。

原发性肾病综合征的病理诊断主要依据肾活检病理组织的光镜、电镜和免疫荧光的表现做出。尽管肾小球疾病的分类迄今仍在发展之中,肾病综合征的各病理类型间也可相互转变,但其各型的病因、发病机制、临床表现、自然病程、治疗和预后等方面均有所不同。因此,肾病综合征的病理诊断无论对肾病综合征治疗的指导,还是对其预后的估计上都具有重要意义。现行的原发性肾病综合征的病理诊断分型如下:①微小病变病(旧称“脂性肾病”);②系膜增生性肾小球肾炎,包括 IgA 肾病和非 IgA 性系膜增生性肾小球肾炎;③局灶性节段性肾小球硬化(又称局灶性硬化);④膜性肾病;⑤系膜毛细血管性肾小球肾炎(又称膜增生性肾炎),包括Ⅰ型:伴有内皮下沉积物。Ⅱ型(致密物沉积病):伴有肾小球基膜、肾小球囊基膜和肾小管基膜的膜内致密物沉积。Ⅲ型:伴有上皮下和内皮下的沉积物,肾小球基膜呈网状;⑥其他:IgA 肾病、新月体性肾小球肾炎、弥漫性毛细血管内增生性肾小球肾炎、纤维样肾小球病、脂蛋白性肾病、弥漫性系膜硬化。

成年人(15 岁以上)和儿童(15 岁以下)原发性肾病综合征的根底疾病有所不同:微小病变病发病率,成年人为 28%,儿童为 83%;局灶性节段性肾小球硬化发病率,成年人为 15%,儿童为 8%;膜性肾病发病率,成年人为 25%,儿童为 1%;系膜毛细血管增生性肾小球肾炎发病率,成年人为 12%,儿童为 5%;其他增生性病损(系膜增生性、毛细血管内增生性和新月体性肾小球肾炎)发病率,成年人为 20%,儿童为 3%。年龄越小,则微小病变病发病率越高;年龄越大,则其他类型病损的发病率越高。例如,2～6 岁,微小病变病发病率为 95%,而>60 岁者,膜性肾病的发病率达 40%。

鉴于儿童原发性肾病综合征,80%以上是由于微小病变病引起的,可先试用标准糖皮质激素疗程,如效果欠佳,再考虑做肾活检。对成年人,特别是年龄较大者,应尽早实施肾活检。原因如下:①在成人肾病综合征患者中,有微小病变病引起的仅占 30%左右,其病理类型多样化,有些类型不宜应用激素和(或)细胞毒性药物治疗。而且,纵使适合上述药物治疗,其治疗方案亦各自不同;②激素和细胞毒性药物均有一定的不良反应,如果根据病理损害情况估计,给予上述药物的好处可能不大,则最好不应用上述药物治疗;③根据不同的病理类型,要求治疗后达到的目标也有所差别(例如微小病变病要求达到完全缓解,而膜性肾病仅要求能保持肾功能不再恶化或获得部分缓解)。由于治疗目标的不同,激素治疗的剂量、用法、疗程和是否并用细胞毒性药物等均会有所不同;④目前基本上已具备各种不同病理类型的治疗方案。年龄越大,越要根据肾脏病理损害情况拟订治疗方案,因为其病理类型越复杂,激素疗效不佳者越多见,且激素的不良反应也越多见;⑤能发现原发性或继发性肾小球疾病是否并发其他肾小球病损(如糖尿病性肾小球硬化并发急性链球菌感染后肾炎等)。

(一)微小病变病

微小病变病(MCD)是一个病理学诊断,可以是原发性,也可以为继发性。继发性的根底疾病:①霍奇金病;②非霍奇金淋巴瘤;③癌肿:肾、胰、结肠、前列腺癌等;④梅毒;⑤人类免疫缺陷病毒感染。本处仅讨论原发性微小病变病。

从临床和病理形态学特点上来看,足以考虑本病是一个独立的临床病理实体,被命名为微小病变病或微小病变肾病,这些名称是强调本病光镜下肾小球病变比较微小。尽管有些学者认为微小病变病是某种肾病过程中一系列形态学改变的一部分,并入到该系列形态学改变中的有附加在微小病变病上的局灶性节段性肾小球硬化和轻度系膜增生性肾小球肾炎。微小病变病、局灶性节段性肾小球硬化和系膜增生性肾小球肾炎有一些共同的临床、免疫组织学和超微结构特点,且可以观察到有些病例,随着时间的推移,从这种肾小球病损可演变为另一种,故有些学者认为它们是同一种疾病的不同阶段表现。然而,大多数学者目前认为微小病变病是一个独立的肾小球病变。

1.病理

光镜下突出的特征是肾小球无明显病变或呈微小改变。毛细血管壁薄而精致。系膜细胞可轻微增生,上皮细胞可增大。在低龄患儿或年龄较大的患者,有时可见系膜基质增加,呈现该改变的病例往往有糖皮质激素依赖或抵抗的倾向。高龄患者可见有个别荒废的肾小球。一般无肾间质的病变,在大量蛋白尿的患者可见有近端肾小管上皮细胞内的玻璃样颗粒沉积,通常无局灶性肾小管萎缩、小管基膜增厚和间质纤维化。而呈现明显系膜病变和肾小球、肾间质存在泡沫样细胞的病例常常是难治性局灶性节段性肾小球硬化的前期病变,需加以注意。有些病例在上述的基本病变基础上可合并局灶性节段性或全球性肾小球硬化,连续性肾活检可显示转化为局灶性节段性肾小球硬化或 IgM 肾病,该种转化的发生率尚存争议,但可能高达 50%~60%。

电镜所见:广泛的肾小球毛细血管上皮细胞足突融合和裂孔闭塞常常是本病的唯一阳性所见。但该种病变并非本病所特异,为多种有大量蛋白尿性疾病引起的继发性病变。部分病例可有上皮细胞空泡变性,其游离面微绒毛常变形。肾小球基底膜厚度正常。即使无免疫球蛋白沉积时,也可偶有系膜区细小的电子致密沉积物。

免疫荧光所见:一般肾小球中无免疫球蛋白和补体沉积。个别患者系膜区可偶见 IgM 或 IgE 沉积。见图 17-1。

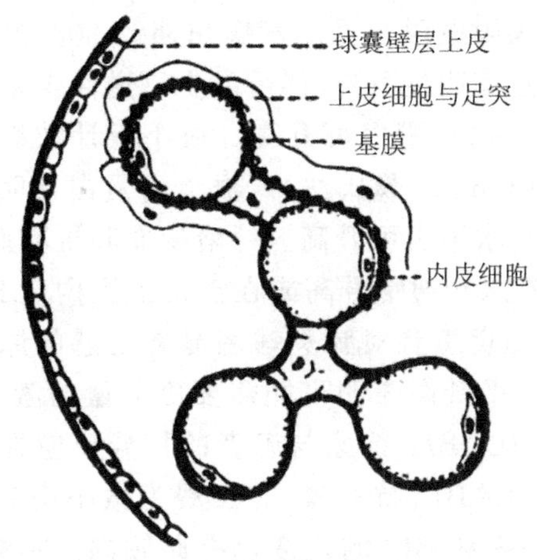

图 17-1 微小病变病模式图

2.发病机制

本病发作时，肾小球阴电荷减少、滤过膜电荷屏障缺陷，但造成这一缺陷的确切原因尚不清楚。由于本病对糖皮质激素反应良好；受到麻疹、水痘的病毒感染抑制细胞介导的免疫反应后，可诱导本病的缓解。因此有些学者认为本病的发病与细胞性（T 细胞）免疫异常有关。事实上，本病患者末梢血淋巴细胞或单核细胞在体外对刀豆蛋白（ConA）或植物血凝素（PHA）的刺激，细胞应答受抑制，而在体外被激活时，可导致肾小球滤过膜阴离子电荷及通透性改变。此外，本病患者 CD_3 细胞减少、CD_8 细胞增多，CD_4/CD_8 细胞比值降低，Th1/Th2 细胞平衡异常，白细胞介素-6 等细胞因子表达异常等，都提示本病的发病与 T 细胞介导的细胞免疫异常有关。而本病体液免疫异常表现为 B 淋巴细胞对 T 细胞诱导反应的降低和免疫球蛋白的减少。

本病的发病也还可能与体液性因子有关。将本病患者的血清或末梢血淋巴细胞培养上清液注入大鼠体内，可引起大鼠的蛋白尿和肾小球基膜阴离子电荷的减少。有的学者报道本病不仅肾小球基膜有电荷屏障缺陷，也可见红细胞、血小板等细胞膜阴离子电荷减少。但也有的学者认为该种缺陷并非本病特有，也可见于其他疾病。

3.临床表现

本病为儿童原发性肾病综合征最常见的病理类型，约占 80％。15 岁以下儿童的发病率为 3～5/10 万人，高发年龄是 3～7 岁，男性患儿多见，男女之比为（2∶1）～（2.5∶1）。在成人原发性肾病综合征患者中，本病约占 30％，但随年龄的增大而发病率逐渐减少，在 30 岁以上的成年人患者中仅占 20％。成年人男女发病率相同。本病在亚洲和阿拉伯人群中较为多见。

本病常有前驱的上呼吸道病毒感染史，与蛋白尿发生的间隔期很短；有些患者可有过敏性体质（如对牛奶、花粉过敏等）或曾有晚近预防接种史。常有重度的肾病综合征表现，对糖皮质激素治疗反应良好，但又经常复发。罕见有大量血尿，高血压也少见。偶有发生急性肾功能不全，一般不发生肾小球滤过率的进行性下降。偶可合并血栓栓塞并发症。在复发期间可发生严重的细菌感染（肺炎、腹膜炎等）。50％的患者可自发性缓解，但也有的患者在发作后几年都不缓解。

4.实验室检查

尿液分析显示有大量尿蛋白，尿蛋白有高度选择性，主要成分为清蛋白，大分子量的血浆蛋白如 IgG、α_2 球蛋白或补体 C3 量很少，尿蛋白选择性系数（IGG 血浆清除率/转铁蛋白血浆清除率）<0.1。然而在成年人患者中有些患者的尿蛋白选择性较差。尿沉渣呈“良性”表现，仅

15%～20%患者有镜下血尿，肉眼血尿罕见。发病初期约30%患者血清肌酐轻度升高，血容量明显减少时，则可有肾小球滤过率明显下降，偶可发生可逆性少尿型肾衰竭。血清钠可下降。如血容量明显减少，红细胞比容与血红蛋白可升高。血小板计数稳定期升高，发作期可进行性下降。血沉增快，但很少超过50 mm/h(魏氏法)。血清清蛋白常明显下降，总胆固醇、甘油三酯、VLDL和LDL水平升高，HDL水平也可升高。纤溶酶原和抗凝血酶Ⅲ水平下降，并参与血栓形成倾向。补体C3、C4和备解素水平通常升高或在正常范围内；C1q水平偶可下降。IgG水平在发作期可明显下降，这是本病儿童患者对肺炎球菌显著易感的原因。IgE或IgM水平可升高，前者与特异反应性有关，IgE水平升高表明可能需要更大量的激素才能诱导缓解。血浆量和全血容量可正常、减少或增加。HLAB12抗原与患者的特异反应性表现有关，也与常复发患者的激素依赖性有关。儿童具有HLAB12抗原者，有发展为微小病变病肾病综合征的倾向，也有报道HLADR7、DQW3、DQW8、B8和B13的儿童也有此倾向。本病复发时可有循环免疫复合物特性的物质存在，而在缓解期有可能消失。儿童患者如果同时表现有高度选择性蛋白尿、正常或接近正常的肾小球滤过率、血清补体C3浓度正常、尿红细胞无明显增加和血压正常，则高度提示对糖皮质激素疗效良好。X线和B超检查肾脏可正常或增大。

5.治疗

本病绝大多数对激素治疗敏感，但缓解后常会复发。目前小儿本病的标准治疗方案已经确立，在成年人尚缺乏成熟的治疗方案，临床上可参考小儿治疗方案实施。小儿本病标准治疗方案：初治患者泼尼松或泼尼松龙60 mg/(m^2·d)(最大不超过80 mg/d)口服4～6周，若有效改为维持量40 mg/m^2·d隔天口服4～6周；复发患者泼尼松或泼尼松龙60 mg/(m^2·d)(最大不超过80 mg/d)口服至尿蛋白转阴3天，改为维持量40 mg/m^2·d隔天口服4周；经常复发(初治后6个月内复发2次或任何1年内复发4次以上)和激素抵抗(激素口服4～6周无明显疗效)患者，加用环磷酰胺2 mg/(kg·d)或苯丁酸氮芥0.15 mg/(kg·d)口服8周；对激素依赖(激素治疗过程中或激素停用后14天内2次复发)患者，环磷酰胺2 mg/(kg·d)或环孢霉素A 6 mg/(kg·d)(成年人5 mg/kg·d)口服6～12个月。

循证医学的结果显示：对于初治患者如果将激素的维持治疗改为维持量40 mg/(m^2·d)隔2天口服，则复发率较标准治疗方案高50%；如果缩短疗程激素初治剂量60 mg/(m^2·d)至尿蛋白转阴后2周，改为40 mg/(m^2·d)隔天口服至血清清蛋白正常，则复发率较标准治疗方案高2倍，缓解间期缩短一半，最终的激素用量与标准治疗方案无明显差别；如果将初治剂量延长至6周，维持治疗也延长至6周，则复发率下降、缓解间期也延长2倍，但激素的不良反应也明显增加。因此对于初治患者的糖皮质激素治疗仍强调剂量充足、疗程足够、减量和停药要缓慢。这样才能减少患者的复发率、改善预后。

对于复发患者也有应用泼尼松重复治疗8周，或长期隔天口服治疗。但激素不良反应较大、疗效也尚未确定。环孢霉素A可明显提高小儿和成年人的诱导缓解率，但对减少复发率、延长缓解期疗效不明确。成年人患者与小儿相比，激素的显效较慢，但复发率减少，环磷酰胺治疗后的患者缓解期延长，且更为稳定。

根据本病对激素治疗的反应，可将患者分为下列几种临床类型：①首始治疗有效，无复发者：患者仅经过一个疗程的激素治疗，肾病综合征就持续性完全缓解(尿蛋白和水肿消失)；②首始治疗有效，而不常复发者：激素能诱导缓解，且缓解后头6个月内，复发少于2次；③首始治疗有效，但常复发者：激素能诱导缓解，且缓解后头6个月内，有2次或2次以上的复发；④继发性治疗无效者：患者初始对激素治疗有效，但其后变为无效；⑤首始治疗无效而迟发性有效者：在初始时对激素治疗无效，但疗程完成之后出现缓解；⑥一直无效者：任何时候用激素治疗均不缓解；⑦自发性缓解者：未经治疗而自发缓解；⑧激素依赖者：激素治疗敏感，但停止激素治疗后即复发或当激素减量时复发。

儿童患者本病的激素治疗已确认有效。据 ISKDC 报告，经标准激素疗程治疗后，93%的患儿会缓解，追踪 10 个月后，其中 30%持续缓解、无复发，19%为不常复发者，而 42%为常复发者；在 7%的激素首始治疗 8 周无效的患儿中，70%是迟发性有效者，30%为一直无效者。对此类患儿甲泼尼龙冲击疗法可能有效。而在成年人本病患者中，据 Cameron 的资料，标准激素治疗 8 周后，80%完全缓解，12%部分缓解，8%无效，疗效较儿童为差。成年人患者对激素的疗效随着年龄的增加，完全缓解率递减，且激素显效时间比小儿明显延长，有些病例须激素治疗 16 周，才能确定是否能获得完全缓解，而小儿仅需 8 周。因而成年人患者若用激素治疗 16 周仍无效者，应重复检查肾活检标本，看看是否病理诊断有错误，并应考虑加用细胞毒性药物；在反复复发的患者，少数会变得对激素治疗无效，此时应再次重复肾活检。学者的意见是，成年人患者经标准激素治疗8 周，完全缓解率已可达 80%，如不缓解就应加用细胞毒性药物，而不应采用 16 周的大剂量激素疗法。

本病约半数患者经常复发或为激素依赖。HLAB12 抗原阳性者复发倾向较大。变态反应或病毒感染可诱发肾病综合征的复发。激素依赖型常为本病复发患者中更为严重类型。Trompeter 的研究表明，成年人复发和激素依赖型较小儿少见，70%以上的成年人患者不会复发，即使复发也多在缓解 1 年以后，且缓解后不复发的时间愈长，复发的可能性愈小。大约每多缓解1 年，其复发率递减超过 10%；年龄愈大，复发愈少，年龄超过 60 岁者，复发罕见。目前已有充分证据表明，细胞毒性药物可以减少或杜绝复发，但在激素依赖型患者，其疗效较复发型者差。学者认为对复发性或激素依赖型的本病患者，给予环磷酰胺 2 mg/(d·kg)或苯丁酸氮芥 0.2 mg/(d·kg)，8～12 周口服是较合理的治疗方法，通常不会引起末梢血白细胞计数明显减少，但要注意监护。研究表明，环磷酰胺剂量<3 mg/(d·kg)，疗程<8 周，很少或不会发生性腺毒性或致癌的不良反应；而大一些剂量或长一些疗程，环磷酰胺将会获得更好的防止复发的疗效，但性腺毒性和致癌的不良反应也随之增大。

对于本病常复发者，学者的治疗经验是在激素标准疗程的首始阶段，强调泼尼松的用量要足够大，成年人 1 mg/(d·kg)，疗程要用足 8 周，这是延长缓解、减少复发的关键。当激素减至小剂量(成年人泼尼松1 mg/kg隔天晨服)时应持续 6 个月，以后继续缓慢而规则地减量，至维持量(成年人泼尼松 0.4 mg/kg 隔天晨服)时，再服用 12～18 个月。这种维持量长期持续治疗的做法与 Srivastava 的经验不约而同，他用此法治疗本型患者，复发率减少至 0.33 次/年。此外，在本型肾病综合征的维持治疗阶段，强调配合使用健脾益肾的中药，并于停用激素治疗后，持续服用中药 3～6 个月，对减少复发有良好的效果。再则，并用环磷酰胺 0.2 g 溶于 20 mL 生理盐水中，隔天 1 次缓慢静脉注射，累积总剂量为 150 mg/kg。可使 75%常复发肾病综合征患者在 1 年内不复发，50%在 5 年内不复发。在应用环磷酰胺治疗过程中，应注意末梢血白细胞计数减少等不良反应；环磷酰胺用过 1 个疗程后，1 年内不能第 2 次使用，以免引起毒副作用。关于对本病患者何时加用环磷酰胺，学者认为：应技巧地使用激素，激素的使用方法应根据病情而具体化，逐渐和小心调节激素剂量，并持续长时期隔天用药，这样会使激素依赖型患者维持缓解，一般不会发生严重的不良反应，小儿患者也不会有生长发育障碍。如果仍不能诱导肾病综合征缓解，或需用较大剂量的激素才能够长期维持，激素有较严重的不良反应，才考虑加用环磷酰胺。

有些处理很棘手的常复发型患者，因反复复发，而需重复循环地使用激素治疗，因而招致较严重的激素不良反应。据学者的经验，可用下述方法之一：①停用激素，使用对症疗法加上中药治疗，此法适用于蛋白尿不太严重者。②继续使用小剂量激素（泼尼松 1 mg/kg 隔天晨服）持续治疗，同时加用细胞毒性药物（环磷酰胺或苯丁酸氮芥）。但本法对激素依赖型患者仅 20%～30%能长期保持不再复发。③在小剂量激素治疗的基础上试用环孢霉素 A 治疗，主要适用于对激素有耐药性的患者；由于反复重复激素疗程，致使产生了严重的不良反应，而不宜再用激素治疗的患者；不宜应用细胞毒性药物或细胞毒性药物效果不佳的患者。环孢霉素 A 用量为 4～7 mg/(d·kg)，联合使用小剂量的激素，尿蛋白转阴后 2 周逐渐减量，无论效果如何，一般疗程不超过 8 周，减量至停药总疗程不超过 6 个月。环孢霉素 A 对大部分难治性微小病变病患者能诱导其缓解，但不能解决其复发问题。停用环孢霉素 A 后，本病多数患者会复发，而长期使用又会引起肾毒性等不良反应。对于环磷酰胺疗效不佳、激素毒副作用明显以及青春期男性患者可以试用，否则不宜广泛使用，只能作为第二线药物。

左旋咪唑是一种非特异性 T 淋巴细胞刺激药物，可能对本病有效。抗凝治疗，使用小剂量低分子肝素 5 000 U，每日 2 次皮下注射，对减少血栓栓塞并发症有效，并可以减轻尿蛋白，促进肾病综合征缓解。此外，由于儿童和老年患者肾病综合征发作期易于发生肺炎球菌感染，并由此影响肾病综合征的缓解，故可在缓解期实施肺炎球菌疫苗接种。在本病的治疗过程中，因免疫抑制药物治疗会增加患者对某些病毒和霉菌性疾病的易患性，因此此时禁忌使用减毒病毒疫苗。

6.中医辨证施治

(1)阴虚湿热壅盛。症状：激素量大，面部痤疮，皮肤瘙痒，手足心热，失眠，心悸，腰酸腿软，苔黄腻，质红，脉濡数。治法：滋阴活血化湿。方药：知柏地黄汤合二妙散。生地黄 15 g、龟甲12 g、苍术 12 g、黄柏12 g、猪苓 12 g、益母草 30 g、地肤子 15 g、山茱萸 12 g、牡丹皮 10 g、玄参 15 g。

(2)肝郁气滞。症状：满月脸，水牛背，皮肤紫纹，脘腹胀闷，心烦急躁，妇女经闭，舌黄腻，脉弦数。治法：疏肝解郁。方药：柴苓汤加减。柴胡 10 g、黄芩 15 g、半夏 10 g、制香附 10 g、苍术 15 g、白术 15 g、党参 15 g、丹参 15 g、赤芍 15 g、益母草 30 g、槟榔 15 g、茯苓 15 g、猪苓 15 g。

(3)脾肾两亏。症状：激素已减至半量以下或已全部停用，症见神疲乏力，腰酸，易感冒，以往有多次复发病史，脉细弱，舌薄白。治法：健脾益肾。方药：参芪地黄汤加减。黄芪 30 g、党参 30 g、当归 12 g、益母草 30 g、淫羊藿 15 g、菟丝子 15 g、金樱子 15 g、山药 15 g、白术 12 g、茯苓 15 g、红枣 15 枚。

7.预后

长期追踪小儿和成年人对激素有效的微小病变病肾病综合征的结果，总的来说预后良好。Cameron报告 10 年生存率＞95%，死亡者大都是成年人患者，死亡的主要原因是心血管疾病和感染，而后者往往是不妥善使用激素和细胞毒性药物的不良反应。发展至慢性肾衰竭者罕见，成年人患者发展成慢性肾衰竭者约 3%，儿童则更罕见。慢性肾衰竭经常发生于对激素有耐药性的患者，同时每附加有局灶性节段性肾小球硬化。

(二)系膜增生性肾小球肾炎

系膜增生性肾小球肾炎（MesPGN）的特征是光镜下系膜细胞增生、系膜基质增多。有些微小病变病也可有系膜细胞轻度增生，故与本病之间的区别有时很带有主观性，且切片与标本制备常受人为因素影响，因此本病有时可能被误诊为微小病变病。反过来说也是如此。本病对激素疗效良好者，是属于微小病变病的一种变异类型还是一种独立的疾病目前仍有争议。可能是由于观点上不一致，在美国本病占原发性肾病综合征不及10%，而在我国却达30%。系膜增生性肾小球肾炎仅是病理形态学上的一个术语，可以由原发性肾小球疾病和继发性肾小球疾病引起。

原发性肾小球疾病包括：①突出的IgA在系膜区沉积(IgA肾病)；②突出的IgM或C3在系膜区沉积；③Ig和(或)C3的其他模式沉积；④没有Ig或C3沉积。

继发于其他根底疾病包括：①链球菌感染后肾小球肾炎的消散期；②系统性红斑狼疮；③过敏性紫癜；④类风湿性关节炎；⑤遗传性肾炎；⑥肺出血-肾炎综合征；⑦Kimura病；⑧D-青霉胺。由于系膜增生性肾小球肾炎伴有系膜区广泛IgA沉积者，称之为IgA肾病(Berger's病)，具有其独特的病理学和临床特点。因此，本文仅讨论非IgA肾病的原发性系膜增生性肾小球肾炎所致的肾病综合征。应该指出，“无症状性”血尿伴有或不伴有蛋白尿是原发性系膜增生性肾小球肾炎的另一个临床表现。

1.病理

光镜下的特征是不同程度的弥漫性系膜细胞增生，轻者每系膜区可见4～5个系膜细胞，重者可超过5个；系膜基质增多，可伴有内皮细胞轻度增生；通常是整个肾小球均一地受损害，但有时细胞增生会有节段性加重；毛细血管壁薄而精致，通常无沉积物，毛细血管腔通畅。在非复杂性类型，没有肾小球囊粘连和节段性硬化病变。Masson's染色可在近半数的活检标本上见到系膜区有嗜品红沉积物，在肾小球囊的基膜也可见未确定性质的类似染色沉积物。除小动脉壁有“玻璃样变”之外，小管、间质或其他血管无明显损害。然而在晚期，在上述病变基础上，可并发有节段性或全球性肾小球硬化及相应的小管和间质损害。电镜所见：半数活检组织中系膜区有细微颗粒状或均一性的电子致密物沉积，这些致密沉积物与免疫荧光上的所见无明显关系；甚至在免疫荧光呈阴性时以及微小病变病的患者也可见到类似沉积物。在有些系膜区可有难以确定的致密物、明亮带、空泡和纹状膜性结构。上皮细胞足突弥漫性肿胀和消失，偶有胞浆分裂。部分患者可见尿囊侧的基膜裸露，基膜轻微的增厚或不规则。毛细血管壁罕见有沉积物。免疫荧光所见：部分患者系膜区常有IgM沉积，根据这一特性，有人将其称为IgM肾病。IgM沉积在发病机制上所起的作用，目前仍有争论。有些学者认为IgM沉积是系膜功能发生变异的非特异性表现，IgM在系膜区沉积也可见于激素有效的微小病变型，因而，IgM在系膜区沉积的临床意义不大。有学者的报告材料支持此说。而另一些学者认为这些沉积物在致病过程中起某些作用。许多时候，C3呈类似分布；IgG和IgA不同程度地存在，但通常比IgM与C3的强度弱。有几篇文献报道在许多病例无Ig沉积，有人认为它们属微小病变病伴较明显的系膜细胞增生，但这方面仍有争论。偶尔可仅有弥漫性C3或C4沉积，C3沉积提示是感染后急性肾小球肾炎的恢复期，而C4沉积可能与C4水平下降和C4b位点出现零位等位基因有关。见图17-2。

2.发病机制

本病定义为病理上非IgA沉积为主的原发性系膜增生性肾小球肾炎，并且本病免疫荧光表现不一，呈多种类型。因此，本病可能并非独立的单一疾病，而是一组同源性疾病。在某些患者，系膜区有弥漫性颗粒状IgM和C3沉积，并伴有循环免疫复合物，提示其是一种免疫复合物病，但其抗原未明。总体上说，本病发病机制尚不清楚。

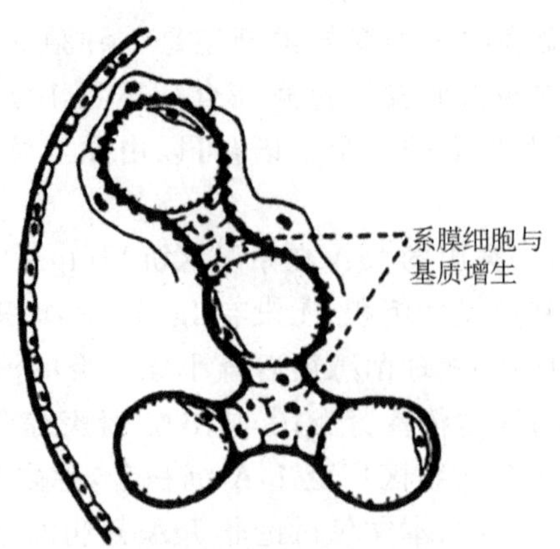

图 17-2 系膜增生性肾炎模式图

3.临床表现

本病的发生无明显的性别差异和年龄倾向，可发生于任何年龄，但以年龄较大的儿童和青年人多见。国外在原发性肾病综合征中，成年人占 10%，儿童占 15%；但在我国成年人约占 30%，男性稍多于女性。最主要的临床表现是不知不觉地发生大量蛋白尿。半数以上患者系膜增生轻微、对糖皮质激素反应良好；也有显著系膜增生、伴血尿和高血压、对激素抵抗而逐渐发展至肾功能不全的病例。多数患者可有镜下血尿，偶有肉眼血尿，事先常无激发或感染因素。2%～30%的患者可合并高血压。肾功能一般正常。单凭临床表现，本病很难与微小病变病、IgA 肾病等其他肾小球疾病所致的原发性肾病综合征鉴别。

本病在临床和病理上，有不少地方与微小病变病相似，有学者曾做系列肾活检观察，发现微小病变病可演变成本病。Habib 认为，此二种病理类型是同一疾病的不同阶段，两者均可并发局灶性节段性肾小球硬化。虽然 Habib 的说法仍有争议，但此意见仍值得重视。本病患者中，系膜增生不明显，无系膜区 Ig 沉积者，其发展过程较为良性。有些患者系膜增生很轻，其发展过程也类似微小病变病；而有明显的弥漫性系膜增生及肾病综合征症状明显者，其发展倾向于持续性蛋白尿和进行性肾功能不全；在系膜增生性病变基础上，伴有局灶性节段性肾小球硬化者，尤其易于发生肾功能不全。

4.实验室检查

常有肾病综合征的典型生化表现，蛋白尿常为非选择性，常伴有血尿。在发现本病时，有约 25%的患者肾小球滤过率下降。IgG 水平可轻度下降，补体水平正常，极少数患者有 C4 水平下降，有些患者可含有 IgM 或 IgG 的循环免疫复合物。

5.治疗

关于本病的系统研究很少，本病的治疗目前缺乏大样本临床前瞻性随机对照试验结果，治疗方案尚不明确。学者认为本病中，系膜增生轻微、没有广泛的 IgM 和(或)C3 沉积、不伴有局灶性节段性肾小球硬化患者可按微小病变病使用激素治疗，但疗程应适当延长，以便获得更好疗效；对于激素抵抗、无效或部分缓解的患者宜加用细胞性毒药物治疗；对于反复复发患者，也应并用细胞毒性药物。有学者报告，并用细胞毒性药物后 60%的患者可减少复发。

学者曾报告，本病患者中，病理上有明显系膜增生、局灶性节段性肾小球硬化、球囊粘连、肾小球荒废、肾小管萎缩和肾间质纤维化的患者，糖皮质激素疗效不佳。这些患者在临床上较常见比较明显血尿、高血压、非选择性蛋白尿和肾功能不全(氮质血症)。该类患者常常泼尼松1 mg/(kg・d)口服8周仍无明显疗效,此时应根据患者情况,将激素逐渐减至小剂量,采用隔天疗法[泼尼松1 mg/(kg・d)隔天清晨口服],在尽可能取得较好的疗效后,减量为维持量[0.4 mg/(kg・d)隔天清晨口服],再视情况维持治疗一段时间。有时激素治疗总疗程需1年或更长。ISKDC的研究表明,本病有显著系膜增生者,常对8周的激素疗程无效,而需激素疗程超过1年,才能获得较理想疗效。有的学者认为,本病用吲哚美辛做较长期治疗,可能获得疗效,但仍未确证。长期的双嘧达莫75～100 mg,每日3次口服,对减少尿蛋白、延缓肾功能恶化将有所帮助。对肾功能不全患者也可实施华法林抗凝治疗。对于经各种方法治疗无效或激素、细胞毒药物不良反应明显时,应暂停免疫抑制药物治疗,适用限制饮食中蛋白质、给予血管紧张素转换酶抑制剂或血管紧张素受体阻滞剂或降脂药物等非特异治疗,也可进行中药治疗。如条件允许,应再次实施肾活检。因有可能不是本病,而是局灶性节段性肾小球硬化。

6.中医辨证施治

(1)阴虚夹湿瘀。症状:腰背酸痛,咽干,咽痛,手足心热,脉细数,舌质红,苔薄黄。治法:滋阴益肾,活血清利。方药:时氏系增基本方。知母12 g、黄柏12 g、生地黄12 g、山茱萸12 g、牡丹皮10 g、泽泻10 g、茯苓12 g、女贞子12 g、墨旱莲12 g、丹参15 g、益母草30 g、白茅根30 g、白花蛇舌草30 g。

(2)气虚夹湿瘀。症状:面色少华,神疲乏力,纳呆腹胀,平时易感冒,脉细,舌薄白。治法:益气健脾,活血化湿。方药:陈氏系增方:党参15 g、丹参15 g、川芎6 g、黄芪12 g、蝉衣10 g,金钱草30 g、红花15 g、薏苡仁30 g、薏苡仁根30 g、大蓟30 g、小石韦30 g。

(3)脾肾阳虚夹瘀血。症状:形寒肢冷,神疲乏力,腰膝酸软,性功能减退,或月经失调,舌胖边有齿痕,舌淡紫,脉沉细或沉迟。治法:温肾健脾活血。方药:参芪地黄汤加减。黄芪30 g、党参30 g、山药30 g、芡实15 g、山茱萸12 g、桑寄生12 g、淫羊藿15 g、茯苓15 g、泽泻12 g、熟地黄12 g、炮附子9 g、益母草30 g、丹参15 g。

7.预后

总体来说,预后较为良好。本病50%以上的患者采用激素治疗后可获得完全缓解,但其远期预后目前尚不清楚。对标准激素疗程无效的患者,常为病理损害较重,预后多数不佳,迟早会出现较严重的局灶性节段性肾小球硬化。有的学者报告,在首次或追踪活检中,本病合并局灶性节段性肾小球硬化者,70%有可能发展成慢性肾衰竭。该类患者似乎在肾移植后也较易再发生本病,有人报告可高达40%。

(三)局灶性节段性肾小球硬化

局灶性节段性肾小球硬化(FSGS)引起的肾病综合征常常为糖皮质激素抵抗、持续性非选择性蛋白尿和肾功能进行性减退。病理上以:①发病初期选择性髓质近旁肾小球受损(此特点为本病所特有);②肾小球病变为局灶、节段性硬化或玻璃样物质沉积;③肾小球硬化部位可见有IGM和C3沉积为特征。

局灶性节段性肾小球硬化仅为病理学诊断,根底疾病可以是原发性肾小球病变,也可为继发性疾病。原发性FSGS可以是在其他根底病损(如微小病变病或系膜增生性肾小球肾炎)的基础上,附加的非特异性病变;也可以为一种独立的疾病(特发性FSS)。原发性FSGS可分为下述数种类型:①微小病变病加上局灶性节段性肾小球硬化或玻璃样变(FSGS/MCD);②系膜增生性肾小球肾炎加上局灶性节段性肾小球硬化或玻璃样变(FSGS/MesPGN);③局灶性或全球性肾小球硬化(FGGS),代表了①或②的进一步进展或继发于潜在的血管疾病;④附加在其他原发性肾小球病损(如 IgA 肾病)之上;⑤特发性 FSGS。继发 FSGS 可继发于多种全身性疾病:镇痛剂肾病、反流性肾病、人类免疫缺陷性病毒相关肾病、海洛因中毒肾病、肾单位丧失(如肾部分切除术、双侧肾皮质坏死、节段性发育不良、单侧肾发育不良)、过度肥胖、糖原蓄积病(Ⅰ型)、镰状细胞病、遗传性肾炎、慢性移植肾排斥反应、结节病、恶性肿瘤(淋巴瘤、白血病、癌)、增生性或坏死性肾小球肾炎的晚期。

1.病理

本病光镜下的特征是少数肾小球受损,这些肾小球多在较深的部位,即近髓质的皮质部,其余肾小球光镜下可显示为正常(FSGS/MCD)或弥漫性系膜增生(FSGS/MesPGN)。单个肾小球病损呈节段性硬化、玻璃样变形物质特征性地沉积于病损毛细血管袢的内皮下区域。常有局灶性上皮细胞肥大和增生,上皮细胞常形成空泡和含有蛋白重吸收小滴。另一方面,如为早期病损,可仅表现为局灶性脏层上皮细胞从基膜脱落。本病的特征性表现是硬化节段上有明显的透明带或晕轮,位于基膜和脏层上皮细胞之间。节段性损害可始于血管极或肾小管极,小球与小球之间节段性损害的程度可以不同。当疾病继续发展,可导致全球性硬化,在晚期病例则呈现"非特异性"慢性硬化性肾小球肾炎。肾间质常有病损,表现为基膜局灶性增厚和肾小管萎缩以及相应肾间质纤维化。特发性 FSGS 依据其组织学特征还包括几种亚型。①细胞增生型:病理表现为节段性毛细血管内及节段性毛细血管外细胞增生,临床起病急,多呈肾病综合征改变,对糖皮质激素治疗抵抗,预后较差;②顶部病变型:病理表现为肾小球尿极血管袢节段性硬化,临床多呈肾病综合征改变,但对糖皮质激素治疗敏感,预后较好;③塌陷病变型:病理表现为广泛性毛细血管塌陷,临床常呈重度肾病综合征,病程短,蛋白尿、低蛋白血症和高脂血症均较重,糖皮质激素治疗无效,预后差,肾功能不全多见。电镜所见:大多数或所有肾小球有广泛性或节段性足突病变。可有弥漫性系膜细胞增生。在早期,毛细血管内和(或)系膜区有泡沫细胞,常伴有系膜基质增多和节段性毛细血管袢萎陷;位于病变节段的泡沫细胞,经过退化、变性和解体,其细胞碎片混合起来、与逐渐增加的电子致密沉积物一起,存在于闭塞的毛细血管凹面内,被与球囊粘着的外周基膜所包围。这些大块沉积物就是光镜所见的"玻璃样变性物质"和免疫荧光显微镜所见的 IgM 和 C3 沉积物。系膜区和内皮下也有细颗粒状电子致密物。肾小球毛细血管上皮细胞进行性变性,基膜剥露和修复。空泡化病变常是一突出表现,这包括了位于上皮细胞和毛细血管基膜之间的细胞碎片聚集和新形成的薄基膜,很可能这就是光镜下常在硬化节段上见到的"透明带"或"晕轮"。免疫荧光所见:局灶性硬化区有 IgM、C1q 和 C3 沉积物呈不规则、颗粒状或结节状分布。光镜下显示为正常的肾小球,通常免疫荧光呈阴性表现,但偶尔在系膜区或节段毛细血管壁有不同程度的 IgM 和 C3 分布。IgG 和 IgA 沉积较不常见。有些肾小管和肾小球脏层上皮细胞可有清蛋白重吸收小滴。见图 17-3。

肾脏病理变化有:①肾小球上皮细胞空泡化;②毛细血管腔的不均一;③肾小球血管极部毛细血管扩张;④肾小球囊上皮细胞部分增生;⑤肾小球囊基膜透明变;⑥IgM 沉积;⑦肾小管、间质病变。提示患者预后不良,将逐渐发展成硬化性肾炎。

2.发病机制

本病的发病机制未明,可能与高灌注、高滤过引起的肾小球肥大、肾小球血流动力学异常、肾小球基膜(GBM)和系膜基质内阴性电荷减少、免疫学因素、凝血异常、遗传学因素以及脂质代谢异常等因素有关。

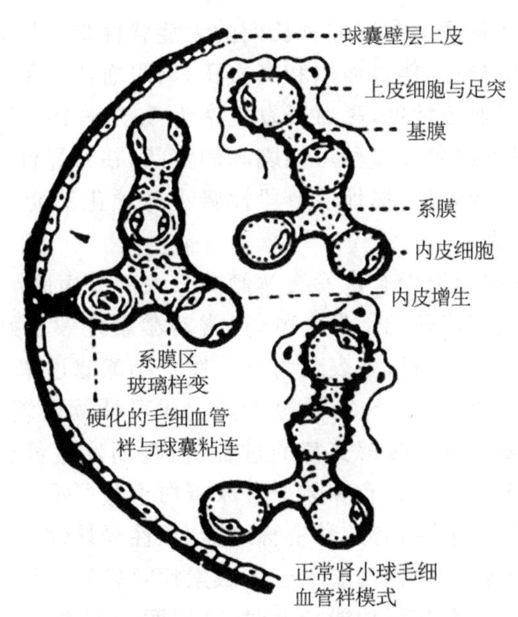

图 17-3 局灶性肾小球硬化模式图

在连续性肾活检病例中，初检为微小病变病、再检呈 FSGS 的患者，其初检时的肾小球比一般的微小病变病患者的肾小球肥大，提示本病的发生可能与高灌注、高滤过引起的肾小球肥大有关；肾次全切除或先天性单侧肾无形成的患者可发生本病，提示残余肾单位血流动力学改变可能在本病的发生、进展上具有一定作用。由于丧失了大量肾单位，发生了残余肾小球的代偿性毛细血管高灌注、高血压和高滤过，导致肾小球毛细血管上皮细胞与内皮细胞损伤和系膜功能紊乱，引起进行性局灶性节段性硬化病损。高蛋白饮食可加剧这种病损，而限制蛋白质饮食和抗高血压治疗能延缓这种病损的发生。

生理状态下，GBM 和系膜基质内存在由硫酸肝素多糖构成的阴电荷，其上被覆（PEI）。电镜检查发现：FSGS 患者 GBM 和系膜基质内的 PEI 颗粒减少。并且，尿蛋白排泄量与 PEI 颗粒数呈负相关。提示 FSGS 的发病可能与肾小球基膜和系膜基质内阴性电荷减少相关。

虽然肾小球病变区域内存在的 IgM 和 C3 沉积，被认为是非免疫机制、仅仅为系膜细胞的摄取所致。但是，在部分病例于硬化区域可见有补体终末成分（膜攻击补体）和细胞间粘附因子（ICMA-1），显示部分病例发病可能与免疫机制有关。而且，6%～28%的肾移植后的患者 FSGS 复发，也提示本病发生与细胞及体液免疫有关。

此外，FSGS 患者血小板寿命缩短、凝血活性亢进，部分病例抗血小板和抗凝治疗有效，提示凝血异常可能与本病的发生、发展有关。本病的发病可见有家族内、家系内聚集的倾向，本病患者 HLA-DR4 抗原频率增加，说明遗传因素可能也有一定作用。高度肥胖可引起本病，体重减轻本病可有改善，提示本病发病与脂质代谢异常有关。而血液循环通透性因子、毒素、感染也可能参与本病的发生。

3.临床表现

本病占儿童肾病综合征的 7%～15%，占成人肾病综合征的 15%～20%，成年人的发病率较高；性别上，男性稍多于女性；本病可发生于任何年龄，儿童大部分发生于 5 岁以下，成年人 40 岁以前初发者约 60%，平均发病年龄 21 岁。一般无链球菌感染等前期感染；初发症状中 60%～

85%为肾病综合征，也可在肾病综合征前有长期的无症状性蛋白尿和(或)血尿；10%～30%患者可仅表现为单纯的轻度蛋白尿或伴有血尿和高血压；肉眼血尿可见于有明显系膜增生的患者，近50%患者可有镜下血尿；高血压常见，高血压发生率为30%～45%；20%～30%患者伴有进展性肾功能减退。上呼吸道感染或免疫接种可加剧本病症状；在特异性反应性体质人群中，本病相对多见。但必须指出，仅凭临床表现，局灶性节段性肾小球硬化不能与微小病变病、系膜增生性肾小球肾炎和膜性肾病相鉴别。

局灶性节段性肾小球硬化很少有自发缓解倾向。大部分病例对糖皮质激素疗效不佳。据学者的经验，如果是在微小病变病基础上发生的，通常对激素疗效良好，但较常复发。发病初期肾活检即为FSGS的肾病综合征患者，多表现为进行性肾小球滤过率下降，迟早会发生高血压。有学者报告，本病经激素治疗后，20%～35%患者蛋白尿可持续性缓解和没有进行性的肾功能恶化；10%～15%患者为反复复发和缓解交替的过程，而晚期发生肾衰竭；50%～70%患者对激素治疗无效，而进行性发展至肾衰竭。有少数患者尿蛋白十分严重(尿蛋白定量>10 g/d)，且有严重的高脂血症，肾功能进行性下降，有的学者称之为"恶性局灶性节段性肾小球硬化"。本病在罕见的情况下，可发生不可逆性急性肾功能不全。激素疗效较好，但反复复发的儿童肾病综合征患者，其发展可能较为良性。患者有肾功能减退时，难以耐受妊娠，常常会发生妊娠高血压综合征和肾功能恶化。

4.实验室检查

几乎所有的患者都有蛋白尿，且为非选择性。血尿常见，尤其是附加于系膜增生性肾小球肾炎之上者。血清IgG水平可明显下降，但不及微小病变病患者明显。可有肾小管功能异常。10%～30%患者循环免疫复合物阳性。肾静脉血栓不常见。偶可有血红细胞增多症。

5.治疗

过去认为FSGS是对激素无反应性疾病。但1987年Pei等对55例成年人和38例儿童FSGS患者的研究发现，90%的儿童患者使用过激素治疗，而使用激素治疗的成年人患者仅33%。但长期(6个月以上)使用激素治疗的患者中，尿蛋白缓解率成年人与儿童间并无明显差别。并且，长期随访中激素有效患者的12年肾功能稳定者占96%。因此认为成年人的FSGS患者也应实施激素治疗。此后许多学者的研究结果也证实，6个月的泼尼松治疗，尿蛋白缓解率可达35%～45%。因此，目前多数学者认为FSGS患者应实施6个月的激素治疗。

目前对FSGS患者循证医学推荐的治疗方案：泼尼松或泼尼松龙0.5～2 mg/(kg・d)(至少60 mg/d)诱导治疗，如有效3个月后改为0.5 mg/(kg・d)维持至少治疗6个月。也有使用甲泼尼龙冲击疗法进行诱导治疗的报道，给予甲泼尼龙1 g/d加入5%葡萄糖注射液200～500 mL中，2～3小时内静脉滴注3天，继以泼尼松0.5 mg/(kg・d)维持治疗，并且3～6个月内每月重复使用冲击治疗。对激素治疗有效的FSGS患者复发后可再次重复激素诱导治疗；对反复复发或激素依赖的FSGS患者可给予环孢霉素A 5 mg/(kg・d)口服，能明显提高肾病综合征的缓解率，但停药后多很快复发，且对再次环孢霉素A治疗的有效率下降；经糖皮质激素治疗6个月无效者视为激素抵抗，对此类患者可采用环孢霉素A治疗，接近50%的患者可望获得完全或部分缓解，但停药后大多复发。卡特伦等的研究结果显示，采用环孢霉素A 3.5 mg/(kg・d)并用小剂量泼尼松(最大15 mg/d)治疗FSGS，4年后完全缓解率4%、部分缓解率35%；但与对照组安慰剂治疗的患者50%血清肌酐增加1倍、48%患者进入终末期肾病相比，治疗组分别为26%和15%；即使是环孢霉素A治疗后复发的患者，预后也好于对照组。因此，对糖皮质激素抵抗的

FSGS 患者，采用小剂量的环孢霉素 A 联合小剂量的激素治疗，对减少尿蛋白、延缓肾功能减退速度是有益的。

FSGS 患者进展为终末期肾病的主要危险因素为大量蛋白尿，血清肌酐上升，肾脏病理出现大范围的纤维化。非呈现肾病综合征的患者预后相对较好，蛋白尿完全或部分缓解的患者，肾存活时间长于不缓解者。因此，对不能实施糖皮质激素治疗的 FSGS 肾病综合征患者，也应积极进行饮食中蛋白质限制、给予血管紧张素转换酶抑制剂或血管紧张素受体阻滞剂治疗，也可试用环磷酰胺 1～2 mg/d 口服 2～4 个月。

学者的经验显示：标准剂量的糖皮质激素治疗，通常对在微小病变病的基础上发生的 FSGS 患者有良好疗效，而对在系膜增生明显的基础上发生者疗效不佳或无效。激素完全无效者，通常即使加用细胞毒性药物或环孢霉素 A 也疗效不佳。在未开展肾活检的单位，据学者的经验，8 周大剂量激素首始治疗能获得完全缓解者，其病理改变轻，是估计其病变的理想指标。在儿童 FSGS 患者中，有 25%～30%经激素治疗后会完全缓解，但部分患儿会复发；对复发者，激素加环磷酰胺治疗有效。如果 8 周大剂量激素治疗无效，则应迅速减量以至停用激素。这种激素短期试验治疗，对老年患者宜审慎。

辅助使用抗凝药物和抗血小板药物可能会有所帮助，但目前缺乏大样本、严格对照研究资料。有许多学者报告应用双嘧达莫 75～100 mg，每日 3 次口服；或低分子肝素 5 000 U，每日 2 次皮下注射，能减轻蛋白尿。另有学者报告，甲氯芬那酸 0.25 g，每日 3 次口服，也可减少蛋白尿和稳定肾功能。此外，限制蛋白质饮食，严格地控制血压，在某些患者也是必要的。对激素依赖者和激素治疗后部分缓解者，学者的做法是辅以环磷酰胺治疗，必要时辅以环孢素 A 治疗；对激素完全无效者，则用双嘧达莫治疗，必要时考虑使用 NSAIDs 治疗。近年来，有些学者试用 FK506 或霉酚酯酸脂治疗本病，获得较好效果，但目前缺乏大样本的对照研究，故仍需进一步验证。

6.中医辨证施治

(1)脾肾两虚。症状：腰膝酸软，头晕目眩，神疲肢倦，少气懒言，面色欠华，纳差便溏，舌淡苔白，脉细弱。治法：健脾益肾。方药：参苓白术散合二至丸加减：党参 15 g，山药 15 g，白术 10 g，茯苓 20 g，薏苡仁 10 g，桔梗 6 g，甘草 6 g，莲肉 9 g，扁豆 12 g，砂仁 3 g，女贞子 15 g，墨旱莲 15 g。腰酸者加杜仲 10 g。

(2)气阴两虚型。主证：面色无华，神疲倦怠或咽干口燥，舌红少苔，脉细数或血尿。治法：补气养阴。方药：参芪地黄汤加减。党参 12 g，黄芪 20 g，生地黄 10 g，山茱萸 10 g。山药 10 g，茯苓 20 g，牡丹皮 10 g，泽泻 10 g。咽痛者加麦冬 10 g，沙参 10 g，赤芍 10 g 以养阴活血；肢体水肿较重者加猪苓 10 g、车前子 10 g 利水消肿。

(3)正虚络阻型。主证：腰痛固定不移或刺痛，面色暗灰，皮肤干燥，或有瘀斑、瘀点、尿量减少，肢体水肿，舌紫暗或瘀斑，脉涩沉或细数。治法：扶正逐邪，祛瘀通络。方药：桃红四物汤加减。桃仁 10 g，红花 10 g，当归 10 g，川芎 10 g，赤芍 15 g，益母草 30 g，丹参 20 g，茯苓 15 g，生黄芪 20 g。

7.预后

激素疗效良好的患者，预后较好；但大部分病例使用激素和环磷酰胺治疗并不能获得完全缓解，在治疗无效的患者，有发展成肾衰竭的倾向。据统计，在发病的 15 年内，约有 75%患者发展成肾衰竭。学者曾报告，本病有严重系膜增生、肾细小动脉硬化或玻璃样变性、肾小球硬化数目多及肾间质严重纤维化者,预后差。卡梅龙报告,在本病确诊后,5 年和 10 年没有发生肾衰竭者分别为 70%和 40%。然而,发病后多久才会发生肾衰竭,有很大的个体差异。此外,有学者报告,蛋白尿严重程度与预后有关,持续尿蛋白>3.5 g/d 者,10 年没有发生肾衰竭者仅 45%;而尿蛋白<3.5 g/d 者,却有 90%。因此,激素治疗无效者预后差。本病很少会发生自然缓解,8 周大剂量的激素治疗的反应性,是估计预后的一个可靠指标。肾移植术后,本病再发者约 40%。

(四)膜性肾病

膜性肾病(MN)是成人原发性肾病综合征最常见的根底性疾病之一。"膜性"是指肾小球毛细血管壁特征性地弥漫性增厚,这是由于肾小球基膜上皮下有免疫复合物沉积,加之基膜的反应性变化的结果。膜性肾病可以为原发性肾小球疾病,也可以是继发性疾病。继发性疾病主要包括以下几种。①感染:乙型肝炎病毒、梅毒、麻风、血吸虫病、丝虫病、链球菌感染后肾小球肾炎(罕见)、包囊虫病;②系统性疾病:系统性红斑狼疮、混合性结缔组织病、类风湿关节炎、干燥综合征、皮肌炎、结节病;③肿瘤:癌(肺、胃、结肠、乳腺等)、淋巴瘤、白血病(罕见);④药物:有机金、汞(有机、无机和元素)、D-青霉铵、三甲双酮、丙磺舒、卡托普利;⑤家族遗传及代谢性疾病:糖尿病、甲状腺炎、淀粉样变、镰状细胞病;⑥其他:移植肾再发、疼痛性反复发作性紫癜(Gardner-Diamond)综合征、大疱性类天疱疮、范科尼(Fanconi)综合征、嗜酸性粒细胞增生性淋巴肉芽肿(Kimura 病)、回归热型结节性非化脓性脂膜炎(Weber-Christian 综合征)。本文仅讨论原发性膜性肾病。

1.病理

光镜下,典型的膜性肾病表现为毛细血管壁弥漫性和均匀性增厚,无明显内皮、系膜或上皮细胞增生。早期毛细血管腔通畅,银浸渗染色技术可显示有许多"钉突"状嗜银物质,向外突出于尿腔。钉突之间的间隙呈 PAS 阴性和弱嗜酸性;当病损进展时,毛细血管壁进行性增厚,并侵占到毛细血管腔,此时,许多钉突拉长,其中连在一起,形成银-阳性圈,包围着嗜酸性、PAS 阴性沉积物;在晚期,毛细血管壁变厚,PAS 和银染色可出现双轨或虫蚀样改变。晚期可有广泛的间质纤维化和肾小管萎缩。曾有学者报告所谓"节段"型,即仅部分毛细血管袢有沉积物和基膜改变,它可能是早期病变或是弥漫性和全球性病变的恢复期;也可能是代表另一种疾病,其预后良好。

电镜所见:膜性肾病的电镜检查对确诊和判断预后具有重要意义。依据电镜下沉积物的动态变化和基膜的反应性新生改变,将膜性肾病分为 4 期。①Ⅰ期:肾小球基膜上皮下可见小型、散在的电子致密物沉积,无基膜的反应性改变。此时,光镜下 HE 染色和 PAS 染色难以发现有毛细血管袢的增厚,与微小病变病难以鉴别。有时 Masson 染色可发现有红色沉积物,如 PAS 染色在毛细血管袢的正向断面上可见有滴状缺损(点刻征象),则高度提示本病。②Ⅱ期:基膜上皮下广泛的致密物沉积,在沉积物之间可见有从基膜致密层延伸的突起,基膜自身厚度无明显变化。此时,光镜下可见明显的毛细血管袢增厚,基膜沉积物间的突起用 PAS 染色,呈阳性染色而称之为钉突,是本病光镜的特征性病变。③Ⅲ期:新生的基膜将沉积物包围,而沉积物电子密度低下,形成颗粒状或空泡状;并且基膜明显肥厚。此期光镜 PAM 染色可见银——阳性圈或基膜双重化。④Ⅳ期:沉积物几乎完全消失,或仅散见空泡、透明区,基膜轻度肥厚。如果没有新的沉积物,基膜可修复至正常。需要指出的是,膜性肾病时免疫复合物的沉积是一个持续的过程,因此,这种沉积物的动态变化往往是混合存在的,临床上不能进行分期的病例并不少见。

应该指出的是,对原发性膜性肾病和继发性膜性肾病,光镜下无法鉴别,但电镜下可进行某种程度的鉴别。①狼疮性肾炎引起的膜性肾病,电镜下常可见到系膜区和内皮下也有致密物沉积；而上皮下形成钉突的倾向较小，也少见有透明区形成；免疫荧光有补体 C1q 沉积也强烈提示为狼疮性肾炎。②在乙肝相关性肾炎，常常许多儿童病例表现为膜性肾病，并也有系膜区和内皮下的沉积物。③癌抗原引起的沉积物是小型的，有时也伴有系膜区的沉积物。由此可见，伴有系膜区沉积物的膜性肾病应该考虑继发性疾病的可能。④金剂和 D-青霉铵等药物引起的膜性肾病的沉积物为小型、散在的，一般光镜下难以诊断为膜性肾病，需经电镜检查才可确诊。

免疫荧光所见：特征性的变化是几乎所有的病例都有 IgG 呈均一的细颗粒状分布于毛细血管袢，而显现毛细血管袢的轮廓；系膜区无 IgG 沉积。早期阶段低倍镜下，沉积物小而呈“线状”或连续的形态；晚期阶段，沉积物增大且可有局灶性融合。在蛋白尿长期缓解后，IgG 沉积物可变弱且不规则，甚至可变为阴性。IgM 和 IgA 沉积物很少。C3 的沉积与 IgG 相同。C1q 和 C4 沉积比 C3 少见且强度也弱。在沉积物中可发现补体的膜攻击复合物。肾小球毛细血管壁常有凝血因子Ⅻ沉积，尤其是并发肾静脉血栓形成时。见图 17-4。

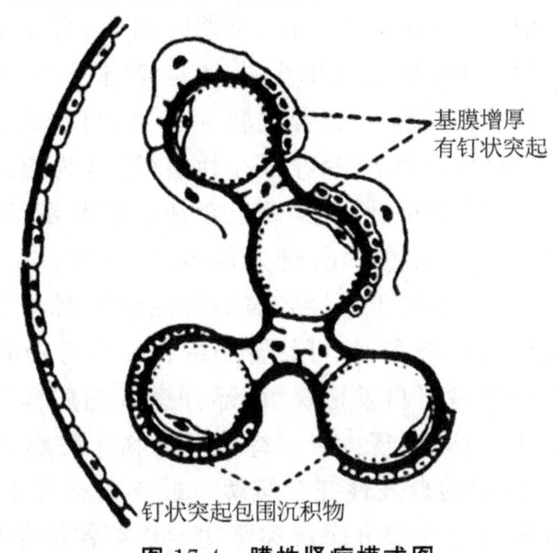

图 17-4　膜性肾病模式图

2.发病机制

膜性肾病肾小球内免疫复合物形成的机制有循环免疫复合物沉积于肾小球基膜学说和肾小球基膜原位免疫复合物形成学说。

血液循环中，在抗原量明显多于抗体量，抗原过剩状态下，形成的免疫复合物分子量较小，容易通过基膜而沉积于上皮下。动物的血清病模型以及给予适当大小的免疫复合物能诱发上皮下沉积物形成的事实，支持此学说。但是，在膜性肾病患者，能证明循环免疫复合物存在的很少；此学说也难以解释上皮下的大型沉积物的存在；而在动物血清病模型时的增生性病变，在膜性肾病患者也没有发现。因此，循环免疫复合物沉积学说的矛盾点较多。

20 世纪 80 年代初提出了原位免疫复合物形成学说。该学说认为，病因抗原存在于肾小球基膜，在基膜局部与特异性抗体结合形成免疫复合物。

病因性抗原包括以下几种。①非自身组织的外因性抗原：B 型肝炎病毒抗原、阳离子化抗原(阳离子化铁蛋白、阳离子化小牛血清清蛋白和阳离子化 IgG；②内因性抗原：癌胚抗原(CEA)、DNA(SLE 患者)、LDL/α_2 巨球蛋白受体相关蛋白(RAP，gp330)、血管紧张素转换酶(ACE)、DPP Ⅳ等。

作为抗原存在于基膜的机制包括：①介导于抗原自身的阳离子电荷，通过与基膜上的阴离子电荷结合，而存在于基膜(如阳离子化抗原、B型肝炎病毒抗原和SLE患者DNA等)；②抗原是肾小球上皮细胞、内皮细胞的分泌产物(gp330、ACE)或是肾组织存在的酶(DPPⅣ)而存在于基膜。

肾小球基膜上皮下免疫复合物沉积后，通过影响上皮细胞功能，影响基膜的电荷屏障和分子屏障，而导致肾小球滤过膜通透性增加，产生蛋白尿。

3.临床表现

原发性膜性肾病是成人原发性肾病综合征最常见的类型。本病在成年人原发性肾病综合征中占25%～30%，在50岁以上者中占35%～40%。但在我国并不常见，约占原发性肾病综合征的10%，可能与我国年龄较大的肾病综合征患者肾活检实施率低有关。膜性肾病可发生于任何年龄，但80%～90%患者诊断时已超过30岁，发病率的高峰为50～60岁。多数不知不觉地发病，通常无前驱上呼吸道感染史。初发患者70%～85%可表现为肾病综合征，其余表现为无症状性蛋白尿和(或)血尿。本病引起的肾病综合征，早期时血压、肾小球滤过率多正常，晚期出现高血压和氮质血症。并发肾静脉血栓形成特别多见，有学者报告可超过50%；并且无临床症状的肾静脉血栓也常见。本病同时合并糖尿病者也较为多见，可能与这两种疾病有共同的易患HLA表型有关。4%～11%的膜性肾病患者可合并肿瘤(通常为癌)，在肾病综合征起病时，大多数肿瘤表现已明显或已经确立了诊断，但有少数患者在诊断肾病综合征时肿瘤的表现是不明显的；继发于恶性肿瘤的膜性肾病患者在诊断时大都超过50岁，60岁以上的膜性肾病患者约20%有潜在的恶性肿瘤；因此，有时继发于恶性肿瘤的膜性肾病患者可能被误诊为原发性肾小球疾病。本病一般可耐受妊娠，但流产增多，且可使肾病综合征和肾功能恶化。

原发性膜性肾病患者，部分患者可自发性缓解；部分患者的病程呈缓慢进展，持续性蛋白尿经历多年后，肾功能才逐渐恶化，有时表现为肾病综合征的临床缓解和恶化交替出现。大多数儿童患者在诊断的5年内可有蛋白尿的自发性完全缓解。成年人患者中平均约25%有蛋白尿的自发性完全缓解，20%～25%可有自发性部分缓解和肾功能长期保持稳定，10%～15%有类似微小病变病的复发和缓解相交替的病程，少数患者可有比较快速的进行性病程，诊断后几个月发生进行性肾衰竭，这些患者可能是由于：①由于抗生素、利尿剂等因素，并发间质性肾炎；②并发新月体性肾小球肾炎；③发生了双侧严重的急性肾静脉血栓形成。

4.实验室检查

几乎所有的患者都有蛋白尿，80%以上可超过3.5 g/d，有时可非常严重(>20 g/d)；蛋白尿一般为非选择性，但约20%的患者尿蛋白为选择性。常有镜下血尿，但肉眼血尿罕见。血清补体C3和其他补体成分水平正常。有时可有循环免疫复合物样物质，尤其是在肾静脉血栓形成的患者。可伴有红细胞增多症。在高加索人种中本病多数为$HLADR_3$者，在日本人则显示与$HLADR_2$密切相关。如尿中检测出膜攻击补体复合物新抗原排泄量增加，则表明本病处于活动期。

5.治疗

膜性肾病患者自然病程较长，多数患者预后良好，自然病程中存在自发缓解和复发。但50岁以上男性，大量蛋白尿、高血压和血清肌酐升高是预后不良的危险因素；并且无论糖皮质激素、还是细胞毒性药物或环孢素A的长期服用，对年龄较大患者的不良反应都较为突出。因此，对膜性肾病的治疗必须权衡药物疗效与不良反应之比，选择治疗方案。现有大规模的临床前瞻性随机对照研究发现，无论短期或长期单纯口服糖皮质激素对膜性肾病引起的肾病综合征的缓解和肾功能保持均无明显作用。尽管有的学者报告糖皮质激素治疗3～6个月可减少尿蛋白，但无长期疗效。因此，糖皮质激素不是治疗膜性肾病的关键。

目前循证医学推荐的膜性肾病治疗方案有以下几种。

(1)对于临床表现轻微的膜性肾病肾病综合征患者，可采取限制饮食中蛋白质、给予血管紧张素转换酶抑制剂或血管紧张素受体阻滞剂等非特异治疗。

(2)对于50岁以上男性患者、伴有高血压和肾功能不全以及大量蛋白尿患者可给予激素联合免疫抑制剂环磷酰胺、苯丁酸氮芥或环孢霉素A治疗。具体治疗方案：①环磷酰胺1.5～2.5 mg/(kg·d)口服6～12个月，开始治疗时并用泼尼松1～2 mg/(kg·d)口服2个月，治疗有效后迅速逐步撤除激素，环磷酰胺治疗期间维持末梢血白细胞计数≥4.5×10^9/L，不主张环磷酰胺冲击治疗；②第1、3、5个月甲泼尼龙(甲泼尼龙)1 g/d静脉滴注3天后，0.4 mg/(kg·d)口服27天，第2、4、6个月苯丁酸氮芥0.2 mg/(kg·d)口服，疗程共计6个月；③环孢霉素A 4～6 mg/(kg·d)口服6～12个月，并依据环孢霉素A血浆浓度(100～200 ng/mL)调整剂量，开始治疗时并用泼尼松1～2 mg/(kg·d)口服2个月，治疗有效后迅速逐步撤除激素。对于合并肾功能不全的患者，多数学者不主张使用环孢霉素A治疗，而推荐激素联合环磷酰胺或苯丁酸氮芥治疗。

(3)对于合并中、重度肾功能不全的患者，应以保护肾功能为主，给予限制饮食中蛋白质、给予血管紧张素转换酶抑制剂或血管紧张素受体阻滞剂等非特异治疗，或降脂、抗凝等对症治疗，而不主张免疫抑制治疗。

由于膜性肾病患者可自发缓解，而且其自然病程的个体差异较大，因此评价其治疗方案的有效性是非常困难的。治疗的过度会引起不必要的药物不良反应，影响患者生存；而治疗的延迟和不足，也将使患者病程迁延，甚至导致肾衰竭进展。因此，在判断膜性肾病患者是否应治疗、何时治疗、如何治疗、对于临床医师是非常重要，但又是极为困难的。据学者的有限经验，认为：①对膜性肾病引起的肾病综合征，还是尽早治疗为好；如肾病综合征病程超过2～3年，常常激素的疗效不佳。②激素的用法上，赞成标准激素疗程。在标准激素疗程基础上，如能辅以分阶段、有机地结合中药治疗，一般不会发生激素的严重不良反应，并可能对诱导肾病综合征的早日完全或部分缓解有帮助。而肾病综合征的缓解就会改善患者的预后。并且，激素的治疗也可以稳定患者的肾功能，使其不会迅速恶化。尽管有些学者报告，应用更大剂量的激素可能会有更好的疗效，但目前无资料能证实对疗效与不良反应之比确有益处。③至于是否加用细胞毒性药物，应看大剂量激素治疗8周后的结果。如完全无效，以不加用为好。因为此时即使加用细胞毒性药物，也通常无效。如大剂量激素的8周治疗能使肾病综合征部分缓解，则可试用常规的细胞毒性药物。④甲基泼尼松龙大剂量、短疗程的静脉注射冲击治疗，对本病短期内肾功能急剧恶化者可能有效，但仍未确证。⑤对激素和细胞毒性药物疗效不佳，或因其不良反应明显不宜使用时，可试用环孢素A。⑥对大量蛋白尿患者，使用吲哚美辛、甲氯芬那酸等可能有好处，但目前仍未确证，须进一步评估。

膜性肾病易于发生肾静脉血栓，特别是在使用激素治疗过程中。应适当给予抗血小板药物或抗凝药物治疗。可给予阿司匹林0.3 g，每日3次口服；或双嘧达莫75～100 mg，每日3次口服；或低分子肝素5 000 U，每日2次皮下注射。如已经发生肾静脉血栓形成，则应先给予尿激酶等促纤溶药物溶栓治疗数天，然后再用肝素或低分子肝素抗凝治疗以预防肾静脉血栓的再形成。

6.中医辨证施治

(1)脾虚湿热,瘀阻脉络。症状:下肢水肿,腹胀纳呆,神疲乏力,口干欲饮,小便黄赤,大便干结,面部痤疮,或见皮肤湿疹,舌质暗,苔黄腻,脉濡数。治法:清热利湿,益气活血。方药:陈氏膜肾Ⅰ号方加减:党参 15 g、丹参 15 g、白术 12 g、薏苡仁 15 g、益母草 15 g、当归 12 g、黄芩 9 g、白花蛇舌草 12 g、小石韦 12 g、车前子(包煎)15 g、苍术 9 g。

(2)脾肾两虚,脉络瘀阻。症状:下肢水肿,畏寒肢冷,面色少华,头晕乏力,易感外邪,纳差腹胀,大便溏薄,小便清长,舌质紫暗,苔白腻或白滑边有齿痕,脉沉细而尺弱。治法:健脾补肾,活血化瘀。方药:陈氏膜肾Ⅱ号方加减。党参 15 g、黄芪 15 g、白术 12 g、山药 12 g、薏苡仁 15 g、丹参 12 g、益母草 15 g、仙茅 15 g、淫羊藿 15 g、肉苁蓉 12 g、巴戟天 12 g、车前子(包煎)15 g、苍术 12 g。

7.预后

总体上说,膜性肾病预后较好。儿童患者 10 年肾衰竭发生率<10%,大部分在诊断后 5 年内尿蛋白会自发性完全缓解。成年人患者中,病程 10 年内自发性完全缓解率约 25%,但通常是在起病 3 年后才会发生。本病病程缓慢,肾功能多会长期保持稳定;成年人患者中 10 年不用透析的患者约 75%;另有学者报告,在发生肾衰竭的患者中,60%发生于诊断后的 2.5 年内,称之为“急进性膜性肾病”;因此,本病发展至肾衰竭的速度有很大的个体差异。易于发展至肾衰竭的危险因素包括:①50 岁以上男性患者;②严重蛋白尿;③难以控制的高血压;④严重高脂血症;⑤诊断时已存在肾小球滤过率的降低;⑥肾脏病理上有肾小管萎缩和肾间质纤维化。卡梅龙曾报告,本病患者病程 15 年内的可能结局是约有 40%患者尿蛋白明显减少,其中半数稍多的患者会完全缓解;约 60%患者会发生终末期慢性肾衰竭。本病在肾脏移植后可以复发,但较少见。

(五)系膜毛细血管性肾小球肾炎

系膜毛细血管性肾小球肾炎(MCGN)又称膜增生性肾小球肾炎(MPGN),病理上以系膜细胞明显增生、系膜基质增多和毛细血管袢肥厚呈双轨样改变为特征,临床上有持续性的补体血症。

膜增生性肾小球肾炎按其发病原因分为以下几种。①原发性,Ⅰ型 MPGN:其病变的特征是内皮下电子致密物沉积,为经典型;Ⅱ型 MPGN:又称致密物沉积病,其特征是肾小球基膜、肾小球囊基膜和肾小管基膜内有大量的电子致密物沉积;Ⅲ型 MPGN:上皮下和内皮下广泛性电子致密物沉积,肾小球基膜呈网目状。②继发性,免疫复合物病:系统性红斑狼疮、原发性冷球蛋白血症、紫癜性肾炎、结节病、硬皮病等;感染:细菌性心内膜炎、分流性肾炎、B 型肝炎、C 型肝炎、三日疟疾、支原体感染等;恶性肿瘤:白血病、淋巴瘤、骨髓瘤、癌等;代谢性和先天性疾病:α1 抗胰蛋白酶缺乏症、低补体血症、镰状细胞病、轻链肾病、肾动脉发育异常、发绀型先天性心脏病等;肝硬化;移植肾;溶血尿毒综合征等。

本文仅讨论原发性 MPGN。由于各型的临床特征类似,在本节中的 MPGN 的叙述,包括所有的原发性类型。

1.病理

(1)Ⅰ型 MPGN:光镜下,弥漫性系膜细胞增生和系膜基质增多,并因此导致肾小球毛细血管呈分叶状;增生的系膜细胞和系膜基质扩张、伸展,插入至基膜和内皮细胞之间形成“间位”,导致毛细血管壁增厚。用适当的染色可见有肾小球基膜呈双轨状征象。在疾病进展期系膜区可见有白细胞浸润及系膜基质增生形成的 Kimmelstiel-Wilson 样结节性病变。Masson 染色偶可见内皮下嗜品红物质沉积。10%～20%的病例可见较大的新月体形成，如80%以上肾小球有新月体形成者，则提示预后不良。晚期患者常伴有间质纤维化、肾小管萎缩和肾间质单核细胞浸润。

电镜所见：主要特征是系膜细胞和基质在肾小球毛细血管基膜与内皮细胞之间的伸展和间位。系膜基质和基膜之间可有单核细胞或中性粒细胞浸润。系膜细胞和基质增生。电子致密物常可见内皮下位置或基膜内层（膜内沉积物）以及系膜区。有些活检组织中有少至中量膜外沉积物呈“驼峰”状。上皮细胞常消失。

免疫荧光所见：有明显的C3沉积物呈不规则的颗粒状分布，可显示出小叶外周的轮廓，在系膜区也有程度不一的沉积。备解素和轻度的B因子呈相似的分布。少数病例可见毛细血管壁有Ig（尤其是IgM和IgG）呈节段性颗粒状分布，偶然也可见于系膜区。早期起作用的C1q和C4的沉积比C3稍少见，常伴有明显的IgM沉积。见图17-5。

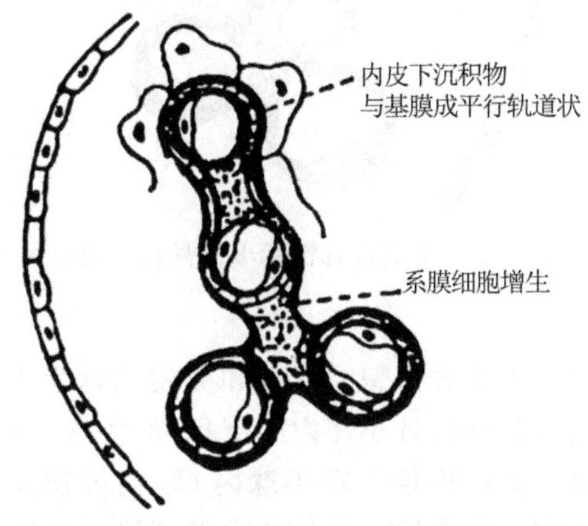

图17-5 系膜毛细血管性肾小球肾炎Ⅰ型模式图

（2）Ⅱ型MPGN：光镜下，弥漫性肾小球系膜细胞和系膜基质增生，增生明显时导致肾小球呈分叶状和毛细血管壁增厚。基膜呈缎带状，有折射。多种染色均可使基膜染上强烈的颜色。有些毛细血管袢因系膜间位引起毛细血管壁呈双轨征。本病系膜改变的程度有很大的个体差异，系膜细胞和基质增生可以是很轻微，也可能很严重。Masson染色可于系膜区见到圆形嗜品红沉积物，部分病例可见上皮下驼峰状沉积物。毛细血管袢常有中性粒细胞浸润，部分病例可有新月体形成。间质可有不同程度的白细胞浸润和纤维化。

电镜所见：弥漫性肾小球基膜致密层内高度电子致密物沉积，基膜增厚；致密物多呈梭状、球状或香肠状，与正常结构间界限清晰。同样的变化还可见于肾小球囊、肾小管基膜和动脉壁。如肾小管基膜可见电子致密物沉积，则高度提示为Ⅱ型MPGN。许多患者系膜区常有圆形电子致密物沉积；系膜细胞和基质向外周伸展和间位，但不及Ⅰ型明显。上皮细胞足突常完全消失。

免疫荧光所见：作为特征性改变是不伴有免疫球蛋白沉积的补体C3在系膜区和沿毛细血管袢呈粗颗粒状沉积。系膜区C3呈球形显著沉积；基膜沉积的类型多样化，最常见的是C3呈不连续的线状粗颗粒状沉积，有时C3沉积于基膜的两侧，线状毛细血管壁荧光可呈双轨状。其他补体成分的沉积仅见于不足50%病例。见图17-6。

（3）Ⅲ型MPN：病理特征为具有Ⅰ型的特征性改变的基础上，电镜下可见电子致密物主要沉积于肾小球基膜内或上皮下，而内皮下沉积较少。此型是一种独立性疾病还是Ⅰ型的亚型目前尚无定论。

此外，有些病例在具有广泛内皮下沉积物的基础上，缺乏肾小球分叶状和基膜双轨状的特征，而伴有系膜细胞增生、肿大和多核白细胞浸润，呈现出具有MPGN和急性链球菌感染后肾炎两者特征的中间型。也有少部分患者仅有肾小球毛细血管袢的一部分具有MPGN的特征，为非典型(或局灶性)MPGN。无论何种类型的MPGN，都常常合并新月体形成和肾小球囊粘连病变。

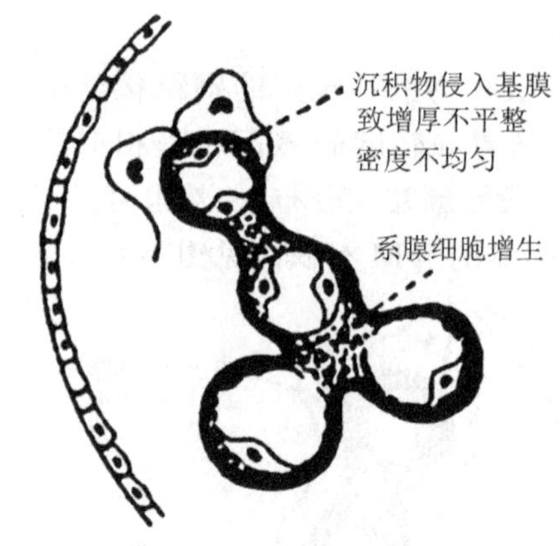

图17-6 系膜毛细血管性肾小球肾炎Ⅱ型模式图

2.发病机制

本病各种类型的发病机制尚不十分清楚。形态和免疫病理学上的差异，表明其发病机制上有各式各样的差别。循环免疫复合物在肾小球内的沉积，可能是大部分Ⅰ型和Ⅲ型MPGN的发病机制，其抗原可为外因性，也可为内因性。肾小球内C3的沉积提示有补体替代途径的激活，说明补体激活可能在发病上具有一定作用。低补体水平可能增强对感染的易患性和有利于循环免疫复合物的形成与持续。

Ⅱ型MPGN的发病机制仍未明，其主要病变为肾基膜结构改变，可能是由于富含唾液酸的糖蛋白的掺合所致。由于移植后肾病此种损害常再发，而此时还未有C3沉积，并且再发与血清补体异常的性质和严重程度无关。因此认为补体替代途径的激活和血清C3肾炎性因子(C3NeF)的形成，是继发于肾基膜生化合成或降解时某种生化失调所致，而非本病的病因。

3.临床表现

本病可发生于任何年龄，其好发年龄：Ⅰ型在10～20岁和40岁以后有2个发病高峰；Ⅱ型多发于10岁以前；Ⅲ型无明显年龄倾向。性别差异：Ⅰ型女性稍多于男性，Ⅱ型、Ⅲ型男女无明显差别。本病在原发性肾病综合征儿童患者中占7%，成年人患者中约占10%。因此，本病临床上并不常见。本病65%～70%为Ⅰ型，20%～35%为Ⅱ型，其余患者为其他类型。

本病临床表现有很大的个体差异。发病时，50%患者表现为明显的肾病综合征；约30%表现为无症状性蛋白尿，10%～20%伴有反复发作的肉眼或严重的镜下血尿；20%～30%表现为急性肾炎综合征，即蛋白尿、血尿、高血压较明显，可有氮质血症。Ⅱ型MPGN以急性肾炎综合征起病似乎更为常见。半数患者可有前驱上呼吸道感染史，40%的患者在起病前有ASO滴度升高和链球菌感染的其他证据。约1/3患者有高血压，高血压一般为轻度，但是大剂量激素治疗可能诱发高血压危象。本病可发生部分脂肪营养不良，尤其是Ⅱ型，甚至在还没有肾脏病临床表现时即可发生。部分病例可显示X染色体连锁遗传特征。70%的Ⅰ型和几乎全部的Ⅱ型患者伴有补体CH50和C3的低下。如果呈现急性肾小球肾炎综合征的患者，低补体血症持续8周以上，则强烈提示本病。无论本病的临床表现为何种综合征，几乎都有蛋白尿和血尿；在肾病综合征时可发生肾静脉血栓。尽管本病的临床表现有高度的个体差异，但本病病情常缓慢进行性进展。

4.实验室检查

尿沉渣检查呈多样改变，常常在卵圆脂肪体和透明管型等肾病综合征的特征性改变上，伴有畸形红细胞、白细胞、上皮细胞及细胞和颗粒管型等肾小球肾炎性改变。几乎全部患者有不同程度的蛋白尿，并伴有血尿。半数以上患者尿蛋白在 3.5 g/d 以上。90%以上的患者的尿蛋白为非选择性。尿中 FDP 和 C3 升高。

本病实验室检查的特征性改变是持续性低补体血症。70%的Ⅰ型和几乎全部的Ⅱ型患者伴有补体 CH50 和 C3 的低下，约 10%的患者 C3 可显著下降至<20 mg/dL，尤其在Ⅱ型患者较为常见；平均 C3 浓度，在Ⅰ型患者为正常人群的 68%，在Ⅱ型患者为正常人群的 47%。并且Ⅱ型患者 C3 水平降低的时间更长。在没有任何病情变化和治疗的情况下，血清 C3 水平也可有所波动，并有随时日的推移而恢复正常的倾向。早期发挥作用的补体（如 C1q、C4）的血清水平，在Ⅱ型患者通常正常或轻度下降，而在Ⅰ型患者可有不同程度的下降。血清备解素水平一般正常，但如果 C3 水平下降，则其也可轻度下降。如前所述，在感染后急性肾小球肾炎中，血清溶血补体活性和 C3 水平也常下降，但在 3～8 周内可特征性地恢复至正常水平。急性肾炎综合征发作后，如补体水平在 2 个月内不能恢复正常者，则高度提示该肾小球疾病为 MPGN。其他各种原发性肾病综合征患者中少有 C3 下降，但在狼疮性肾炎、晚期肝病、单克隆丙种球蛋白病、白血病和转移癌中 C3 水平可下降。

作为低补体血症的原因，有对 C3b3B 复合物的 IgG 型自身抗体 C3 肾炎性因子（C3NeF）的存在。C3NeF 在Ⅰ型患者的 10%～20%，Ⅱ型患者的 60%以上阳性；并对 MPGN 和部分脂肪营养不良的诊断具有较高特异性。在Ⅲ型患者伴有 C3NeF 的补体异常罕见。无论何种类型的 MPGN，都能检出对补体 C4b2a 的 C4 肾炎性因子（C4NeF）。但 C4NeF 在急性肾小球肾炎、某些慢性肾小球肾炎、狼疮性肾炎等均可检出，不具有疾病的特异性。而且，这些肾炎性因子的异常在家族内或同卵双生子也能见到，不一定与本病的发病有关。

MPGN 的 IgG 水平可升高，可伴有冷免疫球蛋白血症和循环免疫复合物，尤其在Ⅰ型患者。75%以上的Ⅰ型患者有特殊的 B 细胞同种抗原，提示其有遗传易感性基础。HLAB7 和家族性 B1H 缺陷与Ⅱ型 MPGN 相关。

肾小球滤过率（GFR）常常下降，但也可正常；甚至肾活检显示肾小球损害严重者，有时 GFR 也可正常。半数以上患者可有贫血，甚至严重贫血，贫血程度与氮质血症不成比例。患者红细胞寿命缩短，血小板生存期也缩短。

5.治疗

MPGN 目前仍缺乏有效治疗。循证医学结果显示：儿童患者对糖皮质激素反应较好，推荐使用泼尼松或泼尼松龙 40 mg/(m^2·d)隔天口服 6～12 个月，无效者停药。糖皮质激素和免疫抑制剂对成年人患者无明显疗效，不宜应用。成年人患者推荐使用双嘧达莫 225～300 mg/d 口服，并用阿司匹林 325 mg/d 口服或华法林 2～4 mg/d 口服；并给予血管紧张素转换酶抑制剂或血管紧张素受体阻滞剂或降脂药物等非特异治疗。

在儿童患者，长期泼尼松龙 2～2.5 mg/(kg·d)隔天口服，在早期实施治疗的患儿可见有肾功能保持和肾病综合征的缓解（McEnery，1986）。ISKDC（1992）实施的双盲实验也证实泼尼松龙 40 mg/(m^2·d)隔天口服，对保持Ⅰ型或Ⅲ型患儿的肾功能有效。甲泼尼龙的冲击治疗30 mg/(kg·d)，最大 1 000 mg，连续 3 天静脉注射)，对 60%的Ⅰ型患者有效，特别是早期治疗可见有完全缓解的病例。但无论哪个报告，均有无效病例；即使在有效患者，有时也可见到因糖皮质激素治疗而肾小球硬化加重的现象。

对Ⅰ型患者的双盲实验显示：为期 1 年的双嘧达莫和阿司匹林的联合治疗，在使患者血小板寿命正常化的同时，能保持患者的肾小球滤过率。但与对照组相比，尽管延缓了早期肾功能损伤的进展，但追踪 10 年后，两组的预后并无明显差别(Donadio，1984，1989)。在双嘧达莫和华法林的并用交叉试验也仅见到短期的有效性(Zimmermann，1983)。

关于环磷酰胺对 MPGN 的疗效，双盲实验未能确认其效果(Cattran，1985)。而环孢霉素 A 的疗效也未确认。近年有学者应用霉酚酯酸脂治疗 MPGN，取得了较好结果；但缺乏循证医学资料，并且缺乏长期追踪观察。血浆置换对急速进展的肾功能低下患者有效，但也缺乏长期预后结果。因此，免疫抑制剂和血浆置换疗法目前都不能确立。

据学者的经验，可试用下述方案：一般给予双嘧达莫 225～300 mg/d 加上阿司匹林 15 mg/(kg·d)，分 3 次口服；如肾病综合征表现严重，可用对症疗法，无效者可试用 1 个标准疗程的激素治疗，待激素减量至维持量(泼尼松 0.4 mg/kg，隔天清晨口服)时，持续应用较长时期；如有高血压，则应严格控制血压。

6.中医辨证施治

(1)气虚瘀阻肾络。症状：面色少华，神疲乏力，眩晕，水肿，尿中蛋白及红细胞均增多，血压偏高，舌质紫苔薄腻。治法：益气活血，滋肾通络。方药：参芪地黄合桃红四物汤加减：黄芪 15 g、党参 15 g、生地黄12 g、当归 12 g、藏红花 3 g、桃仁 12 g、杜仲 15 g、桑寄生 15 g、川芎 12 g、益母草 30 g、枸杞子 15 g、菊花 15 g。

(2)肾虚络脉瘀阻。症状：水肿，面色暗滞腰酸腿软，形神委顿，尿中蛋白、红细胞均增多，肾功能轻度损害，脉细，苔薄腻质紫暗。治法：益肾活血解毒。方药：左归丸加减。熟地黄 15 g、淫羊藿 15 g、仙茅 15 g、肉苁蓉 12 g、龟甲 12 g、黄芪 30 g、当归 12 g、女贞子 15 g、墨旱莲 15 g、炮甲片 12 g、生地榆 30 g、制大黄 10 g。

7.预后

大多数患者预后差。病情常不停顿地进行性进展，约 50%患者在 10 年内发展至终末期肾衰竭。Cameron报告：Ⅰ型 MPGN 肾病综合征的 10 年存活率为 40%，而无症状蛋白尿和(或)血尿者，却有 85%。一般成年人的预后较差，有下列表现者预后不佳。

(1)发病时就有肾小球滤过率下降。

(2)大量蛋白尿，呈肾病综合征表现。

(3)早期出现高血压、肉眼血尿。

(4)肾活检有新月体形成和肾间质病变。Ⅱ型患者较Ⅰ型患者预后更差。肾移植后常再发，尤其是Ⅱ型患者在移植肾再发十分常见。

(六)其他肾小球病损

1.IgA 肾病

本病是最常见的肾小球疾病，7%的患者可呈肾病综合征表现；本病病理上可表现为多种病理类型，特征性表现是在系膜区和毛细血管袢存在颗粒状或团块状的 IgA 为主的免疫复合物沉积。其根底疾病的病理类型如为微小病变病或轻度系膜增生性肾小球肾炎，则对激素治疗大多敏感，预后多良好；如为严重的系膜增生性肾小球肾炎、局灶性节段性肾小球硬化、系膜毛细血管性肾小球肾炎或伴有新月体形成、肾小管萎缩、间质纤维化改变的患者，则对激素疗效不佳，肾功能常常进行性恶化。在诊断时已有肾功能不全者，预后差。

本病的治疗，首先应进行规范的饮食控制［热量 35～40 kcal/(kg·d)；蛋白质 0.9～1.2 g/(kg·d)，并依据肾功能调节；食盐 5～6 g/(kg·d)］、严格的血压管理和有效地去除体内潜在感染灶。在此基础上，目前循证医学推荐：①对于临床上呈现肾病综合征表现，但肾功能较好(肾小球滤过率＞70 mL/min)、病理改变轻微的患者，给予泼尼松 1 mg/(kg·d)口服 8 周后，改为隔天 1 mg/(kg·d)口服，并逐步减量，疗程 4～6 个月。不主张使用环磷酰胺、抗血小板药和抗凝药物联合治疗，也不主张使用环孢霉素 A 治疗。②对于肾功能不良(肾小球滤过率 70 mL/min以下)的患者，推荐使用鱼油治疗，并采用限制饮食中蛋白质、给予血管紧张素转换酶抑制剂或血管紧张素受体阻滞剂等非特异性治疗。近来有使用大剂量免疫球蛋白、FK506 和霉酚酯酸脂治疗的报道，但均缺乏循证医学资料，疗效尚不明确。

以前曾认为本病预后良好，但近年来的临床观察发现，约 20％的 IgA 肾病患者的肾功能可慢性进行性发展，出现肾衰竭。本病恶化的危险因素包括：①大量蛋白尿(尿蛋白 1.5 g/d 以上)；②高血压；③肾活检时已有肾功能低下；④男性患者；⑤发病时年龄较大(35 岁以上)的患者；⑥持续性高蛋白质饮食的患者；⑦明显的肾组织损害(显著的系膜细胞增生、肾小球硬化、球囊粘连、新月体形成、肾间质纤维化)。并且，电镜下能见到肾小球内皮下和上皮下电子致密物沉积的患者，一般预后不良。

2.新月体性肾小球肾炎

本病是指肾脏病理上有 80％以上，至少 50％以上肾小球有新月体形成的肾小球疾病。临床上以进行性肾衰竭为特征，常常在起病后的数周至数月间发展至终末期肾衰竭。本病部分患者，尤其是Ⅱ型新月体性肾炎患者常常伴有肾病综合征。

本病目前循证医学推荐的治疗方案：①对于抗肾小球基膜抗体相关性肾小球肾炎(Ⅰ型)，应用甲基泼尼松龙 7～15 mg/(kg·d)(最多 1 g/d)静脉冲击 3 天后，泼尼松 60、45、30、20、15、10、5 mg/d各口服 1 周；同时加用环磷酰胺 3 mg/(kg·d)(55 岁以下患者)或 2 mg/(kg·d)(55 岁以上患者)口服 8 周；每日血浆置换血浆 4 L，连续 14 天或直至抗肾小球基膜抗体转阴，但除非患者同时存在肺出血，否则不主张对无尿且 85％肾小球已有新月体形成的病例进行血浆置换治疗。如果抗肾小球基膜抗体持续阳性，可适当延长上述治疗。②对于免疫缺失型(Ⅲ型)新月体性肾小球肾炎，应用甲泼尼龙 7～15 mg/(kg·d)(最多1 g/d)静脉冲击 3 天后，改泼尼松 1 mg/(kg·d)口服 1 个月后逐步减量，共维持治疗 6～12 个月；并积极加用环磷酰胺 2 mg/(kg·d)口服或静脉注射每月 0.5 g/m^2，逐月增加 0.25 g/m^2，直至最大每月 1 g/m^2，共维持 6～12 个月，治疗期间根据外周血白细胞计数调整剂量；对于病情严重有肺出血和上述治疗无效的病例可考虑血浆置换治疗；对治疗后缓解的病例应继续临床随访肾功能和抗中性粒细胞胞浆抗体，如果病情复发可重复以上治疗。③对于原发性免疫复合物相关性(Ⅱ型)新月体性肾小球肾炎，其治疗方案与Ⅲ型新月体性肾小球肾炎相同。

本病预后不佳。预后不良的危险因素包括：①诊断时即有肾功能不全；②有新月体形成的肾小球大于总数的 80％；③有较多的肾小球硬化；④肾小管萎缩；⑤肾间质纤维化。

3.弥漫性毛细血管内增生性肾小球肾炎

本病病理特点为弥漫性肾小球系膜细胞和内皮细胞增生、肿大以及单核细胞浸润，使肾小球肿大,毛细血管腔受压变小或闭塞。少数(＜20％)本病患者也可呈现肾病综合征的临床表现。

本病为自限性疾病,多数患者可自行缓解。糖皮质激素和环磷酰胺等免疫抑制剂对本病均无明显疗效,而不宜应用。可在限制饮食中蛋白质、给予血管紧张素转换酶抑制剂或血管紧张素受体阻滞剂等非特异性治疗的基础上试用中药治疗。

本病儿童患者预后良好;成年人患者中的6％～18％可转为慢性,伴有肾功能持续性和进行性减退。

4.纤维样肾小球病

本病为近年来发现、命名的疾病,因病变肾小球内存在较纤细而紊乱排列的非淀粉样纤维状物质,而称为纤维样肾小球病(FGP);其中含有小管样结构者称为触须样免疫性肾小球病(IT)。本病临床上主要表现为肾病综合征,多数患者伴有镜下血尿、高血压和肾功能不全。病理上肾小球的主要病变为系膜增生和基膜增厚,可表现为系膜增生性肾小球肾炎、膜性肾病和膜增生性肾小球肾炎,部分病例可伴有新月体形成,病变晚期出现肾小球硬化、肾小管萎缩和肾间质纤维化。本病的诊断主要依据电镜检查,FGP的纤维直径为15～25 nm,呈紊乱无规律排列,弥漫性或团块状分布于系膜区或肾小球基膜;IT为直径30～51 nm的薄壁中空微管,规则地平行排列成束状或旋涡状,弥漫性或团块状分布于系膜区或肾小球基膜。本病发病机制尚不清楚,诊断时患者多有不同程度的肾功能不全。目前缺乏成熟的治疗经验,可参考其病理类型处理,但预后较差。

5.脂蛋白性肾病

本病首先发现于日本,近年我国也有报告。可发生于任何年龄,男性患者明显多于女性,男∶女＝7∶3。本病病理上以大量脂蛋白颗粒沉积于肾小球毛细血管管腔内为特征。光镜下,肾小球肿大,毛细血管腔扩张,其中有大量淡染呈指纹状或网状物质沉积。冷冻切片进行Suadn染色或oil-redO染色可证明其为脂肪滴。病变较轻的肾小球可见有系膜细胞轻度增生,没有扩张的毛细血管袢塌陷、萎缩;病变严重者可见有肾小球毛细血管壁增厚、基膜双轨征、系膜基质溶解、节段性硬化等,需要与膜增生性肾小球肾炎和局灶性节段性肾小球硬化相鉴别。一般无泡沫细胞,肾小管、间质和血管无特殊病变。电镜见到的在扩张的毛细血管腔内有排列规则的颗粒状脂蛋白沉积是本病诊断的重要依据。免疫荧光检查无免疫球蛋白或补体沉积,而可见毛细血管腔内有载脂蛋白apoB和apoE沉积。临床上,多以蛋白尿为初发症状,肾病综合征常见。个别病例可合并镜下血尿。与一般肾病综合征患者相比,高胆固醇血症少见,而高甘油三酯血症多见;脂蛋白分析显示极低密度脂蛋白和中间型密度脂蛋白增多;无高脂血症引起的肝功能损害、高血压、黄色素瘤等全身表现。特征性的改变是apoE明显升高,常常＞10 mg/dL;apoE的基因表型多为E2/3(E2/3阳性率正常人群约10％,而本病为75％),有此2项改变者应强烈注意本病的存在。本病发病机制未明。由于本病有家族集聚性,提示本病的发病可能与遗传有关。本病目前缺乏特异性治疗手段,以调脂治疗为主。

6.弥漫性系膜硬化

在出生时或出生后不久就出现大量蛋白尿,可分为:①家族遗传性疾病(芬兰型先天性肾病综合征);②存在一种先天性感染性疾病(如先天性梅毒或弓形虫病);③特发性肾小球疾病。在③中,有几种病损,如弥漫性系膜硬化、局灶性节段性肾小球硬化和系膜增生性肾小球肾炎,有时可有家族史。弥漫性系膜硬化表现为肾小球广泛受累,导致在没有细胞增生的情况下,发生全球性硬化。临床表现为重度肾病综合征。没有有效的治疗方法,常进行性地进展到肾衰竭,多在3岁前死亡。偶尔有可能实施肾移植治疗。

(张崭崭)

参考文献

[1] 郝美玉，韩敏.中医基础[M].北京：中国社会出版社，2023.
[2] 赵敏，杨桂桂，严宁娟.名中医治疗肝胆病医案精选[M].北京：中国纺织出版社，2023.
[3] 张晓雪，李朝喧.中医内科临证实录[M].太原：山西科学技术出版社，2023.
[4] 赵能江，黄献钟.糖尿病中医适宜技术操作手册[M].福州：福建科学技术出版社，2023.
[5] 潘善余.中医临证经验录[M].天津：天津科学技术出版社，2023.
[6] 温伟波，王洪武.糖尿病中医诊治精要[M].北京：科学出版社，2023.
[7] 周尊奎.中医临床诊治与康复[M].上海：上海科学普及出版社，2023.
[8] 马香菊.肿瘤的中医诊断与治疗[M].汕头：汕头大学出版社，2023.
[9] 王绍霞，陈武进.实用中医适宜技术[M].北京：中国中医药出版社，2023.
[10] 刘震，何立丽，吕文良，等.常见肿瘤中医康复指导[M].北京：中国医药科技出版社，2023
[11] 秦世云，秦中文，杨侠.中医内科实践录[M].北京：中医古籍出版社，2023.
[12] 叶铁林.新编中医临床学[M].上海：上海科学普及出版社，2023.
[13] 陈家旭.中医诊断学研究进展[M].广州：暨南大学出版社，2023.
[14] 马英明.现代中医临床应用[M].长春：吉林科学技术出版社，2023.
[15] 张志敏，周迎春，祝维峰.中医内科案例选读[M].北京：科学出版社，2023.
[16] 饶向荣.中医肾病科医师处方手册[M].郑州：河南科学技术出版社，2023.
[17] 张茂亮，梁勇，周彬，等.中医临床诊治与康复[M].上海：上海科学技术文献出版社，2023.
[18] 李成君.中医临床诊疗辑要[M].武汉：湖北科学技术出版社，2022.
[19] 杜革术.中医临床诊断与治疗技术[M].西安：陕西科学技术出版社，2022.
[20] 冯伟鹏.现代中医临床诊疗[M].武汉：湖北科学技术出版社，2022.
[21] 黄国民.中医辨证治疗与医案实录[M].南昌：江西科学技术出版社，2022.
[22] 颜莉芳.中医疾病诊疗精要[M].开封：河南大学出版社，2022.
[23] 邵中英.中医疾病诊疗思路[M].哈尔滨：黑龙江科学技术出版社，2022.
[24] 李家雄，郑艳，迟辉芳.图解中医诊断学[M].沈阳：辽宁科学技术出版社，2022.
[25] 麦建益，何锦雄，马拯华，等.常见病中医诊断与治疗[M].开封：河南大学出版社，2022.
[26] 任永昊，孙敏，亓慧博，等.常见病的中医诊断与治疗[M].成都：四川科学技术出版社，2022.
[27] 卢立顺.实用临床中医诊疗方法与研究[M].长春：吉林科学技术出版社，2022.
[28] 王大伟，王红新，仲诚.中医内科学[M].上海：上海交通大学出版社，2022.
[29] 周贤华.中医临床诊疗辑要[M].武汉：湖北科学技术出版社，2022.

[30] 罗莎.现代中医临床应用[M].西安:陕西科学技术出版社,2021.
[31] 董小康.常见疾病中医诊疗手册[M].武汉:湖北科学技术出版社,2021.
[32] 张福霞.临床常见病中医特色诊疗[M].武汉:湖北科学技术出版社,2021.
[33] 黄福忠,黄俊,黄毅.中医诊治常见疾病[M].成都:四川科学技术出版社,2021.
[34] 王常海,车志英.中医诊断学研究[M].济南:山东科学技术出版社,2021.
[35] 李桂.中医临床精要[M].北京:中医古籍出版社,2021.
[36] 方邦江,张洪春,张忠德,等.2023 年春季成人流行性感冒中医药防治专家共识[J].陕西中医药大学学报,2023,46(4):1-6.
[37] 黄莺.牵正穴温针灸治疗周围性面瘫临床观察[J].光明中医,2022,37(16):2992-2994.
[38] 左军,张力文,王加朋,等.黄芪建中汤治疗脾胃虚寒型胃痛中医治疗研究进展[J].辽宁中医药大学学报,2023,25(9):5-8.
[39] 张美珍,史丽伟,杨亚男,等.糖尿病中医治疗思路新探[J].世界中医药,2022,17(14):2071-2074.
[40] 李希尧,孙鲁英,王宇凰,等.从《千金方》水肿病论治分消思想浅析对中医治疗肾性水肿的启示[J].中医药学报,2023,51(2):93-96.